Bestellkarte

Ich bestelle aus dem Gustav Fischer Verlag, Stuttgart, über die Buchhandlung

Zeitschrift für Immunitätsforschung
experimentelle und klinische Immunologie

Herausgegeben von Prof. Dr. H. Brandis, Bonn, Prof. Dr. H. Deicher, Hannover, Prof. Dr. K. O. Rother, Heidelberg, Prof. Dr. F. Scheiffarth, Erlangen, Prof. Dr. G. F. Springer, Evanston/USA, Prof. Dr. C. Steffen, Wien, Prof. Dr. A. de Weck, Bern.

1974. Band 147—148

Erscheinungsweise: Zwanglos. 5 Hefte bilden einen Band. Bezugspreis pro Band DM 136,— zuzüglich Postgebühren. Einzelheft DM 33,—. Komplette Bände älterer Jahrgänge auf Anfrage lieferbar. Preis pro Band DM 130,—. Mit Beiträgen und Zusammenfassungen in deutscher, englischer und französischer Sprache.

.... Expl. Zeitschrift für Immunitätsforschung zur Fortsetzung
.... Expl. Probeheft der Zeitschrift
.... Expl.
.... Expl.

(Bestellmöglichkeiten für weitere, am Schluß des Buches angezeigten Titel)
Preisänderungen ohne Vorankündigung vorbehalten

Datum: .... Unterschrift: ....

Wenn Sie sich über weitere Neuerscheinungen des GUSTAV FISCHER VERLAGS, STUTTGART, auf Ihrem Fachgebiet unterrichten wollen, schicken wir Ihnen auf Wunsch laufend kostenlos Informationen zu.

Bitte kreuzen Sie Ihre Interessengebiete an, und lassen Sie uns diese Karte ausgefüllt wieder zugehen.

Medizin
- ☐ Anthropologie
- ☐ Genetik, Evolutionsforsch.
- ☐ Histochemie, Zytochemie
- ☐ Anatomie, Histol., Zytol.
- ☐ Physiologie, Biochemie, Biophysik
- ☐ Patholog. Anatomie, Patholog. Physiologie
- ☐ Innere Medizin
- ☐ Chirurgie, Orthopädie, Urologie, Narkose
- ☐ Gynäkologie
- ☐ Pädiatrie
- ☐ Strahlenkunde, Physikal. Medizin
- ☐ Neurologie
- ☐ Psychiatrie, Psychotherapie, Psychologie
- ☐ Ophthalmologie, HNO, Zahnheilkunde
- ☐ Dermatologie, Venerologie
- ☐ Pharmakologie
- ☐ Pharmakognosie
- ☐ Hygiene, Mikrobiologie, Bakteriologie, Serologie
- ☐ Sozialmed., Begutachtung
- ☐ Statistik, Literaturdok., Krankenhauswesen
- ☐ Laboratoriumstechnik
- ☐ Krankengymnastik, Massage, Schwesternliteratur
- ☐ Med. Assistenzberufe
- ☐ Geschichte der Medizin
- ☐ Veterinärmedizin

Naturwissenschaften
- ☐ Allgemeine Biologie
- ☐ Zytologie, Physiologie
- ☐ Mikrobiologie
- ☐ Wasser-, Boden- und Lufthygiene
- ☐ Botanik
- ☐ Angewandte Botanik/Pharmakognosie
- ☐ Zoologie
- ☐ Anthropologie, Evolution, Genetik
- ☐ Geographie
- ☐ Physik, Chemie, Geologie, Astronomie
- ☐ Geschichte der Naturwiss.

Wirtschafts- und Sozialwissenschaften
- ☐ Theoretische Volkswirtschaftslehre
- ☐ Wirtschaftspolitik
- ☐ Finanzwissenschaft
- ☐ Statistik und Ökonometrie
- ☐ Außenwirtschaft und Entwicklungsländer
- ☐ Wirtschaft u. Sozialforsch.
- ☐ Wirtschaft u. Sozialgesch.
- ☐ Soziologie –
- ☐ Politische Wissenschaft
- ☐ Arbeits- u. Wirtschaftsrecht

Diese Karte entnahm ich dem Buch ....

Absender
(Studenten bitte Heimatanschrift angeben):

....

....

....

Beruf: ....

Ich bitte um kostenlose Zusendung von

☐ Teilverzeichnis Medizin
☐ Teilverzeichnis Naturwissenschaften
☐ Teilverzeichnis Wirtschafts- und Sozial-
  wissenschaften

Imm. Suppl. I. VII.74. 1. nn. Printed in Germany

Werbeantwort/Postkarte

Bitte
ausreichend
frankieren

Gustav Fischer Verlag

D-7000 Stuttgart 72

Postfach 720 143

Absender
(Studenten bitte Heimatanschrift angeben):

....

....

....

Beruf: ....

Ich bitte um kostenlose Zusendung von

☐ Teilverzeichnis Medizin
☐ Teilverzeichnis Naturwissenschaften
☐ Teilverzeichnis Wirtschafts- und Sozial-
  wissenschaften

Imm. Suppl. I. VII.74. 1. nn. Printed in Germany

Werbeantwort/Postkarte

Bitte
ausreichend
frankieren

Gustav Fischer Verlag

D-7000 Stuttgart 72

Postfach 720 143

Arzneimittelallergie
Zeitschrift für Immunitätsforschung
Supplemente Bd. 1

Zeitschrift für Immunitätsforschung

experimentelle und klinische Immunologie

Supplemente Bd. 1 · Arzneimittelallergie

Arzneimittelallergie

Grundlagen und Klinik

XII. Kongreß der Deutschen Gesellschaft für Allergie- und Immunitätsforschung in Wiesbaden vom 14. bis 15. April 1972

Herausgegeben von
M. Werner und W. Gronemeyer

Mit 133 Abbildungen

 GUSTAV FISCHER VERLAG · STUTTGART
1974

ISBN 3-437-10349-0

© Gustav Fischer Verlag Stuttgart 1974
Alle Rechte vorbehalten
Satz und Druck: Sulzberg-Druck, Sulzberg (Allgäu)
Einband: Sigloch, Stuttgart
Printed in Germany

Vorwort

Dem Vorsitzenden ist es Verpflichtung, den Kongreßverhandlungen seine Gedanken und Erwägungen zum Programm vorauszuschicken. Daß wir die Arzneimittelallergie zum Hauptverhandlungsthema dieses Kongresses gemacht haben, hat praktische und wissenschaftliche Gründe; die Integrierung von Wissenschaft und Praxis ist *eines* der Ziele unserer Gesellschaft. Daraus ergeben sich die Intentionen, auch kausale Verbindungen zwischen den verschiedenen klinischen Manifestationen und ihren pathophysiologischen oder immunologischen Auslösungsvorgängen aufzuzeigen. In den letzten Jahren sind gerade auf dem Gebiet der Arzneimittelallergien Einblicke in viele reaktive Mechanismen ermöglicht worden; sie sollen in den Referaten und Vorträgen zur Sprache kommen. So liegen jetzt genauere Kenntnisse vor über die Polymorphie der klinischen Symptomatik, über die den arzneimittelallergischen Reaktionen zugrunde liegenden Reaktanten wie den niedermolekularen Allergenen, den Allergenmetaboliten und den Konjugaten ebenso wie über die Natur der effektiven Immunglobuline als Antikörper und über die molekularbiologischen Mechanismen der Auslösung von allergischen Reaktionen auf Arzneimittel. Diese Tatsachen seien beispielhaft kurz konkretisiert:

1. Die allergischen Reaktionen durch Arzneimittel stellen mit ihren evidenten Manifestationen die größte und wichtigste Gruppe der Medikamentennebenwirkungen überhaupt dar; ihre Bedeutung für den Arzt liegt nicht nur in der Erschwerung oder in einer erzwungenen Aufgabe seiner gezielten medikamentösen Therapie, sondern ebenso auch in der Prophylaxe von möglichen Rezidiven und ihren gefährdenden Auswirkungen. In bezug auf diese klinischen Fakten hat HANSEN vom Schwert des Damokles gesprochen, das jede medikamentöse Therapie bedroht. Die Erkennung der polymorphen klinischen Symptome als zum allergischen Formenkreis gehörig und die diagnostische Identifizierung der pathogenen Medikamentenallergene – der nativen Arzneimittel ebenso wie der Metaboliten – sind praxisbezogen für den Arzt wichtigste Aufgaben.

2. Wegen der fast wie in einem Experiment übersichtlichen Auslösung der klinischen Symptome und der immunologischen Phänomene bei Allergen-Reexposition können die arzneimittelallergischen Manifestationen als Modelle für die klinische Allergie, die klinische Immunologie und die Immunologie im allgemeinen gelten. Darin liegt der didaktische oder beispielgebende Wert der Arzneimittelallergien, nämlich «aus dem Besonderen auf das Allgemeine zu schließen».

3. Ausgehend von der Antikörperspezifität gegen die «determinante Gruppe» eines allergenen Chemikals haben Untersuchungen zur Immunchemie und zu den molekularbiologischen Mechanismen der Reaktionen die stofflichen und strukturellen, d. h. naturwissenschaftlichen, Grundlagen der unterschiedlichen Antigenpotenzen und der Gruppensensibilisierung oder der Überkreuzungsempfindlichkeiten geklärt. Es sei an schon lange bekannte Tatsachen erinnert, wie an die Gruppenspezifität der in para-Stellung substitutierten Aminosäuren- und Nitroverbindungen oder des Thiocarbamylsulfid-Restes bei den verschiedenen Thiuramen oder an die Gruppenallergie gegen die Antibiotica, die den gleichen Aminozucker Desoxystreptamin enthalten und schließlich an die von Herrn DE WECK erarbeiteten Erkenntnisse zur Penicillin-Allergie durch die Verbindung der konjugationsfreudigeren Penicillin-Spaltprodukte zu Penicillinat- und Penicilloyl-Konjugaten.

4. Zu den Faktoren, die für die Auslösung von klinischen allergischen Arzneimittelreaktionen eine Rolle spielen, gehören auch die relative Menge und die Typen der vorhandenen Immunglobuline. Die Identifizierung von effektiven Immunglobulinen als pathogene Antikörper für bestimmte Reaktionsformen, d. h. auch die Versuche unterschiedlichen Ig-Klassen oder -Unterklassen bestimmte Funktionen zuzuordnen, haben ihren Ausgang bei den Arzneimittelallergien genommen. Eine Reihe klinischer Manifestationen der Serumkrankheit und des klinisch seltenen Arthus-Phänomens sind wahrscheinlich Immunglobulinen der Klassen G und M und zytolytische oder zytotoxische Phänomene den Immunglobulinen der Klasse M zuzuschreiben. Die Mehrheit der allergischen Reaktionen vom Frühreaktionstyp, deren klinische Manifestationen von den typischen allergischen Krankheiten dargestellt werden, beruht wahrscheinlich auf der Intervention von Immunglobulinen der Klasse E.

An die Identifizierung der Reagine als IgE durch die Arbeitsgruppen von Ishizaka und von Johansson knüpfen sich die ersten Anfänge einer serologischen, also In-vitro-Diagnostik der allergischen Krankheiten und der pathogenen Allergene durch IgE-Bestimmungsmethoden, wie den Radio-immuno-sorbent-assay (RISA) und den Radio-allergo-sorbent-test (RAST). Aus dieser modernen Entwicklung der klinischen Allergie zur klinischen Immunologie ergeben sich u. E. die zukünftigen Arbeitsrichtungen für eine allergologische Diagnostik. Damit dürfte ein fruchtbarer wissenschaftlicher Kontakt zur reinen naturwissenschaftlichen Immunologie hergestellt sein, dessen Bedeutung für die praktische Allergologie unschwer vorauszusehen ist.

Die klinische Allergologie als ein Querschnittsfach der Medizin hat immer schon enge Kontakte zu naturwissenschaftlichen und allen klinischen Disziplinen der Medizin gepflegt, Kontakte des geistigen und wissenschaftlichen Austausches, des Gebens und des Nehmens; ein enger Kontakt mit der umfassenden Immunologie dürfte für beide erfolgversprechend sein. Anläßlich des IX. Kongresses unserer Gesellschaft 1963 in Bad Lippspringe hat Herr Letterer, der damalige Vorsitzende, so interpretiert, daß «die Allergie manche Anleihe von der Immunologie aufzunehmen habe». Wir möchten zurückhaltend hinzufügen, daß mit der Identifizierung des IgE als dem wahrscheinlich allergischen Antikörper, die Allergie «immunologisch rehabilitiert» ist. Auf dem erwähnten Lippspringer Kongreß hat Herr Hafter aus Zürich intuitiv in einer Skizze die Immunologen als die Bewohner des Himmels und die Allergologen als die der kargen steinigen Erde dargestellt; in visueller Paraphrase dazu möchten wir heute die Allergologen von der Erde gelöst nunmehr in Horizonthöhe schwebend annehmen.

Wir hoffen, daß das Programm unserer Tagung mit dem doch recht differenzierten Hauptthema Ihnen eindrucksvoll zur Darstellung bringen möge, welche erhebliche praktische Bedeutung die Arzneimittelallergien haben, welche wissenschaftlichen Verbindungen und Bezüge zwischen der Allergie und der Immunologie und welche naturwissenschaftlichen Grundlagen der Allergologie durch sie offensichtlich werden.

M. Werner und W. Gronemeyer

Begrüßung

M. WERNER

Als derzeitigem Vorsitzenden unserer Gesellschaft ist es mir eine ehrenvolle Aufgabe und zugleich eine große Freude, hier in Wiesbaden zu unserem XII. Kongreß Sie in so großer Zahl und in Aufgeschlossenheit empfangen und begrüßen zu dürfen.

Für Ihr Kommen danke ich: unseren Gästen, die die Deutsche Gesellschaft für Allergie- und Immunitätsforschung durch ihre Anwesenheit ehren, und unseren Mitgliedern, die den verschiedenen und inhaltlich recht unterschiedlichen Fachbereichen angehörend, mit ihrer Teilnahme das wissenschaftlich Gemeinsame in der Allergologie bekunden, dadurch die Aufgaben der Gesellschaft fördern und den guten wissenschaftlichen Geist unserer Gemeinschaft lebendig zu erhalten und auszubreiten wissen.

Mit besonderer Herzlichkeit heiße ich willkommen unsere Freunde und Kollegen aus dem europäischen Ausland, aus Österreich, der Schweiz, den skandinavischen Ländern, den Niederlanden, aus Spanien, Jugoslawien, aus Ungarn und der Tschechoslowakei. Die Deutsche Gesellschaft für Allergie- und Immunitätsforschung empfindet es dankbar, daß sich seit ihrer Gründung im Jahre 1951 freundschaftliche und wissenschaftliche Kontakte zu allen europäischen und vielen nationalen Allergie-Gesellschaften, die bereit und guten Willens sind, in gegenseitiger Achtung zunehmend vertieft haben. Daß Wissenschaft sich nur im internationalen Austausch und bei fairer Toleranz voll entfalten kann, kommt auch in unserem Programm zum Ausdruck. Durch Referate und Vorträge bereichern Kollegen aus den schon erwähnten europäischen Ländern unser wissenschaftliches Programm.

Besonders freue ich mich, unter unseren Gästen begrüßen zu können:
Herrn Reg.-Med.-Direktor Dr. BIESMANN im Namen des Hessischen Sozialministers,
Herrn Stadtrat REESE als Vertreter des Herrn Oberbürgermeisters dieser Stadt,
Herrn Flotillenarzt Priv.-Doz. Dr. STURDE vom Bundeswehrzentralkrankenhaus in Koblenz, zugleich in Vertretung des Herrn Inspekteurs des Sanitäts- und Gesundheitswesens des Verteidigungsministeriums, Herrn Generaloberstabsarzt Dr. DAERR, der uns seine besten Wünsche für einen erfolgreichen Verlauf der Tagung schriftlich übermittelt hat,
Frau Dr. HOMANN von der Geschäftsführung der Arzneimittelkommission der Deutschen Ärzteschaft,
Herrn Dr. PASEWALD als Vertreter des Präsidenten der Landesärztekammer Hessen und der Bezirksärztekammer Wiesbaden,
und den Vorsitzenden der Holländischen Allergischen Gesellschaft, unseren Freund, Dr. VOORHORST aus Leiden.
Beste Wünsche für einen erfolgreichen, harmonischen Verlauf, für eine gute Resonanz und für eine wissenschaftlich anregende Tagung erhielten wir brieflich und telegraphisch von vielen offiziellen Seiten und von uns nahestehenden oder befreundeten Persönlichkeiten sowie wissenschaftlichen Gesellschaften. So von:
Frau Bundesminister KÄTHE STROBEL,
Herrn Staatssekretär PHILIPPI, Hessisches Ministerium für Arbeit, Gesundheit und Soziales,

Herrn Staatssekretär Prof. Dr. v. MANGER-KOENIG,
Herrn Staatssekretär EHRENBERG, Bundesarbeitsministerium,
Herrn Staatssekretär Dr. BESKE, Sozialministerium Kiel,
Herrn Prof. SCHETTLER, Präsident der Deutschen Gesellschaft für innere Medizin,
Herrn Prof. ASCHENBRENNER, Vorsitzender der Arzneimittelkommission der Deutschen Ärzteschaft,
Herrn Prof. FROMM, Präsident der Bundesärztekammer,
Herrn Prof. STOCKHAUSEN, geschäftsführender Arzt der Bundesärztekammer,
Herrn Dr. IVERSEN von der Ärztekammer Schleswig-Holstein,
Herrn Dr. HÜFNER vom Deutschen Bäderverband,
Herrn Dr. CYRAN, Präsident der Bezirksärztekammer Wiesbaden,
Herrn Dr. WORTMANN, Basel, als Vorsitzender der Allergie-Gesellschaft der Schweiz,
Herrn Prof. Dr. Dr. WAGENER, Hannover,
Herrn Prof. Dr. HAJOS, Budapest,
Herrn Dr. LEZIUS aus Göttingen.

Durch Ihre Teilnahme und auch durch das schriftliche Gedenken empfinden wir dankbar das sachliche Interesse an unserer Arbeit und zugleich ein beglückendes Wohlwollen als belebende Zustimmung im Sinne des Goetheschen «Man ist nur eigentlich lebendig, wenn man sich des Wohlwollens anderer freut».

Inhalt

Vorrede zur Verleihung des Karl-Hansen-Preises 1
SCHÖPF, E.: Lymphozytenstimulation in vitro durch Allergene und Quecksilberverbindungen

A. Pathophysiologische Grundlagen
KLEINSORGE, H.: Problematik der Erfassung von Arzneimittel-Nebenwirkungen 10
SCHRÖPL, F.: Arzneimittel-Deklaration? 18
UEHLEKE, H.: Metabolite von Arznei- und Fremdstoffen als Allergene 22
DEWECK, A. L.: Neue Aspekte der Arzneimittelallergie 37
IPPEN, H.: Gruppenreaktionen bei Arzneimittelallergien 44
VAN BRONSWIJK, J. E. M. H.: Hausstaub-Ökosystem und Hausstaub-Allergen(e) 49
HADDING, U., W. KÖNIG, M. DIERICH und D. BITTER-SUERMANN: Ein neuer Weg der Komplement-Aktivierung: Seine Bedeutung für die allergische Reaktion 55
MACHER, E.: Immunologische Mechanismen bei Arzneimittelallergien 61
BANDILLA, K.: Falsch-positive serologische Tests, induziert durch Medikamente 64
KERP, L. und H. KASEMIR: Antikörperbildung gegen therapeutisch verabfolgte Proteohormone und ihre Antigenspezifität 68
GIERTZ, H. und J. KUNZE: Histaminbedingte Arzneimittelnebenwirkungen 81
GOEDDE, H. W. und W. SCHLOOT: Genetisch bedingte Variabilität der Arzneimittelwirkung 89
WÜTHRICH, B. und CHR. VIRCHOW: Immunglobuline E bei Neurodermitis 103
SZABÓ, E. F. P.: Neue Angaben über die Funktion des vegetativen Nervensystems durch Tierversuche und deren Zusammenhang mit dem allergischen Geschehen 111

B. Klinik
SCHADEWALDT, H.: Historische Betrachtungen über Arzneimittelallergien 117
HOIGNÉ, R., H. STURM und U. KLEIN: Arzneimittelallergische Manifestationen in der Inneren Medizin 134
ERDMANN, G.: Besonderheiten der Arzneimittelallergien im Kindesalter 145
MÖCKEL, G.: Röntgenologische Veränderungen am Magen und Dünndarm bei Medikamentenallergie 150
FERSTL, A.: Arzneimittelallergene und Asthma 165
PRIBILLA, W.: Allergische Reaktionen der Blutkörperchen und des Knochenmarks . . . 169
SCHULZ, K. H.: Arzneimittelallergische Reaktionen der Haut 177
BREHM, G.: Immunologische und besonders IgE-Untersuchungen bei Arzneimittelexanthemen 189
MARGHESCU, S.: Die retikulo-histiozytäre Reaktion der Haut auf Arzneimittel 193
GASSER, F.: Allergische Reaktionen durch zahnärztlich verwendete Fremdstoffe 197
TEUBNER, E.: Untersuchungen zur Frage der Überempfindlichkeitsreaktionen gegen chirurgisches Nahtmaterial 203
JORDE, W. und H. F. LINSKENS: Versuche zur Isolierung des Roggenpollenallergens . . 214
GONSIOR, E., J. MEIER-SYDOW und C. THIEL: Die Weiterentwicklung der inhalativen Provokationsprobe durch Benutzung der Ganzkörperplethysmographie 221
SCHINDL, R.: β-adrenerge Hemmstoffe beim Asthma bronchiale 228

STEIGLEDER, G. K. und I. GOTTMANN-LÜCKERATH: Diagnostik von Arzneimittelallergien an der Haut 238
JÜRGENSEN, P. W., und K. WILKEN-JENSEN: Die Diagnostik der Arzneimittelallergie durch Hautfenster 246
PALEČEK, I. und B. ČVORISČEC: Diagnostische Erfahrungen bei der Penicillinallergie . . . 249
WARNATZ, H.: Die Bedeutung humoraler und zellulärer Immunphänomene für die Diagnostik von Arzneimittelallergien 252
VIRCHOW, CHR. und M. DEBELIC: Immunglobulin-E bei Arzneimittelallergien 258
OEHLING, A. und M.-L. SUBIRA: Die Bedeutung der Zweistufen-Nephelometrie bei der Diagnostik der Arzneimittel-Allergie 262
SCHMUTZLER, W.: Pharmakologische Beeinflußbarkeit arzneimittelallergischer Reaktionen 273
TATA, P. S. und E. WERNER: Einfluß von Polymyxin E, Ampicillin und Chloramphenicol auf das humorale Immunsystem 278
WIRTH, W., U. St. MÜLLER und F. THÖNE: Untersuchungen zum Wirkungsmechanismus sogenannter Immunsuppressiva 282
Nachrufe 288
Schlußwort 291
Sachregister 292
Mitgliederverzeichnis 299

Anschriftenverzeichnis
der Referenten und Vortragenden

BANDILLA, K., Dr. med.
  Deutsche Klinik f. Diagnostik, 62 Wiesbaden, Aukammallee 33
BREHM, G., Prof. Dr. med.
  Dir. d. Hautklinik d. Städt. Krankenanstalten, 67 Ludwigshafen
BRONSWIJK, van, J. E. M. H., Dr. med.
  Kliniek voor Huidziekten, Afd. Minibiologie. Acad. Ziekenhuis Utrecht/Niederlande
BITTER-SUERMANN, D., Dr. med.
  Inst. f. Med. Mikrobiologie d. Univers. 65 Mainz, Augustusplatz
CVORISČEC, B., Dr. med.
  Primarius Innere Abtlg., Allergologisch-pulmologisches Zentrum. Opča Bolnica «Dr. Josip Kajfeš» Zagreb
DEBELIĆ, M., Dr. med.
  Oberarzt d. Asthma- u. Allergie-Klinik Davos-Wolfgang, CH 7299 Wolfgang/Schweiz
DIERICH, M., Dr. med.
  Inst. f. Med. Mikrobiologie d. Universität 65 Mainz, Augustusplatz
ERDMANN, G., Prof. Dr. med.
  Kommiss. Leiter d. Universitätskinderklinik 65 Mainz, Langenbeckstraße 1
FERSTL, A., Dr. med.
  Allergie-Institut, 1040 Wien IV/Österreich, Paniglgasse 16
GASSER, F., Prof. Dr. med. et med. dent.
  Dir. d. Prothetischen Abtlg. d. Zahnärztl. Instituts d. Universität CH 4051 Basel/Schweiz, Peterspl. 14
GIERTZ, H., Prof. Dr. med.
  Med.-Biol. Forschungs-Laborat. d. BASF, 67 Ludwigshafen, Brunckstr. 80
GOEDDE, H. W., Prof. Dr. med.
  Dir. d. Inst. f. Humangenetik d. Univ. 2000 Hamburg 20, Martinistr. 52
GONSIOR, E., Dr. med.
  Zentrum d. Inneren Medizin, Abtlg. für Pneumologie d. J. W. Goethe-Univers. 6000 Frankfurt am Main, Theodor-Stern-Kai 7
GOTTMANN-LÜCKERATH, I., Dr. med.
  Akadem. Oberrätin, Univ.-Hautklinik 5000 Köln-Lindenthal 1, Josef-Stelzmann-Str. 9
HADDING, U., Prof. Dr. med.
  Oberarzt am Inst. f. Med. Mikrobiologie d. Univers. 65 Mainz, Augustuspl.
HOIGNÉ, R., Prof. Dr. med.
  Chefarzt d. Med. Abtlg. Zieglerspital, CH 3007 Bern/Schweiz
IPPEN, H., Prof. Dr. med. Dipl.-Chem.
  Univ.- Hautklinik, 4000 Düsseldorf, Moorenstr. 5
JORDE, W., Dr. med.
  Asthmakrankenhaus d. Kamillianer, 405 Mönchengladbach
JÜRGENSEN, P. W., Dr. med.
  Korrespondenzadresse: s. Dr. K. Wilken-Jensen, Kopenhagen
KASEMIR, H., Priv.-Doz. Dr. med.
  Oberarzt d. Med. Univ.-Klinik 78 Freiburg, Hugstetterstr. 55
KERP, L., Prof. Dr. med.
  Oberarzt d. Med. Univ.-Klinik 78 Freiburg, Hugstetterstr. 55
KLEIN, U., Dr. med.
  Med. Abtlg. Zieglerspital CH 3007 Bern/Schweiz

KLEINSORGE, H., Prof. Dr. med.
  Dir. d. Med. Forschung d. Knoll AG, 67 Ludwigshafen, Postfach 210805
KÖNIG, W., Dr. med.
  Inst. f. Med. Mikrobiologie d. Universität 65 Mainz, Augustuspl.
KUNZE, J., Dr. med.
  Med.-Biolog. Forschungs-Laborat. d. BASF, 67 Ludwigshafen, Brunckstr. 80
LINSKENS, H. F., Prof. Dr.
  Dir. d. Botanischen Instituts d. Universität Nijmegen/Niederlande
MACHER, E., Prof. Dr. med.
  Dir. d. Hautklinik d. Westfälischen Wilhelms-Universität, 44 Münster, Von-Esmarch-Str. 56
MARGHESCU, S., Prof. Dr. med.
  Dermatolog. Klinik u. Poliklinik d. Universität 8000 München 2, Frauenlobstr. 9
MEIER-SYDOW, J., Prof. Dr. med.
  Leiter d. Abtlg. f. Pneumologie Zentrum d. Inneren Medizin d. J. W. Goethe-Universität, 6000 Frankfurt/Main 70, Theodor-Stern-Kai 7
MÖCKEL, G., Dr. med.
  Chefarzt d. Med. Abtlg. d. Krankenhauses Tabea, 2000 Hamburg 55, Kösterbergstr. 32
MÜLLER, U. St., Dr. med.
  Mediz. Klinik u. Poliklinik d. Universität 44 Münster/Westf., Westring 3
OEHLING, A., Prof. Dr. med.
  Direktor d. Abtlg. f. Allergologie, Universidad de Navarra, Apartado 192, Pamplona/Spanien
PALEČEK, I., Dr. med.
  Opča Bolnica «Dr. Josip Kajfeš», Zagreb, Innere Abtlg., Allergologisch-pulmologisches Zentrum
PRIBILLA, W., Prof. Dr. med.
  Dir. d. II. Inneren Abtlg. Städt. Krankenhaus Moabit, 1000 Berlin 21, Turmstr. 21
SCHADEWALDT, H., Prof. Dr. med.
  Dir. d. Inst. f. Geschichte der Medizin d. Universität 4000 Düsseldorf, Moorenstr. 5
SCHINDL, R., Dr. med.
  Primarius d. Lungenabtlg. im allg. öffentl. Krankenhaus d. Elisabethinen Linz/Donau
SCHLOOT, W., Dr. rer. nat. Priv.-Doz.
  Inst. f. Humangenetik d. Univ. 2000 Hamburg 20, Martinistr. 52
SCHMUTZLER, W., Prof. Dr. med.
  Abteilung Pharmakologie d. Med. Fakultät d. Technischen Hochschule, 51 Aachen, Melatenerstraße 213
SCHÖPF, E., Prof. Dr. med.
  Oberarzt d. Universitätshautklinik 69 Heidelberg 1, Voßstr. 2
SCHRÖPL, F., Prof. Dr. med.
  Deutsche Klinik für Diagnostik, Fachbereich Dermatologie, 62 Wiesbaden, Aukammallee 33
SCHULZ, K. H., Prof. Dr. med.
  Leiter d. Allergie-Abtlg. Univ.-Hautklinik, 2000 Hamburg 20, Martinistr. 52
STEIGLEDER, G. K., Prof. Dr. med.
  Direktor d. Univ.-Hautklinik 5000 Köln-Lindenthal 1, Josef-Stelzmann-Str. 9
STURM, H., Dr. med.
  Med. Abtlg. Zieglerspital CH 3007 Bern/Schweiz
SUBIRA, M. L., Dr. med.
  Abtlg. f. Allergologie, Universidad de Navarra, Apartado 192, Pamplona/Spanien
SZABÓ, E. F. P., Dr. med.
  6601 Riegelsberg (Saar), Hochstr. 30
TATA, P. S., Dr. med.
  Kinderklinik d. Städt. Rudolf-Virchow-Krankenhauses, 1000 Berlin 65, Reinickendorferstr. 61
TEUBNER, E., Prof. Dr. med.
  Chefarzt d. Abtlg. f. Unfallchirurgie, 7320 Göppingen, Kreiskrankenhaus
THIEL, C., Dr. med.
  Zentrum d. Inneren Medizin, Abtlg. f. Pneumologie d. J. W. Goethe-Universität, 6000 Frankfurt/Main 70, Theodor-Stern-Kai 7

THÖNE, F., Dr. med.
 Mediz. Klinik u. Poliklinik d. Universität 44 Münster/Westf., Westring 3
UEHLEKE, H., Prof. Dr. med. Dipl.-Chem.
 74 Tübingen, Pharmakolog. Institut, Wilhelmstr. 56
VIRCHOW, Chr., Dr. med.
 Chefarzt d. Hochgebirgsklinik Davos-Wolfgang, CH 7299 Wolfgang/Schweiz
WARNATZ, H., Prof. Dr. med.
 Abt. f. klinische Immunologie, Univers.-Krankenhaus 852 Erlangen, Krankenhausstr. 12
DE WECK, A. L., Prof. Dr. med.
 Leiter d. Inst. f. klinische Immunologie, Dermatolog. Klinik der Universität, Inselspital CH 3008 Bern/Schweiz
WERNER, E., Prof. Dr. med.
 Direktor d. Kinderklinik d. Städt. Rudolf-Virchow-Krankenhauses, 1000 Berlin 65, Reinickendorferstr. 61
WERNER, M., Prof. Dr. med.
 Chefarzt d. Med. u. Allergolog. Abtlg. Kreiskrankenhaus 208 Pinneberg
WILKEN-JENSEN, K., Dr. med.
 Rigshospitalets Børneallergiklinik, Kopenhagen, Østerbrogade 72
WIRTH, W., Prof. Dr. med.
 Mediz. Klinik u. Poliklinik d. Universität 44 Münster/Westf., Westring 3
WÜTHRICH, B., Dr. med.
 Oberarzt d. Dermatolog. Klinik, Kantonsspital, Gloriastr. 31, CH 8006 Zürich

Vorrede zur Verleihung des Karl-Hansen-Preises

MAX WERNER

Vorsitzender der Dtsch. Gesellschaft für Allergie- und Immunitätsforschung

Um wissenschaftliche Leistungen auf dem Gebiet der Allergie und Immunologie anzuerkennen und damit auch entsprechende Forschungen anzuregen, hat die Deutsche Gesellschaft für Allergie- und Immunitätsforschung auf ihrer IX. Tagung in Bad Lippspringe im Oktober 1963 zur Erinnerung an den verstorbenen Prof. Dr. med. KARL HANSEN und in Würdigung seiner großen Verdienste auf dem Gebiete der klinischen und experimentellen Allergieforschung einen Karl-Hansen-Gedächtnispreis gestiftet. Prof. KARL HANSEN war Gründungsmitglied und mehr als 10 Jahre Sekretär der Deutschen Gesellschaft für Allergie- und Immunitätsforschung.

Der Karl-Hansen-Gedächtnispreis soll alle 3 Jahre für einen besonderen wissenschaftlichen Beitrag auf dem Gebiete der Allergie und Immunologie einschließlich ihrer Grenzgebiete und in erster Linie an den wissenschaftlichen Nachwuchs verliehen werden, um die Bedeutung der Forschung auf dem Gebiete der Allergie und Immunologie hervorzuheben und schöpferische Leistung anzuerkennen.

Der Preis wird verliehen für die jeweils beste wissenschaftliche Arbeit, die im Verleihungszeitraum in deutscher Sprache erschienen ist oder eingereicht wird.

Über die Bewertung der eingereichten Arbeiten entscheidet ein Preisrichterkollegium, das aus dem Vorstand und gewählten sachverständigen Mitgliedern des wissenschaftlichen Beirats besteht.

Der Karl-Hansen-Gedächtnispreis wurde zum erstenmal 1966 Herrn L. KERP, Freiburg, für seine Arbeit über Insulin-Antikörper und dann 1969 Herrn WARNATZ, Erlangen, für seine Arbeit über das Phänomen der Lymphozytentransformation bei Autoimmunerkrankungen verliehen.

Der Vorstand unserer Gesellschaft ist darüber besonders erfreut, daß in diesem Jahr 7 Arbeiten zur Bewerbung um den Preis eingereicht worden sind. Alle eingereichten Arbeiten gehen von klinischen allergischen Themen aus und befassen sich mit biochemischen, immunologischen oder morphischen Untersuchungen. Eine Arbeit mußte aus der Beurteilung ausscheiden, da der verantwortliche Verfasser in seiner Stellung als Chefarzt nicht mehr als «wissenschaftlicher Nachwuchs» zu gelten hat, und somit diese Voraussetzung für eine Verleihung nicht mehr erfüllt erschien. Unter den 6 verbliebenen Arbeiten hat sich das Preisrichterkollegium nach eingehender und gewissenhafter Prüfung entschieden, den diesjährigen Karl-Hansen-Gedächtnispreis an Herrn Priv.-Doz. Dr. ERWIN SCHÖPF, Oberarzt an der Universitäts-Hautklinik in Heidelberg, für seine Arbeit: «Lymphozytenstimulation in Vitro durch Allergene und Quecksilberverbindungen» zu verleihen.

Die Arbeit befaßt sich mit der spezifisch induzierten Blastzellentransformation bei Allergien vom humoralen und zellulären Typ. Die Untersuchungen wurden an insgesamt 536 Personen durchgeführt, von denen 98 die verschiedenen Allergietypen gegen Sulfonamide, Penicillinderivate, Quecksilberverbindungen, Gold und andere Schwermetalle aufwiesen; 438 Testpersonen waren Nichtallergiker. Bemerkenswert ist das Ergebnis, daß zweiwertige Quecksilber-Verbindungen verschiedener Provenienz Lymphozyten nichtallergischer Personen zur Transformation stimulieren können; diese Tatsache wurde erstmals vom Autor beschrieben und experimentell geklärt. Diese originelle und schöpferische Leistung wurde durch verschiedene Paralleltechniken einschließlich elektronenmikroskopischen und autoradiographischen Studien gesichert. Neben den Untersuchungsergebnissen, die in Übereinstimmung mit anderen Literaturberichten stehen, stellt diese Arbeit einen sehr wertvollen Beitrag zum Problem der unspezifischen Stimulation dar.

Ohne Rücksicht darauf, daß eine Arbeit über Lymphozytenstimulation 1969 schon mit dem Karl-Hansen-Preis ausgezeichnet wurde, sprach sich das Preisrichterkollegium einstimmig für die Anerkennung dieser sehr sorgfältigen, technisch einwandfreien, originellen und ergebnisreichen Arbeit aus.

Ich freue mich, Herrn Dr. SCHÖPF dieses hier mitteilen zu können und übergebe ihm im Auftrage unserer Gesellschaft Urkunde und Geldprämie. Ich verbinde mit meinem Glückwunsch gute Wünsche für Ihre weiterhin erfolgreiche wissenschaftliche Arbeit.

Lymphozytenstimulation in vitro durch Allergene und Quecksilberverbindungen[1]

ERWIN SCHÖPF
Universitäts-Hautklinik Hamburg[2]

Eine wesentliche Ergänzung der in-vitro-Testmöglichkeiten von Allergien stellt der sog. Lymphozytentransformationstest (LTT) dar. Er basiert auf der Beobachtung, daß Blutlymphozyten sensibilisierter Spender bei Kultivierung in einem geeigneten Nährmedium in Anwesenheit des entsprechenden Allergens nach 3–5 Tagen Kulturdauer zu sog. Transformationsformen und Mitosen stimuliert werden können (siehe Abb. 1 a, b, c). Im Gegensatz zu dieser spezifischen, an die Sensibilisierung der Lymphozytenspender gebundenen Stimulation vermögen einige großmolekulare Proteine oder Mukoproteine wie Phytohämagglutinin, Pokeweed-Mitogen, Streptolysin S, Staphylokokken-Exotoxin, einige Enzyme, Antigen-Antikörperkomplexe u. a. eine Lymphozytenstimulation obligat und unspezifisch herbeizuführen. Sowohl spezifisch als auch unspezifisch stimulierte Lymphozyten weisen charakteristische zytomorphologische, lichtmikroskopisch und elektronenmikroskopisch erfaßbare Veränderungen auf (siehe Abb. 1a, b, c und Abb. 4a, b, c, d), die mit Veränderungen des Stoffwechsels wie z. B. Neusynthese von RNS und DNS u. a. einhergehen.

Widersprüchliche Mitteilungen über Wert und Zuverlässigkeit des LTT in der Diagnostik allergischer Krankheiten, speziell der Arzneimittelallergien, bildeten Anlaß zu den im ersten Teil der Arbeit dargestellten Untersuchungen. Sie führten schließlich zur Entdeckung der obligat und unspezifischen Lymphozytenstimulation durch bestimmte Quecksilberverbindungen, deren biochemische und ultrastrukturelle Aspekte im zweiten Teil der Arbeit dargestellt werden.

Die Untersuchungen über die Stimulation in vitro gezüchteter Lymphozyten des peripheren Venenblutes wurde an insgesamt 536 Personen unter verschiedenen Bedingungen durchgeführt. 98 der Testpersonen wiesen eine Allergie des humoralen oder zellulären Typs auf; die restlichen 438 Testpersonen waren Nichtallergiker. Die Diagnose einer Allergie wurde aufgrund der Anamnese, der klinischen Erscheinungen und durch Intra- bzw. Epicutanteste gesichert. Die Lymphozytenstimulation wurde zytomorphologisch und autoradiographisch sowie durch Messungen der Einbauraten radioaktiv markierter Bausteine der RNS bzw. DNS bestimmt. Darüber hinaus wurden elektronenoptische Untersuchungen an in vitro gezüchteten Lymphozyten vorgenommen.

Die Untersuchungen führten zu folgenden Ergebnissen:

1. Allergie gegen Benzylpenicillin und Ampicillin

Lymphozyten von Patienten mit humoraler Allergie gegen Benzylpenicillin bzw. zellulärer Allergie gegen Ampicillin ließen sich jeweils nur in einem Teil der Fälle durch das entsprechende Allergen in vitro stimulieren: Der LTT war bei 3 von 7 Hauttest-positiven Patienten mit Penicillin-Allergie vom anaphylaktischen Typ, bei 16 von 26 Hauttest-posi-

---

[1] Kurzfassung der mit dem Karl-Hansen-Gedächtnispreis 1972 ausgezeichneten Arbeit.
[2] Jetzige Adresse: Universitätshautklinik, 69 Heidelberg 1, Voßstraße 2.

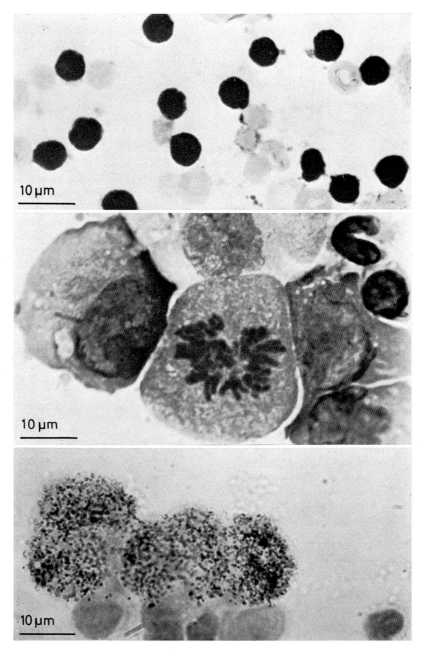

Abb. 1: a) Ausstrich von Lymphozyten nach 4tägiger Kultivierung ohne Mitogen. Kontrolle. (× 1500)
b) Ausstrich von Lymphozyten nach 4tägiger Kultivierung in Anwesenheit von Hg (II) -chlorid (3,5 × 10⁻⁵ M). Stimulierte Lymphozyten, Mitose. (× 1500)
c) Autoradiographie quecksilber-stimulierter Lymphozyten mit Einbau von ³H-Uridin. (× 1500)

tiven Patienten und bei keinem von 7 Hauttest-negativen Patienten mit Penicillin-Allergie vom Serumkrankheitstyp positiv. Von 16 Patienten mit allergischem Kontaktekzem auf Ampicllin reagierten 8, von 15 Patienten mit Exanthemen nach Ampicillin 1 Patient mit einer spezifischen Lymphozytenstimulation.

2. Allergie gegen Mafenid

Lymphozyten von 6 Patienten mit zellulärer Allergie gegen Mafenid wurden in allen Fällen durch das entsprechende Allergen in vitro stimuliert. Stimulationsgrad und Hauttestergebnis ließen eine positive Korrelation erkennen. Bei 6 Testpersonen ohne Mafenid-Allergie war keine Lymphozytenstimulation durch Mafenid zu erzielen.

3. Allergie gegen Tuberkulin

Lymphozyten von 9 Patienten mit zellulärer Allergie gegen Tuberkulin wurden in allen Fällen durch das entsprechende Allergen in vitro stimuliert. Stimulationsgrad und Hauttestergebnis ließen eine positive Korrelation erkennen. Bei 4 Testpersonen ohne Tuberkulinallergie war keine Lymphozytenstimulation durch Tuberkulin zu erzielen.

4. Allergie gegen Gold

Lymphozyten einer Patientin mit zellulärer Allergie gegen Gold (Kontaktallergie) wurden in vitro durch Gold (III)-chlorid spezifisch stimuliert. Kontrolluntersuchungen an 8 Personen ohne Goldkontaktallergie verliefen negativ.

5. Allergie gegen Quecksilberverbindungen

Lymphozyten von 11 Patienten mit einer zellulären Allergie gegen Quecksilberverbindungen wurden in vitro durch Quecksilber (II)-chlorid stimuliert. Das gleiche war aber auch bei 20 Personen ohne Quecksilberallergie der Fall. Quecksilber (II)-chlorid ist somit den unspezifisch und obligat lymphozytenstimulierenden Substanzen zuzurechnen.

6. Unspezifische Lymphozytenstimulation durch Quecksilberverbindungen

Neben Quecksilber (II)-chlorid zeigten auch andere Salze des 2wertigen Quecksilbers, wie Quecksilber (II)-acetat, -cyanid und -nitrat einen unspezifisch lymphozytenstimulierenden Effekt, der an über 400 Versuchspersonen bestätigt werden konnte. Von den untersuchten organischen Quecksilberverbindungen erwiesen sich Dibromhydroxymercurifluoresceinnatrium (Merbromin), Hydroxymercuri-salizylsaures Natrium, Chlormercuri-Methylphenol, Hydroxymercurisulfosalizylsaures Ammonium und p-Chlormercuri-benzoesaures Natrium als wirksam. Andere Verbindungen, wie Phenylmercuriacetat, Phenylmercuriborat, Phenylmercurinitrat, Phenylmercurihydroxyd N-(3-methoxy-3-hydroxy-mercuri-propyl)-salizylamid-o-essigsaures Natrium, Aethylmercurichlorid, Aethylmercuriphosphat, Methoxyaethylmercurichlorid und 2-(aethylmercurithio)-benzoxazol-5-carbonsaures Natrium waren unwirksam. Ein Zusammenhang zwischen der Konstitution des organischen Restes und der lymphozytenstimulierenden Wirkung war nicht zu erkennen.

Der durch die wirksamen Quecksilberverbindungen erzielte Stimulationsgrad erreichte etwa ein Viertel bis höchstens die Hälfte der nach Phytohämagglutinin-Stimulation beobachteten Werte. Aufgrund dieser Befunde sind diese Quecksilberverbindungen der Gruppe unspezifischer Lymphozytenstimulatoren zuzuordnen.

7. Lymphozytenstimulation durch andere Metallverbindungen

Blei-, Kadmium-, Chrom-, Gold-, Kupfer-, Nickel-, Silber- und Thalliumsalze zeigten unter den gleichen Bedingungen in verschiedenen Konzentrationen keinen unspezifisch stimulierenden Effekt.

8. Untersuchungen zur Zeitabhängigkeit der Einbauraten von ^{3}H-Uridin und ^{3}H-Thymidin in neusynthetisierte RNS und DNS von Lymphozyten nach Stimulation durch Phytohämagglutinin, Tuberkulin und Quecksilberverbindungen

Messungen der Einbauraten Tritium-markierter Vorstufen von RNS bzw. DNS (^{3}H-Uridin) zeigten, daß die Kinetik der RNS- bzw. DNS-Neusynthese in quecksilberstimulierten Lymphozyten von der nach Phytohämagglutinin-Stimulation beobachteten abweicht und etwa der Kinetik nach spezifischer Tuberkulin-Stimulation entspricht (siehe Abb. 2a, b).

9. Versuche zur Hemmung der durch Phytohämagglutinin oder Quecksilberverbindungen induzierten Lymphozytenstimulation

Die lymphozytenstimulierende Wirkung von Quecksilberverbindungen ist durch Dimercaprol hemmbar, nicht jedoch diejenige von Phytohämagglutinin (siehe Abb. 3).

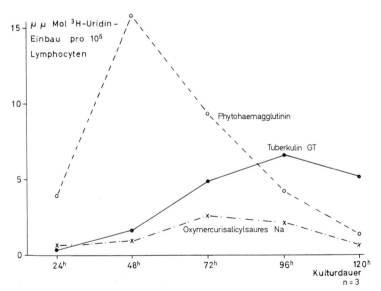

Abb. 2 a: ^{3}H-Uridin-Einbau pro 10^6 Lymphozyten nach verschiedenen Kulturzeiten bei Stimulation mit Phytohämagglutinin, 3-Hydroxy-mercuri-salicylsaurem Natrium und Tuberkulin GT.

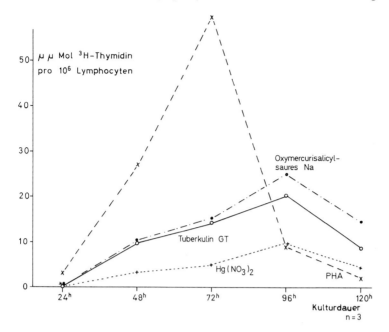

Abb. 2b: ³H-Thymidin-Einbau pro 10⁶ Lymphozyten nach verschiedenen Kulturzeiten bei Stimulation mit Phytohämagglutinin 3-Hydroxymercuri-salicylsaurem Natrium, Quecksilber (II)-nitrat und Tuberkulin GT.

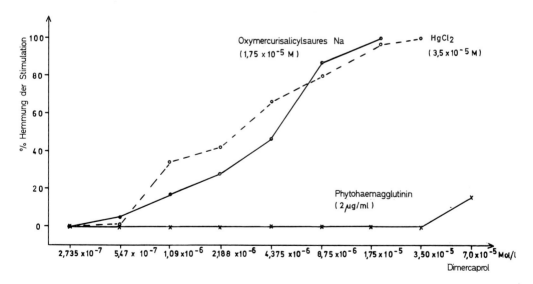

Abb. 3: Hemmung der durch 3-Hydroxymercuri-salicylsaurem Natrium und Quecksilber (II)-chlorid induzierten Lymphozytenstimulation durch Dimercaprol. Unbeeinflußbarkeit der Phytohaemagglutinininduzierten Lymphozytenstimulation mit Dimercaprol in nichttoxischen Konzentrationen. Kulturdauer 72 Stunden.

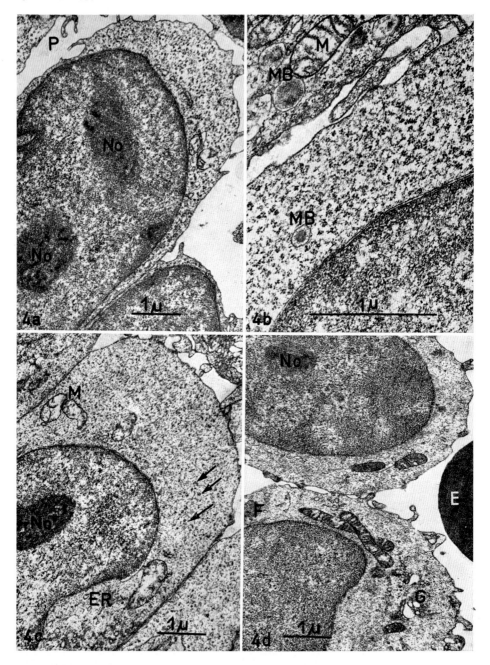

Abb. 4: a) Durch Hg (II)-nitrat stimulierter Lymphozyt. Polyribosomen im Cytoplasma. Pseudopodium (P). Prominente Nucleoli (No.). Aufgelockertes Chromatin (× 12 000).
b) Teile zweier durch Hg (II)-nitrat stimulierter Lymphozyten. Polyribosomen, Mitochondrium (M) und multivesikuläres Körperchen (MB). (× 32 000).
c) Durch Phytohaemagglutinin stimulierter Lymphozyt. Aggregation der Polyribosomen nicht so ausgeprägt wie bei Stimulation durch Quecksilbersalze (siehe Pfeile). Sonst kein wesentlicher Un-

10. Untersuchungen über Beziehungen zwischen proteinfällender und lymphozytenstimulierender Wirkung von Quecksilberverbindungen

Am Beispiel des stark stimulierenden, aber im Gegensatz zu anderen Quecksilberverbindungen nicht proteinfällenden hydroxymercurisalizylsauren Natrium konnte mit Hilfe nephelometrischer Untersuchungen gezeigt werden, daß die proteinfällende mit der lymphozytenstimulierenden Wirkung von Quecksilberverbindungen offenbar nicht korreliert ist.

11. Vergleichende elektronenoptische Untersuchungen an Phytohämagglutinin- und Quecksilber-stimulierten Lymphozyten

Elektronenoptische Untersuchungen zeigen, daß das Bild der ultrastrukturellen Veränderungen der Lymphozyten nach Quecksilber-Stimulation dem nach Phytohämagglutinin-Stimulation weitgehend entspricht (siehe Abb. 4a, b, c, d). Die Komplexität der mannigfaltigen Quecksilberverbindungen mit den verschiedenartigsten Bestandteilen von Zellen erschwert das Auffinden der entscheidenden regulativen Schritte bei der Steuerung der Zellproliferation. Ein Vorzug der in diese Regulation offenbar eingreifenden Quecksilberverbindungen stellt ihre im Gegensatz zu Phytohämagglutinin und anderen Mitogenen bekannte, äußerst einfache chemische Struktur, ihre im Elektronenmikroskop mögliche Darstellung und ihre durch Verwendung von Quecksilberisotopen leichte Nachweisbarkeit dar, so daß weitere Untersuchungen über die Beeinflussung der Regulation der Zellproliferation durch Quecksilberverbindungen lohnend erscheinen.

---

terschied zu quecksilberstimulierter Zelle. Endoplasmatisches Reticulum, ER. Nucleolus, No. Mitochondrium, M. ($\times$ 12000).
d) Nichtstimulierte Lymphozyten einer Kontrollkultur. Nur wenige Polyribosomen. Die Zellen sind kleiner als stimulierte Lymphozyten. Nucleolus, No. Erythrozyt. E. Golgi-Komplex, G. Cytoplasmatische Fibrillen, F. ($\times$ 12000).

A. PATHOPHYSIOLOGISCHE GRUNDLAGEN

Problematik der Erfassung von Arzneimittel-Nebenwirkungen

HELLMUTH KLEINSORGE
Medizinische Forschung der Knoll AG, Ludwigshafen
u. Med. Fak. Mannheim der Univ. Heidelberg

Die Fortschritte auf dem Gebiet der Chemotherapie, die Weiterentwicklung der klinischen und biochemischen Diagnostik, aber auch pharmapolitische Gründe haben dazu geführt, daß das Problem der Arzneimittelnebenwirkungen heute von besonders hoher Aktualität ist. Der umfassenden Diskussion steht leider eine sehr verschwommene *Definition des Begriffs «Arzneimittelnebenwirkungen»* gegenüber, ein Umstand, der sich bei der Analyse von Erfassung und Auswertung als sehr behindernd erwiesen hat.

Vielfach ist man dazu übergegangen, Symptome allgemeinerer Art mit starkem subjektivem Einschlag wie Müdigkeit, Kopfschmerzen, gastrointestinale Beschwerden usw. als *Begleitwirkungen* zu bezeichnen und nicht als Nebenwirkungen zu deklarieren. In der Tat wird eine Systematisierung der Nebenwirkungen außerordentlich schwierig, wenn nicht unmöglich, werden *alle Symptome von Mißempfindungen bis zu toxischen pathologisch-anatomisch nachweisbaren Organschäden* unter diesen Begriff eingeordnet. Die allseits bekannten Befunderhebungen mit *Placebos* in der vergleichenden Arzneimittelforschung lassen dies erklärlich erscheinen. Übrigens geben auch gesunde Versuchspersonen bereits in größerer Zahl allgemeine Beschwerden an, wenn man retrospektiv die Beschwerden der letzten 72 Stunden, in denen keine Einnahme von Medikamenten erfolgt, auf einer Liste anstreichen läßt.

REINENBERG und LÖWENTHAL fanden bei 414 meist 26 Jahre alten Versuchspersonen die Angabe von Müdigkeit in 19% der Fälle, Konzentrationsstörungen in 12%, Reizbarkeit in 9% etc. Trotzdem halten wir eine in der Forschungsperiode und in den ersten Jahren nach Einführung eines Medikamentes erfolgende summarische Erfassung solcher Begleitwirkungen für notwendig, um Hinweise für ernst zu nehmende Häufungen bestimmter Beschwerden zu erhalten, hinter denen sich wichtige Gesichtspunkte in bezug auf nichterkannte, ernsthafte Nebenwirkungen sowie für die Verkehrstüchtigkeit, den beruflichen Einsatz u. a. verbergen können (z. B. sedative Effekte!).

Jahrhundertelang unterlag die herrschende Lehrmeinung der Medizin dem verhängnisvollen Irrtum, daß *Nebenerscheinungen bestimmter Therapieformen einen erfolgreichen Therapieeffekt* bedeuten könnten. Dies gilt z. B. für die toxischen Symptome nach Quecksilbereinreibung, die ausgerechnet von Paracelsus, von dem der warnende Ausspruch: «Dosis facit venenum» bekannt ist, als erfolgreicher Therapieeffekt gedeutet wurde. Bis in die letzten Jahrzehnte wurden Nebenwirkungen klinisch als Ausdruck einer effektiven Dosierung bei bestimmten Therapieformen angesehen, solange exaktere Bestimmungen über Resorption und Elimination noch nicht möglich waren.

So erinnere ich mich aus meiner Studentenzeit an meinen Lehrer Veil, der noch Anfang der 40er Jahre eine Therapie des Gelenkrheumatismus mit Natrium salicylicum, die ohne Schwindel und Ohrensausen einherging, als *insuffizient* bezeichnete.

Daß nach Abwägen der Schwere eines Krankheitsbildes und der bestehenden therapeutischen Möglichkeiten gegebenenfalls schwere Nebenwirkungen und auch irreversible Schädigungen in Kauf genommen werden müssen (z. B. bei der Zystostatika- und Kortikosteroidbehandlung) ist verständlich. Eine solche nur *aus der ärztlichen Verantwortung heraus zu fällende Ermessensentscheidung* besonders in lebensbedrohlichen Fällen wird in populärmedizinischen Diskussionen über dieses Thema leider zu wenig beachtet. Gerade bei akuten Erkrankungen wie z. B. dem Herzinfarkt ist es retrospektiv schwierig, manchmal unmöglich zu entscheiden, ob ein als *ultima ratio* gegebenes Medikament den Verlauf der Krankheit nicht mehr aufhalten konnte oder aber durch unerwünschte zusätzliche pharmakodynamische Wirkungen beschleunigte. Die Entscheidung für einen wissenschaftlich begründeten Einsatz eines Medikamentes darf nicht durch Sorgen über die Diskussion um den kausalen Zusammenhang des Exitus unterbleiben, wenn auch nur eine geringe Hoffnung auf Rettung besteht.

Wenn wir von Nebenwirkungen reden, dürfen wir in unserer Zeit nicht mehr nur an kranke Menschen denken. Das Medikament ist für viele Menschen heute aus dem täglichen Leben nicht mehr zu eliminieren. Es sei nur an Analgetika, Schlafmittel, Abführmittel und Ovulationshemmer gedacht.

Als Nebenwirkungen sollte man allgemein objektivierbare unerwünschte Therapieeffekte eines Pharmakons im therapeutischen Dosierungsbereich bezeichnen.

Der im anglo-amerikanischen Schrifttum mehr und mehr gebräuchliche Ausdruck «adverse reactions» statt «side effects» beschreibt besser das Unerwünschte dieser Reaktionen (adverse im Sinne von widrig).

Wenn auch in den meisten Fällen von akuten oder subakuten toxischen Erscheinungen erst nach erheblicher Überdosierung gesprochen werden kann – Ausnahmen wie Glykoside sind bekannt – gibt es doch eine Reihe von Störungen, deren Eingliederungen unter Zugrundelegung von Höhe normaler der Medikamentengabe in toxikologische Bereiche diskutiert werden muß. Dies gilt insbesondere für den chronischen Gebrauch von Pharmaka in einer üblichen Dosierung (Bromismus, interstitielle Nephritis nach Phenazetin, Kortikosteroid-Katarakt, Lupus erythmetatodes u. a.). Insbesondere bei Störungen der Blutbildung im erythropoetischen und leukopoetischen System, dem Auftreten haemolytischer Anaemien, Nierenalterationen mit nephritischer oder nephrotischer Symptomatik, Neuritiden u. a. ist die Frage einer toxischen bzw. allergischen Genese im Einzelfall trotz eingehender immunologischer Diagnostik nicht immer sicher bestimmbar. Auch die Prädestination für Allergien wird größer mit der *Intensität der Einwirkung* eines Arzneimittels auf den Organismus. Dies ist ein bekanntes Phänomen bei massiver Allergieexposition am Arbeitsplatz, aber auch bei bewußt überhöhter Dosierung von Arzneimitteln wie z. B. Penicillin bei bestimmten Indikationen.

Änderungen im Ablauf und in der Symptomatik der klassischen Krankheitsbilder durch die moderne Chemotherapie sind allgemein bekannt, ein Großteil der sog. iatrogenen Krankheiten sind aber nicht unbeabsichtigte, sondern zwangsläufige Folge einer notwendigen Therapie. THURNER hat als Pathologe den dankenswerten Versuch unternommen, die pathologische Anatomie der Nebeneffekte ärztlicher Maßnahmen in einer Monographie zusammenzustellen.

Man hat versucht, *verschiedene Gruppen von Nebenwirkungen* voneinander abzugrenzen. In diesem Zusammenhang möchte ich nur allgemein auf die aus den pharmakologischen, toxikologischen und teratologischen Untersuchungen ableitbaren Nebenwirkungen sowie die systemischen Nebenwirkungen z. B. auf Endokrinum und Stoffwechsel hinweisen. Mehr und mehr werden angeborene Enzymdefekte als Ursachen aufgedeckt. Die Unsicherheiten der tierexperimentellen Teratologie sind durch den Thalidomid-Prozeß aufgehellt worden, schwieriger noch ist die Festlegung der Voraussetzungen hinsichtlich der Abklärung mutagener Störungen. Auch die voraussagende Testung immunologischer Komplikationen läßt noch viele Wünsche offen.

Weitere unerwünschte und falls einschlägige experimentelle Studien fehlen, nicht immer voraussehbare Effekte ergeben sich aus der *Pharmakokinetik* und dem *Metabolismus von zwei kombiniert gegebenen Substanzen,* wobei es zur gegenseitigen Verdrängung der Proteinbildung bzw. zur Veränderung der Aktivität mikrosomaler Effekte kommen kann. So verdrängen Salizylate, Penicillin und Diphenylhydantoin Thyroxin aus der Proteinbildung und verstärken dadurch den wirksamen Anteil dieses Hormons bei einer Thyroxintherapie wesentlich. Blutungen während einer Antikoagulantien-Therapie können auftreten, wenn beispielsweise die Etacrynsäure oder die Mephenaminsäure Cumarin-Derivate aus der Proteinbindung verdrängen.

Da für verschiedene Arzneimittel gleiche Fermentsysteme der Mikrosomen beansprucht werden, können sie um diese *Fermentsysteme konkurrieren* und sich gegenseitig am Abbau hindern. So hemmt Sulfaphenazol den Abbau von Tolbutamid. Auf der anderen Seite kann auch z. B. durch Barbiturate eine Aktivitätserhöhung *mikrosomaler Fermente* erfolgen. Es gibt eine ganze Reihe von Beobachtungen, daß es nach Entlassung aus dem Krankenhaus zu Blutungen bei einer scheinbar gut eingestellten Antikoagulantientherapie mit Dicumarol-Derivaten kam, weil die klinisch gewählte Dosierung unbewußt die Induktion durch die täglich als Schlafmittel verabfolgten Barbiturate vorausgesetzt hatte, die nach Absetzen der Präparate durch den Hausarzt nachließ. Diese Beispiele zeigen, daß die Gefahren einer kombinierten Anwendung von Medikamenten mehr als früher bei jeder therapeutischen Aus- und Fortbildung berücksichtigt werden müssen.

Dosierungsfehler beruhen nicht nur auf Überschreiten der üblichen Maximaldosis, sondern drohen auch mehr und mehr bei Nichtbeachtung der Pharmakokinetik im individuellen Fall. Hierzu gehört die zu schnelle Anflutung eines Arzneimittels bei i.v. Verabfolgung und die verzögerte Ausscheidung bei Niereninsuffizienz, die gerade bei Glykosiden vielfach zu einer unerwarteten Kumulation führt. Keine Erhöhung der Blutspiegel tritt selbstverständlich bei der Niereninsuffizienz ein, wenn eine schnelle Inaktivierung der Substanz im Stoffwechsel erfolgt, es also z. B. wie beim Chloramphenicol nur zur Kumulation der Stoffwechselprodukte kommt.

Im Kindes- und Greisenalter gibt es unterschiedliches Verhalten des Metabolismus verschiedener Substanzen. So ist z. B. der Abbau des Phenylbutazons im Alter erheblich verzögert.

Es hieße «Eulen nach Athen tragen», wollte ich hier allgemein über die Fragen der *Arzneimittelallergie* sprechen. Ich glaube aber, es stellt keine Einschränkung der Bedeutung unseres Forschungsgebietes dar, wenn ich darauf hinweise, daß eine ganze Reihe angeblicher «Arzneimittelallergien» sich in Zukunft aufgrund unseres immer größeren Einblickes in das Verhalten der Arzneimittel im Organismus als nicht allergisch bedingt entpuppen. Andererseits dürften heute noch als toxisch bezeichnete Effekte sich als immunologisch bedingt erweisen.

So stellte uns z. B. die *Aspirin-Überempfindlichkeit,* bei der es vielfach zu schweren asthmatischen Reaktionen kommen kann, die Frage, ob es sich hier nicht, da nur in seltenen Fällen positive Hautreaktionen gefunden werden, oft um eine spezielle Empfindlichkeit von Chemorezeptoren in der Nase bzw. in den Bronchien handelt. Die zunächst als «allergisch» gedeutete Schocksymptomatik nach Gelatine-Infusionen scheint durch eine primäre Histaminfreisetzung bedingt zu sein, lange Zeit wurde die sog. Hoignésche Reaktion nach Verabfolgung von Penicillininjektionen als allergischer Schock gedeutet, allerdings ist bis heute das Zustandekommen der Symptomatik durch zentrale mikroembolische Effekte der Penicillinkristalle noch nicht endgültig bewiesen. Die moderne Pharmakokinetik erbrachte den Beweis, daß eine Arzneimittelallergie auch nur gegen bestimmte Metabolite entstehen kann, wie dies z. B. DE WECK beim Penicillin nachweisen konnte. Untersuchungen über den Arzneimittelstoffwechsel im Organismus erbringen auch wesentliche Hinweise für die aus der chemischen Struktur der Arzneimittel und Abbauprodukte sich ergebenden Zusammenhänge einer *Kreuzallergie*. Die erhöhten Anforderungen an die Erforschung der Pharmakokinetik bei der Neuentwicklung von Pharmaka werden in Zukunft in diesem Punkt erweiterte Hinweise ergeben.

Eine ganze Reihe von Arzneimittelnebenwirkungen lassen sich von ihrer Entstehung her nicht erklären. Erinnert sei nur an die reversible Hypogeusie nach Oxyfedrin oder

Penicillamin, die im Zusammenhang mit Störungen im Magnesium bzw. Kupferstoffwechsel stehen sollen. Auch sind z. B. die Kataraktbildungen unter der Steroidbehandlung in ihrer biochemischen Genese ungeklärt. Ein besonderes Problem stellen die *psychischen Nebenwirkungen* dar, die dann – wenn es sich nicht gerade um psychotrope Pharmaka oder zur Abhängigkeit im Sinne einer Arzneimittelsucht führenden Substanzen handelt –, häufig nicht beachtet werden. Hingewiesen sei nur auf die euphorisierende Wirkung der meisten Kortikosteroidverbindungen, während depressive Erscheinungsbilder unter der Behandlung mit Triamzinolonderivaten beobachtet wurden.

Von großer praktischer Bedeutung ist die Frage, wieweit sich im Rahmen der experimentellen und klinischen Forschung unerwünschte Nebeneffekte voraussehen lassen und sich dadurch von vornherein eine Häufung ernster Zwischenfälle vermeiden lassen, wie sie nach den tödlichen Narkosezwischenfällen mit Chloroform 1877 immer wieder auftraten. Aus den beiden vergangenen Jahrzehnten sei nur auf die durch Diäthyl-Zinndijodid verursachten Enzephalotiden in Frankreich und das Auftreten der Thalidomid-Embryopathien hingewiesen.

Die Prüfungen der Hersteller können sich nicht nur auf die eigentliche Wirksubstanz beschränken, sondern müssen auch alle in entsprechender Dosierung oder Kombination pharmakologisch wirksamen Begleitstoffe, die bei der Herstellung eines Medikamentes Verwendung finden, einbeziehen. Erinnert sei daran, daß die erste wirkliche Arzneimittelkatastrophe 1937 in den USA nach Einnahme eines Sulfonamidelexiers auftrat, das das toxische Lösungsmittel Diäthylenglykol enthielt. Obwohl das Mittel nur 6 Wochen im Handel war, kam es zu 90 Todesfällen (FROHBERG).

Solange sich in der Arzneimittelforschung Untersuchungen auf das *Tierexperiment* beschränken, ergeben sich Schwierigkeiten in der Interpretation der Aussage für die Klinik, bedingt durch das unterschiedliche pharmakokinetische und metabolische Verhalten bei bekannten Tierspezies und am Menschen. Auch die non-human primates enttäuschen, weil ihr metabolisches Verhalten mehr dem Hund als dem Menschen ähnelt. Die meisten Arzneimittel werden länger als bei den Menschen ausgeschieden, es gibt aber auch Ausnahmen wie z. B. Indomethazin und Bishydroconmarin, bei denen die biologische Halb-

Tab. 1: Vorhersehbarkeit von Nebenwirkungen beim Menschen aus Tierversuchen (nach HENSCHLER)

Nebenwirkungen	Häufigkeit	Vorhersehbar aus Tierversuchen
1. Primär – toxische Reaktionen		
a) Hauptwirkung verstärkt		
verminderte Exkretion	+	sicher
genetisch bedingter Enzymmangel	+	selten
Enzymhemmung d. andere Pharmaka	+ +	wahrscheinlich
Konkurrenz am Enzym	+	wahrscheinlich
Konkurrenz um Proteinbindung	+ +	sicher
b) Neue Nebenwirkungen		
durch Muttersubstanz	+ +	meist
durch Metaboliten	+	selten
2. Sekundär-toxische Reaktionen	+ +	meist
3. Immunologische bzw. allergische Reaktionen	+ + +	nur ausnahmsweise (z. B. Hautsensibil.)
4. Sucht, Gewöhnung	+ +	zum Teil
5. Cancerogene Wirkung	(+)	unsicher
6. Teratogene Wirkung	(+)	selten
7. Mutagene Wirkung	?	sehr unsicher

wertszeit bei Maus und Hund etwa doppelt so lang wie beim Menschen liegt (FROH-BERG).

Auch klinische manifeste Nebenwirkungen können unvorhergesehenermaßen beim Tier auftreten. Erinnert sei an die Nierenblutungen bei Hunden, denen besorgte Hundehalter bei Durchfall Mexaform verabreicht hatten.

HENSCHLER hat versucht, die sich aus dem Tierexperiment ergebende Voraussehbarkeit von Nebenwirkungen in der Toxologie tabellarisch zu erfassen (Tab. 1). Hinsichtlich der uns auf unserem Kongreß besonders interessierenden Arzneimittelallergien sei zusammenfassend festgestellt: Stark reaktionsfähige hautsensibilisierende Verbindungen wie z. B. Dinitrophenol, Dinitrotoluol, Phenylhydrazin können zwar im Versuch an dafür besonders empfindlichen Albino-Meerschweinchen erkannt werden, schwache Hautsensibilatoren wie Äthyl- oder Isopropylalkohol sind dagegen tierexperimentell nicht nachzuweisen.

Allgemeine allergische Reaktionen wie Urticaria, angioneurotisches Ödem, Asthma, haematologische Komplikationen, Cholestasen u. a. sind im Tierversuch kaum erfaßbar.

Daß die Prüfung der Sensibilisierungsquote eines Arzneimittels beim Menschen während der klinisch-pharmakologischen Testung auch juristische Probleme mit sich bringt, sei am Rande erwähnt.

Wer heute über Arzneimittelnebenwirkungen diskutiert, begegnet auch sofort dem Ruf nach *Arzneimittelsicherheit*. Sicherheit vor unerwünschten Nebenwirkungen im Sinne einer Formulierung, die den Charakter des Absoluten trägt, kann es bei vielen notwendigen und wirksamen Pharmaka nicht geben. HENSCHLER hat auf den mißbräuchlichen Gebrauch des Wortes «Sicherheit» hingewiesen. Das in der anglo-amerikanischen Medizin gebrauchte Wort «safety» definiert das Oxford dictionary mit «beeing sure or likely to bring no danger». Die englische Definition bringt also eine mehr subjektive relativierende Note in den Begriff.

Diese Tatsache schwächt aber nicht den Grad der Verantwortung der mit der Pharmakaprüfung am Menschen und mit der Behandlung des Patienten befaßten Ärzte. Der Arzneimittelhersteller ist verpflichtet, die in der Prüfungsperiode auftretenden Nebenwirkungen allen Prüfern mitzuteilen und bei der Beantragung zur Registrierung darzulegen. Irreführende Begriffe wie «völlig ungiftig», «ungiftig» oder «atoxisch» dürfen in der Werbung keine Verwendung finden. Auf Nebenwirkungen muß in der Ärzteinformation hingewiesen werden. Aussagen über das Fehlen von Nebenwirkungen können die Gefahr einer Irreführung in sich bergen, weil oft noch Jahre nach der Einführung schädliche Nebenwirkungen erkannt werden können. So findet Acidum acetylo-salicylicum seit mehr als 70 Jahren Anwendung in der Therapie, aber erst in den letzten Jahren erhärtete sich der Verdacht, daß Blutungen aus dem Magen-Darm-Trakt bedingt durch irritative bzw. abrasive Wirkung auf die Magenschleimhaut kein seltenes Ereignis darstellen (Ablagerung der Substanz in den Belegzellen).

Eine dreijährige Rezeptpflicht nach der Neueinführung eines Medikamentes erfüllt nicht ihren Sinn, wenn nicht in diesem Zeitraum auch weitere systematische Erfahrungen gesammelt werden können. Seltener auftretende Nebeneffekte müssen sich zwangsweise in der klinischen Forschungsperiode dem Nachweis entziehen. Hingewiesen sei auch auf die Feststellung von DENGLER, daß man aus statistischen Gründen mehr als 3800 Patienten braucht, damit man mit 95prozentiger Sicherheit eine Nebenwirkung eines Arzneimittels erkennt, die in einer Häufigkeit von 1% auftritt.

Mit der breiten Erfassung von Arzneimittelnebenwirkungen hat sich eingehend die WHO befaßt. Sie kommt in dem 1969 erschienenen Bericht über ein WHO-meeting mit dem Thema «International Drug monitoring» zu dem Ergebnis, daß in ausgewählten Krankenhäusern durch speziell vorgebildete Ärzte eine lückenlose Erfassung aller Arzneimittelreaktionen garantiert werden muß. In USA gibt es bereits einige Krankenhäuser, die sich meist mit entsprechender finanzieller Unterstützung zur Abgabe von Meldungen über Nebenerscheinungen verpflichtet haben. Ein Vorgehen, das ja auch eng mit anderen klinisch-pharmakologischen Fragestellungen verbunden ist. Mir sind keine anderen Länder bekannt, in denen ein ähnlich vorbildliches Vorgehen bereits besteht. Zu einer gemeinsamen koordinierten Zusammenarbeit mit der entsprechenden WHO-Zentrale in Genf, wo das computerfähige Material gespeichert wird, haben sich außer Deutschland bisher nur wenige Länder entschieden. Hierzu gehören die USA, Kanada, Großbritannien, Irland, Schweden, Holland, die CSSR, Neuseeland, Dänemark und Norwegen. Dennoch wurden seit 1968 in dem Computer-Zentrum für Nebenwirkungen in Genf 50 000 Nebenwirkungen registriert und ausgewertet. Unerwünschte Reaktionen auf Antibiotika – an der Spitze Allergien – wurden am häufigsten gemeldet.

Neben einem internationalen Meldebogen existieren immer noch nationale Bogen, deren Inhalt computergerecht für eine zentrale Dokumentation vorbereitet werden muß. Es ist zu hoffen, daß in absehbarer Zeit eine einheitliche Programmierung und damit eine Vereinfachung der EDV-Arbeit und des Auswertungsverfahrens vorgenommen werden kann.

Die Arzneimittelkommission der Deutschen Ärzteschaft hat ihre Tätigkeit noch vor dem Thalidomid-Zwischenfall im April 1961 begonnen. Der derzeitige deutsche Fragebogen, der immer wieder dem «Deutschen Ärzteblatt» beigefügt ist, läßt noch einige Wünsche offen, z. B. die Angabe der Einflutungszeit bei der intravenösen oder intraarteriellen Verabfolgung eines Medikamentes. Nur etwa die Hälfte der bei der Arzneimittelkommission der Deutschen Ärzteschaft eingehenden Meldungen sind ernsthaft auswertbar. In anderen Fällen erfolgen Pauschalangaben, die manche Rückfragen ergeben, deren Beantwortung häufig ausbleibt. So kommt es, daß in der Bundesrepublik die unbefriedigende Situation besteht, daß noch nicht einmal 1000 Arzneimittelnebenwirkungsmeldungen auswertbar sind. In bezug auf den Begriff der Arzneimittelallergie ist festzustellen, daß diesbezügliche Angaben z. Z. vielfach Lückenbüßer für retrospektiv nicht erklärbare Nebenwirkungen sind. Die Auflage der Arzneimittelkommissionen in einem mir bekannten Falle bei einem Arzneimittelexanthem von einer «Penicillaminunverträglichkeit» statt von einer «Penicillaminallergie» zu sprechen, beleuchtet die Unsicherheit der klaren Aussage, gerade auf diesem Gebiet. Aufgrund der eingangs gemachten Ausführungen über die Schwierigkeiten einer entsprechenden Definition ist es nicht möglich, auch nur abschätzend anzugeben, welchen Bruchteil die kleine Anzahl der Meldungen aus der Ärzteschaft gegenüber einem zu erwartenden Meldestrom bei ernsthafterer Ermittlung darstellt.

Die Gründe für das spärliche Aufkommen von Meldungen liegen in der zeitlichen Belastung der Ärzte, in der Unsicherheit, wieweit ein Zwischenfall in Zusammenhang mit der Gabe eines oder mehrerer Medikamente gesehen werden muß bzw. in dem Bestreben, nicht in eine entsprechende Diskussion mit einbezogen zu werden. Sicher würde es für das weitere verantwortungsbewußte Vorgehen auf diesem Gebiet, das im Interesse der Patienten, der Ärzteschaft, der Pharmahersteller und der gesamten Öffentlichkeit liegen muß, notwendig, auch in Deutschland größere Kliniken bzw. Krankenanstalten für die systematische Erfassung von exakten Beobachtungen auf dem Gebiet der Arzneimittelnebenerscheinungen zu gewinnen.

Allerdings setzt dies bereits eine einheitliche Verfahrensweise und auch eine koordinierte Kontrolle in den jeweiligen Krankenhäusern voraus. Eine Gegebenheit, die sich m. E. nur durch die Einstellung eines klinischen Pharmakologen lösen läßt. M. E. wird sich sowieso auf die Dauer die Einstellung eines klinischen Pharmakologen nicht nur an den Universitätskliniken, sondern auch an den größeren Krankenanstalten nicht umgehen lassen, wenn in bezug auf die Arzneimittelprüfung am Menschen die Anforderungen des Gesetzgebers sinnvoll erfüllt werden sollen.

Die lückenlose Erfassung einer Arzneimittelnebenwirkung im Krankenhaus bedingt aber auch, daß im gegebenen Falle im Interesse des übergeordneten allgemeinen Wohlergehens in bezug auf die Zur-Verfügung-Stellung der Untersuchungsbefunde keine juristischen Hemmungen im Sinne der ärztlichen Schweigepflicht bestehen würden. Ich selbst wurde um die Überprüfung eines Falles gebeten, in dem jedoch vom Pathologen die Herausgabe seiner Befunde aus eben diesen Gründen abgelehnt wurde.

Ebenfalls juristische Probleme bestehen hinsichtlich einer zentralen, theoretischen, durchaus möglichen Erfassung der besonderen individuellen Reaktionen aller Patienten und deren Anwendung. Dagegen wäre es gut, wenn neben der Arzneimittelallergie auch andere auftretende Unverträglichkeiten auf Pharmaka in einer Art Ausweiskarte, wie wir sie für mit Insulin und Antikoagulantien behandelte Patienten kennen, erfaßt würden.

Wieweit später einmal mindestens für lebensbedrohliche Fälle eine allgemeine Meldepflicht eingeführt werden soll, ist ein anstehendes Problem, das man aufgrund eines exakten Materials in späteren Jahren ernsthaft überprüfen sollte. In diesem Zusammenhang meine ich, daß das bestehende Meldesystem sich allgemein auf alle Therapieschäden und auf Diagnostikschäden beziehen sollte. Die immer größere Technisierung der Diagnostik und Therapie birgt weitere Gefahren in sich. Daher besteht auch auf diesem Gebiet die Notwendigkeit einer exakten Überprüfung insbesondere neuer Methoden und neuer Geräte, bei deren Anwendung eine Gefährdung des Patienten möglich ist.

FROHBERG wies darauf hin, daß eines der zahlenmäßig größten Unglücke durch einen Apparat zur Aufzucht von Frühgeburten hervorgerufen wurde, der zur Behebung von Atemstörungen eine hochprozentige Sauerstoffatmosphäre entwickelte. Der Zusammenhang zwischen hochprozentiger Sauerstoffatmosphäre und der retroentalen Fibroplasie, die zur Erblindung führte, wurde erst 12 Jahre nach Einführung des Apparates durch CAMPBELL aufgedeckt.

Die Analyse der Nebenerscheinungen eines Pharmakons kann auch im positiven Sinne zu einer neuen therapeutischen Zielsetzung führen. Vielfach war früher die Neuentdeckung eines Indikationsgebietes für eine neue Substanz eine Zufallsentdeckung. So war beispielsweise längere Zeit bekannt, daß Disulfiram, das als oxydationshemmender Stoff in Gummifabriken Verwendung fand, bei den Arbeitern Überempfindlichkeit gegen Äthylalkohol erzeugte, WILLIAMS publizierte diese Beobachtung bereits 1937. 10 Jahre später nahmen JAKOBSEN u. Mitarb. diese Substanz im Selbstversuch auf der Suche nach einem schwefelhaltigen Wurmmittel. Nach Genuß von Alkohol zeigte sich aufgrund der Veränderung der Verträglichkeit eine schwere Krankheitssymptomatik. Auf diese Eigenbeobachtung gründete sich die Einführung der Substanz als Therapeutikum zur Alkoholentwöhnung.

Bereits 1942 hatten LUBATIERE u. Mitarb. die Beeinflussung des Blutzuckers durch Sulfonamidverabreichung beschrieben. Nach der Einführung eines Sulfonamid-Harnstoff-Derivates (Loranil) Ende der 40er Jahre kam es u. a. in der Leipziger Kinderklinik zu zunächst ungeklärten Todesfällen. Aus dem pathologischen Befund ließ sich eine Diagnose nicht stellen, bis die Beobachtung leichterer Fälle von Hypoglykämie eine Aufklärung brachte. Diese Tatsachen waren uns bekannt, als wir nach 1950 erstmalig Carbutamid erprobten und bei der Anwendung als Depotsulfonamid bei Infektionen Blutzuckersenkungen nachweisen konnten. Die Indikation Diabetes mellitus mußte aus den Befunden zwangsläufig in Erwägung gezogen werden, wobei jedoch die Frage zunächst offen blieb, ob die chronische Verabfolgung von Sulfonamid-Verbindungen nicht zu anderen Nebenwirkungen (z. B. Leber- und Nierenschäden) führen würde.

Ich glaube, daß aus meinen Ausführungen, die zwangsläufig viel Problematisches enthielten, hervorgeht, warum ich grundsätzlich auf alle Zahlenangaben hinsichtlich der Häufigkeit von Nebenwirkungen, und insbesondere von Arzneimittelallergien verzichtet habe.

Unser Wissen in bezug auf unerwünschte Therapieeffekte muß in jedes therapeutische Planen und Handeln integriert werden. Nichts wäre für den medizinischen Fortschritt und das Wohl der uns vertrauenden Kranken verhängnisvoller, als wenn aus Sorge vor Nebenerscheinungen in vielen Fällen der Verordnung unwirksamer Medikamente der Vorzug gegeben würde.

Literatur

DENGLER, H. J., und K. WIRTH: Arzneimittelsituation 1980. Entwicklungen, Befürchtungen, Auswege. Tägl. Praxis 11, 663–670 (1970).
FROHBERG, H.: Derzeitiger Stand der Arzneimitteltoxikologie. Münch. Med. Wschr. 35, 1532–1543 (1970).
FROHBERG, H.: Präklinische Prüfung von Pharmaka auf Sicherheit. Therapiewoche 20, 1614–29, Heft 33 (1970).
HENSCHLER, D.: Nachweis der Unbedenklichkeit und der therapeutischen Wirksamkeit. Therapiewoche 22 (1972) 2014.
KLEINSORGE, H., und W. RAAB: Diagnose von Arzneimittelallergien. Urban & Schwarzenberg, Berlin, München, Wien 1968.
KLEINSORGE, H.: Pathologie und Diagnostik allergischer Arzneimittelreaktionen. Med. Welt 21, 1497–1505 (1970).
KLEINSORGE, H., in L. HEILMEYER und G. HOFFMANN: Rezepttaschenbuch. Gustav Fischer-Verlag, Stuttgart 1972.
KLINGER, W.: Arzneimittelnebenwirkungen. Gustav Fischer-Verlag, Stuttgart 1971.
RAAB, W., und H. KLEINSORGE: Arzneimittelallergien aus der Sicht des klinischen Pharmakologen. Int. J. clin. Pharmacol. 3, 245–254 (1970).
REIDENBERG, M. M., und D. T. LOWENTHAL: Adverse non drug reactions. New Engl. J. Med. 279, 678 (1968).

Arzneimittel-Deklaration?

F. Schröpl
Deutsche Klinik für Diagnostik Wiesbaden
Fachbereich Dermatologie

Die genaue Kenntnis der Zusammensetzung eines Medikamentes ist im Falle einer Arzneimittelallergie, aber auch schon beim bloßen Verdacht auf eine solche aus verschiedenen Gründen für den Arzt von großer praktischer Bedeutung:
1. Eine Klärung des ursächlichen Zusammenhangs ist dann möglich, wenn *alle* Inhaltsstoffe eines verdächtigen Medikamentes bekannt sind.
2. Die Prophylaxe gegen ungewollte Reexposition erfordert eine *unmißverständliche* Deklaration.
3. Die Angaben über die Zusammensetzung müssen dem Arzt, Zahnarzt oder Apotheker leicht zugänglich sein.

Das Fragezeichen hinter dem Titel dieses Vortrages soll von vornherein darauf hinweisen, daß in der Bundesrepublik die Deklaration von Arzneimitteln zu wünschen übrig läßt. Ziel dieses Vortrages ist es, die Mißstände auf diesem Gebiet anhand von einigen Beispielen aufzuzeigen und Verbesserungsvorschläge vorzulegen.

Tab. 1: Quellen über Zusammensetzung von Medikamenten.

1. Rote Liste. Wirkstoffe angegeben, Hilfsstoffe meist unvollständig oder gar nicht deklariert Häufig verschiedene Synonyma.
2. F.A.S.S. (= schwedische «Rote Liste»). Genaue Deklaration.
3. PDR (= physicians desk reference, = Amerikanische «Rote Liste»). Genaue Deklaration.
4. Index Pharmacorum (IPPEN). Nachschlagewerk zur Identifizierung von Synonyma.
5. Pharmazeutische Stoffliste. In Apotheken vorhanden, wird laufend ergänzt (Loseblattsystem). Geeignet zur Identifizierung von Synonyma, rel. vollständige Angaben über das Vorkommen von bestimmten Medikamenten in Fertigpräparaten.
6. Angaben der Herstellerfirmen auf Anfrage.

Tabelle 1 zeigt die wichtigsten Quellen über die Zusammensetzung von Medikamenten. Die bekannte Rote Liste enthält keine oder nur ungenaue Angaben über Hilfsstoffe. Sehr genaue Deklarationen findet man hingegen in der amerikanischen und in der schwe-

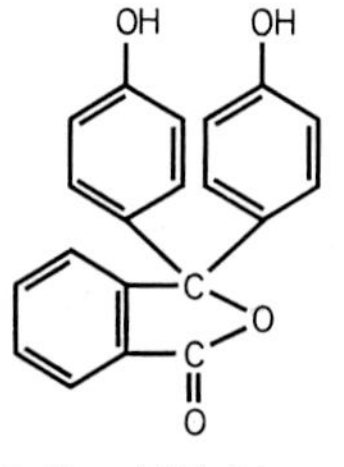

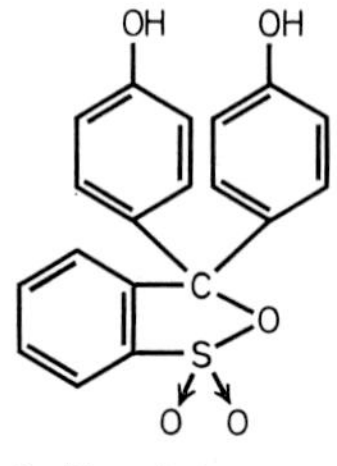

Abb. 1: Strukturformeln von Phenolphthalein und Phenolrot.

dischen «Roten Liste». Für die Erkennung von Synonyma sind die pharmazeutische Stoffliste und der Index Pharmacorum eine große Hilfe.

Nicht selten gilt es auch Medikamente zu identifizieren, die sich nicht mehr in Originalpackungen befinden, was auch bei Vergiftungen von großer Wichtigkeit sein kann – ein meist hoffnungsloses Unterfangen. Die Abb. 1 zeigt Ihnen, wie dies in dem PDR gelöst ist, hier ist eine Identifizierung aufgrund der Farbtafeln und der Firmennamen ohne weiteres möglich.

Die wichtigsten Mängel auf dem Gebiet der Arzneimitteldeklaration sind bei uns:
1. Manche Inhaltsstoffe werden überhaupt nicht deklariert.
2. Inhaltsstoffe werden auf den Begleitzetteln der Packungen deklariert, nicht in der Roten Liste.
3. Für manche Substanzen werden verschiedene Synonyma verwendet (auch in der Roten Liste), die ohne Spezialkenntnisse und entsprechende Nachschlagewerke vom Arzt nicht als solche identifiziert werden können.
4. Die Namensgebung der Präparate kann zu Fehlschlüssen führen.

Tab. 2: Vorkommen nicht deklarierter Inhaltsstoffe von Ampullen (Auswahl!)

Inhaltsstoff	Art des Handelspräparates
Trikresol	Heparin, Insuline
Diäthylkarbonat	Erythromycin
Dimethylazetamid	Reserpin
Chlorbutol = Chlorbutanon	Insuline, Vitamin-K, D O C A, Oxytocin, Testosteron
Diäthanolamin	Sulfonamid
Triäthylenglycol	Phenylbutazon
Propylenglycol	Vitamin-K, Antibiotica, Digoxin, Diazepam, Chlordiazepoxyd, Reserpin, J^{131}-Albumin
N-Hydroxyäthyllactamid	Tetrazykline
Methyltetradecylpyridin	Kortikosteroidkristallsuspension
Phenolrot	Impfstoffe
Org. Quecksilberverbindungen	s. Tabelle 4 und Text
Parabene	s. Tabelle 3

Tabelle 2 zeigt eine Auswahl von Inhaltsstoffen in Ampullen, die in Deutschland nicht deklariert werden. Als Beispiel sei das Dimethylazetamid herausgegriffen, das in hohen Dosen halluzinogene Wirkung besitzt (FIEDLER). Unter den nichtdeklarierten Allergenen ist am weitesten verbreitet die Gruppe der Parabene, der Ester der p-Hydroxybenzoesäure. Diese Konservierungsmittel müssen beispielsweise im Fleischsalat deklariert werden, nicht dagegen im Ampulleninhalt. Alle Ampullen, die für eine wiederholte Entnahme bestimmt sind, sind verdächtig auf den Gehalt an solchen Parabenen. Tabelle 3 zeigt eine Liste von uns anhand des PDR und der FASSS identifizierten parabenhaltigen Medikamente.

Eine nicht deklarierte Verbindung ist auch das Phenolrot in Impfstoffen. Abb. 1 zeigt die enge Verwandtschaft mit dem bekannten Allergen Phenolphtalein.

Sehr viele Medikamente enthalten organische Quecksilberverbindungen als Stabilisatoren oder Konservierungsmittel. Tabelle 4 zeigt die wichtigsten dieser Verbindungen. Der Hauptvertreter dieser Gruppe, das Thiomersal oder Merthiolate kommt vor in Impfstoffen (Tetanus, Polio, Influenza), Kallikreinpräparaten, Hormonampullen, Gammaglobulin, Seren, Peptid-Präparaten und findet auch zur Konservierung von Transplantaten Verwendung. Es kann auch in ACTH-Präparaten, ja sogar in Kortikosteroidzubereitungen vorhanden sein (Ultracortenol®-Kristallsuspension, Angaben der FASS). Bei allen Impfstoffen ist grundsätzlich mit der Anwesenheit organischer Quecksilberverbindungen zu rechnen, sofern nicht Phenol als Inhaltsstoff angegeben wird.

Die Verwechslungsmöglichkeit von Stoffen durch die Verwendung von Synoyma trägt ebenfalls zur Gefährdung von Arzneimittelallergikern bei. Tabelle 5 zeigt einige einfache Beispiele für solche Verwechslungsmöglichkeiten. Sie werden vielleicht überrascht sein, die Stoffe DDT und Hexachlorzyklohexan aufgeführt zu finden, da es sich um antiparasitäre Mittel handelt, die Sie vermutlich nur äußerlich anwenden würden. DDT wird aber auch intravaginal appliziert (Trichomon®), Lindan® oral zur Wurmbekämpfung verwendet (Wurm-Shock®).

Tab. 3: Beispiele für das Vorkommen von Parabenen in Ampullen.

Insuline	Atropin	Glucagon
Metadon	Papaverin	Neostygmin
Morphin-Scopolamin	Sexualhormone	Rö-Kontrastmittel
Lokalanästetika	Tubocurarin	Korticosteroide
ACTH-Präparate	Menopausengonadotropin	

Tab. 4: Wichtigste nicht deklarierte organische Quecksilberverbindungen (bei Impfstoffen manchmal auf den Begleitzetteln angegeben!)

Thiomersal-Na (Merthiolate)	=	N-Äthylmercurithiosalizylsaures Na
Cialit	=	2-Äthylmercuri-mercaptobenzoxazolcarbonsäure-5
Thiocid	=	4-Äthylmercuri-mercaptobenzolsulfonsäure
Phenylmercurinitrat		

Tab. 5: Verwechslungsmöglichkeiten durch die Verwendung von Synonyma in der Roten Liste.

Phenyldimethylpyrazolon	—	Phenazon
Acid. acetylosalicylicum	—	4-Acetoxybenzoesäure
DDT	—	Dichlodiphenyl-trichloräthan
LINDAN®	—	Hexachlorzyklohexan

Tab. 6: Beispiel für die Vielzahl von Synonyma für einen Stoff.

1. Noramidopyrinium-methansulfonsäure
2. Methylamino-phenyldimethylpyrazolon-methansulfonsäure
3. Phenyldimethylpyrazolon-methylaminomethansulfonsäure
4. 1-Phenyl-2,3-dimethyl-5-pyrazolon-4-methylamino-methansulfonsäure
5. Magnopyrol® (als Magnesiumsalz)
6. Metamizol
7. Novamindazophen
8. Novaminsulfon

Namen 6–8 als Natriumsalze. Angaben nach der pharmazeutischen Stoffliste.

Tabelle 6 zeigt die Synonyma eines sehr verbreiteten Bestandteils von Analgetika, das z. B. in der Roten Liste meist unter der Bezeichnung in der dritten Zeile aufgeführt wird (z. B. im Dolo-Buscopan®); manchmal wird aber auch die Bezeichnung Novaminsulfon gewählt (z. B. bei Spondylon. Amp.®). Ähnliches gilt auch für die Bezeichnung Butatemat, die auch als α-Phenyl-α-Äthyl-Essigsäure-2-Diäthylaminoäthylester deklariert wird. Für den Arzt ist auch die Kenntnis der Synonyma des Phenazetins wichtig, die sich in Tabelle 7 finden.

Tab. 7: Wichtigste Synonyma von Phenazetin.

1. Azetphenetidin, p-Azetphenetidin
2. N-Acetyl-4-äthoxyanilin
3. N-Acetyl-p-phenetidin
4. 4-Äthoxy-acetanilid

In allen diesen Fällen hat der Arzt praktisch keine Möglichkeit mehr auf Anhieb diese Synonyma als solche zu erkennen!

Ich hatte eingangs darauf hingewiesen, daß auch die Namensgebung die Quelle von Irrtümern sein kann, weil bestimmte Stoffe in den Präparaten nicht vermutet werden. So findet man z. B. Chloralhydrat in Badezusätzen und intravaginalen Präparaten, Baicain® in einem Polyvitaminpräparat, Barbiturate in Antihypertonica, Magenpräparaten u.v.a. In einem Antirheumatikum ist das aus der Dermatologie bekannte Ekzematogen 8-Oxychinolinsulfat als Ester eines Pyrazolonderivates enthalten.

Namenszusätze wie Neo-, Forte-, Spezial-, Kombi- usw. bedeuten in der Regel, daß völlig neue Wirkstoffe den Präparaten zugesetzt wurden. Die ursprünglich enthaltenen Medikamente werden dabei oft weggelassen. Dies gilt vor allem für Kombinationspräparate.

Welches sind nun die Konsequenzen, die sich aus den angeführten Beispielen ableiten lassen? Es ist unbedingt erforderlich und kann gar nicht oft genug gefordert werden, daß *alle* Inhaltsstoffe von Arzneimitteln deklariert werden müssen.

Die Praxis in anderen Ländern (z. B. Schweden und USA) hat gezeigt, daß eine solche Deklaration möglich ist. Die Arzneimittelkommission der Deutschen Ärzteschaft sowie das Bundesgesundheitsministerium haben da noch viel Arbeit zu leisten. Für die Rote Liste sollte umgehend eingeführt werden, daß nur noch bestimmte Bezeichnungen und nicht mehr Synonyma zugelassen werden.

Diese Forderungen sollen letztlich dazu führen, daß der praktizierende Arzt wieder eine echte Chance bekommt, den ihm anvertrauten Patienten vor den unter Umständen verhängnisvollen Folgen einer Reexposition ausreichend sicher zu schützen. Diese Chance bieten ihm die gegenwärtigen Verhältnisse und das babylonische Sprachgewirr der Nomenklatur nicht mehr.

Metabolite von Arznei- und Fremdstoffen als Allergene

H. UEHLEKE

Pharmakologisches Institut der Universität Tübingen

Den Arzneimittelallergien liegen Reaktionsfolgen zugrunde, die an einigen Stellen chemischer, biochemischer, immunologischer und pharmakologischer Analyse zugänglich sind. Die klinischen und immunologischen Vorgänge werden im Verlaufe dieser Tagung von anderen Referenten dargestellt, dort finden sich auch Hinweise auf die entsprechenden speziellen Übersichten.

Frühere Zusammenfassungen über Arzneimittelallergien: GOLDSTEIN (1949); CARR (1954); ROSENHEIM und MOULTON (1958); CARR und ASTE (1961); SAMTER und BERRYMAN (1964) und HOIGNÉ (1965).

Allergien werden durch das Aufeinandertreffen von Antigen und Antikörper ausgelöst. Hochmolekulare Verbindungen wie Insulin, Gelatine, Dextran u. a. können selber als Antigen wirken, besonders wenn sie parenteral zugeführt werden. Weitaus die meisten Arzneistoffe und Gifte liegen jedoch mit ihrem Molekulargewicht unter 1000, ja unter 500 und wirken allein nicht allergen.

Gelegentlich lagern sich kleine Moleküle zusammen und bilden Polymerisate (z. B. mit Formaldehyd) oder es bilden sich stabilere Aggregate, die manchmal allergene Eigenschaften besitzen. Fast alle körperfremden Verbindungen werden im Organismus mehr oder weniger fest (bzw. lose) an körpereigene Strukturen gebunden. Solche reversiblen Bindungen von Arznei- und Fremdstoffen bilden häufig die Grundlage ihrer Bioaktivität (z. B. Membranaktivität, Besetzung von spezifischen Receptoren usw.), (s. ING [1963]; ARIENS und SIMONIS [1964]; BURGEN [1966]; ROSE [1969]).

Diese reversiblen Anlagerungen genügen meistens nicht, um die Bildung von Antikörpern hervorzurufen (EISEN et al., 1952). Allerdings können manchmal relativ feste Absorptionen und Anlagerungen von Fremdstoffen an biologische Membranen antigene Eigenschaften bestimmter Membranen, Zellgrenzflächen oder ganzer Zellen bewirken.

Zahlreiche kleinere Moleküle können aufgrund ihrer Reaktionsbereitschaft mit Proteinen und mit anderem biologischen Material reagieren, wobei regelrechte kovalente Bindungen entstehen. Oft sind diese Verbindungen dann echte Antigene. Einige Beispiele solcher chemischer Prinzipien, die auch in vitro für Verbindungen kleiner Moleküle mit Körperproteinen benutzt worden sind:

Bewegliches Halogen am Benzolkern, Dinitrohalogenbenzole, Cyanbromid (Cyanogenbromidmethode), Oxazolone, Diazoniumsalze (Diazotierung und Kupplung), Isocyanate und Isothiocyanate, Dialkylsulfate, Lactone, Lactame, Sultone, Sultame, Äthylenimine.

Covalente Bindungen von Fremdstoffen oder ihren Stoffwechselprodukten haben in der Tat zum Teil schwerwiegende Folgen. Dimethylsulfat und Diazomethan werden bei organischen Synthesen als Alkylierungsmittel benutzt. Schwächer wirkende Verbindungen wie Stickstoff-Lost, Epoxide, Äthylenimine und Alkylsulfate werden als einigermaßen steuer-

Acylierung einer Aminogruppe durch Propiolacton

bare Alkylantien gegen biologische Wachstumsprozesse eingesetzt, da sie mit Proteinen und Nukleinsäuren reagieren. Diese Verbindungen können demzufolge neben ihrer ausnutzbaren cytostatischen Aktivität auch fetale Mißbildungen, Fruchttod, Krebs oder Mutationen auslösen.

Diese Acylierung produziert aber ein wenig wirksames Antigen, kurze aliphatische Reste sind immunologisch schlechte Determinanten. Das sehr ähnliche Propiolactam kommt als recht unstabiles Ringsystem im Penicillinmolekül vor.

Propiolactam

Unvorsichtiges Arbeiten mit Dinitrofluorbenzol – es wird zur Bestimmung endständiger Aminogruppen in Peptiden benutzt – führt zu Hauterscheinungen und Asthma.

Andere leicht reagierende kleine Ringsysteme sind Propansulton, Äthylenimine oder Äthylenoxyverbindungen. Die Alkylierungsmechanismen sind angedeutet.

Propansulton   R-Äthylenimin   Äthylenoxi-R

Unter dem Eindruck der Entdeckungen Paul Ehrlichs, daß Phenylarsonsäure (Atoxyl) im Körper zu dem wirksamen Arsenoxyd reduziert und damit aktiviert wird, postulierte LEVADITTI (1912), daß Arzneistoffe allgemein erst nach Aktivierung im Körper wirken könnten. Diese voreilige Anschauung erwies sich als nicht richtig. ALBERT (1968) benutzte später den Ausdruck «Pro-Drugs» für Verbindungen, die erst nach Inkorporation zu dem letztlich wirksamen Molekül umgebaut werden.

Das Interesse der Pharmakologen an Biotransformationen «ihrer» Arzneistoffe wurde schlagartig geweckt, als sich beim ersten Sulfonamid Prontosil® herausstellte, daß nicht der intakte Azofarbstoff, sondern das Spaltprodukt Sulfanilamid chemotherapeutisch wirkt.

Ein immunologisch interessierter experimenteller Mediziner, R. L. MAYER (s. 1958), hatte schon in den zwanziger Jahren Zusammenhänge zwischen Struktur, Stoffwechsel und Gruppensensibilisierung bei Anilinderivaten aufgezeigt.

Entgiftung und Giftung im Stoffwechsel

Die biochemische Umwandlung von Anilin in p- und auch o-Aminophenol war damals schon bekannt. Die Mechanismen der Bildung solcher Stoffwechselprodukte und ihre molekularen Reaktionsmöglichkeiten blieben zunächst jedoch weitgehend im Dunkeln.

Erst nach dem 2. Weltkrieg klärten sich diese Vorgänge auf. MUELLER und MILLER (1950) fanden, daß Leberhomogenate mit NADPH und O_2 Buttergelb entalkylieren und die Azobrücke spalten. Wenig später entdeckten BRODIE und Mitarbeiter, daß viele Fremdstoffoxidationen im endoplasmatischen Retikulum der Leber ablaufen. Nach Homogenisieren und Zentrifugieren der Leberzellen kann man bekanntlich die Trümmer des endoplasmatischen Retikulums als «Mikrosomenfraktion» abtrennen. Anfänglich sah man in diesen Vorgängen ein sinnvolles Entgiftungssystem, denn häufig sind die Metaboliten pharmakologisch und toxikologisch unwirksam, besonders die Konjugate. Aber man fand zunehmend biochemische Transformationen, durch die ebenfalls wirksame Metaboliten gebildet werden, und sogar Beispiele, bei denen erst im Stoffwechsel aus unwirksamen Verbindungen sehr wirksame oder toxische Folgeprodukte entstehen. Deshalb interessiert heute allgemein die Frage: «Was macht der Körper mit einverleibten Arznei- und Fremdstoffen?» UEHLEKE (1971 a).

Das Mikrosomensystem

Das oxidierende System im endoplasmatischen Retikulum der Leber und anderer Organe enthält ein spezielles Cytochrom. Es wurde Cytochrom P-450 genannt, weil es mit Kohlenmonoxid eine starke Lichtabsorption mit dem Maximum (Peak) bei 450 nm zeigt. Merkwürdig erschien zuerst, daß neben O_2 noch ein Reduktionsmittel, in der Regel NADPH, zur Funktion benötigt wird. NADPH (oder weniger wirksam NADH) dient aber nur zur Reduktion des bei der Biotransformation oxidierten Cytochroms P-450; hierzu ist noch ein Flavin und in den Nebennierenmitochondrien ein Nicht-Häm-Eisenproteid zwischengeschaltet. Das reduzierte Cytochrom P-450 ist in der Lage, Sauerstoffmoleküle anzulagern und den Sauerstoff «zerlegt» an Substrate weiterzugeben, wobei z. B. Phenole oder Alkohole entstehen oder Methylgruppen als Formaldehyd abgespalten werden. Man wird sich erinnern, daß eigentlich erhebliche Energie nötig wäre, um Sauerstoffmoleküle zu spalten; das ginge unter biologischen Bedingungen gar nicht. Mit dem Trick der gebundenen Zwischenprodukte (wobei eben nur «Kryptoionen» oder «Kryptoradikale» entstehen) vermeidet die Natur die nicht erreichbaren Energieniveaus. Wahrscheinlich spielt sich das Ganze an einem Multienzymkomplex ab, denn das abgetrennte, isolierte Cytochrom P-450 verändert seine Absorptionseigenschaften und ist nicht mehr katalytisch wirksam. Das Cytochrom P-450 ist in der lipidreichen Membran des endoplasmatischen Retikulums aufgehängt und man nimmt an, daß so die «mischfunktionellen Oxidationen» wie in einem wasserfreien Medium ablaufen können.

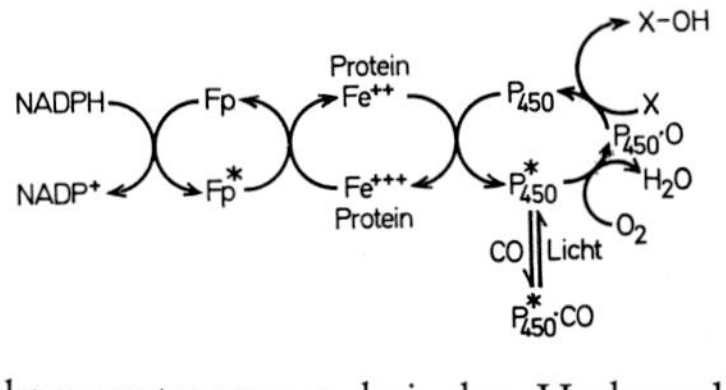

Abb. 1: Wahrscheinlicher Elektronentransport bei der Hydroxylierung von Fremdstoffen (X) durch Mikrosomen und Sauerstoff. Fp = Flavoprotein.

Für Therapie und Nebenwirkungen ist es nun bedeutungsvoll, daß viele, besonders lipoidlösliche Fremdstoffe die Funktion des endoplasmatischen Retikulums steigern können (s. UEHLEKE, 1971 a). Es wird mehr Retikulum gebildet und die Konzentration an Cytochrom P-450 nimmt mehrfach zu. Umgekehrt werden andere Stoffe an das Cytochrom P-450 gebunden und es steht weniger funktionsfähiges Cytochrom für Arzneimitteloxidationen zur Verfügung.

Für die Allergologen ist es interessant zu wissen, daß mikrosomale Reaktionen neben der Leber auch in anderen Organen ablaufen, z. B. in der Niere, in den Lungen, in Schleimhäuten und auch in der Epidermis (UEHLEKE (1969a); UEHLEKE und GREIM (1968); UEHLEKE (1971b).

Uns sollen hier besonders solche Biotransformationen beschäftigen, bei denen reaktionsfähige Metabolite entstehen, die nach Reaktion mit Körpermolekülen als Antigene wirksam werden.

Für den Gesamtstoffwechsel spielt die Leber wegen ihrer Größe natürlich die Hauptrolle und man hat lange die anderen Organe fast übersehen, zumal die extrahepatischen Mikrosomenfraktionen beim Homogenisieren und Zentrifugieren gelegentlich unstabiler sind und so sehr geringe Aktivität vortäuschten. Auf das Organgewicht bezogen waren isoliert perfundierte Lungen von Katzen (KIESE und UEHLEKE, 1961) und von Kaninchen (UEHLEKE, 1969 a) sogar aktiver als die Lebern.

Bei der Auslösung von Allergien spielen aber, wie wir wissen, quantitative Verhältnisse oft gar keine Rolle. Betrachtet man bei der Wirkung von Arznei- und Fremdstoffen die Blut- und Organkonzentrationen und ihre zeitlichen Veränderungen (Pharmakokinetik), so kann das für eine Sensibilisierung ganz nebensächlich sein.

Reaktionsfähige und wenig stabile Stoffwechselprodukte hat man lange übersehen und vernachlässigt. Einmal fand man sie naturgemäß nicht oder nur schwer im Urin oder sie lagen bereits konjugiert vor und vertrugen die üblichen Hydrolysebedingungen (Säure) nicht. Vor zwanzig Jahren wurden Stoffwechselmuster von Arzneistoffen fast ausschließlich in der Weise untersucht, daß man eben die im Urin erscheinenden Substanzen analysierte. Wenn man im Urin sehr kleine Mengen eines bestimmten Metaboliten fand, schloß man oft fälschlicherweise auf primär sehr geringfügige Bildung. Reaktionsfähige Metaboliten können jedoch am Entstehungsort schnell abgefangen werden und auf diese Weise in gebundener Form akkumulieren. Es ist daher durchaus sinnvoll, Primärreaktionen mit Hilfe der isolierten Mikrosomenfraktion zu untersuchen.

Bildung reaktionsfähiger Stoffwechselprodukte

Entweder liegen reaktionsfähige Prinzipien im Molekül verborgen und werden im Stoffwechsel freigesetzt, oder das Molekül wird durch Einführung neuer oder Veränderung vorhandener Gruppen reaktionsfähig gemacht. Bekannte Beispiele für «Demaskierungen» sind: Azoverbindungen (s. Prontosil), Insektizide vom Typ Parathion, Azathioprim, Stickstoff-Lost-Verbindungen, Antimalariamittel, Dialkylnitrosamine usw. Absichtliche Maskierung eines Wirkstoffs ist manchmal ein brauchbares Prinzip, um die Verweildauer zu verlängern (s. UEHLEKE, 1971 a).

Aromatische Amino- und Nitroverbindungen sensibilisieren sehr häufig (s. SCHULZ, 1962). Sie sind an sich recht stabil und reaktionslos. Da sie aber im Körper (nicht in vitro!) außerdem den Blutfarbstoff zu Ferri-Hämoglobin oxidieren (Methämoglobin), hat man sich schon früh mit ihrem Stoffwechsel beschäftigt. Anfangs glaubte man, nur die

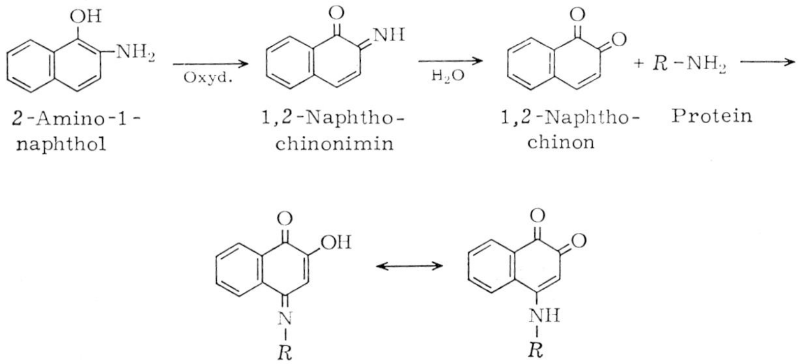

Abb. 2: Oxidation und Bindung von 2-Amino-1-naphthol an Proteine. Nach GUTMANN und NAGASAWA (1960).

entstehenden Aminophenole seien wirksam. Sie treten in freier Form, aber in zu geringen Konzentrationen im Körper auf. Tatsächlich können manche Aminophenole nach Weiteroxidation zu Chinoniminen und Chinonen mit Proteinen reagieren. Diese Reaktionen wurden im Falle des carcinogenen 2-Aminonaphthalin genauer untersucht, weil man darin mögliche Mechanismen der Krebsauslösung sah. Die betreffenden Chinonimine und Chinone erwiesen sich aber selber als nicht mehr carcinogen. Für Sensibilisierungen sind diese Reaktionen wichtig und passen auch in die Vorstellungen des Paraprinzips von MAYER, das er selber später «Chinon-Prinzip» nannte (s. MAYER, 1958).

N-Oxidationen

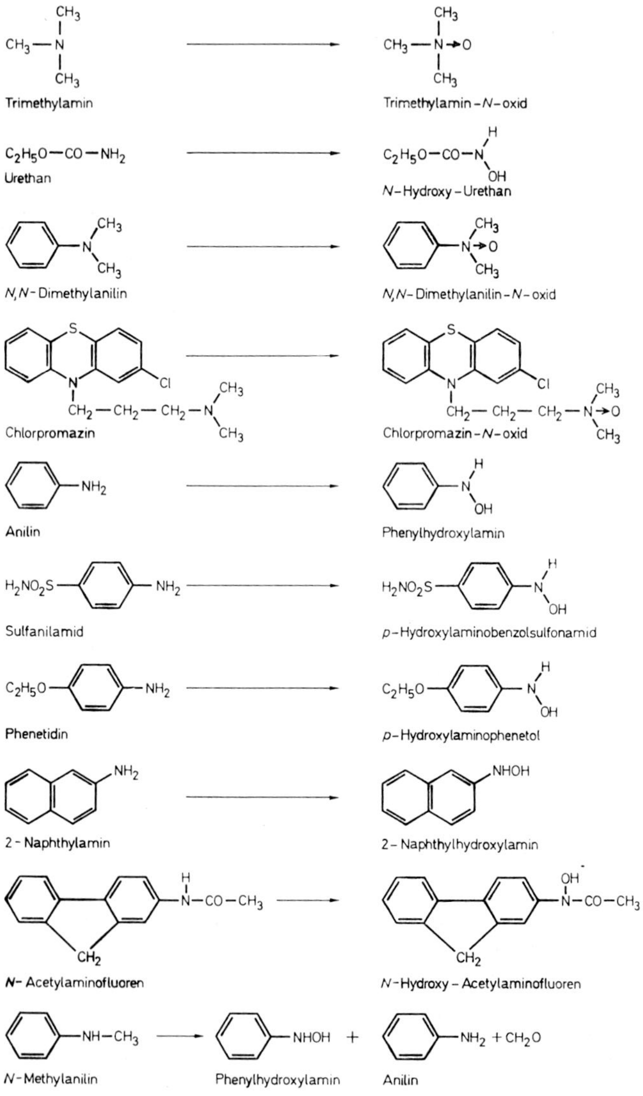

Abb. 3: Verschiedene Typen von N-Oxidationen. Lit. zu den einzelnen Reaktionen bei UEHLEKE (1971a)

Die Wirkungen von Arylaminen wurden durchsichtiger, als man fand, daß Anilinderivate und aliphatische Amine durch Lebermikrosomen zu den entsprechenden Hydroxylaminderivaten und N-Oxiden umgewandelt werden, deren große Reaktivität bekannt war (BAKER und CHAYKIN, 1960; KIESE und UEHLEKE, 1961; UEHLEKE, 1961, 1962a u. c, 1964, 1971 b) (Abb. 3).

Hydroxylamine treten auch bei der Reduktion von Nitroaromaten durch Leberhomogenate auf (UEHLEKE, 1963):

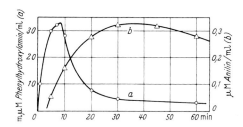

Abb. 4: Auftreten von Phenylhydroxylamin (Kreise) während der Reduktion von Nitrobenzol in einem System aus Überstand von Rattenleber-Homogenaten und einem NADPH-regenerierendem System unter Stickstoff (UEHLEKE, 1963 a). Dreiecke = Anilin.

Reaktionsmöglichkeiten von Hydroxylaminen mit SH-Gruppen und mit Carbonylgruppierungen sind ebenfalls vorhanden:

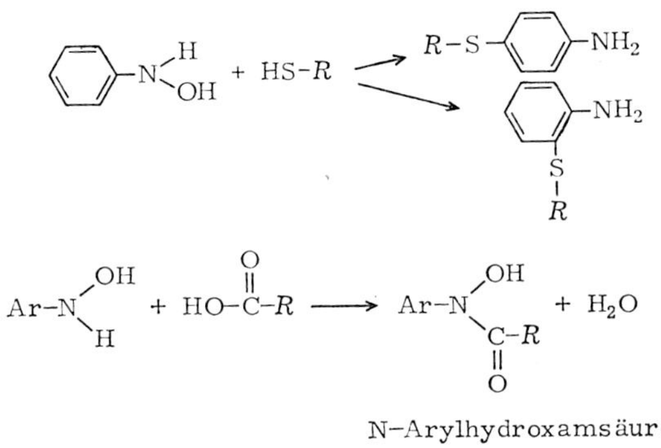

N-Arylhydroxamsäure

Abb. 5: Reaktionen von Arylhydroxylaminen mit Säuren und mit SH-Gruppen.

Hydroxylaminderivate wurden auch als Ursache der Methämoglobinbildung und Sensibilisierung durch Nitrofuranderivate (z. B. Nitrofurantoin) angenommen. WALLER und GEROK (1956) postulierten diese Derivate, aber niemand hat sie bis jetzt bei Nitrofuranen fassen können (Abb. 6).

Die Nitrofurane enthalten aber auch eine maskierte Hydrazin-Struktur, die im Stoffwechsel durch Spaltung der Schiff-Base freigesetzt werden kann. Solche mono-substituierten Hydrazine vermögen in der Zelle H_2O_2 zu regenerieren und können sich je nach Struktur auch mit körpereigenen Molekülen verbinden. Für die Arzneimitteltoxikologie ist diese Hydrazinstruktur noch aus einem anderen Grund wichtig: solche Verbindungen

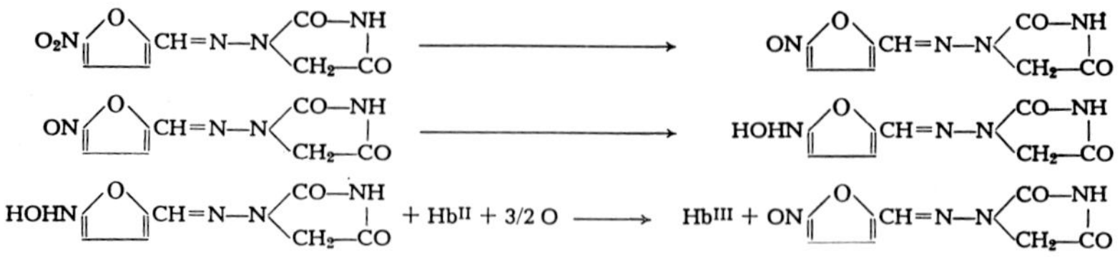

Abb. 6: Von WALLER und GEROK (1956) postulierte, Hämoglobin oxydierende Hydroxylamin- und Nitrosoderivate von Nitrofurantoin.

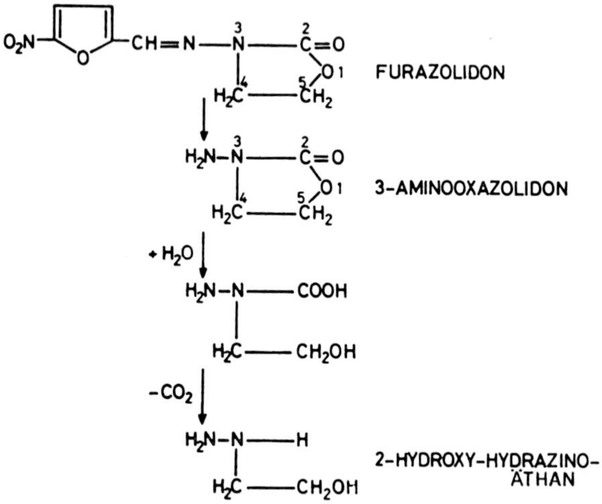

Abb. 7: Freisetzung einer Hydrazin-Struktur aus Furazolidon.

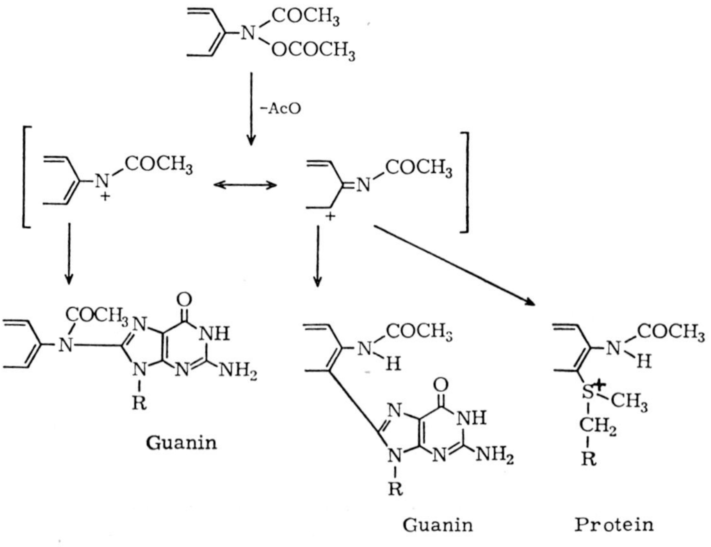

Abb. 8: Reaktion eines N-Hydroxy-N-Acetyl-Arylamins mit Protein und mit Guanin nach Acylierung der N-OH-Gruppe. N-O-Acyl-Verbindungen sind energiereich. Nach MILLER (1970).

hemmen Monoaminoxidasen und bewirken dadurch sehr unangenehme Erscheinungen. Methämoglobinbildung und Sensibilisierung sind also auch über diese Wege erklärbar. Wie fast immer hat man sich übrigens über diese Dinge erst Gedanken gemacht, als die betreffenden Substanzen schon lange im Handel waren und durch bestimmte Nebenwirkungen auffielen (Abb. 7).

Untersuchungen des Ehepaares MILLER in Wisconsin (s. MILLER, 1970) über N-Hydroxy-Metabolite von carcinogenen Arylaminen (2-Naphthylamin, 4-Aminobiphenyl, 2-Acetylaminofluoren u. a.) als die eigentlichen Wirkformen haben wichtige Kenntnisse der Reaktionsmöglichkeiten nach metabolischer Aktivierung erbracht. In der Abb. 8 sind nachgewiesene Reaktionsmöglichkeiten von N-Hydroxy-acetylaminofluoren und ähnlicher Arylamine wiedergegeben. Wahrscheinlich wird die N-Hydroxy-Gruppe erst an Glucuronsäure, Schwefelsäure oder Phosphorsäure gebunden. Die Konjugate sind noch in der Lage, leicht zu alkylieren.

Nach Fütterung von Buttergelb an Ratten isolierten MILLERS (s. MILLER, 1970) aus der Leber Proteine, die fest an Buttergelb gebunden sind. Nach alkalischer Hydrolyse blieb ein S-Methyl-Rest in o-Stellung zur Methylaminogruppe zurück (s. Formel). Die Bindung erfolgt also über Methionin. Da nur Monomethylaminoazobenzol gebunden wird, wurde ein reaktionsfähiges Zwischenprodukt bei der Entalkylierung von Buttergelb (Dimethylaminoazobenzol!) angenommen, das sich als N-Hydroxy- oder N-Oxid herausstellte.

Aus der Abb. 9 sieht man, wie kompliziert die Stoffwechselwege eines alten Arzneimittels, Phenacetin, sind. Viele der dargestellten Reaktionen sind erst in den letzten 10 Jahren gefunden worden.

Vor 12 Jahren sind wir der Frage nachgegangen, ob die beobachtete mikrosomale N-Hydroxylierung von p-Phenetidin, dem Entacetylierungsprodukt von Phenacetin, eine Sensibilisierung auslösen kann (UEHLEKE, 1962b, 1963b). Meerschweinchen ließen sich jedoch durch orale Zufuhr von Phenacetin nicht sensibilisieren, sondern nur nach intraperitonealer Injektion mit einem Adjuvans. Wir benutzten den Schultz-Dale-Test als sehr empfindliche Anzeige. Diese Untersuchungen wurden durchgeführt, da bei Nierenschäden durch chronischen Phenacetinmißbrauch eine immunologische Beteiligung möglich erschien.

Die in der Abb. 9 hervorgehobenen Strukturen oxidieren Blutfarbstoff zu Methämoglobin. Die sehr geringen Mengen von p-Phenetidin im Urin von Menschen nach Einnahme von Phenacetin (dosisabhängig 0,02–0,5% der Dosis) täuschen darüber hinweg, daß p-Phenetidin offenbar als Durchgangsmetabolit auftritt. Das heißt, die stationären Konzentrationen sind zwar gering, aber prozentual wird eine ganze Menge über dieses Zwischenprodukt weiter metabolisiert, dabei auch zu toxischen N-oxidierten Verbindungen.

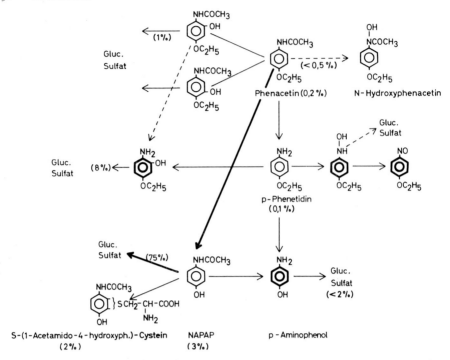

Abb. 9: Metabolisierung von Phenacetin (UEHLEKE, 1969 b). Die Zahlen in Klammern geben die ungefähren Prozente (der Dosis) der im Urin von Menschen erscheinenden Verbindungen an. Die Ausscheidung von p-Phenetidin ist stark Dosis-abhängig.

Vorbehandlung 1. und 3. Tag	Art der Injektion	Uteruskontraktion Schultz-Dale-Reaktion 14.–17. Tag	auf Zusatz von
	—	+++	Antimeerschweinchenserum
Phenetidin	i.v.	o	Phenetidinazoprotein
p-Nitrophenetol	i.v.	o	Phenetidinazoprotein
Phenetidin	s.c.; i.p.	o	Phenetidinazoprotein
p-Nitrophenetol	s.c.; i.p.	(+)	Phenetidinazoprotein
Phenetidin	s.c.; i.p.*	+++	Phenetidinazoprotein
p-Nitrophenetol	s.c.; i.p.*	++	Phenetidinazoprotein
Phenetidin	i.p.*	(+)	Phenetidinazoprotein nach vorheriger Zugabe von Phenetidin
Phenetidin	s.c.; i.p.*	+?	Phenetidin

* Injektion mit Adjuvans

Abb. 10: Ausfall der Schultz-Dale-Reaktion am Meerschweinchenuterus nach verschiedenartiger Applikation von p-Phenetidin und einigen Derivaten. Nach UEHLEKE (1962 b und 1963 b).

Viele Arznei- und Fremdstoffe mit aromatischen Amino- oder Nitrogruppen führen neben Sensibilisierung, Methämoglobinbildung und Hämolyse auch zu Polyneuropathien. KLINGHARDT (1963) hat gezeigt, daß man solche typischen Degenerationen von Nervenfasern im Tierversuch auch durch direkte Applikation von Phenylhydroxylamin auf Nervenfasern erzeugen kann. Schäden nach Fütterung von Nitrofuranderivaten an Ratten sehen ähnlich aus (KLINGHARDT, 1967).

Reduktone, Radikale und Arenoxide

Beim Abbau von Amidopyrin (Pyramidon®) im Körper entstehen reaktionsfähige Strukturen. Amidopyrin wird hauptsächlich zu Monomethyl- und zu 4-Aminoantipyrin entalkyliert und die Methylgruppe am N_2 kann ebenfalls abgespalten werden. 4-Aminoantipyrin wird offensichtlich auch in geringem Ausmaß desaminiert und dann am C_4 hydroxyliert. Das entstehende 1-Phenyl-3-Methyl-4-Hydroxypyrazolon liegt in mehreren Strukturen vor. Das Diol bildet mit dem 4,5-Dion ein sogenanntes Redukton (wie Ascorbinsäure-Dehydroascorbinsäure). Solche Reduktone besitzen eine gewisse Reaktionsbereitschaft. Es ist sicher lohnend, Zusammenhänge zwischen Sensibilisierungen und dem Auftreten reaktionsbereiter Stoffwechselprodukte des Amidopyrins experimentell neu anzugehen.

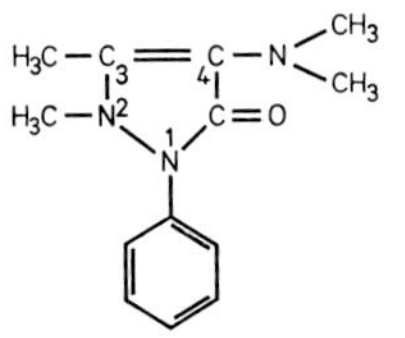

Amidopyrin: 1-Phenyl-2,3-dimethyl-4-dimethylamino-pyrazolon

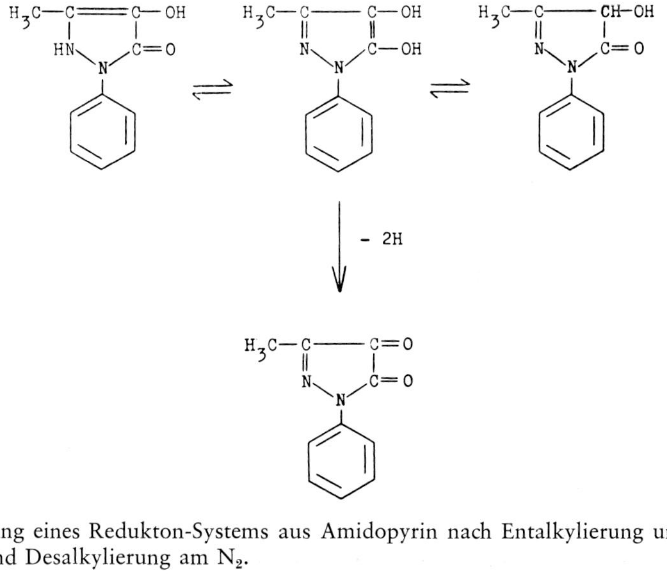

Abb. 11: Bildung eines Redukton-Systems aus Amidopyrin nach Entalkylierung und Desaminierung am C_4 und Desalkylierung am N_2.

Schon lange hatte man vermutet, daß halogenierte aliphatische Kohlenwasserstoffe nach radikalischer Abspaltung eines Halogens wirksam und reaktionsfähig werden. Tetrachlorkohlenstoff wird bis CO_2 abgebaut und Chloroform läßt sich als Zwischenprodukt fassen. Der Nachweis von Spuren Hexachloräthan (FOWLER, 1969) in der Leber und im Fett von Tieren nach Vergiftung mit CCl_4 könnte ein Beweis für entstandene Trichlormethylradikale sein (Rekombination zweier Radikale). Außerdem wurde markiertes Chlor aus CCl_4 covalent gebunden in Lipoiden wiedergefunden. Die Chlorabspaltung erfolgt katalytisch (nichtenzymatisch) bereits am reduzierten Cytochrom P-450 (REINER et al., 1971, 1972). In Ansätzen aus Lebermikrosomen und NADPH wird ^{14}C aus markiertem CCl_4 irreversibel (covalent) an Proteine und Lipide des endoplasmatischen Retikulums gebunden (UEHLEKE et al., 1973).

$$CCl_4 \rightarrow CHCl_3 \dashrightarrow CO_2 + Cl^\cdot, Cl^-$$

Abbau von Tetrachlorkohlenstoff zu CO_2

$$\begin{array}{c} Cl \\ | \\ Cl-C^\cdot \\ | \\ Cl \end{array} + \begin{array}{c} Cl \\ | \\ \cdot C-Cl \\ | \\ Cl \end{array} \rightarrow \begin{array}{cc} Cl & Cl \\ | & | \\ Cl-C-C-Cl \\ | & | \\ Cl & Cl \end{array}$$

Rekombination zweier Trichlormethylradikale zu Hexachloräthan

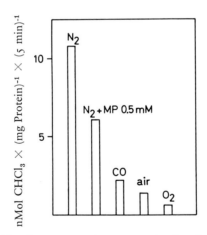

Abb. 12: Bildung von Chloroform aus CCl_4 (1 mM) durch Lebermikrosomen von Kaninchen und NADPH unter Stickstoff (N_2), bei Gegenwart von 0,5 mM Metyrapon (MP), unter CO, Luft und unter Sauerstoff (O_2). Inkubation bei 37° C. Nach REINER et al. (1972).

Die Bildung von Radikalen könnte die nachgewiesene Carcinogenität von CCl_4 und manche toxischen Wirkungen erklären (s. REINER et al., 1972). Kombinationsprodukte mit Lipiden und Lipoproteinen sind aber anscheinend sehr wenig wirksame Antigene.

Die irreversible (covalente) Bindung von Fremdstoffmetaboliten an Proteine und Lipide läßt sich ebenfalls mit Lebermikrosomen als Modell verfolgen. Die betreffenden, radioaktiv markierten Verbindungen werden mit isolierten Lebermikrosomen (oder Mikrosomen aus anderen Organen) inkubiert, einmal mit und einmal ohne NADPH-System.

Dann werden Protein und Lipide (auch Nukleinsäuren) abgetrennt, gründlich gewaschen und mit heißen Lösungsmitteln extrahiert. Die Differenz der noch vorhandenen Radioaktivität in den Funktionen der Ansätze mit und ohne NADPH zeigt an, welche Menge der untersuchten Verbindung nach metabolischer Aktivierung chemisch fest gebunden wurde.

Das Ausmaß der covalenten Bindung in vivo und in vitro geht bei Stoffen wie CCl_4, $CHCl_3$, halogenierten Benzolen, polycyclischen Kohlenwasserstoffen u.a.m. der im Tierversuch erzeugten cellulären Lebernekrose recht parallel. In vivo und in vitro erhöht sich die Bindungsrate, wenn der Stoffwechsel der Tiere und der Lebermikrosomen durch Vorbehandlung (z. B. mit Phenobarbital) gesteigert wurde.

Befunde und Probleme der covalenten Bindung nach metabolischer Aktivierung mit CCl_4 (UEHLEKE et al. 1973 a), Halothan (UEHLEKE et al. 1973 b) und mit anderen Arznei- und Fremdstoffen wurden kürzlich dargestellt und zusammengefaßt (UEHLEKE. 1973). Wenn bei solchen Untersuchungen auch die Leberschädigung, besonders die zentrolobuläre Nekrose, durch reaktionsfähige Metaboliten im Vordergrund steht, so liegt die Übertragung auf das Problem der Sensibilisierung sehr nahe, zumal die untersuchten Biotransformationen auch in Zellen der Haut und Schleimhäute ablaufen, wenn auch mit geringerer Geschwindigkeit.

In den letzten Jahren wurden biologische Reaktionen gefunden, durch die gerade carcinogene Effekte polycyclischer Kohlenwasserstoffe verständlich werden. Polycyclische Kohlenwasserstoffe, am bekanntesten sind 3,4-Benzpyren und 3-Methylcholanthren, kommen in Abgasen und im Tabakrauch, aber auch in gebratenen und gerösteten Nahrungsmitteln vor. Die praktisch völlig wasserunlöslichen und reaktionslosen Aromaten würden ohne biochemische Veränderungen im Körper liegen bleiben. Sie werden jedoch langsam als konjugierte Phenole ausgeschieden. Polycyclische Kohlenwasserstoffe stimulieren – wie Phenobarbital und viele andere Verbindungen – die mischfunktionellen Oxidationen in der Leber erheblich. Lebermikrosomen von Ratten, die mit Methylcholanthren vorbehandelt worden sind, hydroxylieren Benzpyren sehr viel schneller als die Kontrollen.

WELCH et al. (1969) sahen, daß die Benzpyrenhydroxylierung auch in menschlichen Geweben – hier wurde Placenta benutzt – bei Raucherinnen viel höher lag als bei Nichtraucherinnen. Mit Zigarettenrauch ließ sich die Hydroxylierung von Benzpyren bei Ratten in verschiedenen Organen, besonders stark in der Lunge, beschleunigen (WELCH et al., 1971). Die Autoren sahen darin anfänglich eine Art sinnvoller Schutzfunktion der Raucher durch Gewöhnung.

Man wußte aber, daß bei den Hydroxylierungen aromatischer Ringsysteme die Hydroxylgruppe nicht als solche übertragen wird. Es war bekannt, daß nach Verabreichung von Naphthalin bei Tieren neben 1-Hydroxynaphthalin und wenig 2-Hydroxynaphthalin auch 1,2-Dihydro-dihydroxynaphthalin im Urin erscheint. Die Hydroxylgruppen stehen dabei in Transstellung. Die Chemiker wußten, daß diese Konfiguration bei Umlagerungen von Arenepoxiden auftritt. Die instabilen Epoxide entzogen sich jedoch lange dem Nachweis, bis man sie in Ansätzen mit Lebermikrosomen und entsprechenden Substraten nachweisen konnte. Schon vorher hatte GELBOIN (1969) beobachtet, daß Benzpyren bei der Inkubation mit Lebermikrosomen nur bei Gegenwart von NADPH an Nukleinsäuren gebunden wird. Das deutete auf eine mischfunktionelle Aktivierung hin.

Heute wissen wir, daß Monooxygenasen der Leber Olefine zu Epoxiden und aromatische Ringe zu Arenoxiden oxidieren. Arenoxide können dann auf zwei Wegen weiter umgewandelt werden: einmal lagern sie sich nichtenzymatisch zu Phenolen um, zum anderen hydriert eine «Epoxid-Hydrase» in der Leber die Epoxide zu den entsprechenden Diolen. Außerdem erfolgt Konjugierung mit Glutathion (JERINA et al., 1970; OESCH et al., 1971). Die sehr reaktionsfähigen Epoxide (viele sind explosiv!) können mit körpereigenen Molekülen reagieren (GROVER et al., 1971).

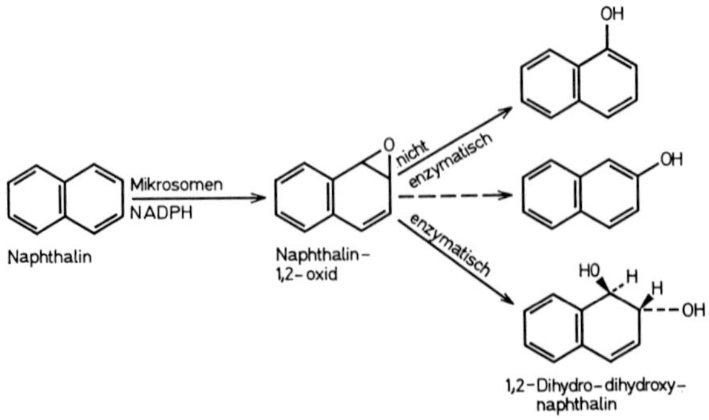

Abb. 13: Epoxidation von Naphthalin.

Durch diese Entdeckungen werden nun die damals etwas belächelten Befunde von MAKARI (1959) verständlich, der eine Sensibilisierung von Meerschweinchen durch Injektion von Methylcholanthren mit FREUD's Adjuvans beschrieben hat. WIEST und HEIDELBERGER (1953) hatten schon gezeigt, daß lokale Applikation von ^{14}C-markiertem 1,2-5,6-Dibenzanthracen auf die Haut von Mäusen zu einer irreversiblen (covalenten) Bindung des Carcinogens (oder eines Metaboliten!) an Nukleoproteine und lösliche Proteine, aber nicht an Nukleinsäuren, führte. SCHLEDE und CONNEY (1970) beschrieben kürzlich, daß die Hydroxylierungsrate von Benzpyren in der Haut nach 1–2maliger Vorpinselung mit Methylcholanthren bereits 10fach ansteigt.

Die allgemeinen Feststellungen in Lehrbüchern und Übersichtsreferaten um 1960 gingen noch dahin, daß bei den Arzneimittelallergien viel Geheimnisvolles im Spiele sei, da eben chemische Verbindungen von z. B. Sulfonamiden, polycylischen Kohlenwasserstoffen, Pyrazolonen, Phenacetin, Antimalariamitteln, Phenothiazinen u. a. mit Körpermolekülen unter «normalen» Bedingungen im Organismus nicht denkbar seien.

Heute, im Jahre 1972, kennen wir bereits viele Reaktionen, bei denen im «normalen» Stoffwechsel aus körperfremden Molekülen Umwandlungsprodukte mit sehr großer Reaktionsbereitschaft entstehen. Der «Drug metabolism», ursprünglich ein Grenzgebiet medizinisch-biochemischer Fächer, hat damit auch für die Allergologen eine zentrale Bedeutung gewonnen.

Literatur

ALBERT, A.: Selective Toxicity, 4th Ed., Methuen, London 1968.
ARIENS, E. J.: Eine Molekulargrundlage für die Wirkung von Pharmaka. 1. Teil: Rezeptor-Theorie und Struktur-Wirkungs-Beziehung. Arzneimittel-Forsch. *16*, 1376 (1966).
BAKER, J. R., and S. CHAYKIN: The biosynthesis of trimethylamine-N-oxide. J. biol. Chem. *237*, 1309 (1960).
BURGEN, A. S. V.: The drug-receptor-complex. J. Pharm. Pharmacol. *18*, 137 (1966).
CARR, E. A.: Drug Allergy. Pharmacol. Rev. *6*, 365 (1954).
CARR, E. A., and G. A. ASTE: Recent laboratory studies and clinical observations on hypersensitivity to drugs and use of drugs in allergy. Ann. Rev. Pharmacol. *1*, 105 (1961).
EISEN, H. N., L. ORRIS, and S. BELMAN: Elicitation of delayed allergic skin reactions with haptens: The dependence of elicitation on hapten combination with protein. J. exp. Med. *95*, 473 (1952).
FOWLER, J. S. L.: Carbon tetrachloride metabolism in the rabbit. Brit. J. Pharmacol. *37*, 733 (1969).

GELBOIN, H. V.: A microsome-dependent binding of benzo (α) pyrene to DNA. Cancer Res. 29, 1272 (1969).
GOLDSTEIN, A.: The interactions of drugs and plasma proteins. Pharmacol. Rev. 1, 102 (1949).
GROVER, P. L., J. A. FORRESTER and P. SIMS: Reactivity of the K-region epoxides of some polycyclic hydrocarbons towards the nucleic acids and proteins of BHK 21 cells. Biochem. Pharmacol. 20, 1297 (1971).
GUTMANN, H. R., and H. T. NAGASAWA: The oxidation of o-aminophenols by cytochrome c and cytochrome oxidase. III. 2,3-Fluorenoquinone from 2-amino-3-fluorenol and binding of quinonoid oxidation products to bovine serum albumin. J. biol. Chem. 235, 3466 (1960).
HOIGNÉ, R.: Arzneimittelallergien. H. Huber, Bern, 1965.
ING, H. R.: Drug-receptor interaction. Pure appl. Chem. 6, 227 (1963).
JERINA, D. M., J. W. DALY, B. WITKOP, P. ZALTZMAN-NIRENBERG und S. UDENFRIEND: 1,2-Naphthalene oxide as an intermediate in the microsomal hydroxylation of naphthalene. Biochemistry 9, 147 (1970).
KIESE, M., und H. UEHLEKE: Der Ort der N-Oxidation des Anilins im höheren Tier. Arch. exp. Path. Pharmak. 242, 117 (1961).
KLINGHARDT, G. W.: Ein gemeinsames Schädigungsprinzip bei einigen ätiologisch verschiedenen Formen von Polyneuropathien. Nervenarzt 34, 231 (1963).
KLINGHARDT, G. W.: Schädigung des Nervensystems durch Nitrofurane bei der Ratte. Acta Neuropathologica 9, 18 (1967).
LEVADITTI, C., et T. YAMANOUCHI: Mécanism d'action de l'atoxyl dans la syphilis experimentale du lapin. C. R. Soc. Biol. (Paris) 64, 911 (1908).
MAKARI, J. G.: Some recent studies in the immunology of cancer. J. Am. Geriatr. Soc. 7, 611 (1959).
MAYER, R. L.: Die Beziehungen zwischen toxischen, allergischen und carcinogenen Eigenschaften aromatischer Amine. Klin. Wschr. 36, 885 (1958).
MILLER, J. A.: Carcinogenesis by chemicals: An overview. Cancer Research 30, 559 (1970).
MUELLER, G. C., and J. A. MILLER: The reductive cleavage of 4-dimethylaminoazobenzene by rat liver. J. biol. Chem. 185, 145 (1950).
OESCH, F., D. M. JERINA and J. W. DALY: Substrate specificity of hepatic epoxide hydrase in microsomes and in a purified preparation: Evidence for homologous enzymes. Arch. Biochem. Biophys. 144, 253 (1971).
REINER, O., und H. UEHLEKE: Bindung von Tetrachlorkohlenstoff an reduziertes mikrosomales Cytochrom P-450 und an Häm. Z. phys. Chem. 352, 1048 (1971).
REINER, O., S. ATHANASSOPOULOS, K. H. HELLMER, R. E. MURRAY und H. UEHLEKE: Bildung von Chloroform aus Tetrachlorkohlenstoff in Lebermikrosomen, Lipidperoxidation und Zerstörung von Cytochrom P-450. Arch. Toxikol. 29, 219 (1972).
ROSE, M. S.: Reversible binding of toxic compounds to macromolecules. Brit. Med. Bull. 25, 227 (1969).
ROSENHEIM, M. L., and R. MOULTON, Eds.: Sensitivity reactions to drugs. C. C. Thomas, Springfield, 1958.
SAMTER, M., and G. H. BERRYMAN: Drug Allergy. Ann. Rev. Pharmacol. 4, 265 (1964).
SCHLEDE, E., and A. H. CONNEY: Induction of benzo (α) pyrene hydroxylase activity in rat skin. Life Sci. 9 (II), 1295 (1970).
SCHULZ, K. H.: Allergien gegenüber aromatischen Amino- und Nitro-Verbindungen. Berufsdermatosen 10, 69 (1962).
UEHLEKE, H.: Oxydation und Reduktion aromatischer Amino- und Nitroderivate im Organismus und ihre biologischen Folgen. Habilitationsschrift, Tübingen, Med. Fakultät 1962 a.
UEHLEKE, H.: Biochemische Reaktionen als Ursache erworbener Überempfindlichkeit gegen Fremdstoffe. Z. Immunitätsf. exp. Ther. 123, 447 (1962 b).
UEHLEKE, H.: Relations between structure, velocity of biological N-hydroxylation and toxicity of aromatic amines. Proc. I. Intern. Pharmacol. Meeting, Stockholm 1961. Vol. 6, p. 31, Pergamon Press, 1962 c.
UEHLEKE, H.: Nitrosobenzol und Phenylhydroxylamin als Zwischenstoffe der biologischen Reduktion von Nitrobenzol. Naturwissensch. 50, 335 (1963 a).

UEHLEKE, H.: Biologische N-Hydroxylierung von Phenetidin als Ursache immunologischer Vorgänge. VII. Intern. Kongr. Innere Medizin, München 1962, Bd. 2, S. 538, G. Thieme, Stuttgart 1963 b.
UEHLEKE, H.: Biologische Oxydation und Reduktion am Stickstoff aromatischer Amino- und Nitroderivate und ihre Folgen für den Organismus. Fortschr. der Arzneimittelforsch. *8*, 195 (1964).
UEHLEKE, H.: Stoffwechsel von Arzneimitteln als Ursache von Wirkungen, Nebenwirkungen und Toxizität. Mitt. Dtsch. Pharmaz. Ges. *38*, 1 (1968).
UEHLEKE, H.: Extrahepatic drug metabolism. In: sensitization to drugs, Proc. Europ. Soc. Study of Drug Toxicity, Oxford Meeting 1968, Excerpta Medica Foundation, Amsterdam, Vol. X, 94 (1969 a).
UEHLEKE, H.: N-Hydroxylierung von p-Phenetidin in vivo und durch isolierte Mikrosomen aus Lebern und Nieren: Stimulierung durch Phenobarbital-Vorbehandlung. Arch. Pharmak. *264*, 434 (1969 b).
UEHLEKE, H.: Stoffwechsel von Arzneimitteln als Ursache von Wirkungen, Nebenwirkungen und Toxizität. Fortschr. der Arzneimittelforsch. *15*, 147 (1971 a).
UEHLEKE, H.: N-Hydroxylation. Xenobiotica, *1*, 327 (1971 b).
UEHLEKE, H.: The model system of microsomal drug activation and covalent binding to endoplasmic proteins. Proc. Europ. Soc. for the Study of Drug Toxicity, Zürich 1973, Vol. XV, 138, Excerpta Medica Foundation, Amsterdam 1974.
UEHLEKE, H., und H. GREIM: Stimulierung der Oxydation von Fremdstoffen in Nierenmikrosomen. Arch. Pharmak. exp. Path. *261*, 152 (1968).
UEHLEKE, H., K. H. HELLMER and S. TABARELLI: Binding of ^{14}C-carbon tetrachloride to microsomal proteins in vitro and formation of $CHCl_3$ by reduced liver microsomes. Xenobiotica *3*, 1 (1973a).
UEHLEKE, H., K. H. HELLMER and S. TABARELLI-POPLAWSKI: Metabolic activation of halothane and its covalent binding to liver endoplasmic proteins in vitro. Arch. Pharmacol. *279*, 39 (1973b).
WALLER, H. D., und W. GEROK: Hämiglobinbildung durch Furadantin. Dtsch. Med. Wschr. *81*, 1707 (1956).
WELCH, R. M., Y. E. HARRISON, B. W. GOMMI, P. J. POPPERS, M. FINSTER and A. H. CONNEY: Stimulatory effect of cigarette smoking on the hydroxylation of 3,4-benzpyrene and the N-demethylation of 3-methyl-4-monomethylaminoazobenzene by enzymes in human placenta. Clin. Pharmacol. Therap. *10*, 100 (1969).
WELCH, R. M., A. LOH and A. H. CONNEY: Cigarette smoke: stimulatory effect on metabolism of 3,4-benzpyrene by enzymes in and in rat lung. Life Sci. *10* (I), 215 (1971).
WIEST, W. G., and C. Heidelberger: Interaction of carcinogenic hydrocarbons with tissue constituents; 1,2,5,6,-dibenzanthracene-9,10-^{14}C in skin. Cancer Res. *13*, 250 (1953).

Die eigenen Untersuchungen wurden mit Unterstützung der Deutschen Forschungsgemeinschaft durchgeführt.

Neue Aspekte der Arzneimittelallergie

A. L. DE WECK

Institut für klinische Immunologie der Universität Bern, Inselspital, Bern, Schweiz

Die immunologische Forschung der letzten 10 Jahre hat zu einem besseren und objektiveren Verständnis der Vielfalt an klinisch allergischen Reaktionen auf Arzneimittel beigetragen. Die Abklärung der immunologischen Mechanismen einiger wesentlicher Arzneimittelallergien ermöglichte die rationelle Entwicklung neuer diagnostischer Teste. Es lassen sich auch neue Perspektiven zur Vermeidung derartiger Reaktionen ableiten.

Klinische Formen der Arzneimittelreaktionen, die auf einer immunologischen Pathogenese beruhen, zusammen mit den am häufigsten verantwortlichen Arzneimitteln, sind in Tabelle 1 dargestellt. Neben dieser sogenannten «klassischen» Arzneimittelallergie werden aber bei der Verwendung von Arzneimitteln klinische Reaktionen hervorgerufen, deren immunologische Pathogenese noch nicht definitiv abgeklärt ist. Während bei der klassischen Arzneimittelallergie eine Reihe von immunologischen Testen in vitro den objektiven Beweis für die Beteiligung des immunologischen Apparates liefern, sei es durch die Feststellung von spezifischen Antikörpern oder sensibilisierten Zellen, sind bei den in Tabelle 2 dargestellten Symptomen die entsprechenden Nachweismethoden oft nicht vorhanden und die Beweisführung für eine immunologische Pathogenese immer noch lückenhaft. Bei einer dritten Kategorie von Arzneimittelreaktionen (Tabelle 3) sind die klinischen Symptome eindeutig nicht auf eine immunologische Pathogenese zurückzuführen, sondern beruhen vielmehr auf einem bestimmten Enzymmangel, Enzymanomalien oder auf toxischen Eigenschaften der Arzneimittel selbst.

Tab. 1: Drug reactions – Immunological mechanism established

1. *Antibody-mediated*	*Main offender*
a) IGE	
Anaphylactic shock	Penicillins
Generalized urticaria and angioneurotic edema	Aspirin
b) IgE / IgG	
Serum-like disease	
c) IgG	
Hemolytic anemia	Penicillins, methyldopa, quinine
Thrombocytopenia	Sedormid, chlorothiazide, digitoxine, quinine, novobiocin
Agranulocytosis	amidopyrine, sulphosalazine propylthiouracil
2. *Cell-mediated*	
Morbilliform exanthema («rash»)	Ampicillin, sulfonamides,
Erythrodermia	Mesantoin, gold salts
Drug fever	

Diese Arbeit wurde von dem Schweizerischen Nationalfonds zur Förderung der wissenschaftlichen Forschung und der Emil-Barrel-Stiftung der Firma Hoffmann-La Roche unterstützt.

Tab. 2: Drug reactions – Immunological mechanism possible, not established

1. *Fixed drug eruption*	Phenolphtalein, phenazone, barbiturates, sulfonamides
2. *Lyell, Stevens-Johnson syndromes*	Irgapyrine, barbiturates, sulfonamides
3. *Erythema nodosum*	
4. *LE syndrome* (arthritis, fever, pericarditis, pleurisy, pericarditis, skin rash, leukopenia	Hydralazine, hydantoins, trimethadione, isoniazide, procaine amide
5. *Fever* and salivary gland enlargement	Phenylbutazone, sulphioxazole
6. *Jaundice* (with rash, fever, eosinophilia)	Chlorpromazine, phenothiazine, PAS, sulfonimides, chlordiazepoxide, methyldopa, halothane (?)
7. *Pulmonary infiltration* (with eosinophilia)	Nitrofurantoin
8. *Lymphadenopathy* (pseudolymphoma)	Phenytoin
9. *Isolated eosinophilia*	Penicillins

Tab. 3: Drug reactions – Non immunological mechanisms

Enzyme deficiencies, pharmacological abnormalities	
Hemolytic anemia (6-G-PD)	Primaquine
Peripheral neuropathy	Isoniazid
Paralysis (pseudo-cholinesterase)	Succinyl choline
Asthma, rhinitis, nasal polyposis	Aspirin, Indomethacin, Tartrazin
Toxic effects	
Agranulocytosis	Chloramphenicol, cyclophosphamide
Hepatitis	Chlorpromazine, thiouracil, halothane, monoamine oxidase inhibitors, testosterones, anabolic steroids

In der heutigen Mitteilung möchte ich mich auf drei Aspekte der klassischen Arzneimittelallergie beschränken, bei denen in den letzten Jahren Fortschritte von potentieller praktischer Bedeutung erzielt worden sind. Es handelt sich
1. um die Erkennung verschiedener Faktoren, die bei der Entstehung einer Arzneimittelallergie eine wesentliche Rolle spielen und bisher oft unberücksichtigt blieben.
2. um die Entwicklung verfeinerter diagnostischer Teste, die uns erlauben mit gewissen Arzneimitteln zumindest, eine objektivere und präzisere Diagnose zu stellen.
3. um die Möglichkeit beim Menschen spezifisch allergische Reaktionen auf Arzneimittel zu verhindern und trotz nachgewiesener Allergie dem sensibilisierten Patienten das Medikament weiterhin zu verabreichen.

1. Immunologische Mechanismen der Arzneimittelallergie

In der Immunologie ist es fast als Dogma zu bezeichnen, daß Moleküle mit kleinem Molekulargewicht (d. h. unter 1000, was für die meisten Arzneimittel zutrifft) nur immunogen und sensibilisierend wirken, wenn sie durch feste kovalente Bindung mit einem Proteinträger, ein sogenanntes Konjugat bilden. Die Mehrheit der Arzneimittel, die sich in der Praxis als allergisierend erweisen, sind aber nicht offensichtlich chemisch hochreaktiv in der verabreichten Form. Das Dogma der Konjugation hat deshalb Allergologen und Immunologen veranlaßt, für solche sensibilisierende Arzneimittel Derivate bzw. Metaboliten zu suchen, die eine erhöhte chemische Reaktivität aufweisen und die für die Entstehung immunogener Konjugate verantwortlich sind. Dieses Vorgehen hat sich in zahlreichen Fällen als fruchtbar erwiesen z. B. bei der Penizillinallergie, die eindeutig und vorwiegend auf Konjugationsphänomenen beruht. Immerhin sollten wir in anderen Fällen bei denen weder reaktive Konjugate noch Metaboliten gefunden worden sind, eine andere Möglichkeit noch ins Auge fassen.

Es wurde in letzter Zeit gezeigt, daß kleine an sich nicht immunogene Moleküle trotzdem die Bildung von Antikörpern hervorrufen können, wenn sie stark aber reversibel an sogenannte «Schlepper»-Moleküle gebunden werden (z. B. an methyliertes Albumin, Mycobakterien) (1, 2). Dementsprechend sollten wir für die Möglichkeit, daß Arzneimittel unter Umständen ohne besondere chemische Reaktion, sondern durch Adsorptionsphänomene sensibilieren können, eine flexible Meinung haben.

Bei der Auslösung von allergischen Reaktionen in sensibilisierten Individuen spielt, mindestens für antikörperbedingte Reaktionen, die Anzahl von Antigendeterminanten pro Konjugatmolekül eine entscheidende Rolle (3, 4). Für anaphylaktische Reaktionen, die hauptsächlich durch die Interaktion von Antigenmolekülen mit senbilisierten Mastzellen ausgelöst werden, sind bi- und plurivalente Antigene erforderlich («bridging» von Antikörpern auf der Mastzellmembran). Monovalente Antigene (eine Determinante pro Molekül) wirken in der Regel als spezifisch hemmend. Allergische Reaktionen, die auf komplement-aktivierenden Immunkomplexen beruhen, erfordern sogar Antigene, die mindestens drei Antigendeterminanten pro Molekül besitzen. Aus diesem Grund sind eigentlich echte Arthus'sche Reaktionen auf Arzneimittel sehr selten. Bei zytotoxischen Reaktionen ist eine bestimmte Dichte an Arzneimittelmolekülen auf die Zellmembran für die Komplementaktivierung ebenfalls notwendig. Bei allergischen Reaktionen vom Spättypus, die durch Interaktion des Antigens mit sensibilisierten Lymphozyten hervorgerufen werden, ist es noch nicht abgeklärt, ob die Zellaktivierung und die folgende Freisetzung von entzündlichen Mediatoren durch das Arzneimittel selbst in monovalenter Form oder durch aktive Mitwirkung einer anderen «antigendarbietenden» Zelle ausgelöst werden.

Neben dem Arzneimittel selbst spielen aber bei der Entstehung einer Arzneimittelallergie andere Faktoren manchmal eine entscheidende Rolle. Einige Beispiele der letzten Jahre werden dies illustrieren. Wenn dem Patienten ein Arzneimittel verabreicht wird, ist es oft leider so, daß nicht nur der erwünschte Wirkstoff verabreicht wird, sondern auch eine Reihe von Verunreinigungen und Zusätzen, die mehr oder weniger bewußt im Arzneimittelpräparat vorhanden sind. Eine erste Kategorie solcher Substanzen hat mit dem Arzneimittel selbst nichts zu tun. In erster Linie figurieren Substanzen, die bei der Konditionierung und der galenischen Herstellung des Präparates als Zusatz und Begleitstoff verwendet werden. Es dürfte heute relativ selten sein, daß ein als bekannt sensibilisierender Stoff als Zusatz für ein Arzneimittelpräparat verwendet wird. Dagegen können als allgemein harmlos betrachtete Substanzen, wie z. B. Karboxymethylzellulose, manchmal böse Überraschungen mit sich bringen.

Erst nach Jahren intensiver Arbeit mit Penicillin und der Penizillinallergie erfuhr ich rein zufällig, daß Karboxymethylzellulose (CMC) oft in kommerziellen Penizillinpräparaten als Zusatz vorhanden ist. Na wir nachgewiesen hatten, daß Penizillin nicht nur mit Amino-, sondern auch mit Hydroxylgruppen reagiert, war es offensichtlich, daß Karboxymethylzellulose ein ausgezeichnetes Trägermolekül für Penizilloylgruppen darstellt. Darin ist auch eine mögliche Ursache der dramatischen sofortigen anaphylaktischen Reaktionen bei Penizillinallergie zu sehen (5). Es war mir immer ein Rätsel, wie die erforderlichen plurivalenten Konjugate so schnell in vivo nach Verabreichung von Penizillin gebildet werden könnten. Mit dem Vorhandensein von Karboxymethylzellulose und anderen möglichen Großmolekularen Trägern sind aber die auslösenden Konjugate im Präparat an sich schon vorhanden. Tatsächlich konnten wir nachweisen, daß Penizilloyl-CMC Konjugate bei der Auslösung lokaler anaphylaktischer Reaktionen in der Haut sehr wirksam sind. Eine ähnlich anaphylaktische Wirkung können Polymere zeigen (6, 7), die durch Kondensation des Arzneimittels selbst entstehen.

In Arzneimittel, die durch biologische Verfahren gewonnen werden, spielen heutzutage noch, oder haben zumindest bis vor kurzem, immunogene Proteinverunreinigungen, eine Rolle gespielt. Die allergischen Erscheinungen nach Insulinverabreichung, die in den ersten 20 Jahren der Insulintherapie recht häufig waren, sind immer noch nicht verschwunden. Eine genaue immunologische Überwachung der mit Insulin behandelten Patienten zeigt, daß selbst mit den handelsüblichen und den drei bis viermal rekristallisierten Insulinpräparaten eine Phase von lokalen allergischen Reaktionen gleichzeitig mit der Entstehung von Anti-Insulin Antikörpern fast die Regel ist. Die Tatsache, daß allergische Erscheinungen auf Insulin nur relativ selten zu Schwierigkeiten und erzwungenermaßen einem Unterbruch der Therapie führen, ist teilweise auf die glückliche Tatsache zurückzuführen, daß wiederholte Insulinverabreichung langsam zu einer Desensibilisierung führt. In den letzten Jahren haben wir in Zusammenarbeit mit Dr. S. Fankhauser die Gelegenheit gehabt, einerseits bei mehr als 50 auf Insulin allergischen Patienten Spezifitätsuntersuchungen durchzuführen, andererseits Patienten, die mit Insulinpräparaten unterschiedlichen Reinheitsgrades behandelt wurden, während der ersten 18 Monate nach Beginn der Insulintherapie immunologisch zu verfolgen. Die Mehrheit der allergischen Reaktionen war nicht durch Insulin selbst verursacht, sondern durch mit Insulin verwandten Nebenprodukten wie Proinsulin, Insulin «Dimer» oder durch das Extraktionsverfahren leicht modifizierter Insuline. Bei der Untersuchung der Sensibilisierungsfähigkeit verschiedener Insulinpräparate zeigt sich, daß nicht nur der Reinheitsgrad, sondern auch die physikalisch-chemische Form eine wesentliche Rolle spielt. Depotpräparate, die aus einem Insulin desselben Reinheitsgrades aber durch ein anderes Kristallisationsverfahren gewonnen werden, zeigen eine deutlich erhöhte Immunogenität.

Andere, weniger offensichtliche Proteinverunreinigungen sind in den letzten Jahren in Penizillinpräparaten besonders hochgespielt worden (Fig. 3). Sogenannte natürliche Penizilline, die direkt aus einem biologischen Fermentationsmedium extrahiert werden, können theoretisch Proteine des Fermentationsmediums enthalten. Obwohl über die Bedeutung solcher Verunreinigungen als Ursache allergischer Reaktionen auf Penizillin eine gewisse Kontroverse in den letzten Jahren entstand, ist unsere ursprüngliche Meinung bestätigt worden, daß bei natürlichen Penizillinen, d. h. Benzylpenizillin, Penizillin V und anderen, die direkt aus dem Fermentationsmedium extrahiert und kristallisiert werden, Proteinverunreinigungen keine oder höchstens eine sehr untergeordnete Rolle spielen. Da ist das Penizillinmolekül selbst an der Entstehung von allergischen Reaktionen verantwortlich. Anders verhält es sich bei halbsynthetischen Penizillinen, die mit 6-aminopenicillinsäure hergestellt werden, die selbst durch enzymatische Degradation von Benzylpenizillin gewonnen wird. In solchen Präparaten könnten tatsächlich größere Mengen von Enzymproteinen noch vorhanden sein. Einige klinische Untersuchungen scheinen zu zeigen, daß eine Reinigung und Entfernung dieser Proteine bzw. die Herstellung von halbsynthetischen Penizillinen aus einer 6-aminopenicillansäure, die nicht enzymatisch, sondern rein chemisch hergestellt wird, eine deutliche Verminderung der sonst erheblichen Allergiequote auf Produkte wie Ampizillin oder Binotal mit sich bringt. Die immunologische Untersuchung von Patienten, die auf Ampizillin eine allergische Reaktion aufweisen, zeigt grosso modo zwei Kategorien: einerseits solche Patienten, die eindeutig auf den Penizillinnukleus sensibilisiert sind und die dementsprechend auch mit anderen Penizillinen kreuzreagieren können, andererseits Patienten, die scheinbar nicht auf den

Penizillinnukleus empfindlich sind. Ob solche Patienten durch Proteinverunreinigungen oder durch die besonders leicht aus Ampicillin entstehende Polymere sensibilisiert worden sind, ist meiner Meinung nach noch offen. Auf jeden Fall dürfte die Reinigung von Ampicillin die Quote der allergischen Reaktionen vielleicht vermindern, sicher aber nicht ganz beseitigen. Die eigene Immunogenität des Ampizillinmoleküls wird von irgendwelchen Reinigungsverfahren nicht tangiert. Chemisch hergestelltes Ampicillin löst bei sensibilisierten Patienten auch allergische Reaktionen aus.

Eine andere potentiell wichtige und von uns bearbeitete Verunreinigungsangelegenheit ist das Vorhandensein von Spuren eines hochimmunogenen Wirkstoffes in der handelsüblichen Acetylsalicylsäure (ASS). Wir wurden vor einigen Jahren darauf aufmerksam gemacht, daß handelsübliche Acetylsalicylsäure als Nebenprodukt der Synthese Spuren von Aspirinanhydrid enthält. Wir untersuchten daraufhin, erstens ob Aspirinanhydrid ein immunogener Stoff ist, zweitens ob im Tierversuch Tiere, die mit handelsüblicher Acetylsalicylsäure Präparate behandelt werden, sich eventuell gegen Aspirinanhydrid sensibilisieren, drittens ob Patienten, die auf Acetylsalicylsäure scheinbar allergische Reaktionen aufweisen (wie generalisierte Urtikaria oder Quincke Ödem), Antiaspiryl-Antikörper besitzen. Diese drei Fragen konnten eindeutig bejaht werden (8, 9). Obwohl diese Befunde begreiflicherweise bei den ASS-Herstellern und Weiterverarbeitern Unbehagen und etwas Skeptizismus hervorriefen, sind sowohl das Vorhandensein von Aspirinanhydrid in Acetylsalicylsäure als auch das Vorhandensein von Anti-Aspiryl-Antikörpern in menschlichen Seren in letzter Zeit unabhängig bestätigt worden. Ferner treten Sensibilisierungserscheinungen auf Aspirinanhydrid im Tierversuch nicht nur nach Einspritzung, sondern auch nach peroraler Zugabe auf (unpublizierte Resultate).

Es bleibt aber noch zu untersuchen, inwieweit die bei gewissen Patienten festgestellte Sensibilisierung auf Aspirinanhydrid für sämtliche Fälle der sogenannten klinischen Allergie auf Acetylsalicylsäure verantwortlich ist. Ich möchte nicht behaupten, daß sämtliche unerwünschten Manifestationen nach ASS-Einnahme wie z. B. Asthmaanfälle und insbesondere Magen-Darmblutungen auf einen immunologischen Mechanismus und auf Sensibilisierung durch Aspirinanhydrid beruhen. Wir haben jetzt aber empfindliche Mittel entwickelt, um diesen Fragen näherzukommen, unter anderem eine höchstempfindliche Methode zur Bestimmung von Anti-Aspiryl-Antikörpern. Auf ASS sensibilisierte Patienten sind nicht so selten wie oft angenommen wird. Bei Patienten mit chronischer Urticaria fanden wir mit Aspiryl-Polylysine eine deutliche Hautüberempfindlichkeit auch in Fällen, wo die Beziehung zwischen Urticaria und ASS-Einnahme oft recht schwierig zu eruieren ist. Die Einnahme von ASS ist unter den heutigen Verhältnissen bestimmt keine Seltenheit. Ferner scheinen immer einige Stunden zwischen ASS-Einnahme und dem Beginn klinischer Manifestationen zu liegen, so daß die Beziehung dem Patient selbst oft nicht klar ist. In jedem Fall scheint es sehr wahrscheinlich, daß die Kontaminierung von handelsüblichen Acetylsalicylsäure-Präparaten mit Aspirinanhydrid genügt, um eine Anzahl von Patienten zu sensibilisieren.

2. Diagnostische Teste

Die Zeit ist leider zu kurz, um auf dieses wesentliche Problem, das auch für den Praktiker von großer Bedeutung ist, mehr als nur oberflächlich einzugehen. Ich muß auf verschiedene Übersichtsreferate diesbezüglich hinweisen (10). Ich möchte lediglich folgende Punkte unterstreichen:

a) Die klinischen Formen der Arzneimittelallergie werden durch verschiedene Typen von Immunglobulinen bzw. von spezifisch sensibilisierten Zellen verursacht. Dementsprechend ist es illusorisch, mit einem einzigen diagnostischen Testverfahren sämtliche Fälle von Arzneimittelallergien abklären zu wollen. Die differenzierte Abklärung einer Arzneimittelallergie erfordert den Einsatz verschiedener immunologischer Testverfahren (z. B. Hautteste, serologische Bestimmung von Antikörpern durch Hemagglutination, Bakteriophagen- und radioimmunologischen Techniken, Lymphozytenkultur).

b) Zahlreiche für die Abklärung einer Arzneimittelallergie nützlichen Testverfahren sind in den letzten Jahren entwickelt worden. Gewisse von diesen Testen wie der Bakteriophagenhemmungstest und der Radioallergosorbenttest besitzen die notwendige Empfindlichkeit, um die immer sehr kleine Konzentration von Anti-Arzneimittel Antikörper im Blut zu erfassen. Leider sind solche Teste für spezialisierte Laboratorien reserviert und allein noch nicht aussagekräftig genug. Deshalb sollte der Praktiker noch die Hautteste nicht vergessen, die besser als ihr Ruf sind und die besonders im Falle der Penizillinallergie mit Hilfe der heute zur Verfügung stehenden Reagenzen (Penicilloyl-Polylysin, Penizillin und Penicilloylsäure) eine deutliche Voraussage erlauben.

c) Im Falle der Penizillinallergie befinden wir uns heute vom Standpunkt der Diagnose aus in einer Lage, wo wir mit sehr großer Sicherheit bestimmen können, ob ein Patient auf Penizillin allergisch ist oder nicht. Dies ist zum größten Teil durch ein besseres Verständnis der Immunchemie und durch die Herstellung der entsprechenden Testreagenzien ermöglicht worden. Wir hoffen sehr, daß wir auf dem Gebiet der Aspirinallergie bald auf dem gleichen Punkt sein werden. Bei anderen Arzneimitteln werden die noch vorhandenen diagnostischen Schwierigkeiten durch die oft mangelhaften Untersuchungen der immunchemischen Mechanismen verursacht. Prinzipiell sollte es bestimmt möglich sein, durch konsequente immunchemische Untersuchungen weiterzukommen.

3. Vermeidung allergischer Reaktionen auf Arzneimittel

Ein besseres Verständnis der molekularen Mechanismen, die für die Auflösung der allergischen Reaktionen verantwortlich sind, erlaubt es auch in diese Mechanismen spezifisch einzugreifen. Wie oben erwähnt, werden anaphylaktische Reaktionen inklusive generalisierter Urticaria, die die Mehrzahl der allergischen Reaktionen auf Penizillin ausmachen, durch IgE «Reagine», die auf der Oberfläche von Mastzellen passiv fixiert sind, verursacht. Die Interaktion eines plurivalenten Antigens mit solchen IgE-Immunglobulinen führt zu einer Überbrückung («bridging»), die der Mastzelle das Signal gibt, enzymatische Systeme in Gang zu bringen, und Histamingranule freizusetzen. Andere durch Bildung von Immunkomplexen verursachte Gewebeläsionen sind ebenfalls durch die Bildung eines multimolekularen Antigen-Antikörperkomplexes bedingt.

Dementsprechend ist es verständlich, daß die Blockierung der spezifischen «Haftstellen» (combining sites von Immunglobulinen durch monovalente Antigendeterminanten) die Entstehung von antikörperbedingten allergischen Reaktionen spezifisch hemmt. Tatsächlich konnte sowohl am Versuchstier als am Menschen experimentell nachgewiesen werden, daß ein aus Penizillin hergestelltes Penicilloylhapten (Penicilloyl-formyllysine) anaphylaktische Reaktionen auf Penicillin hemmt (11). Da ein solches Derivat sich schon mit einem Aminosäureträger konjugiert hat, wirkt er auch nicht immunogen und sollte daher selbst nicht sensibilisieren. Unsere Untersuchungen haben auch gezeigt, daß ein solches Derivat zelluläre Immunreaktionen nicht auslöst. Ob und inwieweit das hemmende Hapten zellulärbedingte Reaktionen auch spezifisch hemmt, ist noch nicht endgültig abgeklärt.

Nach mehreren Voruntersuchungen konnte bei penizillinempfindlichen Patienten geprüft werden, ob Theorien und molekulare Vorstellungen des Immunologen mit der Realität übereinstimmen und ob die Zugabe genügender Mengen von hemmendem Hapten beim allergischen Menschen die allergische Reaktion tatsächlich unterbindet und die weitere Verabreichung des sensibilisierenden Arzneimittels erlaubt. Im Rahmen einer

Zusammenarbeit mit Dr. J. P. Girard wurden zuerst in 15 Fällen vielversprechende Resultate erzielt (12). Weitere Untersuchungen sind im Gang und es ist z. Z. in mehr als 30 Fällen möglich gewesen an Patienten, die eine Penizillinbehandlung benötigen und die eine objektiv immunologisch nachgewiesene hochgradige Penicillinallergie besaßen, wochenlang das Medikament ohne klinische Nebenwirkungen zu verabreichen. Inwieweit damit das Problem der Penizillinallergie einer Lösung näher gekommen ist, wird sich erst später herausstellen, da auch einige Mißerfolge beobachtet wurden.

Diese Untersuchungen sind aber nicht auf dem Gebiet der Penizillinallergie von Bedeutung. Zum ersten Mal wird es am Menschen möglich sein zu prüfen, ob monovalente Antigene tatsächlich eine spezifische und direkte Steuerung des immunologischen Apparates erlauben. Falls die Resultate an diesem Modellsystem weiterhin positiv ausfallen, wären die Anwendungsmöglichkeiten des Prinzips die Haptenhemmung lediglich durch Identifizierung und Herstellung der Antigendeterminanten natürlicher Allergene begrenzt.

Literatur

1. PLESCIA, O. J., W. BROWN and N. C. PALCZUK: Proc. Nat. Acad. Sci. (Wash.) *52*, 279 (1964).
2. STUPP, Y., W. E. PAUL and B. BENACERRAF: Immunology *21*, 583 (1971).
3. DE WECK, A. L., and C. H. SCHEIDER: In «Current Problems in Immunology» ed. O. Westphal, H. E. Boxk und E. Grundmann, Springer Verlag p. 32, 1969.
4. DE WECK, A. L.: Transplantation Rewiews *10*, 3 (1972).
5. SCHNEIDER, C. H., and DE WECK, A. L.: Experientia *27*, 167 (1971).
6. DE WECK, A. L., C. H. SCHNEIDER und J. GUTERSOHN: Int. Arch. Allergy *33*, 535, 1968.
7. SMITH, H., J. M. Dewdney and A. W. WHEELER: Immunology *21*, 527 (1971).
8. DE WECK, A. L.: D. Med. Wschr. *96*, 1109 (1971).
9. DE WECK, A. L.: Int. Arch. Allergy *41*, 393 (1971).
10. DE WECK, A. L.: In «Immunological Diseases» Ed. M. Samter, Little, Brown & Co., Boston, 2nd ed. 1971, 415.
11. DE WECK, A. L., and C. H. SCHNEIDER: Int. Arch. Allergy *42*, 782 (1972).
12. DE WECK, and J. P. GIRARD: Int. Arch. Allergy *42*, 798 (1972).

Gruppenreaktionen bei Arzneimittelallergien

H. Ippen

Univ.-Hautklinik Düsseldorf (Direktor: Prof. Dr. Dr. A. Greither)

Gruppenreaktionen, auch als Kreuzreaktionen bezeichnet, sind allergische Reaktionen, bei denen strukturell verwandte, aber nicht identische Substanzen als Haptene nach Bildung der Vollantigene mit ein- und demselben Antikörper reagieren.

Eine solche, strengste Definition nimmt dementsprechend an, daß auch die endgültigen Vollantigene in ihrem Haptenteil noch gewisse strukturelle Differenzen aufweisen, die jedoch für die Assoziation mit dem Antikörper und die Folgereaktionen ohne Bedeutung sind. Oder kürzer formuliert: Gruppenreaktionen beruhen auf einer Reaktion desselben

---

1. *Im engsten Sinne*
   Verwandte, aber nicht identische Voll-Antigene reagieren mit demselben Antikörper
2. *Im weiteren Sinne*
   A. Mehrere allergene Substanzen liefern einen identischen Metaboliten und daraus ein identisches Voll-Antigen
   B. Mehrere allergene Substanzen liefern bei der Bildung des Voll-Antigens eine identische aktive Gruppierung
3. *Scheinbare Gruppen-Reaktionen*

Abb. 1: Allergische Gruppen-Reaktionen

Antikörpers mit zwei oder mehreren verschiedenen Vollantigenen. Diese strengste Definition der Kreuzreaktionen läßt sich bis heute wohl nur in Ausnahmefällen beweisen. Für wissenschaftliche Fragestellungen steht sie ganz im Vordergrund. Für die Belange der ärztlichen Praxis ist eine solche enge Definition aber unzureichend.

Hier sollten alle solchen allergischen Reaktionen als Gruppenreaktionen bezeichnet werden, bei denen sich zwei oder mehr verschiedene Substanzen bei dem gleichen Patien-

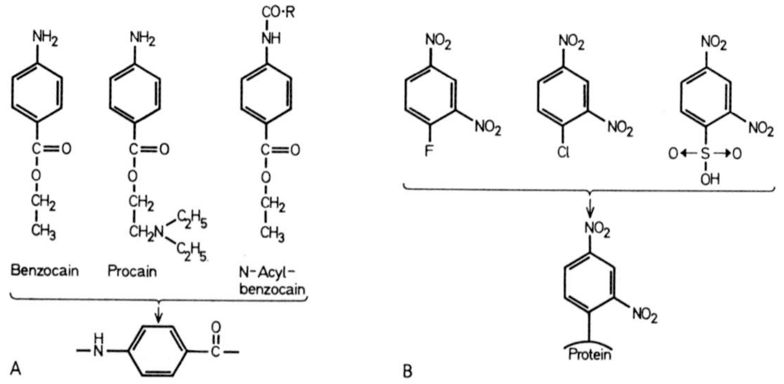

Abb. 2: Basis-Mechanismen allergischer Gruppen-Reaktionen.

ten wie ein Allergen verhalten. Eine solche breitere Definition impliziert zwei weitere Möglichkieten:
- daß zwei oder mehr allergene Substanzen im Organismus in denselben Metaboliten übergehen oder
- daß zwei oder mehr allergene Substanzen am Vollantigen eine identische aktive Struktur ausbilden.

Die klinischen Konsequenzen beider Reaktionen, die einmal vor, zum anderen während der Antigenbildung eintreten, wäre ebenfalls eine Gruppenreaktion, eine qualitativ identische Reaktion des Patienten auf zwei chemisch verschiedene Substanzen.

Stellt man klinische Gesichtspunkte ganz in den Vordergrund, so sollten in diesem Zusammenhang sogar noch solche Reaktionen berücksichtigt werden, die ich als «falsche Gruppenreaktionen» bezeichnen möchte.

Hierunter möchte ich zwei verschiedene Dinge zusammenfassen, die in der allergologischen Praxis eine recht erhebliche Bedeutung haben:
1. Identische Substanzen kommen als Arzneimittel mit ganz unterschiedlicher Indikation in den Handel.
2. Identische Substanzen kommen einmal als Bestandteil von Arzneimitteln, dann aber auch z. B. in Lebens- oder Genußmitteln vor.

---

1. Identische Substanzen werden als Arzneimittel mit ganz verschiedener Indikation verwendet:
Beispiele:
Acetylsalicylsäure als Antipyreticum (Aspirin®) und Antithromboticum (Colfarit®)
Cyproheptadin als Antiallergicum (Periactinol®) und Appetitstimulans (Nuran®)
Amantadin als Grippe-Prophylacticum (Virofral®) oder Parkinson-Mittel (PK-Merz®)
Phenytoin als Antiepilepticum (Zentropil®) oder Antiarrhythmicum (Dilantin®, Epanutin®)
Fluphenazin als Sedativum (OMCA®); oder Neurolepticum (Lyogen®)
2. Identische oder verwandte Substanzen kommen außer in Arzneimitteln in Lebens- oder Genußmitteln vor:
Beispiele:
Penicillin in Milch, Käse u. a.
Chinin in Tonic Water
p-Aminoarylverbindungen als Lebensmittelfarbstoffe
Ferner Konservierungsmittel, Bestandteile von Gewürzen, Aromastoffen etc.

Abb. 3: Scheinbare Gruppen-Reaktionen I.

Medikamente können bei sicherer Erstanwendung Reaktionen auslösen, wenn der Patient anderweitig – meist ekzematös – sensibilisiert wurde:
Beispiele:
Formaldehyd – Hexamethylentetramin
Chrom – Cagut (chromiert), Marknägel
Quecksilber – Amalgam-Füllung, Fieberthermometer
Hier aber auch *echte Gruppen-Reaktionen möglich:*
Bisphenol – Stilboestrol
p-Aminoarylderivate – Localanaesthetica, Sulfonamide
Hydrazin – INH, Hydralazin u. a.
Thiurame – Antabus®
Neomycin – Streptomycin, Kanamycin u. ä.
Halogenchinoline – Vioform® u. ä.
Sublimat u. ä. – Quecksilber-Diuretica
Perubalsam – Zimt

Abb. 4: Scheinbare Gruppen-Reaktionen II.

Zweifellos ist eine solche Ausweitung des Begriffes «Gruppenreaktion» vom wissenschaftlichen Standpunkt nicht aufrechtzuerhalten, doch sollte auf diesem praktisch so bedeutsamen Gebiet jede Gelegenheit benutzt werden, den Arzt auf die zahlreichen Gefahren hinzuweisen, die sowohl unser Arzneischatz als aber auch das tägliche Leben für den Arzneimittel-Allergiker in sich bergen.

Vor einem kurzen Überblick über die Klinik der Gruppenreaktionen soll noch auf einige praktisch oder theoretisch bedeutsame Einzelheiten ihrer biochemischen Grundlagen eingegangen werden.

1. Mit Gruppenreaktionen muß immer dann gerechnet werden, wenn zwei Substanzen in chemischer Hinsicht ähnlich sind. Dabei spielt die räumliche Struktur häufig eine viel größere Rolle als die Anordnung der Atome auf dem Papier. In dieser Hinsicht entspricht etwa der Bezolring eher dem Thiophen – oder gar dem Borazol-Ring als dem scheinbar so viel ähnlicheren Cyclohexan. Auch das symmetrische Triazin ist als flache Scheibe dem Benzol und ähnlichen Ringen viel näher verwandt als dem Hexamethylentetramin, das in seiner annähernden Kugelgestalt viel mehr Ähnlichkeit zu dem heute als Parkinson- und Virusmittel verwendeten Amantadin besitzt.

2. Substanzen, die strukturell kaum eine Verwandtschaft miteinander zu besitzen scheinen, können durch Stoffwechselschritte in identische oder nahe verwandte Metaboliten übergehen. Ein praktisch besonders wichtiges Beispiel hierfür sind die bei Penicillin-Allergikern beobachteten Gruppenreaktionen auf Cephalosporin-Derivate. Einzelheiten hierzu dürften hier aber von berufenerer Seite gebracht werden.

3. Das Eintreten oder Ausbleiben einer Gruppenreaktion kann sehr weitgehend von scheinbar nebensächlichen Substituenten abhängen, wenn diese die Ladung, die Polarität oder den Verteilungskoeffizienten zwischen Wasser und Lipiden erheblich verändern. So ist etwa die freie p-Aminobenzoesäure wie ihre Salze ein ausgesprochen schwaches Allergen, während ihre als Lokalanästhetica gebräuchlichen Ester zu den wirksamsten Ekzematogenen zählen.

4. Scheinbar geringfügige strukturelle Veränderungen können das Auftreten der erwarteten Gruppenreaktionen völlig verhindern, wenn hierdurch entweder der Stoffwechsel der Substanz wesentlich verändert oder die Gruppierung blockiert wird, die im Organismus für die Bildung des Vollantigens notwendig ist oder gar das mit dem Antikörper reagierende aktive Zentrum darstellt.

5. Umgekehrt können scheinbar ganz verschiedene Substanzen Gruppenreaktionen auslösen, wenn die eine mit dem Metaboliten der anderen verwandt oder identisch ist. Als Beispiele hierfür sei auf die Gruppenreaktionen hingewiesen, die bei Sulfathiazol-Photoallergikern auf p-Hydroxylaminophenylsulfosäureamid oder bei Hydrazin-Allergikern auf das früher in Lichtschutzmitteln weitverbreitete Dibenzalazin beobachtet werden können.

An dieser Stelle könnte eingewandt werden, daß verschiedene der gewählten Beispiele mit dem Ekzem eine Gruppe allergischer Reaktionen betrifft, die im Zusammenhang mit den Gruppenreaktionen auf Arzneimittel ja nur einen kleinen Teilbereich umfaßt. Doch sprechen nahezu alle Befunde dafür, daß Beobachtungen über Kreuzreaktionen bei der epidermalen Allergie fast immer auf alle übrigen Arzneimittel-Allergien übertragen werden können. Ausnahmen treten dann auf, wenn spezielle Stoffwechsel-Wege in den obersten Hautschichten einerseits und z. B. in der Leber andrerseits zu wesentlichen Differenzen bei der Allergen-Bildung führen.

Für die engen Beziehungen sprechen außerdem verschiedene Berichte über die Auslösung von Ekzemen durch innerliche Gabe des Ekzematogens oder eines Exanthems durch äußerliche Anwendung des Allergens. Daß aber gelegentlich wesentliche Stoffwechseldifferenzen auch solche Reaktionen verhindern, zeigen z. B. Terpentinöl-Ekzematiker, die intramuskuläre Terpentinöl-Injektionen reaktionslos vertragen.

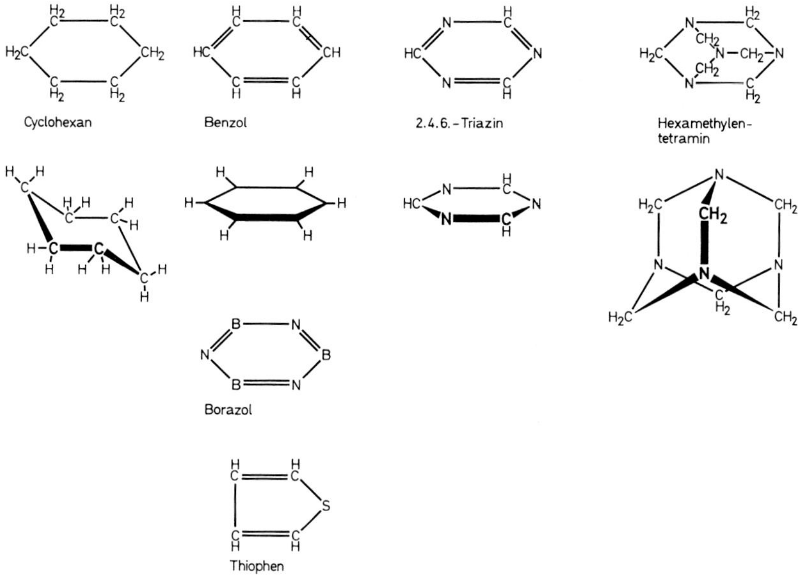

Gruppenreaktionen bei Arzneimittelallergien · 47

Abb. 5: Echte und scheinbare Verwandtschaft chemischer Verbindungen.

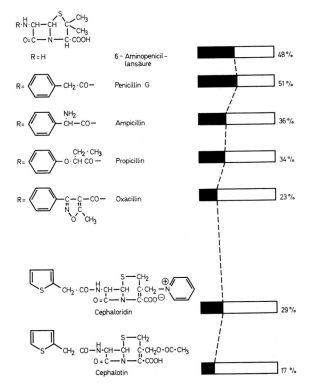

Abb. 6: Testergebnisse bei 48 Patienten mit Penicillin-Reaktionen in der Vorgeschichte (Intracutan-Teste mit jeweils 25 mcg Substanz). (Diss. S. Preuss, Düsseldorf 1970)

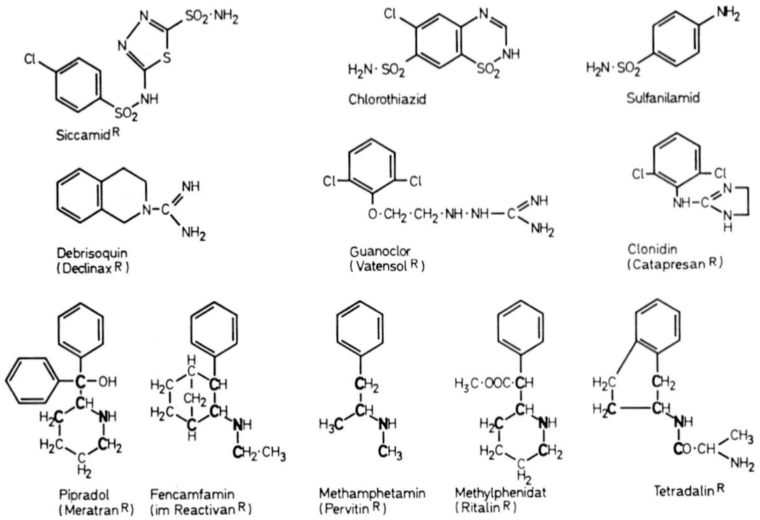

Abb. 7: Strukturell verwandte Arzneimittel.

Doch kehren wir von diesem Abstecher wieder zu den Arzneimittel-Allergien bei innerlicher Anwendung zurück, so kann zur Klinik festgestellt werden, daß eine allergische Gruppenreaktion erwartungsgemäß keine qualitativen Unterschiede aufweist.
Ruft der Stoff A ein allergisches Asthma hervor, so führt auch der verwandte Stoff B zu einem Asthma-Anfall und meist nicht zu einem Exanthem. Allerdings kann die Intensität beider Reaktionen durchaus verschieden sein. Größere Unterschiede in der Morphe scheinen als Ausnahme beim Ampicillin-Exanthem vorzukommen, das selbst dann selten urticariell ist, wenn der Patient stark positive Reaktionen auf Penicillin G zeigte.

Ein Sonderfall der Arzneimittel-Allergie ist meines Erachtens noch nicht intensiv genug zur Erforschung der Gruppenreaktionen genutzt worden: das sog. fixe Exanthem. Gegenüber den generalisierten Exanthemen oder anderen Reaktionen vom Frühtyp, bei denen sich Expositionsversuche fast immer verbieten, sollten bei Patienten mit einem fixen Exanthem immer solche Reexpositionen zur Auffindung der causalen Noxe durchgeführt werden, damit deren zukünftige Meidung die allmähliche Ausbreitung der Effloreszenzen verhindert.

Solche Expositionsversuche könnten sehr deutlich zeigen, welche strukturellen Beziehungen das Auftreten von Gruppenreaktionen bedingen. Allerdings darf nicht verschwiegen werden, daß dieser an sich recht häufige Typ von Arzneimittelreaktionen sich in praxi auf wenige Medikamentengruppen beschränkt. Dabei stehen mit dem Phenolphthalein, den Barbituraten, Pyrazolonen oder den Tetracyclinen gerade solche Medikamentengruppen im Vordergrund, bei denen Untersuchungen über die Beziehungen zwischen Struktur und allergener Wirkung längst nicht so interessant erscheinen wie etwa bei manchen Gruppen von Psychopharmaka oder beim Penicillin und seinen Verwandten.

Naturgemäß kann man ein so umfangreiches und für die allergologische Grundlagenforschung so wichtiges Gebiet wie das der allergischen Gruppenreaktionen in einem solchen Rahmen nicht erschöpfend behandeln. Mir kam es deshalb in erster Linie darauf an, einige praktisch bedeutsame Gesichtspunkte aus diesem Gebiet hervorzuheben. Ich hoffe, daß ich damit Anregungen für eine weitere Bearbeitung der hier vorhandenen Fragen und Probleme gegeben habe.

Hausstaub-Ökosystem und Hausstaub-Allergen(e) [1]

J. E. M. H. van Bronswijk

Botanisches und Zoologisches Laboratorium der Universität, Nijmegen, Niederlande

Einleitung

Der Hausstaub ist eine Quelle fortwährender Sorge für den Allergologen in Praxis und Forschung. Bereits in den 20er Jahren entstand die Vorstellung von einem spezifischen Hausstauballergen (Kern 1921, Cooke 1922). Die allergene Potenz wurde abwechselnd Baumwollfasern, Kapok, Federn, Hautschuppen, Pilzen, Algen sowie Milben der Familien Acaridae, Glycyphagidae und Pyroglyphidae zugeschrieben (Davies 1958, Voorhorst et al. 1969, Berrens 1970, Bernstein und Safferman 1970, van Bronswijk und Sinha 1971). Obgleich die Untersuchungen in der letztgenannten Familie am erfolgreichsten waren, blieb eine Anzahl von Problemen ungelöst. Die wichtigste Frage war wohl die nach der Spezifität, welche dem Allergen zugeschrieben wurde; sie war schwierig in Übereinstimmung zu bringen mit dem chemischen Befund (Berrens 1970, 1971). Daß Milben-Allergen chemisch spezifisch sein *muß*, wurde offensichtlich ohne weitere Diskussion vorausgesetzt (Voorhorst et al. 1969). Brody (1971) hat für die Herkunft der Allergene von *Dermatophagoides* 3 mögliche Produktionsstätten unterschieden: das Integument, die Fortpflanzungsorgane sowie den Traktus digestivus. Bei den beiden erstgenannten ist eine chemische Spezifität der Allergene am meisten zu erwarten. Mir scheint der Verdauungstraktus als Allergenquelle am wahrscheinlichsten, nicht nur wegen der Kongruenz mit den chemischen Untersuchungen, sondern vor allem wegen der Möglichkeit, die großen Mengen von Allergen(en) zu erklären, die durch Pyroglyphidae produziert werden müssen, um die nahezu Allgegenwärtigkeit des Hausstauballergens zu erklären.

Das ökologische System im Hausstaub

Dermatophagoides pteronyssinus (Trouessart 1897) ist in den Niederlanden der in menschlichen Wohnungen am häufigsten vorkommende Arthropode. Dies gilt vermutlich auch für die übrigen Teile von Westeuropa (Voorhorst et al. 1969, Maunsell et al. 1968, van Bronswijk 1973). Die Fußböden von Wohn- und Schlafräumen sowie Betten und Polstermöbel und nur gelegentlich gereinigte Oberbekleidung sind in der Regel von dieser Milbe bewohnt. Neuere Untersuchungen (van Bronswijk 1973, Koekkoek und van Bronswijk 1972) machen es wahrscheinlich, daß im Klima gemäßigter Breiten die meteorologischen Bedingungen auf den Fußböden nur während der Sommermonate für die Entwicklung von Populationen der *Dermatophagoides* geeignet sind. Oberbekleidung kann durch häufiges Reinigen vor einer starken Infektion bewahrt werden. Auch Polstermöbel scheinen kein Problem zu bilden, wenn diese mit Kunstleder bekleidet sind, so daß sie für Hautschuppen, andere Staubteilchen und Feuchtigkeit undurchlässig sind. Die Milben finden dann in dem Bezug der Polstermöbel kein ihnen zusagendes Klein-

---

[1] Mit Subsidie Nr. 48 von «Het Nederlands Astma Fonds», Leusden.

klima und keinen «gedeckten Tisch» vor. In den Matratzen von Betten hingegen kann während des ganzen Jahres eine Population vegetieren. Die Größe der Population fluktuiert von einem Minimum am Ende des Winters bis zu einem Maximum zu Beginn oder Mitte des Sommers. Die große Anzahl von Milben, die man am Ende des Sommers und zu Beginn des Herbstes auf den Fußböden antrifft, besteht zum größten Teil aus toten Exemplaren, die beim Bettenmachen und andere Reinigungsprozeduren aus Betten und Möbeln herausgeschleudert wurden. Infolge des Absinkens der absoluten Luftfeuchtigkeit sind sie größtenteils bereits abgestorben (van Bronswijk 1973).

Das ökologische System der Matratze wird in der Abb. 1 schematisch dargestellt. Wir haben es dabei mit einem geschlossenen Kreislaufsystem zu tun, in dem die einzelnen Teilabschnitte voneinander abhängig sind.

Der Schläfer verliert während seines Bettaufenthaltes Hautschuppen, die – zum Teil vermengt mit Fasern, z. B. der Baumwoll-Bettücher – in die Matratze eindringen. Durch die Körperwärme des Schläfers steigt die Temperatur in der Matratze besonders an der Oberseite bis auf 28–30° C an. Auch die relative Luftfeuchtigkeit kann um einige Prozente über den Feuchtigkeitsgehalt der Raumluft ansteigen (Koekkoek und van Bronswijk 1972). So ergibt sich in der Matratze ein optimales Mikroklima für eine Massenentwicklung der Milben, wie dies durch Laboratoriumexperimente schon früher ermittelt worden war. Aus Kulturversuchen ergab sich weiterhin, daß frische Hautschuppen nicht ohne weiteres durch *Dermatophagoides* aufgenommen werden. Erst wenn das Fett durch Extraktion entzogen worden ist, werden die Hautpartikel konsumiert. Im natürlichen Milieu, in der Matratze oder im Hausstaub, wird das Fett durch Mikroorganismen abgebaut, u. a. durch Vertreter der *Aspergillus glaucus*-Gruppe (van Bronswijk und Sinha, 1973). Im Verdauungstraktus von *Dermatophagoides* werden nicht nur Hautschuppen, sondern auch Baumwollfasern, Pilzsporen, Schimmelmycelien und Pollen-Körner angetroffen. Eine erhöhte absolute Feuchtigkeit der Raumluft sowie die eingeschränkte Luftzirkulation in der Matratze fördern sowohl das Wachstum der Mikroorganismen als auch der Arthropoden.

Im Hausstaub hat *Dermatophagoides* seine natürlichen Feinde und Konkurrenten, wobei in erster Linie Raubmilben der Familie Cheyletidae in Frage kommen. Bei drohendem Versiegen der Beute-Population gehen diese selbst zum Kannibalismus über. Acaride und glycyphagide Milben sind in der Lage, bei für sie günstigen mikroklimatischen und Nahrungs-Bedingungen die Population von *D. pteronyssinus* vollständig zu verdrängen (van Bronswijk et al. 1971).

Hausstauballergene

Aus dem bisher Dargelegten ergibt sich, daß in der Nahrung von *Dermatophagoides* eine Reihe von allergenhaltigen Produkten vorkommen. Die Vorbedingungen im Verdauungstraktus sind für das Ablaufen der Maillard-Reaktionen, die nach Berrens (1970) einen wichtigen Anteil für die Bildung der Hausstaub-Allergene haben, nicht ungünstig: aus Fütterungsversuchen mit verschiedenen pH-Indikatoren ergab sich, daß der pH-Wert zwischen 7 und 8 liegt; infolge der Peristaltik findet Durchknetung und damit ein inniger Kontakt der Hausstaub-Komponenten in einem wassergesättigten Milieu statt. Hierdurch sind optimale Bedingungen für den Ablauf der Maillard-Reaktionen gegeben.

Die Fäzes-Klümpchen haben einen besonders hohen Gehalt an Allergen. Dies ergab sich durch Austestung von Fäzesmaterial, das sowohl aus Milben freipräpariert als auch aus Kulturgefäßen isoliert war (Halmai und Alexander 1971, Miyamoto et al. 1968, Mitchell et al. 1969). Die Fäzes-Klümpchen mit einem Durchmesser von ca. 30 µ werden im Mitteldarm von einer peritrophischen Membran umgeben. Sobald diese «ein-

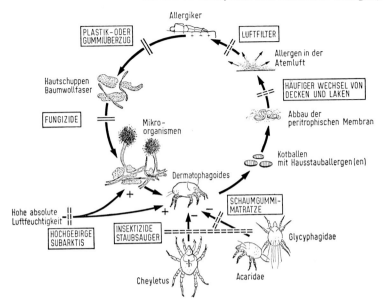

Abb. 1: Schematische Darstellung der bisher bekannten Beziehungen im Ökologischen System der Matratze zwischen der Nahrungskette von *Dermatophagoides* und ihrer Prädatoren und Konkurrenten. In Kästchen eingerahmt sind die Möglichkeiten zu einer wirksamen Beeinflussung der Kette aufgezeigt (Zeichnung: J. Gerritsen).

gepackten» Fäzes-Partikel ausgeschieden sind, wird durch Mikroorganismen oder mechanische Einflüsse die peritrophische Membran aufgebrochen. Überwuchern die Mikroorganismen, können sie auch zu einer Verminderung des Allergen-Gehaltes in den Fäzes beitragen (DAVIES 1958). Ist die Membran zerstört, dann kann der freigesetzte Fäzes-Staub ohne Schwierigkeiten in der Luft durch Zirkulation und Turbulenz verteilt werden. Der Hausstaub-Allergiker kommt so zwangsläufig mit dem feinverteilten Allergen-Träger in Kontakt. Der Kreislauf des Hausstaub-Ökosystems ist geschlossen.

Beeinflussung des ökologischen, allergologischen Zyklus

Schauen wir uns nun das gegebene Schema zunächst in umgekehrter Reihenfolge an, um die verschiedenen Möglichkeiten der Beeinflussung zu untersuchen.

Eine skandinavische Firma[2] bringt einen Apparat in den Handel, mit dem ein laminarer Strom von gefilterter Luft über dem Gesicht des Allergikers erzeugt wird. Hierduch kann, in Abhängigkeit von der Schlafhaltung des Patienten, die Menge des eingeatmeten Allergens vermindert werden. Weiterhin wird eine größere Frequenz bei der Erneuerung der Bettbezüge und Bettlaken ohne Zweifel die Menge des in die Luft abgegebene Allergens vermindern können.

Insektizide, wie DDT und Lindan, wurden sowohl in ihrer Wirkung auf pyroglyphide, als auch acaride, glycyphagide und cheyletide Milben getestet. Es zeigte sich, daß die 3 letztgenannten Gruppen wesentlich empfindlicher auf Insektizide reagieren, als die

---

[2] «Munktell sterile air flow», Munktell, Grycksbo, Schweden.

resistenteren Pyroglyphidae. Die Anwendung von Insektiziden hat daher zur Folge, durch Wegfallen des Konkurrenz- und Prädationsdruckes sogar fördernd auf den Anstieg der Pyroglyphidae-Population zu wirken. Das gleiche gilt für den excessiven Gebrauch des Staubsaugers. Hierdurch werden die frei herumlaufenden Cheyletidae, Acaridae und Glycyphagidae in viel höherem Maße weggefangen und vernichtet, als die sich versteckenden Pyroglyphidae.

Bei der Verwendung von Schaumgummi-Matratzen, die aus Polyäther-Material bestehen, ist die Milbenfauna vollständig auf die Zufuhr von Hautschuppen und anderen Staubteilchen aus der Bettwäsche angewiesen, da kein autochtones Nahrungsmaterial in der Matratze vorhanden ist. Das ist zugleich ein Nachteil für die Acaridae und Glycyphagidae, die zu den Vorratsmilben gehören. Matratzen mit Seegras- oder Stroh-Füllung, auch wenn sie noch neu und ungebraucht sind, enthalten für die Milben genügend Futter, um eine Population aufbauen zu können, so daß die Pyroglyphidae keine Gelegenheit mehr bekommen, sich genügend zu entwickeln (VAN BRONSWIJK et al. 1971).

Der Einfluß eines Fungizides-Nipagin – das ist chemisch p-methylhydroxy-Benzoesäure – auf das Populationswachstum von *D. pteronyssinus* wurde im Laboratorium untersucht. Es zeigte sich, daß diese Fungizid in der Lage ist, den Aufbau einer Population vollständig zu unterdrücken (VAN BRONSWIJK und KOEKKOEK 1971). Auf diese Weise wurde die Nahrungskette an einer entscheidenden Stelle, nämlich der Vorverdauung der Hautschuppen, unterbrochen, so daß für die Milben Nahrungsmangel auftrat.

Bei Überführung von Hausstaubasthma-Patienten in das Hochgebirge oder die Subarktis wird die absolute Luftfeuchtigkeit in den Schlafräumen verringert, wodurch die Entwicklungsmöglichkeiten sowohl für die Mikroorganismen als auch für die Milben verschlechtert werden. In trockenen Wohnhäusern, die nach VAREKAMP und VOORHORST (1961) einen günstigen Einfluß auf die allergischen Beschwerden der Patienten haben, besitzt das Fußboden-Material einen niedrigen Feuchtigkeitsgehalt. Es kann daher angenommen werden, daß darauf und darin weniger Milben in den Sommermonaten überleben können als in feuchten Häusern.

Eine andere Möglichkeit, um in das Ökosystem des Hausstaubs einzugreifen, liegt beim menschlichen Schläfer als dem Spender von Nahrung, Feuchtigkeit und Wärme für die Milben. Das Überziehen der Matratze mit einem für Hautschuppen und Feuchtigkeit undurchlässigen Material unterbindet die Schaffung eines milbenfördernden Kleinklimas und verhindert eine Akkumulation von Nahrungsstoffen in der Matratze. Es kann empfohlen werden, auf dem undurchlässigen Überzug, z. B. aus Plastik, eine Molton-Decke anzubringen, um die Transpiration des Körpers trotz der Plastik-Lage zu ermöglichen. Es ist jedoch notwendig, diese atemaktive Lage regelmäßig zu erneuern. Mit einem breit angelegten Experiment in dieser Richtung wurde in dem Asthma-Zentrum «Eykeloord» bei Nijmegen (Chefarzt M. LIMBURG) begonnen (Tabelle 1). Aus den bisher vorliegenden Ergebnissen zeigt sich, daß fabrikneue Matratzen, die am 4. Januar 1972 in Gebrauch

Tab. 1: Zahl der Exemplare von *D. pteronyssinus* in 0,1 g Matratzen-Staub. Mittel aus 3 Beobachtungen.

Datum der Probennahme	Alte Matratzen	Neue Matratzen mit Plastik-Überzug	ohne Überzug
noch nicht beschlafen	?	1,7	1,0
5-1-1972	9,7	1,0	0,0
3-2	5,0	4,7	1,7
1-3	4,3	5,0	2,0
29-3	9,3	3,3	2,0

genommen wurden, einige, allerdings tote Exemplare von *Dermatophagoides* enthielten, die offensichtlich von der Fabrik eingeschleppt wurden. In dem untersuchten Zeitraum zeigten die 12 Jahre alten Matratzen eine Fluktuation in der Zahl der einwohnenden Milben, die mit dem Jahreszyklus übereinstimmt. In den mit Plastik überzogenen, neuen Matratzen nimmt die Zahl der Milben praktisch nicht zu, während sich die Zahl der Milben in den neuen, aber ungeschützten Matratzen rasch fast der Populationsdichte der alten Matratzen nähert. Die Kinder haben keine Klagen über den Gebrauch der Plastik-Hüllen gemeldet. Das Experiment wird bis zum Sommer-Maximum weitergeführt.

Schlußfolgerung

In das Ösosystem «Hausstaub», das der Bildung der Hausstaub-Allergene zugrunde liegt, kann auf verschiedenartige Weise eingegriffen werden. Der Gebrauch von Insektiziden, Staubsauger und von ungeschützten Schaumgummi-Matratzen trägt auf die Dauer nicht zu einer Verminderung der Population von *D. pteronyssinus* bei. Erfolgreiche Unterdrückung der «Bett-Milben» ist allein zu erwarten durch die Anwendung von Fungiziden und undurchlässigen Überzügen über Matratze und gepolstertes Möbilar, da auf diese Weise die Nahrungskette im Hausstaub unterbrochen werden kann. So ergeben sich aussichtsreiche Perspektiven für eine biologische Bekämpfung der Hausstaub-Allergie.

Literatur

BERNSTEIN, I. L., and R. S. SAFFERMAN: Viable algae in house dust. Nature 227, 851–852 (1970).
BERRENS, L.: The allergens in house dust. Progr. Allergy 14, 259–339 (1970).
BERRENS, L.: The chemistry of atopic allergens. Basel, München, Paris, London, New York, Sydney (Karger), 298 pp. (1971).
BRODY, A. R.: Systemic products of the house dust mite. Proc. North Centr. Br. Entomol. Soc. Amer. 26, 66 (1971).
BRONSWIJK, J. E. M. H. VAN: *Dermatophagoides pteronyssinus* (Trouessart 1897) in mattress and floor dust in a temperate climate. J. Med. Entomol. 10, 63–70 (1973).
BRONSWIJK, J. E. M. H. VAN, and H. H. M. KOEKKOEK: Nipagin (p-methyl hydroxy benzoate) as a pesticide against a house dust mite: *Dermatophagoides pteronyssinus*. J. Med. Entomol. 8, 748 (1971).
BRONSWIJK, J. E. M. H. VAN, and R. N. SINHA: Proglyphid mites (Acari) and house dust allergy, a review. J. Allergy 47, 31–52 (1971).
BRONSWIJK, J. E. H. M. VAN, J. M. C. P. SCHOONEN, M. A. F. BERLIE and F. S. LUKOSCHUS: On the abundance of *Dermatophagoides pteronyssinus* (Trouesseart, 1897) (Pyroglyphidae: Acarina) in house dust. Res. Population Ecol. 13 (1), 67–79 (1971).
BRONSWIJK, J. E. H. M. VAN, and R. N. SINHA: Role of fungi in the survival of *Dermatophagoides* (Acarina: Pyroglyphidae) in house-dust environment. Enivironm. Entomol, 2 (1), 142–145 (1973).
COOKE, R. A.: Studies in spedific hypersensitiveness. IV. New etiological factors in bronchial asthma. J. Immunol. 7, 147–162 (1922).
DAVIES, R. R.: Moulds in dust and air. Thesis, University of London, 213 pp. (1958).
HALMAI, Z., and F. A. R. ALEXANDER: Studies on the house dust allergen (preliminary report). Allergie Immunol. 17, 69–71 (1971).
KERN, R. A.: Dust sensitization in bronchial asthma. Med. Clin. North America 5, 751–758 (1921).
KOEKKOEK, H. H. M., and J. E. H. M. VAN BRONSWIJK: Temperature requirements of a house-dust mite *Dermatophagoides pteronyssinus* compared with the climate in different habitats of houses. Entomol. Exp. Appl. 15, 438–442 (1972).

MAUNSELL, K., D. G. WRAITH and A. M. CUNNINGTON: Mites and housedust allergy in bronchial asthma. Lancet 1968 (June 15), 1267–1270 (1968).

MITCHELL, W. F., G. W. WHARTON, D. G. LARSON and R. MODIC: House dust, mites and insects. Ann. Allergy 27, 93–99 (1969).

MIYAMOTO, T., S. OSHIMA, T. ISHIZAKI and S. SATO: Allergenic identity between the common floor mite (*Dermatophagoides farinae* Hughes, 1961) and house dust as a causative antigen in bronchial asthma. J. Allergy 42, 14–28 (1968).

VAREKAMP, H., and R. VOORHORST: De invloed van klimaat en behuizing op patienten met astma bronchiale en rhinitis vasomotoria. Ned. Tijdschr. Geneesk. 105, 2022–2028 (1961).

VOORHORST, R., F. TH. M. SPIEKSMA and H. VAREKAMP: House-dust atopy and the house-dust mite *Dermatophagoides pteronyssinus*. Leiden (Stafleu), 159 pp. (1969).

Ein neuer Weg der Komplement-Aktivierung: Seine Bedeutung für die allergische Reaktion

U. Hadding, W. König, M. Dierich und D. Bitter-Suermann

Institut für Medizinische Mikrobiologie Universität Mainz

Dem Komplementsystem (C) kommt neben der lang bekannten zytolytischen Funktion wesentliche Bedeutung bei der Entzündungsvermittlung zu. Beim Ablauf der C-Reaktionssequenz werden nämlich sowohl aus der dritten (C3) als auch aus der fünften Komponente (C5) niedermolekulare Fragmente (C3a und C5a) freigesetzt mit hoher leukotaktischer Aktivität, die sich auch auf eosinophile Leukozyten erstreckt (1–3). Diese Spaltprodukte wirken weiterhin als Anaphylatoxine, die zur Histaminfreisetzung führen mit nachfolgender Steigerung der vaskulären Permeabilität und Kontraktion der glatten Muskelfasern (4–5).

In der Regel kommt die Aktivierung von C3 und C5 mit Freisetzung von C3a und C5a durch das Zusammenwirken sogenannter C-bindender Antikörper vom IgM- oder IgG-Typ mit der ersten (C1), vierten (C4) und zweiten (C2) Komplementkomponente zustande. Den Anlaß zu dieser Aktivierungskette gibt eine Konformationsänderung im Fc-Bereich der Antikörper bei der Reaktion mit dem homologen Antigen (Abb. 1).

Der früher pauschal auf das gesamte Komplementsystem bezogene Ausdruck «C-bindender Antikörper» ist in der Zwischenzeit dahingehend präzisiert worden, daß es sich sowohl beim IgG wie auch beim IgM um Bindung des C1 handelt, wodurch die Sequenz der verbleibenden acht Komponenten angestoßen wird (6). Aufgrund dieser Befunde hatte sich die Auffassung gebildet, daß einerseits die biologisch wichtigen Komponenten C3 und C5 nur nach sequenzieller Reaktion von C1, C4 und C2 aktiviert werden könnten und daß andererseits Antikörper der Klassen IgA, IgD und IgE, die kein C1 binden, auch niemals zu einer Komplementaktivierung befähigt seien. Damit wurde dem Komplement-

(1) $\quad$ Ag + IgM
$\quad\quad$ Ag + 2 IgG $\longrightarrow$ AgAk

(2) $\quad (Fc^+)n + (C1q, r, s \xleftarrow{Ca^{++}} C1) \longrightarrow \overline{C1}$

(3) $\quad C4 + C2 \xrightarrow[Mg^{++}]{\overline{C1}} \overline{C4b\,2a} + C4a + C2b$

(4) $\quad C3 \xrightarrow{\overline{C4,2}} \boxed{C3a} + C3b$

(5) $\quad C5 \xrightarrow{AgAk\ C4b2a3b} \boxed{C5a} + C5b$

Abb. 1: Schematische Darstellung der Entstehung von C3a und C5a beim Ablauf der C-Sequenz. Fc×: Gegenüber C1 reaktiv gewordener Fc-Anteil von IgM oder IgG. $\overline{C1}$: aktiviertes C1 mit enzymatischer Wirksamkeit gegenüber C4 und C2. $\overline{C4\,2}$ ($\overline{C4b2a}$) = C3-Convertase, C3 spaltendes Enzym.

system jede Beteiligung bei den durch IgE (Reagine) vermittelten allergischen Reaktionen vom Soforttyp abgesprochen.

In jüngster Zeit wurde nun ein Aktivierungsmechanismus von C3 gefunden, der unabhängig von C1, C4 und C2 abläuft. Der Umsatz von C3 wird hierbei durch den physiologischerweise im Serum vorhandenen C3-Proaktivator (C3-PA) und einen oder zwei Cofaktoren bewirkt (7–9). Diese Gruppe von Reaktionen wird im folgenden auch als Nebenschluß-Aktivierung von C3 bezeichnet. Im englischen Schrifttum sind die Ausdrücke «bypass activation» oder «alternate pathway» des Komplementsystems gebräuchlich.

Wir benutzen zum Studium dieser Art der Aktivierung von C3 ohne Beteiligung von C1, C4 und C2 einen gereinigten γ1-Antikörper vom Meerschweinchen. Die γ1-Globuline des Meerschweinchens stellen hitzelabile, homozytotrope Antikörper dar, die funktionell dem humanen IgE entsprechen (10). Immunaggregate (AgAk-Komplexe) vom γ1-Typ führten zu einem isolierten Verbrauch von C3 bis C9, der sich in einer Gesamtkomplement-Titration nicht erfassen läßt (11).

Für unsere Experimente wurden monospezifische Antikörper durch Immunisierung von Meerschweinchen mit DNP-HSA gewonnen. Die Reinigung der DNP-spezifischen γ1-Immunglobuline erfolgte mittels Ionenaustauscher-Chromatographie an DEAE-Zellulose, Immunadsorption und Gelfiltration (12). Der gereinigte, lyophilisierte γ1-Antikörper wurde in Form des Immunaggregates hinsichtlich seiner Wirksamkeit auf die Komponente C3 standardisiert. Eine kinetische Analyse der Reaktion dieses Immunaggregates gegenüber C3 im Meerschweinchenserum zeigt Abb. 2. Der hier dargestellte Umsatz von C3 läuft ohne Beteiligung von C1 ab. Die Titration von C1 im Kontrollserum ergab $1{,}4 \times 10^8$ SFU/ml, während die Titration nach der Einwirkung des γ1-Immunaggregates denselben Wert erbrachte.

Es stellte sich nun die Frage, ob diesem Schwund an hämolytisch wirksamem C3 auch tatsächlich eine echte Aktivierung dieser Komponente zugrunde liegt. Wir testeten daher entsprechende Reaktionsansätze auf Anaphylatoxin-Bildung und Histaminfreisetzung am isolierten Meerschweinchen-Ileum. Wie aus Abb. 3 zu entnehmen ist, sind γ1-Immunaggregate in der Lage, eine Anaphylatoxin-Bildung zu induzieren, die dem C3-Umsatz im Serum zeitlich parallel geht, und auf die Entstehung von C3a und C5a zurückzufüh-

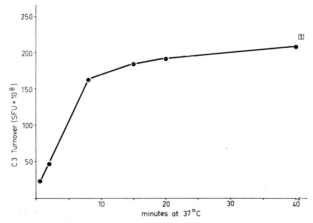

Abb. 2: Kinetische Analyse des C3-Umsatzes durch γ1-Immunaggregate im Meerschweinchenserum.
[1] Maximal vorhandenes C3.

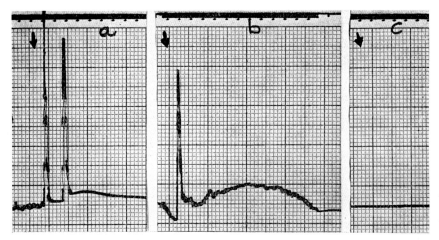

Abb. 3: Nachweis der Anaphylatoxin-Entstehung durch γ1-Immunaggregate im Meerschweinchenserum. A: Histaminkontrollen; B: Serum und Aggregate; C: Serumkontrolle.
Die Natur der zweiten langsamen und geringgradigen Kontraktion in B ist noch unbekannt. Sie repräsentiert vielleicht SRS-A Freisetzung.

ren ist. In welchem Ausmaß jedes dieser beiden Fragmente an der Reaktion beteiligt ist, läßt sich noch nicht sagen.

Die γ1-Aggregate entfalten ihre C_3-aktivierende Wirkung nur im Serum. Läßt man sie dagegen auf gereinigtes C_3 (13) einwirken, so wird diese Komponente nicht umgesetzt. Aus diesen Befunden geht hervor, daß die γ1-Aggregate zu ihrer Wirkung auf C_3 Serumfaktoren benötigen. Diese Faktoren sind im Meerschweinchenserum nur bis zu einer Verdünnung von 1:20 voll nachweisbar. Bei der Gelfiltration von Serum an Sephadex G 200 trennt sich das Faktorensystem auf: Ein Bestandteil findet sich im absteigenden Schenkel des 7S-Gipfels, ein zweiter im aufsteigenden Schenkel des 4S-Gipfels. Es handelt sich demnach um mindestens zwei Cofaktoren. Zur Aktivierung von C_3 im Nebenschluß sind weiterhin zweiwertige Metallionen erforderlich, da die Reaktion durch EDTA hemmbar ist.

Als nächstes wurde die Frage geprüft, ob der im 4S-Gipfel lokalisierte Cofaktor dem bereits erwähnten C_3-Proaktivator entspricht, von dem bekannt war, daß er an anderen Nebenschlußreaktionen beteiligt ist. Dieser Serumfaktor ist im Humanserum als Betaglobulin mit einem Molekulargewicht von 80 000 charakterisiert worden (14); er soll dem Faktor B des Properdin-Systems entsprechen (15). Aus Meerschweinchenserum konnte der C_3-PA von uns isoliert werden. Der C_3-PA wurde ursprünglich nachgewiesen aufgrund seiner Eigenschaft, mit einem Bestandteil des Cobragiftes einen Komplex zu bilden, der C_3 umsetzt. Die Faktoren dieses Systems und seine enzymkinetischen Parameter sind von uns definiert worden (16–17). Die Überführung des C_3-Proaktivators in seine wirksame Aktivatorform hat eine Änderung der Wandergeschwindigkeit im elektrischen Feld zur Folge. Die Beteiligung des C_3-PA an einer Nebenschluß-Aktivierung des C_3 läßt sich demnach an seinem Verhalten in der Immuno-Elektrophorese ablesen. Wie Abb. 4 zeigt, führt die Einwirkung von γ1-Immunaggregaten zur Konversion des C_3-PA, der damit als einer der erforderlichen Cofaktoren betrachtet werden darf.

Versucht man die verschiedenen Aspekte der Reaktion des C-Systems – klassische Sequenz, herausragende biologische Bedeutung von C_3 und C_5, Nebenschlußaktivierung des C_3 und schließlich die zur Membranschädigung führenden Schlußglieder der Se-

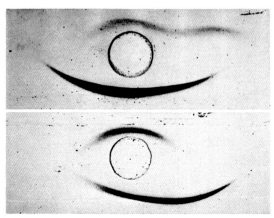

Abb. 4: Immunoelektrophorese von Humanserum. Unten: unbehandeltes Serum. Oben: nach Einwirkung von γ1-Immunaggregaten. Die Anode ist links. Als Antiseren wurden jeweils in den unteren Rinnen Anti-β1c/β1A-Serum, in den oberen Rinnen Anti-C3-Aktivator-Serum der Behringwerke benutzt. Nach Einwirkung der γ1-Aggregate (oben) ist eine teilweise Konversion sowohl des C3-PA wie des C3 eingetreten.

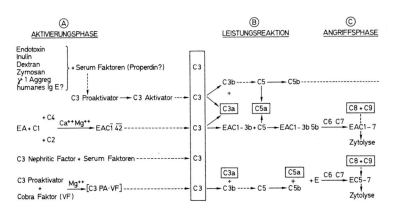

Abb. 5: Schematische Darstellung der Aktivierungsmöglichkeiten des Komplement-Systems (siehe Text). In der Mitte ist horizontal der klassische Sequenzablauf dargestellt, darüber und darunter Möglichkeiten der Nebenschluß-Aktivierung von C3. Oben links sind die Substanzen aufgeführt, von denen bekannt ist, daß sie in Serum den C3-PA in seine aktive Form überführen; hierzu gehören die besprochenen γ1-Aggregate.

quenz – zusammenzufassen, so ergibt sich eine Dreigliederung (Abb. 5). Hiernach läßt sich der erste Abschnitt vorwiegend als Aktivierungsphase ansehen. Er umfaßt die Bildung C3-aktivierender Enzyme, sei es als C3-Konvertase (C$\overline{42}$), sei es die Aktivierung des C3-PA auf verschiedenen Wegen oder die Bereitstellung direkt wirkender Enzyme.

Eine zweite Phase umfaßt die Spaltung von C3 und C5. Wegen zahlreicher in dieser Phase entstehender biologischer Aktivitäten läßt sich dieser Abschnitt als eigentliche biologisch wirksame Leistungsreaktion bezeichnen. Die Komponenten C6 und C7 leiten über zu einer dritten Phase (Abschnitt C), in dem durch C8 und C9 die spezielle Funktion der Zytolyse ausgeübt wird. Der Abschnitt C kann daher als Angriffsphase bezeichnet werden.

Komplement-Aktivierung: Bedeutung für die allergische Reaktion · 59

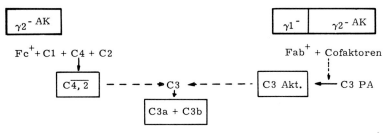

Abb. 6: Interaktionsmöglichkeiten der γ1- und γ2-Antikörper des Meerschweinchens mit dem Komplement-System (s. Text) (7). Fc× und Fab×: Gegenüber C1 oder Cofaktoren reaktiv gewordene Antikörper-Regionen.

Nach dieser Einordnung der C1-, C4- und C2-unabhängigen Nebenschluß-Aktivierung von C3 soll noch einmal im Besonderen auf die Interaktionsmöglichkeiten eingegangen werden, über die die Meerschweinchen-γ1- und γ2-Immunglobuhine gegenüber dem Komplementsystem verfügen.

Während der γ2-Antikörper mit seinem Fc-Anteil die klassische Sequenz in Gang setzt, fehlt dem γ1-Antikörper diese Möglichkeit. Dagegen ist das γ1-Molekül mit seinem F(ab)-Anteil in der Lage, über ein Cofaktoren-System den C3-PA zu konvertieren, der seinerseits C3 aktiviert (Abb. 6). Diese zweite Möglichkeit kommt auch dem F(ab)-Anteil des γ2-Antikörpers zu, der demnach in zweifacher Weise mit dem Komplement-System reagieren kann (18–19).

Die besondere Bedeutung dieser mit dem homozytotropen γ1-Antikörper des Meerschweinchens erhobenen Befunde liegt in der funktionellen Entsprechung zum humanen IgE. Nach Ishizaka (20) soll humanes IgE im Serum einen C3-Umsatz bewirken. Ebenso soll eine durch IgE verursachte Histaminfreisetzung aus Mastzellen unter Beteiligung von C3 ablaufen (21). Ähnlich erwies sich auch das zur C1-Bindung unfähige IgA in der Lage, den C3-PA zu konvertieren mit allen daraus zu erwartenden Folgen (7). Die Aufdeckung dieser Nebenschluß-Aktivierungen des C3 hat die gesichert erscheinenden Ansichten über die Komplement-Unabhängigkeit vieler Antikörpervermittelter Immunreaktionen neuerlich in Frage gestellt. Werden diese ersten Befunde in der Zukunft voll bestätigt, so würden dadurch entgegen der bisherigen Annahme die durch IgE bedingten allergischen Sofort-Reaktionen unter die Komplementabhängigen eingereiht werden müssen.

Zusammenfassung

1. Der größte Teil der biologischen Komplementwirkung hängt von der enzymatischen Spaltung und Aktivierung der dritten Komponente (C3) ab. Auf welchem Wege diese Aktivierung zustande kommt, ist für die Wirkung des Komplementsystems gleichgültig, solange bei der aktivierenden Reaktion die Spaltprodukte C3a und C3b entstehen.
2. Der γ1-Antikörper des Meerschweinchens ist in der Lage, ohne Beteiligung von C1, C4 und C2 mit Hilfe von Cofaktoren C3 zu aktivieren. Die Aktivierung läßt sich als Histaminfreisetzung durch C3a und C5a nachweisen.
3. Der bisher lediglich an dem «Komplement-bindenden» Immunkomplex aus IgM oder IgG orientierte Begriff der Komplementbeteiligung bei immunologischen Reaktionen ist nicht mehr haltbar und muß neu gefaßt werden. Durch die Fähigkeit der nicht C1-bindenden Antikörper – γ1-Ig beim Meerschweinchen, IgA und IgE beim Menschen – C3 zu aktivieren, stellt sich die Frage, ob die Auslösung der allergischen Reaktionen vom Soforttyp unter Einbeziehung des Komplementsystems durch die genannten Antikörper vermittelt wird.

Literatur

1. WARD, P. A.: Neutrophil chemotactic factors and related clinical disorders. Arthritis. Rheum. *13*, 181 (1970).
2. SHIN, H. S., R. SNYDERMAN, E. FRIEDMAN, A. MELLORS and M. M. MAYER: Chemotactic and anaphylatoxic fragment cleaved from the fifth component of guinea pig complement. Science *162*, 361 (1968).
3. HADDING, U.: Das Komplement: Vermittlungssystem für humorale Abwehrleistung und allergische Entzündung. Hautarzt *23*, 1 (1972).
4. JENSEN, J.: Anaphylatoxin in its relation to the complement system. Science *155*, 1122 (1967).
5. COCHRANE, C. G., and H. J. MÜLLER-EBERHARD: The derivation of two distinct anaphylatoxin activities from the third and fifth components of human complement. J. Exp. Med. *127*, 371 (1968).
6. AUGENER, W., H. M. GREY, N. R. COOPER and H. J. MÜLLER-EBERHARD: The reaction of monomeric and aggregated immunoglobulins with C_1. Immunochemistry *8*, 1011 (1971).
7. GÖTZE, O., and H. J. MÜLLER-EBERHARD: The C_3-activator system: An alternate pathway of complement activation. J. exp. Med. *134*, 90s (1971).
8. BITTER-SUERMANN, D., and U. HADDING: Untersuchungen über die Auslösung der terminalen Reaktionsschritte bei der Immunhämolyse. Verh. dtsch. Ges. Path. *54*, 276 (1970).
9. BITTER-SUERMANN, D.: Aktivierung des Komplementsystems: Ein Monopol des Immunkomplexes? Klin. Wschr. *50*, 277 (1972).
10. BERKEN, A., and B. BENACERRAF: Properties of antibodies cytophilic for macrophages. J. exp. Med. *123*, 119 (1966).
11. SANDBERG, A. L., A. G. OSLER, H. S. SHIN and B. OLIVEIRA: The biologic activites of guinea pig antibodies. II. Modes of complement interaction with γ_1- and γ_2-immunoglobulins. J. Immunol. *104*, 329 (1970).
12. KÖNIG, W., D. BITTER-SUERMANN, M. DIERICH and U. HADDING: Bypass-activation of the complement system starting with C_3. II. C_3 activation by γ_1-immune aggregates in guinea pig serum. Immunochemistry *10*, 431 (1973).
13. BITTER-SUERMANN, D., U. HADDING, F. MELCHERT and H. J. WELLENSIEK: Independent and consecutive action of C_5, C_6 and C_7 in immune hemolysis. I. Preparation of $EAC1-5$ with purified guinea pig C_3 and C_5, Immunochemistry *7*, 955 (1970).
14. MÜLLER-EBERHARD, H. J., U. HADDING and M. A. CALCOTT: Current problems in complement research. In: Immunopathology, Fifth International Symposium (P. Grabar, P. A. Miescher eds.) Schwabe und Co. 1967, p. 179.
15. GOODKOFSKY, I., and I. H. LEPOW: Functional relationship of factor B in the properdin system to C_3 proactivator of human serum. J. Immunol. *107*, 1200 (1971).
16. DIERICH, M. P., D. BITTER-SUERMANN, W. KÖNIG and U. HADDING: Formation and function of a complement-activating enzyme generated from factors of guinea pig serum and cobra venom. Eur. J. Immunol. *1*, 309 (1971).
17. BITTER-SUERMANN, D., M. DIERICH, W. KÖNIG and U. HADDING: Bypass-activation of the complement system starting with C_3. I. Generation and function of an enzyme from a factor of guinea pig serum and cobra venom. Immunology *23*, 267 (1972)
18. SANDBERG, A. L., and A. G. OSLER: Dual pathways of complement interaction with guinea pig immunoglobulins. J. Immunol. *107*, 1268 (1971).
19. SANDBERG, A. L., O. GÖTZE, H. J. MÜLLER-EBERHARD and A. G. OSLER: Complement utilization by guinea pig γ_1- and γ_2-immunoglobulins through the C_3 activator system. J. Immunol. *107*, 920 (1971).
20. Persönliche Mitteilung von Dr. ISHIZAKA/Baltimore. Die entsprechende Publikation ist in Vorbereitung.
21. MALLEY, A., L. BAECHER and D. BURGER: The role of complement in allergen-reagin mediated histamine release from monkey lung tissue. Proc. Soc. exp. Biol. Med. *136*, 341 (1961).

Wir danken Frl. AULBACH, Fr. BOENISCH und Frl. SCHWARZ für ihre stets freudige und technisch brillante Mitarbeit.

Immunologische Mechanismen bei Arzneimittelallergien

E. MACHER
Hautklinik der Westfälischen Wilhelms-Universität Münster
Direktor: Prof. Dr. E. MACHER

Arzneimittel können als körperfremde Substanzen unter Bedingungen, die sich im Einzelfall schwer vorhersehen lassen, entweder per se oder in Form ihrer Abbauprodukte zu Immunogenen werden. Im Gegensatz zur Vakzination, bei der körperfremde Substanzen zu eben diesem Zwecke verabreicht werden, ist hier diese Wirkung unerwünscht. Sie führt auch nicht zu erhöhtem Schutz, sondern löst Reaktionen aus, die sich störend bemerkbar machen oder den Organismus sogar gefährden. Solche Reaktionen werden als Überempfindlichkeitsreaktionen bezeichnet. Sie gehen mit Gewebsschäden einher, aus denen einigermaßen zuverlässig auf die zugrundeliegenden Mechanismen geschlossen werden kann. Gleichwohl ist im Einzelfall die exakte immunologische Analyse oft schwierig oder unmöglich, da sich verschiedene Immunmechanismen in unterschiedlicher Wirkstärke miteinander kombinieren. Daraus erklärt sich die auch heute noch verwirrende morphologische Mannigfaltigkeit der Arzneimittelallergien.

Im Grunde jedoch folgen die Arzneireaktionen den gleichen Grundregeln, nach denen auch die anderen Allergieformen ablaufen. Bis auf wenige klinische Ausnahmen (z. B. Lyell-Syndrom, fixes Arzneimittelexanthem) sind die dabei operierenden immunologischen Mechanismen bekannt. Sie wurden von GELL und COOMBS (1) in 4 Typen eingeteilt, von denen die ersten drei auf der Interaktion eines humoralen Antikörpers mit dem Antigen beruhen, während es beim vierten spezifisch sensibilisierte Lymphozyten sind, die mit dem Antigen reagieren. Diese 4 Reaktionstypen sollen hier nur in ihren Grundzügen rekapituliert werden, da über sie ausführlicher anderswo nachgelesen werden kann (1-5).

Typ I: Überempfindlichkeit vom anaphylaktischen Typ

Das Antigen induziert die Bildung einer besonderen Immunglobulinart, die heute als IgE bezeichnet wird und früher Reagin, hautsensibilisierender oder atopischer Antikörper genannt wurde. IgE unterscheidet sich von den übrigen Immunglobulinen durch die Fähigkeit, mittels einer speziellen Region seines Fc-Stückes auf der Oberfläche von Gewebsmastzellen und zirkulierenden Blutbasophilen zu fixieren. Hier findet nachher die Antigen-Antikörper-Reaktion statt. Diese löst die Freisetzung von Histamin aus dem Innern der Mastzelle sowie die Bildung von Slow-Reacting-Substance-A (SRS-A) und Bradykinin im Gewebe aus. Dadurch werden Muskelzellen kontrahiert, muskelfreie Gefäße dilatiert und die Gefäßpermeabilität gesteigert. Klinische Folgeerscheinungen an der Haut sind Quaddeln. Arzneiallergien vom urtikariellen Typ lassen auf diesen Mechanismus schließen. Eine häufige Ursache ist Penicillin.

Typ II: Überempfindlichkeit vom zytotoxischen Typ

Hierbei kuppelt das Antigen vermöge spezieller chemischer Reaktivität an Strukturen auf der Oberfläche geformter Blutelemente: Erythrozyten, Granulozyten, Thrombozyten.

Gegen diesen Zell-Drogenkomplex gerichtete Antikörper – entweder vom IgM- oder IgG-Typ – binden an die Zelloberfläche, wodurch es entweder zur Phagozytose der Zelle infolge Opsonisation oder Immunadhärenz kommt, oder aber die Zelle fällt nach voller Aktivierung des Komplementsystems der Lyse anheim. Arzneiallergien mit purpurischem Einschlag lassen auf Beteiligung dieses Typs schließen. Klassischerweise wird er durch Sedormid ausgelöst, aber auch hierbei kann Penicillin die Ursache sein.

Typ III: Überempfindlichkeit vom Arthus-Typ

Diese wird herbeigeführt durch Antigen-Antikörper-(IgG)-Komplexe, die sich an der Gefäßwand ablagern und durch Komplementaktivierung eine akute Entzündung im Gewebe hervorrufen. Als Spaltprodukt der dritten und fünften Komplementkomponente (C_3, C_5) entsteht Anaphylatoxin, das Histamin freisetzt. Dadurch kommt es wie beim Typ I zunächst zur Gefäßpermeabilitätssteigerung. Dann aber tritt ein doppelter chemotaktischer Reiz hinzu (C_3, C_{567}), der zum Austritt von Granulozyten führt. Diese beginnen nun die Antigen-Antikörper Komplexe zu phagozytieren. Durch ihr frühes Zugrundegehen auf dem Entzündungsfeld werden zahlreiche Enzyme freigesetzt, die den eigentlichen Gewebsschaden verursachen. Hämorrhagische Nekrosen und Mikrothromben kennzeichnen das mikroskopische Bild. – Die Proportionen, in denen lösliches Antigen und Antikörper zueinander stehen, unterteilen diesen Reaktionstyp noch einmal. Bei Antigenüberschuß bilden sich lösliche Komplexe, die außer in der Haut auch in Gelenken und Nieren abgelagert werden, wodurch die Symptome der Serumkrankheit hervorgerufen werden. Bei Antikörperüberschuß dagegen fallen die Komplexe dort, wo sie sich bilden, als Präzipitat aus. – Erythema nodosum- und Erythema exsudativum multiforme-ähnliche Arzneiausschläge repräsentieren diesen Typ. Wiederum ist Penicillin häufig die Ursache.

Typ IV: Überempfindlichkeit vom (zellvermittelten) Spättyp

Hierbei spielen konventionelle Immunglobuline keine Rolle. Statt dessen induziert das Antigen – wahrscheinlich, wenn es in der Gewebsperipherie lokal fixiert ist – die Bildung spezifisch sensibilisierter T-Lymphozyten. Wenn diese mit dem Antigen zusammentreffen, produzieren und sezernieren sie lösliche Proteine von Molekulargewichten unter 80 000 (keine Antikörper!), die unverbindlich als Faktoren bezeichnet werden. Neuerdings ist dafür der Gattungsname Lymphokine vorgeschlagen worden. Diese Faktoren attrahieren mononukleäre Zellen aus der Gefäßbahn, bringen sie durch Lähmung ihrer Migrationsfähigkeit am Austrittsort zur Akkumulation und befähigen sie zu phagozytotischer und zytotoxischer Aktion gegen antigentragende Zielzellen. Auf diese Weise wird allmählich – «verzögert» – eine entzündliche Gewebsreaktion aufgebaut, in der das Antigen digestiv eliminiert wird. – Arzneiallergien mit papulös-squamöser Note lassen auf diesen Reaktionstyp schließen. Er wird nicht selten durch Ampicillin hervorgerufen.

Diese grob skizzierten Überempfindlichkeitsreaktionen stellen sich charakteristischerweise als Zweiphasen-Reaktion dar. Dies ist besonders deutlich bei Typ I, III und IV (Tab. 1). Sie beginnen mit einer klinisch stummen Initialphase, in der jedoch die immunologisch spezifischen Vorgänge ablaufen. Diese lösen die klinisch apparente Effektualphase aus, in der eine komplexe Folge von Zell- und Gewebsaktivitäten ohne immunologische Spezifität zu beobachten ist. Erst in dieser Phase kommt «Überempfindlichkeit» zu klinischem Ausdruck. Passagere oder permanente Gewebsschäden in mikroskopischer oder makroskopischer Dimension treten auf. Es darf aber nicht übersehen werden, daß damit – obschon unter Opfern – Antigenelimination erreicht wird, wie es dem Sinn jeder Immunreaktion entspricht.

				INITIALPHASE immunologisch spezifisch, klinisch inapparent		EFFEKTUALPHASE immunologisch unspezifisch, klinisch apparent	
		Mediator	Eigenschaften	Reaktion mit Antigen	Primärfolge	Sekundärfolge	Tertiärfolge
Anaphylaxie		Ig E (Ig G)	fixiert auf Mastzellen nicht präzipitierend nicht C-aktivierend hitzelabil	auf Mastzell- oberfläche	Freisetzung von H-Substanzen	Vasodilatation Permeabilitäts- steigerung Kontraktion glatter Muskul.	Restitutio ad integrum kein Gewebs- schaden
Arthus-Reakt.		Ig G (Ig M)	zirkuliert mit Serum präzipitierend C-aktivierend hitzestabil	in Gefäß- nähe	Aktivierung von Komplement	Chemotaxis (Segmentkernige) Phagozytose Leukozytoklasie	Enzym- freisetzung Gewebsschaden
Zellvermittelt		"sensibi- lisierte" Lympho- zyten	zirkulieren durch Gewebe C-unabhängig langlebig	in Gewebs- peripherie	Synthese und Sekretion von Lymphokinen	Chemotaxis (Mononukleäre) Migrationshemmung mitogener Reiz Makrophagen- aktivierung	Enzym- freisetzung Zytotoxizität Gewebsschaden

Literatur

1. GELL, P. G. H., and R. R. A. COOMBS: Clinical Aspects of Immunology, Section IV. The Allergic State as Responsible for Clinical Hypersensitivity and Disease. Blackwell Scientific Publications, Oxford 1968.
2. HUMPHREY, J. H., und R. G. WHITE: Kurzes Lehrbuch der Immunologie, 2. Auflage, Georg Thieme Verlag, 1972.
3. MACHER, E.: Immunologische Mechanismen der Allergie. Z. Haut-Geschl.-Kr. 47, 307–318 (1972).
4. ROITT, I.: Essential Immunology. Blackwell Scientific Publications, Oxford 1971.
5. TURK, J. L.: Immunology in Clinical Medicine. William Heinemann Medical Book, Ltd., London 1969.

Falsch-positive serologische Tests, induziert durch Medikamente

K. Bandilla

Deutsche Klinik für Diagnostik, Wiesbaden

Routinemäßige Anwendung von serologisch-immunologischen Untersuchungsmethoden hat zu sogenannten «klinisch falsch positiven» Ergebnissen geführt; z. B. ein positiver Wassermann bei Patienten mit rheumatoider Arthritis (RA) oder ein positiver FTA-Test bei Patienten mit systemischem Lupus erythematodes (SLE). In den letzten 10 Jahren haben sich Veröffentlichungen gehäuft über folgende, durch Medikamente induzierte positive Tests: Rheumafaktor, antinukleare Faktoren (ANF), LE-Zellen, Coombs-Test und Wassermann Reaktion. Eine positive Wassermannsche Reaktion bei Barbiturat-Vergiftungen oder ein positiver Test für Rheumafaktoren z. B. unter der Behandlung mit Methyldopa oder Procainamid ist differentialdiagnostisch von keiner großen Bedeutung. Dagegen kann ein positiver LE-Zellen-Test oder ein Test für antinukläre Faktoren (ANF) oder ein positiver Coombs-Test weitreichende diagnostische und prognostische Bedeutung haben. Ich will mich deshalb auf den durch Medikamente induzierten LE-Zellentest bzw. Test für ANF beschränken und zum Schluß darauf eingehen, ob es sich hier um einen klinisch falsch positiven Test handelt oder um eine Demaskierung einer in der Anlage vorhandenen Krankheit. Die erste Tabelle führt die Medikamente auf, die einen LE-Zellen-Test induzieren können. An erster Stelle steht das Procainamid, das als Pronestyl, als Novocamid und als Novocainamid im Handel zu haben ist. Ein Präparat, das in Deutschland nicht so häufig angewandt wird wie in den Vereinigten Staaten. Als nächstes die Gruppe der Antihypertensiva. In erster Linie Hydralazin und Dihydralazin; einige Präparate sind Apresolin und Nepresol. Daneben ist dieser Wirkstoff auch in Adelphan enthalten. Weiterhin Methyldopa, in Aldomet und Presinol, Guanoxan als Envocar und Reserpin, das zusammen mit Hydralazin im Adelphan ist und im Sedaraupin und verschiedenen anderen Medikamenten. Neben dieser Gruppe der Antihypertensiva ist Isoniazid – gebraucht in der antituberkulostatischen Therapie – häufig aufgeführt. Als nächste Gruppe dann die Antikonvulsiva, angeführt von Dilantin, das auch in Deutschland recht häufig angewandt wird, Mesantorin, Tridion und Primidion, das heute kaum mehr im Gebrauch ist, dafür aber Methsuximid

Tab. 1: Mögliche Induktionen von positiven LE-Zellen oder ANF-Test (I)

Procainamid	Pronestyl, Novocamid
Isoniazid	
Hydralazin	Apresolin, Nepresol, Adelphan
Methyldopa	Aldomet, Presinol
Guanoxan	Envacar
Reserpin	Sedaraupin, Adelphan
	Dilantin, Zentropil, Phenhydan, Epanutin, Zentronal (+Borbiturat)
Mesantoin	Tridion
Primidon	Mylepsin
Methsuximid	Petinutin, Celontin
Ethosuximid	Zarontin
Phenytoin	Zentronal

Tab. 2: Mögliche Induktion von positiven LE-Zellen oder ANF-Test (II)

Penicillin, Tetracycline, Streptomycin	
Sulfonamide	Sulfadiazin, Sulfamethoxypyridazine, Azulfidine
Thiouracil, Propyl-, Methyl-	Deracil, Prospacil, Methicil, Thyreostat II
Phenylbutazon	Butazolidin
Phenolphtalein	Darmol, Neda-Würfel
Gold	Aureotan, Aurodetoxin
Griseofulvin	Fulcin
PAS	
Carbamazipin	Banocide, Carbilazin

Tab. 3: Häufigkeit von ANF- oder LE-Zellen-Test

Procainamid "	(Le-Zellen, ANF, anti DNA)	17/22	65–74%
Hydralazin '	(LE-Zellen, ANF)		14–50%
Isoniazid *	ANF		20–67%
" Dubois, Ziff			
' Alarcón-Segovia, Tan			
* Seligman, Alarcón-Segiovia			

als Petinutin und Celontin oder Ethosuximid als Zarontin, das häufiger bei Jugendlichen angewandt wird. Daneben auch Phenytoin im Zentronal. Die zweite Tabelle zeigt dann eine Reihe von Medikamenten, von denen nur vereinzelt Berichte vorliegen. Einmal die Gruppe der Antibiotika, dann die Sulfonamide, dann Thiouracil als Prophyl- und Methylthiouracil, Phenylbutazon, Phenolphtalein, Gold, Grisseofulvin PAS und Carbamazipin. Tabelle 3 gibt die Häufigkeit von positiven ANF-Tests, wie sie von verschiedenen Autoren angegeben wird. Für Procainamid, das sicherlich der am meisten potente Induktor ist, wird die Häufigkeit zwischen 65–74% von allen Patienten, die damit behandelt werden, angegeben (2, 3). Bei der Hydralazin-Gruppe sind es Angaben von 14–50% (4,1) und für Isoniazid 20–67% (5,1).

Welche Wirkungsmechanismen liegen dieser Reaktion zugrunde? Der Test für Antikernfaktoren basiert auf Nukleoproteinen als Antigen, gegen die der Organismus Auto-Antikörper bildet.

Drei verschiedene Wirkungsmechanismen sind möglich:
1. die Nukleoproteine werden durch die Medikamente für den Organismus immunologisch verändert;
2. es kommt zur spezifischen Immun-Antwort cellulär oder humoral auf diese Medikamente und
3. die Reaktion beruht auf einer direkten pharmakologischen Wirkung der angeschuldigten Substanzen im Gewebe.

Ad 1.

BLOOMGREEN und VAUGHN (5a) zeigten, daß die photochemischen Verbindungen von DNS mit Procain eine deutlich größere Antigen-Wirkung hatte, als native DNS oder photooxydierte DNS. TAN et al. (4) beschrieb in-vitro-Veränderungen von löslichen Nukleoproteinen durch Hydralazin; ALERCÓN-SEGOVIA und Mitarbeiter (1) fanden das gleiche, nämlich Antikörper gegen lösliches Nukleoprotein in 78% von 214 Patienten, die mit Isoniazid behandelt wurden. Diese Patienten reagierten nur mit löslichen Nukleoproteinen und nicht mit DNS.

Die zweite Möglichkeit, daß eine direkte Immunantwort auf die Medikamente erfolgt, scheint durch den Nachweis von Antiprocainantikörpern in 19–50% der Patienten wie von RUSSELS und ZIFF beschrieben (3), bestätigt zu werden. HEINE und FRIEDMANN (6) haben Antihydralazinkörper bei einem Patienten mit Hydralazin-Syndrom beschrieben und HAHN et al. (7) konnten eine zelluläre und humorale Immunantwort auf Hydralazin in direkter Korrelation zum klinischen Syndrom zeigen.

Andererseits ist bekannt, daß Hydralazin die Haut sensitivieren kann. PERRY (7a) berichtet über 1,4–3% positiver LE-Zellen-Tests nach intradermaler Applikation von Hydralazin. Hier wäre also – wie man es hypothetisch auch für den Erythematodes annimmt – die zelluläre Immunantwort die Grundlage der Reaktion.

Inwieweit allerdings Reaktionen, z. B. Penicillinallergien, eine ursächliche Rolle bei der Induktion des LE-Zellen-Tests spielen, ist bis jetzt nicht zu beantworten. Wir wissen, daß Medikamenten-Allergien gehäuft bei SLE vorkommen. Nach Dubois waren unter 520 Fällen von SLE z. B. 35 Fälle, d. h. z. B. 6,7% mit einer Penicillin-Allergie. In Berichten über das Auftreten von positiven ANF-Tests bei Patienten, die mit Penicillin behandelt wurden, ist nicht klar, ob die Patienten eine Penicillin-Allergie hatten und warum Penicillin gegeben worden war; vielleicht gegen eine Pleuritis, die das Initial-Syndrom eines beginnenden Erythematodes sein kann. Noch zwingender ist diese Frage in bezug auf die Antikonvulsiva. Eine zerebrale Vasculitis als Ursache eines Anfallsleidens kann gerade bei Jugendlichen das Initial-Syndrom eines Erythematodes sein. RALLISON (8) hat jedoch auch einen Fall mit Dyphenylhydanthoinbehandlung, positivem LE-Test und bioptisch gesicherter Lupus-Nephropathie beschrieben. Nach Absetzen des Medikamentes trat vollkommene Reimssion ein und eine Wiederholungsbiopsie nach 19 Monaten zeigte nur noch eine verheilte Läsion.

Dies bringt uns zur letzten Frage: handelt es sich hier um ein passageres, nach Miescher immunologisches, Epiphänomen oder induziert das Pharmakon ein dem Erythematodes ähnliches Syndrom oder demaskiert es einen in der Anlage vorhandenen Erythematodes? Drei Aspekte sind hier zu berücksichtigen:

1. das klinische Bild:
   zeigen sich hier etwa Unterschiede zum klassischen Erythematodes?
2. die Korrelation zur Medikamenten-Exposition und
3. die Familienuntersuchungen.

Ad 1.

Es besteht kein Unterschied zwischen einem spontan auftretenden Erythematodes und einem durch die hier aufgeführten Medikamente induzierten, wenn auch bei Hydralazin-Induzierungen auffallend geringe Nierenbeteiligung vorkommt oder bei Procain erhöhter Befall des pleuro-pneumonalen Systems auffällt. CARLSON et al. (9) beschrieben eine Patientin, die auf Mephenytoin ein SLE-Syndrom mit einem typisch rheumatoiden Knoten entwickelte.

Ad 2.

In den meisten Fällen kommt es Wochen nach Absetzen des Präparates zu einer völligen Remission und einem Negativ-Werden der Befunde. Wird das Präparat in kleinen Dosen erneut gegeben, treten in fast allen Fällen wieder eine Lupus-Symptomatik und positive Tests für ANF auf. LEE und Mitarbeiter (10) beschrieben bei 50% der Patienten mit Medikamenten-induziertem Erythematodes eine Remission nach Absetzen der Medikamente. ALARCON-SEGOVIA (1) fand jedoch unter 35 Patienten, die Hydralazin erhalten hatten, 6 Monate bis 9 Jahre später in 25 Fällen noch persistierende Befunde wie bei einem Erythematodes. CONDEMI et al. (11) fanden bei 10 Patienten, die mit Hydralazin behandelt worden waren, nach 9 Jahren noch einen positiven Test für ANF, ohne daß diese Patienten Zeichen eines Erythematodes hatten. Dies scheint aber nur für die Hydralazingruppe zuzutreffen. Von 22 mit Procain behandelten Fällen hatten 17 einen positiven Test und nur 2 hatten Symptome in Form von Arthralgien. Nach Absetzen des Medikamentes wurden die Tests negativ. Für die Antikonvulsiva bestehen solche Langzeitbeobachtungen in großer Zahl nicht.

Zum Schluß noch ein Wort zur genetisch bedingten Disposition oder sogenannten Lupus Diathese. HOLLEY (12) untersuchte 44 Verwandte von Kindern mit durch Antikonvulsiva induziertem Erythematodes und fand in 18 Fällen, d. h. 44%, serologisch und immunologisch Abnormitäten; entweder erhöhtes IGG oder Gewebeantikörper. ALARCON konnte dies auch für Hydralazin bestätigen. Von 50 Patienten mit Hydralazin-Syndrom hatten 44% Hinweise auf einen Erythematodes in der Vorgeschichte, verglichen mit nur 13% von 100 Hypertonikern, die mit anderen Medikamenten behandelt worden waren. Bei 34% dieser Patienten war die Familienanamnese für Lupus Praedisposition positiv, verglichen mit nur 12,5% gegenüber der Kontrollgruppe.

Nach ALARCÓN-SEGOVIA – in Anlehnung an Lee – kann die derzeitige Meinung folgendermaßen zusammengefaßt werden:

Neben konstitutionellen Faktoren, die durchaus genetisch bedingt sein können, was als Lupus-Diathese von Alarcón bezeichnet wird, kommen verschiedenste Umweltfaktoren – hier z. B. die in ihrer Potenz aufgeführten Medikamente – hinzu und dadurch kann eine Krankheit manifest werden, bleiben oder nach Absetzen der Medikamente auch in ihrer Symptomatik zum größten Teil wieder verschwinden.

Zusammenfassung

1. Nach Langzeitbehandlung mit gewissen Medikamenten wie Procainamid, Hydralazin und anderen Antihypertensiva, Isoniazid und Antikonvulsiva werden gehäuft positive Tests für ANF gefunden.
2. Ein gewisser Prozentsatz der Patienten kann ein Krankheitsbild entwickeln, das von dem des SLE nicht zu unterscheiden ist.
3. Nach Absetzen der Medikamente werden die Tests in vielen Fällen negativ, zum Teil bleiben die Befunde jedoch bestehen.
4. Möglicherweise demaskieren diese Medikamente eine Lupus-Diathese in diesen Patienten.

Literatur

1. CF. ALARCON-SEGOVIA, D.: Mayo Clin. Proc. 44, 664 (1969).
2. DUBOIS, E. C., et D. C. TUFFANELLI: JAMA 190, 104 (1964).
3. RUSSEL, A. S., et M. ZIFF: Clin. Exp. Immun. 3, 901 (1968).
4. TAN, E. M.: Arthr. Rheum. 11, 515 (1968).
5. CANNAT, A., et M. SELIGMAN: Lancet 1, 185 (1966).
5a. BLOMGREN, S. E., et al.: Athr. Rheum. 11, 470 (1968).
6. FRIEDMANN, H., et W. I. HEIN: Experentia 19, 10 (1963).
7. HAHN, B. H., et al.: Ann. Int. Med. 76, 365 (1972).
8. RALLISON, M. L., et al.: Pediatrics 28, 908 (1961).
9. CARLSON, E. E., et al.: submitted for publication, Ann. Int. Med. 1972.
10. LEE, D. K.: New Engl. J. Med. 272, 462 (1965).
11. CONDEMI, J. J., et al.: New Engl. J. Med. 276, 486 (1967).
12. HOLLEY, H. C.: Arthr. Rheum. 7, 684 (1964).
13. PERRY, H. M., et al.: J. Lab. Clin. Med. 70, 1020 (1967).

Antikörperbildung gegen therapeutisch verabfolgte Proteohormone und ihre Antigenspezifität

L. KERP und H. KASEMIR

Medizinische Universitätsklinik, Freiburg i. Br.

Die Zufuhr eines Peptidantigens wird ebenso wie die Zufuhr von Proteinantigenen von höheren Organismen mit der Bildung von spezifischen Antikörpern oder durch Bildung antigendeterminierter Immunzellen beantwortet. Hieraus resultiert ein Zustand der Immunität oder Allergie gegenüber dem spezifischen Antigen. Unter bestimmten Voraussetzungen kann durch die Zufuhr von Peptidantigenen auch die Unfähigkeit zu einer Immunantwort bei späterer Zufuhr des gleichen Antigens induziert werden. Man spricht in diesem Fall von einer Immuntoleranz.

Schon 2 Jahre nach der ersten therapeutischen Anwendung des Peptidhormons Insulin berichtete FALTA (8) über einen insulinrefraktären Patienten. DEPISCH und HASENÖHRL (6) konnten bei einem ähnlichen Fall im Serum einen insulinabschwächenden Faktor tierexperimentell nachweisen. Nachdem im gleichen Jahre TUFT (24) über Insulinallergien berichtete, schien eine Antikörperbildung als Folge der Insulintherapie gesichert. Bis zum Nachweis der spezifischen Antikörper durch BERSON (3) und bis zu den ersten Arbeiten über die Antigenstruktur des Insulinmoleküls vergingen allerdings noch mehr als 30 Jahre.

Determinante Gruppen der Peptidhormone ACTH und Calcitonin

Vor Behandlung der Antigenstruktur des Insulins soll auf bisher vorliegende Ergebnisse zur Lokalisierung determinanter Gruppen an den Peptidhormonmolekülen ACTH und Calcitonin eingegangen werden. Zur Antigenstruktur des adrenocorticotropen Hormons (ACTH) liegen eingehendere immunologische Untersuchungen vor. Dabei wurde durch die Arbeitsgruppe von FELBER et al. (9), AUBER et al. (2) nachgewiesen, daß das synthetische 1-39-ACTH-Polypeptid gleiche Antigenität besitzt wie natürliches ACTH, während synthetisches 1-24 Polypeptid mit voller biologischer Aktivität nur eine geringe Antigenität aufweist. Das 1-24-ACTH-Polypeptid wird von Antikörpern, die gegen extraktiv gewonnenes ACTH gebildet wurden, gebunden, allerdings schwächer als das synthetische 1-39-Polypeptid. Untersuchungen von GELZER (10) belegen, daß das vollständige ACTH-Molekül wenigstens zwei determinante Gruppen trägt, eine im Bereich der Aminosäuren 25-39 und eine andere im Bereich der Aminosäuren 11-24. Für das aus 32 Aminosäuren bestehende, gleichfalls lineare Polypeptid des humanen Calcitonins konnten DIETRICH und RITTEL (7) nachweisen, daß eine wesentliche determinante Gruppe dieses Moleküls in den C-terminalen Anteil der Polypeptidkette zu lokalisieren ist, während der N-terminale Anteil der Kette praktisch keine Bedeutung für die Antigenspezifität besitzt. In geringerem Umfange als das C-terminale Ende der Peptidkette scheinen auch mittlere Kettenbereiche zur Antigenspezifität beizutragen. Obschon die immunologischen Untersuchungen mit ACTH und mit Calcitonin ergeben haben, daß in beiden Fällen zumindest zwei Hauptkomponenten von IgG-Antikörpern mit stark unterschiedlichen Affinitäten zum Antigen gebildet werden, gelang es bisher nicht, diesen beiden Antikörperfraktionen auch unterschiedliche determinante Gruppen am jeweiligen Antigen zuzuordnen.

Antigenität des Insulins

Zur Antikörperbildung gegen Insulin liegen eingehende klinische und experimentelle Untersuchungen vor. Als Folgen der Bildung von spezifischen Immunzellen oder Antikörpern gegen Insulin kommt es einerseits zu unterschiedlichen Formen der Insulinallergie und andererseits zur antikörperbedingten Insulinneutralisation. Für diese antikörperbedingte Abschwächung der Insulinwirkung bei insulinbehandelten Diabetikern mit dem Extremfall der Insulinresistenz sind die von jedem insulinbehandelten Diabetiker gebildeten Insulinantikörper der IgG-Klasse verantwortlich, die während der ganzen Dauer einer Insulintherapie nachweisbar sind. Die erste Abbildung (Abb. 1) faßt die verschiedenen durch Insulin ausgelösten Immunphänomene mit ihren verschiedenen klinischen Auswirkungen zusammen.

Eine eingehende quantitative Analyse der Bindung des Insulinantigens an spezifische IgG-Antikörper hat ergeben, daß in der Antikörper-Klasse IgG beim Menschen und bei zahlreichen Tierspezies zwei untereinander sehr verschiedene Hauptkomponenten insulinspezifischer Antikörper nachzuweisen sind. Diese Hauptkomponenten können durch Immunchromatographie isoliert und voneinander getrennt werden. Die das Insulinantigen mit hoher Geschwindigkeit und mit großer Festigkeit bindende Komponente Ak_1 repräsentiert nur etwa 10% der Gesamtkonzentration insulinbindender Antikörper in Antiinsulinseren. Die Hauptkomponente Ak_2 bindet das Insulinantigen mit niedrigerer Ge-

	antikörperähnliche zelluläre Strukturen (Lymphozyten)	IgE - Antikörper (Reagine)	IgG - Antikörper	Immuntoleranz
Klinische Auswirkungen	Insulinallergie vom verzögerten Typ entzündl. Lokalreaktion	Insulinallergie vom Soforttyp a) Lokalreaktion (Oedem, Quaddel) b) generalis. Reaktion (Urticaria, Quincke Oedem, anaphyl. Schock)	Erhöhung des Insulin- bedarfs (AK_1) Insulinresistenz (AK_1) Depot-Wirkung (AK_2?)	partielle Immuntoleranz bei kindl. Diabetikern? Therap. induzierte Immuntoleranz
Nachweis biol. Teste	Intracutantest (24-48^h) passive Übertragung durch Lymphozyten (Transfer-Factor)	Intracutantest (15 min.) (Prausnitz-Küstner- Reaktion)	PCA (Meerschweinchen)	Tierexperiment Hochdosis-Toleranz Niedrigdosis-Toleranz
in vitro Teste	Insulin-^{131}J Bindung durch Leukozytenextrakte Immunfluorescenz	Immunelektrophorese mit Insulin-^{131}J und Autoradiographie	Bindung von Insulin-^{131}J an AK	—

Abb. 1: Durch Insulin ausgelöste Immunreaktionen.

Antikörperfraktion	AK$_1$	AK$_2$
Anteil an der Insulin-bindungskapazität	10 %	90 %
Festigkeit der Insulinbindung	hoch $k_{ass} \approx 10^{10}$	niedrig $k_{ass} \approx 10^{7}$
Determinante Bereiche des Insulinmoleküls	isolierte B-Kette	isolierte A-Kette
insulinneutralisierende Wirkung	vorhanden	?
Beeinfl. durch partielle Immuntoleranz	ausgeprägt	gering

Abb. 2: Eigenschaften insulinbindender IgG-Antikörper.

schwindigkeit und mit geringerer Festigkeit und repräsentiert etwa 90% der Gesamtkonzentration insulinbindender Antikörper in spezifischen Antiinsulinseren. Bisher bekannte Eigenschaften der beiden Hauptkomponenten insulinspezifischer IgG-Antikörper sind in Abb. 2 zusammengestellt.

Nach dieser kurzen Übersicht sollen im folgenden zwei aktuelle Fragen zur Antikörperbildung gegen Insulin behandelt werden:
1. Welche Bedeutung besitzen die größermolekularen Verunreinigungen kommerzieller Insulinpräparate für die Antikörperbildung gegen Insulin?
2. Welche strukturellen Merkmale des Insulinmoleküls selbst sind dafür verantwortlich, daß die Insulinantikörper IgG eine antigenspezifische Prägung erhalten?

Bedeutung größermolekularer Verunreinigungen kommerzieller Insulinpräparate für die Antikörperbildung gegen Insulin

Das Interesse an größermolekularen Begleitstoffen in dem aus Pankreas extrahierten Insulin wurde durch STEINER (23) mit der Entdeckung des Proinsulins stimuliert. Die folgende Abb. 3 zeigt zunächst eine von SCHLICHTKRULL (22) durchgeführte säulenchromatographische Auftrennung von kristallinem Rinderinsulin. Die Hauptkomponente (c-Fraktion) enthält Insulin und verwandte Stoffe mit annähernd gleicher Molekülgröße wie z. B. das Desamidoinsulin oder das Arginininsulin. Die schraffierte Zacke entspricht der b-Fraktion, die überwiegend Proinsulin, daneben das dimere Insulin enthält. Dimeres Insulin entspricht nicht SANGER-Einheiten in dimerer Form, sondern es besteht aus zwei covalent miteinander verbundenen SANGER-Einheiten. Über die a-Fraktion ist wenig bekannt. Wahrscheinlich enthält sie Material aus dem exokrinen Pankreas, mit Sicherheit jedoch Proteine, die determinante Antigengruppen des Insulins tragen. Von SCHLICHTKRULL (22) stammt nun die interessante Hypothese, daß die in kommerziellen Insulinpräparaten enthaltenen Beimengungen von Proinsulin bzw. von dimerem Insulin, die

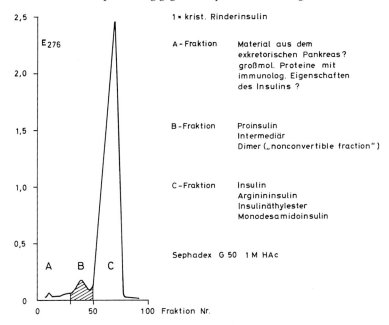

Abb. 3. Diagramm einer säulenchromatographischen Gelfraktionierung von kristallinem Rinderinsulin auf Sephadex G-50; nach SCHLICHTKRULL et al. (22).

beide ein höheres Molekulargewicht als Insulin haben, für die Immunogenität handelsüblicher Insuline verantwortlich sein könnten.

Die größermolekularen Beimengungen, Proinsulin bzw. dimeres Insulin, würden nach dieser Vorstellung die Bildung solcher Antikörper stimulieren, die auch Bindungsstellen am Insulinmolekül finden.

Wir konnten diese Hypothese im Experiment nicht bestätigen. Abb. 4 zeigt, daß ein Serumpool von 30 mit handelsüblichem Insulin behandelten Diabetikern beide Hauptkomponenten an Antikörperbindungsstellen Ak_1 mit hoher und Ak_2 mit geringerer Affinität zum Rinder- bzw. Rinderproinsulinantigen enthält. Beide Antikörperkomponenten gehen nahezu quantitativ Kreuzreaktionen mit Rinderinsulin bzw. Rinderproinsulin ein. Rinderinsulin wird von Ak_1 mit höherer Festigkeit gebunden als Rinderproinsulin. Aus dem Serumpool können mit Hilfe von reinem, von Begleitstoffen befreiten Insulin, welches an Cellulose gekuppelt wurde, die insulinspezifischen Antikörper entfernt werden. Übrig bleiben nur proinsulinspezifische – genauer C-Ketten-spezifische – Antikörper, deren Konzentration mit Hilfe von markiertem Proinsulin gemessen wurde. C-Ketten-spezifische Antikörper sind nur in extrem niedriger Konzentration vorhanden. Ihre Gesamtkonzentration steht zur Gesamtkonzentration insulinspezifischer Antikörper in einem Verhältnis von 2:100. Dies stimmt etwa mit dem 1,5%igen Anteil von Rinderproinsulin in therapeutisch verwendeten Insulinpräparaten überein (12, 19).

Würde es sich entsprechend der Hypothese von SCHLICHTKRULL (22) beim Proinsulin um ein wesentliches Antigen für die Antikörperbildung gegen Insulin in kommerziellen Insulinpräparaten handeln, so wäre mit einem höheren Anteil C-Ketten-spezifischer Antikörper zu rechnen. Bei der Immunisierung von Meerschweinchen mit Proinsulin (Abb. 5) besitzen nämlich etwa 50% der Gesamtkonzentration aller hochaffinen Antikörper Ak_1

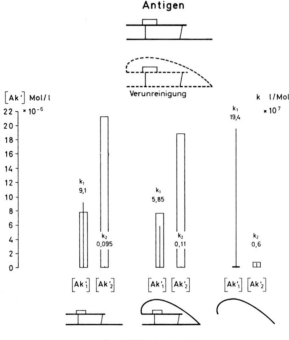

Abb. 4: Bindung von ^{131}J-Rinderinsulin (links), ^{131}J-Rinderproinsulin (Mitte) und C-Kettenanteil (rechts) des Rinderproinsulins an spezifische Antikörper in einem Serumpool von 30 Diabetikern nach längerer Therapie mit proinsulinhaltigem (1%) Rinderinsulin.
Säulen: Konzentrationen der Antikörperbindungsstellen Ak_1 und Ak_2.
Senkrechte Linien in den Säulen: Höhe der Assoziationskonstanten k_1 und k_2 ($\times$ 10^7 l/Mol) für die Insulinbindung an Ak_1 und Ak_2.
links: Messungen mit ^{131}J-Rinderinsulin,
Mitte: Messungen mit ^{131}J-Rinderproinsulin,
rechts: Messungen mit ^{131}J-Rinderproinsulin nach Entfernung aller insulinspezifischen Antikörper durch Adsorption an covalent an Cellulose gekuppeltes Rinderinsulin.

eine ausschließliche Spezifität für den C-Ketten-Anteil des Proinsulins, die übrigen 50% sind gegen den Insulinanteil des Proinsulinmoleküls gerichtet (20).

Das dimere Insulin, welches aus zwei Insulinmolekülen in covalenter Bindung besteht, scheint ebensowenig wie das Proinsulin als immunogener Bestandteil kommerzieller Insulinpräparate Bedeutung zu besitzen. Es fand sich nämlich bei Untersuchungen, die in unserer Arbeitsgruppe durchgeführt wurden, daß nur etwa 50% der von Diabetikern gebildeten Rinderinsulin-bindenden Antikörper zur Bindung von dimerem Insulin befähigt sind, d. h., das Insulindoppelmolekül bietet Insulinantikörpern von Diabetikern nur halb so viele Insertionsstellen wie das Insulinmolekül selbst. Außerdem erfolgt die Bindung von dimerem Insulin mit geringerer Festigkeit. Beide Befunde sprechen gegen eine wesentliche immunogene Wirkung des dimeren Insulins (11). Bezüglich der immunogenen Wirkung der sicher aus zahlreichen Komponenten bestehenden a-Fraktion liegen noch keine quantitativen immunologischen Analysen vor.

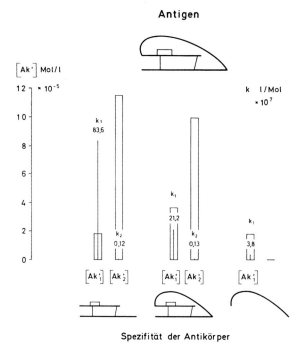

Abb. 5: Bindung von [131]J-Rinderinsulin (links), [131]J-Rinderproinsulin (Mitte) und C-Kettenanteil des Rinderproinsulins an spezifische Antikörper in einem Serumpool von fünf Meerschweinchen nach Immunisierung mit Rinderproinsulin in Freud's Adjuvans (20). Legenden wie in Abb. 4.

Lokalisation determinanter Bezirke des Insulinmoleküls

Zur Lokalisation der determinanten Bezirke des Insulinmoleküls liegen zahlreiche Untersuchungen verschiedener Arbeitsgruppen vor. Nach Aufklärung der Primärstruktur von menschlichem Insulin und der verschiedenen therapeutisch verwendeten Säugetierinsuline glaubte man, daß die geringen Abweichungen in der Aminosäuresequenz für die Immunogenität heterologer Insuline verantwortlich seien. In die für verschiedene Spezies abweichenden Regionen A 8-10 und B 30 lokalisierte man auch die determinanten Gruppen des Insulins. BERSON und YALOW (3a) widerlegten erstmals diese Annahme, indem sie zeigten, daß Schweineinsulin, welches durch Wegnahme der terminalen Alanylgruppe dem Humaninsulin angeglichen war, erstens eine Bindung mit Schweineinsulinantikörpern vom Menschen eingeht und zweitens beim Menschen eine Antikörperbildung gegen intaktes Schweineinsulin stimuliert. Das wichtigste Argument gegen die Annahme, daß die abweichenden Aminosäuren der A-Kette die Immunogenität des Insulinmoleküls bedingen und als determinante Gruppen gelten könnten, lieferten Befunde von RENOLD (21) und DECKERT (4) und unserer Arbeitsgruppe (16), zuletzt in Zusammenarbeit mit DECKERT (5). Es konnte nämlich nachgewiesen werden, daß Rinder, Schweine, Hammel und auch Menschen gegen arteigenes Insulin Antikörper bilden, selbst wenn dieses ohne Adjuvans gegeben wird.

In der Folgezeit haben sich verschiedene Arbeitsgruppen darum bemüht, determinante Antigengruppen des Insulinmoleküls zu lokalisieren. Abb. 6 gibt hierzu eine Übersicht.

Autoren	Antikörperbildner-Antigen	Methode	Antikörper	Lokalisation
Wilson et al. 1962 (26)	Meerschweinchen-Rinderinsulin	Hemmung der biol. Wirkung	$IgG_1 + IgG_2$ Ms	A-Kette
Yagi et al. 1965 (27)	Meerschweinchen-A- und B-Ketten des Rinderinsulins	Bindung von Rinderinsulin durch Anti-A- und Anti-B-Kettenseren	$IgG_1 + IgG_2$ Ms	Anti-B-Kettenseren binden Rinderinsulin
Kerp et al. 1967 (18)	Diabetiker-Rinder/Schweine-Mischinsulin	Bindung von A- und B-Ketten	Ig G	B-Kette B 1–8 B 17–30
Kerp et al. 1967 (16)	Hammel-Hammelinsulin-Schwein-Schweininsulin	Bindung von A- und B-Ketten	Ig G Ig G	B-Kette (A-Kette) B-Kette
Arquilla et al. 1967 (1)	Meerschweinchen-Rinderinsulin	Hämolysehemmung	IgG_2 Ms	A^1 Gly, B^1 Phe B^{29} Lys
Wilson et al. 1967 (25)	Meerschweinchen-Rinderinsulin	passive cutane Anaphylaxie	IgG_1 Ms	A 10–21 (B 1–8)
Kriegbaum et al. 1970 (20a)	Meerschweinchen-Rinderinsulin	Hemmung der Lymphozytenmigration	Immunzellen Ms	B-Kette (B 11–16)

Abb. 6: Lokalisation determinanter Gruppen an Insulinmolekülen.

Meerschweinchen Pool I (n = 11)
Immunisierung mit 4 × 2 E Rinderinsulin + Freund's Adjuvans

	$[Ak_1']$ Mol/l · 10^{-5}	$[Ak_2']$ Mol/l · 10^{-5}
Rinderinsulin	1,83	8,30
$A(SSO_3)_4$	0,06 (3,3 %)	2,2 (26,7 %)
$A(SS)_2$	0	0
$B(SSO_3)_4$	0,39 (21,3 %)	0
$[B(SS)]_2$	0,57 (31,2 %)	0
$B(SS)$	0,24 (13,1 %)	0
$(A_{13-21})_2$	0	0
$(A_{17-21})_2$	0	0
$(B_{1-8})_2$	0	0
B_{1-8}	0	0
$[(B_{1-16})(OMe)]_2$	0,10 (5,5 %)	1,4 (17 %)
B_{11-16}	0	0
$(B_{17-30})_2$	0,20 (11,1 %)	0
B_{21-30}	0	0

Abb. 7: Konzentrationen der Antikörperbindungsstellen Ak_1 und Ak_2 für die Antikörperbindung von Rinderinsulin, von isolierten A- und B-Ketten und von synthetischen Teilsequenzen der A- und B-Ketten des Rinderinsulins an Rinderinsulin-Antiserum (Pool) von Meerschweinchen.

Antikörperbildung gegen therapeutisch verabfolgte Proteohormone · 75

Früher von unserer Gruppe durchgeführte Untersuchungen zur Lokalisation determinanter Antigen-Gruppen an den in der Übersicht aufgeführten heterologen und homologen Insulinantikörpersystemen hatten gezeigt, daß überwiegend die B-Ketten des verwendeten Insulin-Antigens mit intaktem Insulin um Antikörper konkurrieren (15, 17).

Um zu einer quantitativen Topographie determinanter Gruppen am Insulinmolekül zu kommen, wurden neuere Untersuchungen auf das Immunsystem Rinderinsulin-Antikör-

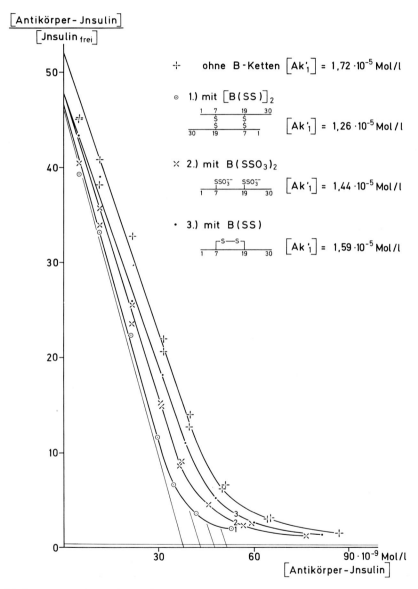

Abb. 8: Bindung von ^{131}J-Rinderinsulin an spezifische Antikörper vom Meerschweinchen und Verdrängung des ^{131}J-Rinderinsulins aus der Antikörperbindung durch einen 100fachen Überschuß von Derivaten isolierter B-Ketten des Rinderinsulins.

per von Meerschweinchen gegen Rinderinsulin beschränkt. Fragestellung und Versuchsanordnung sind einfach: Man mißt mit Hilfe der präparativen Ultrazentrifugation, zu welchen Anteilen die insgesamt vorhandenen Insulinantikörper mit Fragmenten des Rinderinsulins Komplexe bilden. Hieraus ergibt sich quantitativ, in welchem Ausmaß unterschiedliche Bezirke des Rinderinsulins bei der vorangehenden Stimulierung der Antikörperbildung als determinante Antigengruppen wirksam waren. Die synthetisierten Fragmente der Polypeptidketten des Rinderinsulins verdanken wir den Herrn Prof. ZAHN und Dr. BRANDENBURG in Aachen und Herrn Dr. GEIGER in Frankfurt.

Abb. 7 zeigt die Ergebnisse. Von der in einem Antirinderinsulinserum von Meerschweinchen enthaltenen Gesamtkonzentration der Antikörperbindungsstellen Ak_1 mit hoher Affinität inserieren etwa ein Drittel in Molekülbereichen, die durch B-Ketten repräsentiert werden, wobei verschiedene Derivate der B-Kette von den Insulinantikörpern unterschiedlich gebunden werden (Abb. 8). Nur etwa 3% der Antikörperbindungsstellen Ak_1 bilden mit A-Kette Komplexe. Umgekehrt gehen die Antikörperbindungsstellen Ak_2 mit geringerer Affinität zum Insulinantigen zu etwa einem Drittel ihrer Gesamtkonzentration mit A-Kette Komplexbildungen ein, während die Derivate der B-Kette keine Insertionsstellen für diese Antikörperkomponente tragen.

Aus diesen tierexperimentellen Ergebnissen ist also festzuhalten, daß die Insertionsstellen der beiden immunchromatographisch isolierbaren Antikörperkomponenten mit stark unterschiedlichen Affinitäten zum Insulinmolekül, soweit sie isolierten Polypeptidketten des Insulins zugeordnet werden können, unterschiedliche Molekülbereiche betreffen (Abb. 9): Hochaffine insulinneutralisierende Ak_1-Antikörper inserieren überwiegend in Molekülbereichen, die der B-Kette zuzuordnen sind, während Ak_2-Antikörper mit gerin-

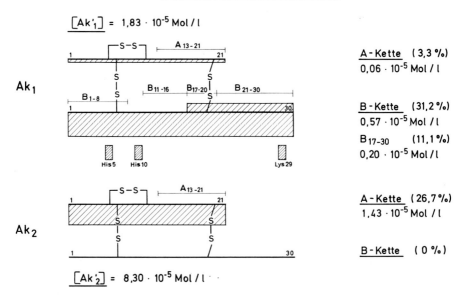

Abb. 9: Insertionsbereiche der hochaffinen Komponente rinderinsulinspezifischer Antikörperbindungsstellen Ak_1 und der schwächer affinen Antikörperkomponente Ak_2 von Meerschweinchen an isolierten A- und B-Ketten des Rinderinsulins und an synthetischen Teilsequenzen dieser Ketten.

gerer Affinität zum Insulinantigen im Bereich der A-Kette Insertionsstellen finden. Allerdings findet nur etwa ein Drittel der Gesamtkonzentration an Antikörperbindungsstellen beider Hauptkomponente Ak_1 und Ak_2 Insertionsstellen und damit auch determinante Gruppen im Bereich der isolierten Ketten. Zwei Drittel aller Antikörper inserieren offenbar in solchen Bereichen des Insulinmoleküls, die nur bei erhaltener räumlicher Anordnung beider Polypeptidketten, also bei intakter Tertiärstruktur vorhanden sind (13).

Zur Lokalisation solcher determinanter Gruppen können nur Untersuchungen an vollständigen substituierten und durch Abspaltung von Aminosäuren modifizierten Insulinmolekülen weiterführen. Erste Ergebnisse, die in einer Zusammenarbeit mit der Arbeitsgruppe von Dr. BRANDENBURG in Aachen ebenfalls unter Verwendung eines Antirinderinsulinserums von Meerschweinchen erhalten wurden, zeigen, daß sowohl eine Abspaltung des N-terminalen Glycylrestes als auch eine Substitution mit einer Phenylthiocarbamoylgruppe in dieser Position zu einer Verminderung der freien Bindungsenergie der hochaffinen Antikörperkomponente führt (Abb. 10 und 11). Mit der Abspaltung von Gly^{A1} ist auch ein Verlust an biologischer Insulinaktivität verbunden. Das Des-Phe^{B1}-Rinderinsulin besitzt dagegen volle biologische Aktivität, obwohl die Abspaltung des N-terminalen Phenylalanins in Position B_1 auch in diesem Falle zu einem Verlust an freier Bindungsenergie für die Insulin-Antikörper-Bindung sowohl der hochaffinen als auch der minderaffinen Komponente insulinbindender Antikörper führt (Abb. 11). Die Aminosäure

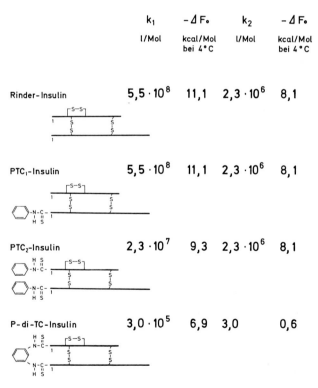

Abb. 10: Einfluß von Substitutionen mit Phenylthiocarbamoylgruppen am N-terminalen Glycin^{A1} und Phenylalanin ^{B1} des Rinderinsulins auf die Assoziationskonstanten k_1 und k_2 sowie auf die zugehörigen freien Energien $-\Delta F_0$ für die Bindung an Rinderinsulin-Antikörper vom Meerschweinchen.

	k_1	$-\Delta F_0$	k_2	$-\Delta F_0$
	l/Mol	kcal/Mol bei 4°C	l/Mol	kcal/Mol bei 4°C
Rinder-Insulin 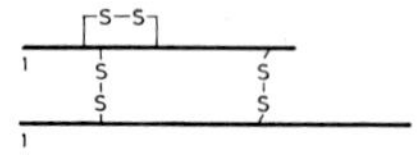	$5{,}5 \cdot 10^8$	11,1	$2{,}3 \cdot 10^6$	8,1
Des-Gly^{A1}-Insulin 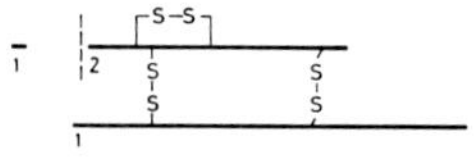	$6{,}7 \cdot 10^5$	7,4	$2{,}3 \cdot 10^6$	8,1
Des-Phe^{B1}-Insulin 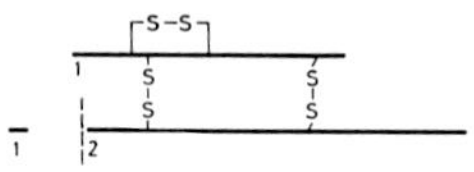	$5{,}3 \cdot 10^6$	8,5	$1{,}2 \cdot 10^3$	3,9
Des-Gly^{A1}-des-Phe^{B1}-Insulin 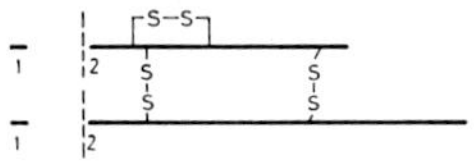	$1{,}2 \cdot 10^6$	7,7	$1{,}3 \cdot 10^3$	3,9

Abb. 11: Einfluß der Abspaltung der N-terminalen Aminosäuren Glycin^{A1} und Phenylalanin^{B1} des Rinderinsulins auf die Assoziationskonstanten k_1 bzw. k_2 auf die zugehörigen freien Energien $-\Delta F_0$ für die Bindung an Rinderinsulin-Antikörper vom Meerschweinchen.

Glycin in Position A_1 ist also ein wesentlicher Bestandteil des Insertionsbereiches der hochaffinen Antikörperkomponente Ak_1, das N-terminale Phenylanin in B_1 gehört zum Insertionsbereich beider Antikörper-Hauptkomponenten (14).

Zur Antigenstruktur des Insulins ist Folgendes zusammenzufassen:

1. Immunologische Untersuchungen mit Proinsulin und dimerem Insulin haben gezeigt, daß zumindest diese beiden größermolekularen Verunreinigungen kommerzieller Insulinpräparate – entgegen den Hypothesen von SCHLICHTKRULL – keine primäre Bedeutung für die Stimulierung der Antikörperbildung gegen Insulin zukommt. Ein Adjuvanseffekt bleibt möglich. Die experimentelle Prüfung der Immunogenität weiterer Begleitstoffe, vor allem der a-Fraktion, steht noch aus.

2. Am Insulinmolekül selbst lassen sich mit Hilfe von Fragmenten der Polypeptidketten für etwa ein Drittel der insulinspezifischen Antikörper Insertionsstellen und damit determinante Bereiche lokalisieren. Die restlichen zwei Drittel der insulinbindenden Antikörper finden Bindungsstellen in Molekülbereichen, die nur das intakte aus beiden Polypeptidketten bestehende Insulinmolekül aufweist.

3. Untersuchungen zur Bindung von modifizierten Insulinmolekülen an Rinderinsulin-Antikörper von Meerschweinchen haben gezeigt, daß die N-terminalen Aminosäuren Glycin^{A1} und Phenylalanin^{B1} einen wesentlichen Anteil zur gesamten Bildungsenergie der Komplexbildung zwischen Insulinantigenen und den spezifischen Antikörpern beitragen.

Literatur

1. ARQUILLA, E. R.: Relationships between A and B chains, necessary for antigenic determinants and the biologic activity of insulin. Vortrag VI. Congress of the International Diabetes Federation Stockholm 31. Jul. 1967.
2. AUBERT, M. L., and J. P. FELBER: Studies on ACTH-binding antibodies: characterization of immunological specifities. Acta endocrinol. 62, 521 (1969).
3. BERSON, S. A., R. S. YALOW, A. BAUMANN, M. A. ROTHSCHILD and K. NEWERLY: Insulin-I^{131} metabolism in human subjects: Demonstration of insulin-binding globulin in the circulation of insulin treated subjects. J. clin. Invest. 35, 170 (1956).
3a BERSON, S. A., and R. S. YALOW: Antigens in insulin. Determination of specifity of porcine insulin in men. Science 139, 844 (1963).
4. BRUNFELDT, K., and T. DECKERT: Antibodies in the pig against pig insulin. Acta endocrin. (Kbh) 47, 367 (1964).
5. DECKERT, T., O. O. ANDERSEN, E. GRUNDAHL and L. KERP: Isoimmunization of men by recrystallized human insulin. Diabetologia 8, 358 (1972).
6. DEPISCH, F., und R. HASENÖHRL: Experimentelle Untersuchungen über die Insulinresistenz beim Diabetes mellitus. Z. ges. exp. Med. 58, 110 (1928).
7. DIETRICH, F. M., and W. RITTEL: Immunochemical analysis of antibodies against synthetic human calcitonin M. In: Calcitonin 1969, Proceedings of the second internation. symposium, ed. W. Heinemann, Medical books Ltd., London 1970; page 87 ff.
8. FALTA, W.: Über einen insulinrefraktären Fall von Diabetes mellitus. Klin. Wschr. 3, 1315 (1924, I).
9. FELBER, J. P., and S. J. H. ASHCROFT: The relationship between structure and antigenicity and properties of ACTH. Eur. Biochem. Soc. Vienna 225–226 (1965).
10. GELZER, J.: Immunochemical study of β-corticotropin-(1-24)-tetracosa-peptide. Immunochemistry 5, 23 (1968).
11. HAHN, J., S. STEINHILBER, O. H. RICHTER, L. KERP: Comments on the antigenic role of the beef di-insulin contamination in commercial insulins. 7th annual meeting Europ. Assoc. for the study of Diabetes, Southampton, 1971.
12. HINKE, H., S. STEINHILBER, H. KASEMIR und L. KERP: Quantitative Untersuchungen zur Antikörperbindung von Rinderinsulin und Rinderproinsulin im Serum insulinbehandelter Diabetiker. Verh. Dtsch. Ges. Inn. Med. 76, 375 (1970).
13. KERP, L., H. KASEMIR, F. KIELING und S. STEINHILBER: Localisation of antibody binding sites on insulin molecules. Int. Arch. Allergy 36, 143 (1969).
14. KERP, L., H. KASEMIR, S. STEINHILBER und D. BRANDENBURG: Zur Antikörperbindung von Insulinmolekülen mit Modifikationen an den Aminosäuren A^1 und B^1. Vierte Tagung Ges. f. Immunol., Bern, 1972.
15. KERP, L., H. KASEMIR, S. STEINHILBER und F. KIELING: Untersuchungen zur Lokalisation der Insertionsstellen insulinbindender Antikörper am Insulinmolekül. In: Proc. 16th colloquium «Protides of the biological fluids», 1968. Pergamon Press Oxford & New York 1969, p. 265.
16. KERP, L., F. KIELING und H. KASEMIR: Zur Lokalisation der Antikörperbindungsstellen an homologen Insulinmolekülen. Naturwissenschaften 54, 368 (1967).
17. KERP, L., F. KIELING, H. KASEMIR und S. STEINHILBER: Neuere Ergebnisse zur Antigenität des Insulinmoleküls. In: Allergie und Immunitätsforschung, Verh. d. Dtsch. Ges. f. Allergieu. Immunitätsforschung II, X. Kongreß, 1966. F. K. Schattauer-Verlag, Stuttgart, p. 61.
18. KERP, L., F. KIELING und S. STEINHILBER: Zur Lokalisation der Antikörperbindungsstellen an heterologen Insulinmolekülen. Naturwissenschaften 54, 167 (1967).
19. KERP, L., S. STEINHILBER und H. KASEMIR: Besitzt die Proinsulinverunreinigung kommerzieller Insulinpräparate Bedeutung für die Stimulierung von Insulinantikörpern? Klin. Wschr. 48, 884 (1970).
20. KERP, L., S. STEINHILBER und D. D. SCHMIDT: Vergleichende Analyse der gegen Rinderproinsulin und Rinderinsulin gebildeten Antikörper. FEBS-Letters 8, 157 (1970).
20a. KRIEGBAUM, D., and K. FEDERLIN: Experimental investigations of the delayed immune response to insulin fractions. Diabetologia 6, 78 (1970) (Abstr.).

21. RENOLD, A. E., I. S. SOELDNER, I. STEINKE: Immunological studies with homologous and heterologous pancreatic insulin in the cow. Ciba Foundation Colloquia on Endocrinology *15*, 122 (1964).
22. SCHLICHTKRULL, I., I. BRANGE, H. EGE, O. HALUND, L. G. HEDING, K. JORGENSEN, I. MARKUSSEN, P. STAHNKE, F. SUNDBY and A. VOLUND: Proinsulin and related proteins. 5th annual meeting Europ. Assoc. for the Study of Diabetes, Montpellier, 1969.
23. STEINER, D. F., D. CUNNINGHAM, L. SPIEGELMAN, B. ATEN: Insulin biosynthesis: Evidence for a precursor. Science *157*, 697 (1967).
24. TUFT, L.: Insulin hypersensitiveness-immunological considerations and case reports. Am. J. med. Sci *176*, 707 (1928).
25. WILSON, S., M. A. APRILE and L. SASAKI: The antigenic loci of insulin. Canad. J. Biochem. *45*, 1135 (1967).
26. WILSON, S., G. H. DIXON and A. C. WORDLAW: Resynthesis of cod insulin from its polypeptide chains and the preparation of cod-ox «hybrid» insulins. Biochim. biophys. acta *62*, 483 (1962).
27. YAGI, Y., P. MAIER and D. PRESSMAN: Antibodies against the component polypeptide chains of bovine insulin. Science *147*, 617 (1965).

Histaminbedingte Arzneimittelnebenwirkungen

H. Giertz und J. Kunze

Medizinisch-Biologische Forschungs-Laboratorien der BASF, Ludwigshafen

Seit langem sind viele Substanzen bekannt, die zu einer Histaminfreisetzung und dadurch zu histaminbedingten Symptomen führen. Zu diesen sogenannten Histaminliberatoren gehören auch Arzneimittel, die in der Klinik histaminbedingte Nebenwirkungen hervorrufen. Einige umfassende Übersichten über die Pharmakologie der Histaminliberation (Paton, 1957, 1958; Giertz und Hahn, 1966; Mota, 1966; Rothschild, 1966; Goth, 1967) schließen solche Arzneimittel mit ein.

Grundsätzlich sind außer einer histaminliberierenden Wirkung noch andere Möglichkeiten einer histaminbedingten Arzneimittelwirkung denkbar. Auch durch eine Zunahme der Histaminbildung oder durch eine Abnahme des Histaminabbaues könnte es zu Histamineffekten kommen. So nimmt an der Ratte nach Glucocorticoid-, Adrenalin- oder Reserpin-Gabe die Histaminbildung in der Magenschleimhaut zu, während sie in der Lunge gleichzeitig abnimmt (Schayer, 1956; Rosengren und Svensson, 1969). Auch an der Maus ist eine vermehrte Histaminbildung durch eine Aktivitätssteigerung der sogenannten induzierbaren Histidindecarboxylase nach Adrenalin beobachtet worden (Schayer, 1960 a, b). Eine Hemmung der histaminabbauenden Histaminmethyltransferase spielt möglicherweise bei der Steigerung der durch Pentagastrin bedingten Magensäuresekretion des Hundes durch Amodiaquin eine Rolle (Lorenz, Troidl u. a., 1971). Am Menschen sind derartige Arzneimittelwirkungen auf den Histaminstoffwechsel jedoch nie nachgewiesen worden, so daß wir uns auf die Histaminliberation beschränken können.

Die Quelle der Histaminfreisetzung ist die Gewebemastzelle. Die Freisetzung kann durch unspezifische oder spezifische Histaminliberation erfolgen. Die unspezifischen Liberatoren sind vor allem oberflächenaktive Substanzen, wie z. B. Octyl- oder Decylamin oder Triton X-100, welche in relativ hoher Konzentration vorhanden sein müssen und nicht nur zur Histaminliberation, sondern auch zur Freisetzung cytoplasmatischer Bestandteile, wie z. B. Lactatdehydrogenase und Kalium, also zu einer weitgehenden Zerstörung der Zellmembranen führen; ihre Wirkung ist nicht an eine intakte Zellstruktur und einen intakten Stoffwechsel gebunden (Johnson und Moran, 1969 a, b; Ellis u. a., 1970; weitere Lit. s. Paton, 1958; Giertz, 1966).

Die histaminfreisetzenden Arzneimittel gehören, soweit das untersucht ist, zu den spezifischen Histaminliberatoren. Diese setzen in relativ niedriger Konzentration biochemische Mechanismen in Gang, welches chließlich zu einer Mastzelldegranulation führen, ohne die Zelle sonst erheblich zu schädigen. Wie sich aus der Beeinflußbarkeit der Mastzelldegranulation durch verschiedene Enzyminhibitoren, durch Änderung des Ionenmilieus oder durch physikalische Einflüsse ergibt, gleichen sich die durch Pharmaka bedingte und die anaphylaktische Mastzelldegranulation weitgehend (Lit. s. Paton, 1958; Giertz, 1966; Goth, 1967; Johnson und Moran, 1969 a, b). Wie die Exocytose der Granula vor sich geht, wurde in jüngster Zeit mehrfach elektronenoptisch gezeigt, wobei schon im Zellinneren eine Veränderung der Granula (Schwellung und abnehmende Dichte) beginnt, und zwar zunächst in den außengelegenen Zellbezirken (Röhlich, Anderson und Uvnäs, 1971; weitere Lit. s. dort). Die Histaminfreisetzung aus den Granula erfolgt erst im extrazellulären Milieu (Lit. s. Thon und Uvnäs, 1967; Uvnäs, 1968).

Man kann zwei Gruppen von Arzneimitteln unterscheiden, die im Tierexperiment zu einer Histaminliberation führen: Basische Stoffe, zu denen einige in der Klinik angewendete Alkaloide gehören (Lit. s. MACINTOSH und PATON, 1949; PATON, 1957; ROTHSCHILD, 1966), und makromolekulare Substanzen, wie die Plasmaexpander Dextran und Polyvinylpyrrolidon (Lit. s. GIERTZ und HAHN, 1966). Die makromolekularen Verbindungen zeigen eine hohe Artspezifität, so daß man an bestimmten Tierarten gewonnene Ergebnisse nie auf andere Tierarten oder gar auf den Menschen übertragen kann.

Für die meisten Studien über den Mechanismus der Histaminliberation wurden nicht Arzneimittel, sondern die basische Substanz 48/80 benutzt, weil sie der stärkste bekannte Histaminliberator ist und im Gegensatz zu den histaminliberierenden Arzneimitteln bei Gabe histaminfreisetzender Dosen keine anderen Wirkungen hat. Sie hat beispielsweise an Rattenmastzellen eine 1100mal stärkere Wirkung als d-Tubocurarin und eine 62 000-fach stärkere als Morphin (ELLIS u. a., 1970). Sie führt zu einer spezifischen Histaminliberation an den meisten Tierarten außer dem Meerschweinchen, an dessen Gewebe sie erst bei Anwendung extrem hoher Konzentrationen wie ein unspezifischer Histaminliberator wirkt (Lit. s. GIERTZ, 1966).

Der Nachweis einer histaminfreisetzenden Wirkung im Tierversuch kann auf verschiedene Weise erfolgen. Das sicherste Kriterium ist der direkte Nachweis des freigesetzten Histamins. Als Versuchsobjekte können dabei sowohl isolierte Mastzellen (z. B. THON und UVNÄS, 1967; FRISK-HOLMBERG und UVNÄS, 1969), isolierte Organe (z. B. ROCHA E SILVA und SCHILD, 1949) oder auch intakte Organismen dienen (z. B. ALAM u. a., 1939, HAHN und WELLMANN, 1952). Am intakten Tier sollte sich ein Parallelismus zwischen dem Ausmaß der Histaminfreisetzung, d. h. dem Plasmahistaminspiegel, und der Intensität der Symptome zeigen (z. B. HALPERN, 1956; ZEPPA u. a., 1961). Ein relativ sicherer Hinweis auf eine Histaminfreisetzung ist jedoch auch das Auftreten von Wirkungen, die für Histamin typisch sind und sich durch Antihistaminica unterdrücken lassen (z. B. HALPERN u. a., 1959); dabei ist jedoch zu beachten, daß bestimmte Histaminwirkungen (an den H_2-Rezeptoren) nur schwer oder gar nicht durch klassische Antihistaminika zu beeinflussen sind, wie z. B. die Magensäuresekretion (z. B. PATON und SCHACHTER, 1951). Ferner ist für Histaminliberatoren das Phänomen der Tachyphylaxie typisch. Diese kommt im allgemeinen nicht durch eine Entleerung der Histamindepots zustande und erstreckt sich nicht kreuzweise auf alle Histaminliberatoren. So ist z. B. nach Gabe von Dextran an der Ratte oder Polyvinylpyrrolidon am Hund auch im Zustand der Dextran- bzw. PVP-Tachyphylaxie noch eine Histaminliberation durch einen basischen Histaminliberator, z. B. Substanz 48/80, zu erzielen (HALPERN u. a., 1958; HALPERN, 1960).

Der großen Zahl von tierexperimentellen Untersuchungen stehen naturgemäß nur wenige experimentelle Arbeiten gegenüber, die sich mit der Frage der Histaminliberation am Menschen befassen (Lit. s. ROTHSCHILD, 1966). Es ist uns kein am Menschen wirksamer Histaminliberator bekannt, der nicht auch ausgiebig im Tierversuch geprüft wurde. In den meisten Fällen beruht die Annahme einer Histaminfreisetzung auf dem Nachweis der *triple response* durch Injektion der fraglichen Substanz in die Haut. Aussagekräftig ist dieser Versuch vor allem dann, wenn die Reaktion durch Antihistaminika hemmbar ist (z. B. COLLIER und MACAULEY, 1952; FINER und PARTINGTON, 1953). Einige Stoffe, deren Nebenwirkungen besonders verdächtig auf Histaminbeteiligung sind, wurden jedoch auch mit Hilfe anderer Methoden untersucht, wie z. B. Curare (COMROE und DRIPPS, 1946; GROB u. a., 1947; COLLIER und MACAULEY, 1952; SNIPER, 1952; MONGAR und WHELAN, 1953; COLLIER, 1956; SALEM u. a., 1968; weitere Lit. s. LORENZ u. a., 1972). Sogar vor Selbstversuchen mit den potenten Kurznarkotika Propanidid und Thiopental scheuten einige Autoren nicht zurück (LORENZ u. a., 1972).

Unseres Erachtens könnte man jedoch auf weitere experimentelle Untersuchungen am Menschen aus zwei Gründen verzichten: 1. Die in Frage kommenden Arzneimittel gehören zum größten Teil in die Gruppe der basischen Histaminliberatoren, von deren Wirkung im Tierversuch man im allgemeinen auf die Wirkung am Menschen schließen darf. Eine Ausnahme stellen Propanidid und Thiopental dar sowie die Gelatine, welche den makromolekularen Histaminliberatoren zuzuordnen wäre. 2. Man kann an der histaminliberierenden Fähigkeit mancher Arzneimittel deshalb kaum zweifeln, weil ihre klinischen Nebenwirkungen außerordentlich typisch für eine Histaminliberation sind und sich zum Teil durch Antihistaminika unterdrücken lassen.

Da die Histaminliberation ein explosiver, innerhalb von Sekunden ablaufender Vorgang und an die Konzentration des Pharmakons im Gewebe gebunden ist, tritt sie als Nebenwirkung vor allem bei parenteraler Anwendung von Arzneimitteln auf. Solche histaminbedingten Nebenwirkungen sind viel länger bekannt als der Begriff der Histaminliberation, ja als das Histamin selbst. Schon vor der Jahrhundertwende (Lit. s. SOLLMANN und PILCHER, 1917) wurde über das Auftreten urticarieller Hauterscheinungen nach Morphin-Injektion berichtet. 1917 wiesen SOLLMANN und PILCHER im Selbstversuch die quaddelbildende und juckreizauslösende Wirkung einer Morphin-Injektion in die Haut nach und brachten sie zu den älteren Berichten über morphinbedingte Hauterscheinungen und zu den damals längst bekannten Juckreizerscheinungen beim Morphinisten in Beziehung. Schon 1940 beobachteten EICHLER und SPEDA eine Erhöhung des Plasmahistaminspiegels nach Morphingabe bei der Katze. Sie führten diesen Effekt jedoch auf die morphinbedingte Atemstörung zurück. Eine direkte Histaminfreisetzung durch Morphin, andere Opiumalkaloide und durch Pethidin wurde erst 1950 angenommen (FELDBERG und PATON, 1950, 1951; NASMYTH und STEWART, 1950; SCHACHTER, 1952; weitere Lit. s. ROTHSCHILD, 1966).

ECKENHOFF und OECH (1960) lassen in ihrer Übersicht über die Wirkungen starker Analgetika auf Kreislauf und Atmung offen, wie weit die Histaminliberation an den in der Klinik beobachteten Nebenwirkungen beteiligt ist. Sie zitieren zwar Autoren, die durch Vorbehandlung mit Antihistaminika die depressorische Kreislaufwirkung von Analgetika abschwächen konnten, lassen jedoch keinen Zweifel, daß hier auch andere Faktoren beteiligt sind. Auch die besondere Gefährlichkeit von starken Analgetika beim Asthmatiker führen sie nur zum Teil auf eine Histaminliberation zurück.

Nach Untersuchungen von AKCASU und UNNA (1970) muß man sich fragen, ob nicht auch an anderen Wirkungen des Morphins, wie an der nicht selten beobachteten Brechwirkung und an der gastrointestinalen Wirkung, Histamin beteiligt ist. Allerdings kann auch hier Histamin nicht allein verantwortlich sein, denn die brechenerregende Wirkung beruht sicher wie beim Apomorphin zum Teil auf einer direkten Erregung des Brechzentrums, und die Darmspasmen werden durch Atropin und nicht durch Antihistaminika therapeutisch beeinflußt.

Anders als beim Morphin war die histaminliberierende Wirkung des d-Tubocurarins schon im Tierversuch nachgewiesen (ALAM u. a., 1939), bevor es in größerem Umfang in die Therapie als muskelrelaxierendes Narkosehilfsmittel eingeführt wurde. Dementsprechend wurde auch der Histaminliberation am Menschen durch Curare und durch andere Muskelrelaxantien schon sehr frühzeitig besondere Aufmerksamkeit geschenkt. Bei intracutaner Gabe von Dosen, die in bezug auf die muskelrelaxierende Wirkung äquieffektiv waren, fand SNIPER (1952) folgende Reihenfolge abnehmender Wirksamkeit: d-Tubocurarin = Dimethyltubocurarin > Gallamin > Decamethonium. PATON (1957) gibt folgende Reihenfolge an: d-Tubocurarin und sein Methyläther > Laudexium > Benzoquinonium > Decamethonium > Suxamethonium > Gallamin.

Die Beteiligung der histaminliberierenden Wirkung an der Blutdrucksenkung durch d-Tubocarin ist heute eine Lehrbuchweisheit. Allerdings können an der Blutdrucksenkung auch andere Curarewirkungen mitbeteiligt sein, z. B. eine Ganglienblockade und ein verminderter venöser Rückstrom aus der tonuslosen Muskulatur; dementsprechend wirken auch hier Antihistaminika nur abschwächend auf den Blutdruckabfall.

Genau wie bei der Morphin-Therapie ist auch von der Curare-Anwendung bekannt, daß bei Asthma-Patienten, gelegentlich aber auch bei Nichtasthmatikern, ein Bronchospasmus auftreten kann. Es ist jedoch unter Umständen schwer zu entscheiden und sicher von Fall zu Fall verschieden, wie weit die Narkotika an solchen Zwischenfällen mitbeteiligt sind. (vgl. GOLD und HELRICH, 1963) und ob die Asthmaauslösung wirklich durch eine Histaminliberation erfolgt (Lit. s. WEST, 1949; PATON, 1959; FOLDES, 1960; McDOWELL und CLARKE, 1969). Der Erfolg einer Antihistaminvorbehandlung ist dementsprechend unsicher.

Suxamethonium wirkt zwar sicher schwächer histaminliberierend am Menschen als d-Tubocurarin, doch liegen die therapeutisch angewendeten Dosen höher (SMITH, 1957). Auch hier ist im Einzelfall schwer zu sagen, welche Rolle das Suxamethonium bei der histaminverdächtigen Symptomatik spielt, zumal häufig Suxamethonium mit Thiopental zusammen gegeben wurde (z. B. FELLINI u. a., 1963; CARDAN und DEACU, 1972). Gallamin, Decamethonium, Diallylbisnortoxiferin, Hexacarbacholin und zwei neue (HUGHES, 1972) bis-quaternäre Isochinolin-Derivate sind im Tierversuch und an der menschlichen Haut im Hinblick auf die Histaminfreisetzung entweder nur schwach wirksam (Lit. s. ROTHSCHILD, 1966) oder noch nicht untersucht.

Eine histaminliberierende Wirkung ist auch von dem Ganglienblocker Trimetaphan bekannt (Lit. s. ROTHSCHILD, 1966), und es wird deshalb Vorsicht bei Gabe dieser Verbindung an Asthmatiker empfohlen. Allerdings wird diese nur sehr kurz wirkende und deshalb per infusionem verabreichte Substanz heute nur noch selten zur Erzeugung einer kontrollierten Hypotension bei chirurgischen Operationen angewandt.

Vor kurzem wurde durch LORENZ und Mitarbeiter (1972; weitere Lit. s. dort) über die histaminliberierende Wirkung der beiden Kurznarkotika Propanidid und Thiopental berichtet. Als Zeichen der Histaminfreisetzung fanden sie im Selbstversuch eine Erhöhung des Plasmahistaminspiegels und eine histaminbedingte Vermehrung der Säureproduktion des Magens. Da in der handelsüblichen Form des Propanidids, im Epontol®, das am Hund histaminliberierende (vgl. LORENZ, MEYER u. a., 1971) Netzmittel Cremophor EL enthalten ist, prüften sie auch die Wirkung dieser Substanz am Menschen. Nach ihren Experimenten ist für die Histaminfreisetzung das Propanidid selbst oder in Kombination mit Cremophor verantwortlich. Cremophor allein war unwirksam. Für die Kreislaufzwischenfälle in der Klinik, wie sie relativ häufig in Thiopental- und Propanididnarkose beobachtet werden (Lit. s. LORENZ u. a., 1972), könnte die Histaminliberation mitverantwortlich sein, so daß eine Vorbehandlung mit Antihistaminika zu empfehlen ist. Wie bei den Analgetika und Muskelrelaxantien muß man sich aber auch hier hüten, alle depressorischen Wirkungen am Kreislauf auf eine Histaminliberation zurückzuführen, zumal manche Kurznarkotika eine cardiodepressive Wirkung haben und auch durch ihre Wirkungen auf das Vasomotorenzentrum zur Blutdrucksenkung beisteuern können. Nicht systematisch untersucht ist die Frage, welche Folgen die gleichzeitige oder in kurzen zeitlichen Abständen erfolgende Gabe verschiedener histaminfreisetzender Pharmaka am Menschen hat. Solche Untersuchungen wären durchaus von praktischem Interesse, da Analgetika und Narkotika oder Narkotika und Muskelrelaxantien, wie z. B. Thiopental und Suxamethonium, häufig kombiniert angewandt werden müssen.

Ebenfalls in jüngster Zeit zeigte sich (MESSMER u. a., 1970; weitere Lit. s. dort), daß Gelatinepräparate als Plasmaexpander in der Lage sind, den Histaminspiegel beim Menschen zu erhöhen. Allerdings wurde in diesen Versuchen die Infusionslösung ganz außerordentlich rasch gegeben, so daß eine Bedeutung der Versuchsergebnisse für die übliche Infusion fraglich ist. Die Gelatine wäre nach diesen Versuchen der einzige bekannte makromolekulare Histaminliberator, der am Menschen wirkt. Merkwürdig ist, daß die Gelatine nach den Ergebnissen von MESSMER und Mitarbeitern auch am Hund wirkt, denn die bisher bekannten makromolekularen Histaminliberatoren sind in ihrer Wirkung auf eine einzige Spezies beschränkt, wie Dextran und Ovomucoid auf die Ratte, Polyvinylpyrrolidon und Tween auf den Hund und Anaphylatoxin auf das Meerschweinchen (Lit. s. GIERTZ und HAHN, 1966). Dementsprechend gibt es auch keine sicheren Angaben über eine Histaminliberation beim Menschen durch Polyvinylpyrrolidon, das früher als Plasmaexpander angewandt wurde, oder durch das heute viel benutzte Dextran.

Ferner als die bisher besprochenen Stoffe liegen unserem therapeutischen Alltag einige Diamidine, Stilbamidin, Propamidid und Pentamidin, welche zur Behandlung tropischer Trypanosomeninfektionen verwendet werden. Wegen ihrer schon vor 30 Jahren beschriebenen Nebenwirkungen – Juckreiz, Koliken und Blutdruckabfall – wurde frühzeitig in zahlreichen Tierversuchen und mit verschiedenen Verfahren eine Histaminfreisetzung gesucht und gefunden (Lit. s. PATON, 1957; ROTHSCHILD, 1966). Heute wird von diesen Stoffen fast nur noch das Pentamidin gegeben, und zwar in der hohen parenteral applizierten Dosis von 4 mg/kg, so daß eine Beteiligung von Histamin an den Nebenwirkungen nicht unwahrscheinlich ist. An der oft beobachteten Blutdrucksenkung sind aber auch hier andere Faktoren mitbeteiligt, z. B. sympathicolytische Effekte und auch eine Vaguserregung, da Atropin die Kreislaufwirkung des Pentamidins abschwächt.

Außer den bisher besprochenen Pharmaka scheint die histaminliberierende Wirkung anderer Arzneimittel nur von untergeordneter Bedeutung zu sein. Die histaminfreisetzende Wirkung der Sympathicomimetika Phenyläthylamin, Tyramin, Amphetamin, Adrenalin und Oxedrin spielt bei therapeutisch angewendeten Dosen sicherlich keine Rolle, zumal einige dieser Substanzen per os gegeben werden. Die histaminliberierende Wirkung des Adrenalins am Menschen ist außerdem umstritten (Lit. s. MONGAR und WHELAN, 1953).

Auch das Atropin wird therapeutisch in sehr kleinen Dosen gegeben, so daß man erst bei einer Atropinvergiftung an eine Beteiligung freigesetzten Histamins denken könnte. Die für eine solche Vergiftung typische Rötung des Gesichts könnte ein histaminbedingtes Symptom sein, doch es gibt auch andere und vielleicht bessere Erklärungen für dieses Phänomen.

Eine Histaminfreisetzung am Menschen oder aus menschlichem Gewebe ist sicher durch die Antihistaminika Antazolin und Mepyraminmaleat, wahrscheinlich aber auch durch andere Antihistaminika zu erzielen (Lit. s. ROTHSCHILD, 1966). Die Blockade der Histaminrezeptoren an den glatten Muskeln und an den Gefäßen durch diese Stoffe würde jedoch selbst dann das Auftreten von histaminbedingten Nebenwirkungen unterdrücken, wenn die perorale Anwendung therapeutischer Dosen zu einer erheblichen Histaminausschüttung führen sollte. Nur eine antihistaminrefraktäre Histaminwirkung wie die erhöhte Magensäureproduktion würde man in solchen Fällen möglicherweise beobachten können.

Zusammenfassend kann man sagen, daß eine klinisch relevante Histaminfreisetzung auf relativ wenige Arzneimittel beschränkt ist, die meist zur Klasse der basischen Histaminliberatoren gehören und parenteral appliziert werden. Ein Schutz gegen die histaminbedingten Nebenwirkungen kann durch Antihistaminvorbehandlung erreicht werden, vorausgesetzt die beobachteten Histaminwirkungen sind nicht antihistaminrefraktär. Für die Anwendung von Glucocorticoiden, die gelegentlich empfohlen wird, besteht jedoch nur dann eine Veranlassung, wenn die Unterscheidung zwischen histaminbedingten Arzneimittelnebenwirkungen und Arzneimittelallergie nicht möglich ist.

Literatur

Akcasu, A., and K. R. Unna: The role of mast cell disruption in the acute manifestations of the intravenous injection of morphine in dogs. Eur. J. Pharmacol. *13*, 103–107 (1970).

Alam, M., G. V. Anrep, G. S. Barsoum, M. Talaat and E. Wieninger: Liberation of histamine from the skeletal muscle by curare. J. Physiol. *95*, 148–158 (1939).

Cardan, E., und E. Deacu: Bronchospasmus bei Succinylcholin. (Klinischer Fall) Anaesthesist *21*, 27–29 (1972).

Collier, H. O. J.: Release of histamine – clinical considerations. In: Histamine. Ciba Found. Sympos., Churchill, London 1956. pp 155–159.

Collier, H. O. J., and B. Macauley: The pharmacological properties of «Laudolissin» – a long-acting curarizing agent. Brit. J. Pharmacol. *7*, 398–408 (1952).

Comroe, J. H., and R. D. Dripps: The histamine-like action of curare and tubocurarine injected intracutaneously and intra-arterially in man. Anesthesiology *7*, 260–262 (1946).

Eckenhoff, J. E., and S. R. Oech: The effects of narcotics and antagonists upon respiration and circulation in man. A review. Clin. Pharmacol. Ther. *1*, 483–524 (1960).

Eichler, O., und G. Speda: Versuche über die Abhängigkeit des Histamingehaltes im Blutplasma von der Atmung. Naunyn-Schmiedebergs Arch. exp. Path. Pharmakol. *195*, 152–163 (1940).

Ellis, H. V., A. R. Johnson and N. C. Moran: Selective release of histamine from rat mast cells by several drugs. J. Pharmacol. exp. Ther. *175*, 627–631 (1970).

Feldberg, W., and W. D. M. Paton: Release of histamine from skin and muscle in the cat by opium alkaloids and other histamine liberators. J. Physiol. *114*, 450–509 (1951).

Feldberg, W., and W. D. M. Paton: Release of histamine from skin and muscle in the cat opium alkaloids and other histamine liberators. J. Physiol. *114*, 490–509 (1951).

Fellini, A. A., R. L. Bernstein and H. L. Zauder: Bronchospasm due to suxamethonium. Report of a case. Brit. J. Anaesth. *35*, 657–659 (1963).

Finer, B. L., and M. W. Partington: Pethidine and the triple response. Brit. Med. J. 1953/I, 431–433.

Foldes, F. F.: The pharmacology of neuromuscular blocking agents in man. Clin. Pharmacol. Ther. *1*, 345–395 (1960).

Frisk-Holmberg, M., and B. Uvnäs: The mechanism of histamine release from isolated rat peritoneal mast cells induced by d-tubocurarine. Acta physiol. scand. *76*, 335–339 (1969).

Giertz, H.: Bildung und Freisetzung biologisch aktiver Substanzen unter besonderer Berücksichtigung des Histamins. In: Pathogenese und Therapie allergischer Reaktionen. Grundlagenforschung und Klinik. Ferdinand Enke Verlag, Stuttgart 1966, S. 424–517.

Giertz, H., und F. Hahn: Makromolekulare Histaminliberatoren (Eiklar, Dextran, Polyvinylpyrrolidon. Tween 20, Anaphylatoxin). Handb. exp. Pharmakol. *XVIII/1*, 481–568 (1966).

Gold, M. I., and M. Helrich: A study of the complications related to anesthesia in asthmatic patients. Anaesth. Analges. Curr. Res. *42*, 283–293 (1963).

Goth, A.: Effect of drugs on mast cells. Adv. Pharmacol. *5*, 47–78 (1967).

Grob, D., J. L. Lilienthal and A. M. Harvey: On certain vascular effects of curare in man: the «histamine» reaction. Bull. Johns Hopkins Hosp. *80*, 299–322 (1947).

Hahn, F., und A. Wellmann: Experimentelle Untersuchungen über Histaminfreisetzung durch künstliche Blutersatzmittel. Klin. Wschr. *30*, 998–999 (1952).

Halpern, B. N.: Histamine release by long chain molecules. In: Histamine. Ciba Found. Sympos., Churchill, London 1956. pp 92–123.

Halpern, B. N.: Histamine and processes of histamine liberation. In: Fundamentals of modern allergy. McGraw-Hill Book Co., Inc., New York, Toronto, London 1960, pp 27–42.

Halpern, B. N., P. Liacopoulos et M. Liacopoulos-Briot: Recherches sur les substances exogènes et endogènes agissant sur la perméabilité capillaire et leur antagonistes. Arch. int. Pharmacodyn. *119*, 56–101 (1959).

Halpern, B. N., M. Liacopoulos-Briot et P. Liacopoulos: Recherches sur les modalités de la protection croisée exercée par les diverses substances histamino-liberatrices chez le rat albinos. C. r. Soc. Biol. *152*, 285–291 (1958).

Hughes, R.: Evaluation of the neuromuscular blocking properties and side-effects of the two new isoquinolinium bisquaternary compounds (BW. 252C64 and BW. 403C65). Brit. J. Anaesth. *44*, 27–42 (1972).

Johnson, A. R., and N. C. Moran: Selective release of histamine from rat mast cells by compound 48/80 and antigen. Amer. J. Physiol. *216*, 453–459 (1969a).

Johnson, A. R., and N. C. Moran: Release of histamine from rat mast cells: a comparison of the effects of 48/80 and two antigen-antibody systems. Fed. Proc. *28*, 1716–1720 (1969b).

Lorenz, W., A. Doenicke, R. Meyer, H. J. Reimann, J. Kusche, H. Barth, H. Geesing, M. Hutzel and B. Weissbacher: Histamine release by propanidid and thiopentone: pharmacological effects and clinical consequences. Brit. J. Anaesth. *44*, 355–370 (1972).

Lorenz, W., R. Meyer, A. Doenicke, A. Schmal, H. J. Reimann, M. Hutzel and E. Werle: On the species specifity of the histamine release from mast cell stores by Cremophor-EL. Naunyn-Schmiedebergs Arch. Pharmak. *269*, 417–418 (1971).

Lorenz, W., H. Troidl, G. Feifel, A. Huhnd, H. Barth and H. Rohde: Inhibition of gastric histamine methyltransferase by amodiaquine in vitro and in vivo. Acta pharmacol. toxicol. *29*, Suppl. 4, 32 (1971).

Macintosh, F. C., and W. D. M. Paton: The liberation of histamine by certain organic bases. J. Physiol. *109*, 190–219 (1949).

McDowell, S. A., and R. S. J. Clarke: A clinical comparison of pancuronium with d-tubocurarine. Anaesthesia *24*, 581–590 (1969).

Messmer, K., W. Lorenz, L. Sunder-Plassmann, W. P. Kloevekorn and M. Hutzel: Histamine release as cause of acute hypotension following rapid colloid infusion. Naunyn-Schmiedebergs Arch. Pharmak. *267*, 433–445, (1970).

Mongar, J. L., and R. F. Whelan: Histamine release by adrenaline and d-tubocurarine in the human subject. J. Physiol. *120*, 146–154 (1953).

Mota, I.: Release of Histamine from mast cells. Handb. exp. Pharmakol. *XVIII/1*, 569–636 (1966).

Nasmyth, P. A., and H. C. Stewart: The release of histamine by opium alkaloids. J. Physiol. *111*, 19 P (1950).

Paton, W. D. M.: Histamine release by compounds of simple chemical structure. Pharmacol. Rev. *9*, 269–328 (1957).

Paton, W. D. M.: The release of histamine. Progr. Allergy *5*, 79–148 (1958).

Paton, W. D. M.: The effects of muscle relaxants other than muscular relaxation. Anesthesiology *20*, 453–463 (1959).

Paton, W. D. M., and M. Schachter: The influence of an antihistamine drug on the release of histamine in the unanaesthetised dog. Brit. J. Pharmacol. *6*, 509–513 (1951).

Rocha e Silva, M., and H. O. Schild: The release of histamine by d-tubocurarine from the isolated diaphragm of the rat. J. Physiol. *109*, 448–458 (1949).

Röhlich, P., P. Anderson and B. Uvnäs: Electron microscope observations on compound 48/80-induced degranulation in rat mast cells. J. Cell. Biol. *51*, 465–483 (1971).

Rosengren, E., and S. E. Svensson: Histamine formation in rat gastric mucosa and lung after injecting reserpine or adrenaline. Brit. J. Pharmacol. *37*, 659–665 (1969).

Rothschild, A. M.: Histamine release by basic compounds. Handb. exp. Pharmakol. *XVIII/1*, 386–430, 1966.

Salem, M. R., Y. Kim and A. A. El Etr: Histamine release following intravenous injection of d-tubocurarine. Anesthesiology *29*, 380–382 (1968).

Schachter, M.: The release of histamine by pethidine atropine, quinine, and other drugs. Brit. J. Pharmacol. *7*, 646–654 (1952).

Schayer, R. W.: Formation and binding of histamine by rat tissues in vitro. Amer. J. Physiol. *187*, 63–65 (1956).

Schayer, R. W.: Relationship of stress-induced histidine decarboxylase to circulatory homeostasis and shock. Science *131*, 226–227 (1960a).

Schayer, R. W.: Relationship of induced histidine decarboxylase activity and histamine synthesis to shock from stress and from endotoxin. Amer. J. Physiol. *198*, 1187–1192 (1960b).

Smith, N. L.: Histamine release by suxamethonium. Anaesthesia *12*, 293–298 (1957).

Sniper, W.: The estimation and comparison of histamine release by muscle relaxants in man. Brit. J. Anaesth. *24*, 232–237 (1952).

Sollmann, T., and J. D. Pilcher: Endermic reactions. I. J. Pharmacol. exp. Ther. *9*, 309–340 (1917).

Thon, I. L., and B. Uvnäs: Degranulation and histamine release, two consecutive steps in the response of rat mast cells to compound 48/80. Acta physiol. scand. *71*, 303–315 (1967).

Uvnäs, B.: Metabolic and non-metabolic processes in the mechanism of histamine release from mast cells. In: Biochemistry of the acute allergic reactions. F. A. Davis Co., Philadelphia 1968, pp. 131–140.

West, R.: Bronchospasm and antihistamine drugs. Proc. Royal Soc. Med. *42*, 625–629 (1949).

Zeppa, R., D. C. Grossekreutz and K. Sugioka: Histamine release into the circulation by meperidine (Demerol®). Proc. Soc. exp. Biol. Med. *106*, 794–796 (1961).

Genetisch bedingte Variabilität der Arzneimittelwirkung

H. W. GOEDDE und W. SCHLOOT

Institut für Humangenetik der Universität Hamburg
(Direktor: Prof. Dr. H. WERNER GOEDDE)

Es ist eine allgemein bekannte Beobachtung, daß Patienten nicht immer in gleicher Weise auf dasselbe Medikament reagieren. Dabei ist in Betracht zu ziehen, daß alle Pharmaka während ihrer Umwandlung im Organismus durch Enzymproteine, Resorption (Ausscheidung, Proteinbindung etc.) beeinflußt werden.

Diese Variabilität der Arzneimittelwirkung ist häufig erblich, und sie hat zur Entwicklung einer neuen Forschungsrichtung geführt, der *Pharmakogenetik,* deren Fragestellungen gleichermaßen für Pharmakologie, Biochemie und Genetik von Interesse sind. Für den Wirkungsgrad eines Pharmakons in der Bevölkerung werden normalerweise Meßwerte beobachtet, die unimodal kontinuierlich um einen Mittelwert verteilt sind. Manchmal ist die interindividuelle Variabilität der pharmakologischen Reaktion jedoch diskontinuierlich, dann sind die Meßgrößen der Reaktion bi- oder multimodal verteilt (Abb. 1).

Einige *Beispiele* pharmakogenetischer Phänomene sollen erklärt werden: sie sind deshalb wichtig, weil die *Bewertung* pharmakologischer Reaktionen nach Kriterien geschieht, die nur eine kontinuierlich-unimodale Variabilität berücksichtigen. Schwerwiegende Fehldeutungen der *Dosis-Wirkung-Beziehung* von Arzneimitteln und damit Komplikationen sind dann oft die Folge. Für den Genetiker sind diskontinuierliche Verteilungen von besonderem Interesse, da sie Hinweise auf die Existenz eines spezifischen Gens geben. Meist

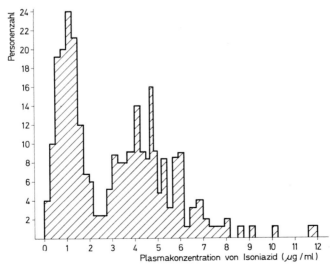

Abb. 1: Bimodale Verteilung der Plasma-Isoniacid-Konzentrationen bei Mitgliedern von 53 Familien.

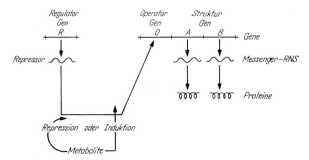

Abb. 2: Hypothese von JACOB und MONOD für die Regulation der Proteinsynthese.

werden Umwandlung und Entgiftung von Pharmaka im Organismus durch die katalytische Wirkung von Enzymen bewirkt. Die Variabilität einer genetischen Information für deren Synthese ist deshalb Hauptursache einer unterschiedlichen Reaktion gegenüber Pharmaka. Der gleiche biochemisch-genetische Effekt liegt teilweise auch angeborenen Stoffwechselkrankheiten zugrunde.

Die Synthese von normalen *oder* mutierten Proteinen (Varianten) erfolgt mittels Regulator-, Operator- und Struktur-Genen (Abb. 2). Eine mutative Änderung an verschiedenen Arten von Genen kann also eine Beeinträchtigung der Funktion eines Enzyms hervorrufen. Die Abb. 3 erklärt vereinfacht den sog. Gen-Dosis-Effekt, links die Synthese des Proteins beim Normal-Homozygoten – gleiche väterliche und mütterliche Erbanlagen; in der Mitte die Enzymsynthese, wie sie bei Heterozygoten zu erwarten ist; rechts soll gezeigt werden, daß entweder die Information für die Proteinsynthese völlig fehlt oder ein atypisches Enzym mit veränderter Struktur synthetisiert wird. Es könnte auch ein enzymatisch inaktives, aber immunologisch noch wirksames Protein (cross reacting material) gebildet werden.

Appliziert man einer größeren Anzahl von Individuen eine bestimmte Menge eines Pharmakons, so zeigt die Verteilung der Meßwerte häufig keinen eingipfligen, sondern einen zwei- oder dreigipfligen Verlauf, wie oben gezeigt wurde. Ist bei großer Gruppenvariabilität *intra*individuelle Konstanz vorhanden, so kann angenommen werden, daß die pharmakologische Reaktion unter dominierender Kontrolle eines oder weniger Gene steht. Die Häufungspunkte sind durch verschiedene Allele eines Gens bedingt. Man

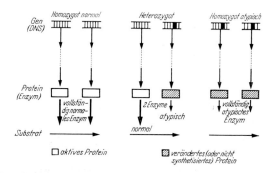

Abb. 3: Gen-Dosis-Effekt bei der Synthese von Enzymproteinen.

spricht von *Polymorphismus,* wenn die Allele häufig sind, d. h. eine Frequenz größer als 1% besitzen. Einige Enzympolymorphismen zeigt Tabelle 1.

Die sogenannte «nichtgenetische» Schwankungsbreite – z. B. von Enzymaktivitäten – kann teilweise auf Alter, Geschlecht, Ernährung, endokrinen Status etc. zurückgeführt werden.

Kurz sei auf die *Interspezies-Variabilität* des Stoffwechsels von Pharmaka hingewiesen, da die Tests neuer Arzneimittel oft an Versuchstieren verschiedener Spezies studiert werden. Im Zusammenhang mit genetischen Fragestellungen zwingt die Generationsfolge häufig zu Versuchen an niederen Säugetieren oder Mikroorganismen. Die Richtigkeit der scheinbar plausiblen Annahme, daß Dosis-Wirkung-Beziehungen, die bei entwicklungsgeschichtlich dem Menschen nahestehenden Affen gemessen wurden, mit größerem Vertrauen auf den Menschen übertragbar seien als Ergebnisse an weniger verwandten Spezies, erscheint jedoch durch verschiedene Beobachtungen teilweise infrage gestellt (Tab. 2). Die unterschiedlichen Abbauraten für Phenylbutazon, Oxyphenbutazon, Antipyrin und Meperidin zeigen eindeutig, daß die Halbwertzeiten beim Menschen um ein Vielfaches höher liegen als bei Affe und Hund. Niedrige Halbwertzeiten für Phenylbutazon wurden von Burns bei Kaninchen, Ratte, Meerschweinchen und Pferd beschrieben. Bei der Übertragung der Ergebnisse pharmakologischer Experimente vom Tier auf den Menschen ist prinzipiell Vorsicht geboten.

Bei der Vielzahl bekannter pharmakologischer Reaktionsweisen haben wir zu unterscheiden zwischen genetisch bedingter *Pharmakaresistenz* und *Pharmakasensitivität.*

I. Pharmakaresistenz

a) Intraocularer Druckanstieg nach lokaler Dexamethason-Applikation

Eine pharmakologische Nebenwirkung von Glucocorticoiden am Auge zeigt eine erbliche Variabilität: die wiederholte lokale Applikation von Dexamethason bewirkt als Nebeneffekt einen intraocularen Druckanstieg. Abb. 4 zeigt den nach 4 Wochen lokaler Behandlung erreichten intraocularen Druck in einer nicht-selektierten Stichprobe der Bevölkerung: man erkennt eine eindeutige trimodale Verteilung der Werte mit relativen Häufigkeiten von 66, 29 und 5% für Gruppen, die durch niedrigen, mittleren und hohen Druckanstieg nach Dexamethason charakterisiert sind. Familienuntersuchungen deuten auf die Existenz eines Gens mit 2 Allelen hin, von denen eines für den niedrigen und eines für den hohen Druckanstieg verantwortlich ist. Bei Heterozygoten und Hemozygoten für

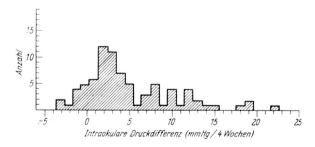

Abb. 4: Verteilung des intraocularen Druckanstiegs nach vierwöchiger Dexamethason-Behandlung in einer nicht selektierten Stichprobe.

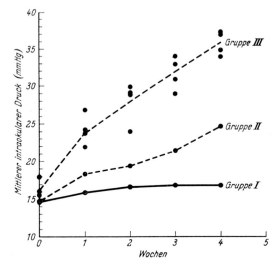

Abb. 5: Zeitlicher Verlauf des intraocularen Drucks.

das Allel, das den *hohen* Druckanstieg bewirkt, läßt sich dieser kontinuierlich durch Dexamethason-Behandlung steigern (Abb. 5, Gruppe II und III) so daß schließlich *Glaucomschäden* entstehen. Der erzeugte Druckanstieg ist nach Absetzen des Pharmakons meist völlig reversibel. Die Gültigkeit dieses Polymorphismus wird nur distentiert.

b) **Anaphylaktische Reaktion auf Dextran**

Einen pharmakogenetisch interessanten Polymorphismus bei Ratten entdeckten West und Kalmus. Nach Dextraninjektion tritt normalerweise eine Hyperaemie, Ödeme an Kopf und Extremitäten auf, entsprechend einer anaphylaktischen Reaktion. Einige Ratten bestimmter Wistar-Stämme zeigten diese Reaktion jedoch nicht, während alle anderen untersuchten Stämme (z. B. Lister-, Sprague-Dawley, August-Ratten) diese Reaktion zeigten, wie links auf der Abb. 6 zu sehen ist. Der Prozentsatz der nicht reagierenden Tiere liegt etwa bei 23; Kreuzungen von nicht auf Dextran reagierenden Tieren zeigten ebenfalls keine anaphylaktische Reaktion. Das Nichtansprechen scheint rezessiv vererbt zu werden.

II. Pharmakasensitivität

a) **Pseudocholinesterase-Polymorphismus: Empfindlichkeit gegen Succinyldicholin**

Mit dieser, durch genetisch bedingte Cholinesterase-Varianten verursachten Reaktion haben wir uns seit Jahren befaßt: Individuen mit bestimmten atypischen Varianten dieses Enzyms zeigen eine schwere, verlängerte Apnoe nach Suxamethonium, eine dem Acetylcholin ähnliche, in der Anaesthesie häufig benutzte Substanz (Abb. 7). Seren von Individuen mit erblicher Cholinesterasedefizienz zeigen keine oder nur geringe Enzymaktivität mit Succinyldicholin. Erhebliche Unterschiede bestehen vor allem bezüglich der *Affinität* dieses Pharmakons zu verschiedenen erblichen Cholinesterase-Varianten; die Affinitäts-

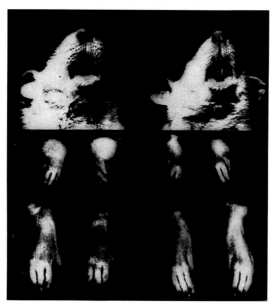

Abb. 6: Wistar-Albino-Ratten 2 Stunden nach der Verabreichung von 180 mg Dextran/kg Körpergewicht intraperitoneal; links reagierendes Tier; rechts nicht reagierendes Tier (bei letzterem ist nicht das Anschwellen von Kopf und Extremitäten zu beobachten).

konstante liegt um den Faktor 100 niedriger. Das atypische Enzym kann Succinyldicholin also bei den nach Anaesthesie vorliegenden Konzentrationen gar nicht abbauen.

$$CH_3 - COO - CH_2 - CH_2 - \overset{+}{N}(CH_3)_3$$

Acetylcholin

$$CH_2 - COO - CH_2 - CH_2 - \overset{+}{N}(CH_3)_3$$
$$CH_2 - COO - CH_2 - CH_2 - \overset{+}{N}(CH_3)_3$$

Suxamethonium

Abb. 7: Formeln von Acetylcholin und von Suxamethonium (Succinyldicholin).

Die verschiedenen Phänotypen der Cholinesterase-Varianten, deren Enzymaktivität, Hemmung durch spezifische Inhibitoren, klinische Symptome und Genfrequenzen zeigt Tab. 3.

Man unterscheidet 4 homozygote und 6 heterozygote Phänotypen. Die häufigste atypische Cholinesterasevariante (Phänotyp A) kommt ca. einmal unter 2000 Personen vor. Dieses Protein läßt sich mit monospezifischem Antiserum gegen normale Pseudocholinesterase praezipitieren. Individuen mit der sehr seltenen «stummen Gen»-Information findet man nur einmal unter 200 000 Personen vor. Wir konnten in einigen Fällen nachweisen, daß *hier* gar kein der Pseudocholinesterase identisches Protein synthetisiert wird (Abb. 8).

Tab. 1: Elektrophoretisch nachweisbare Varianten einiger Enzyme.

Enzyme	Vorkommen	Häufigkeiten
Saure Phosphatase	Erythrocyten	A: 0,36; B: 0,60; C: 0,04
Adenylatkinase	Erythrocyten	0,05
Alkohol-Dehydrogenase	Leber	Polymorphismus
Alkalische Phosphatase	Serum, Plazenta	Polymorphismus
Carbon-Säure-Anhydrase	Erythrocyten	1:400 bis 1:3000
Katalase	Erythrocyten	selten
Cholinesterase E_2	Serum	ca. 0,05
Glucose-6-Phosphatdehydrogenase	Erythrocyten	80–20 Polymorphismus, seltene Varianten
Glutathion-Reduktase	Erythrocyten	selten
Laktat-Dehydrogenase	Erythrocyten	15:5158
Phosphoglucomutase	verschiedene Organe	0,74; 0,26
6-Phosphogluconatdehydrogenase	Erythrocyten	0,95; 0,04; seltene Varianten

Tab. 2: Biologische Halbwertzeit (Minuten) einiger Pharmaka in verschiedenen Spezies.

	Phenyl-butazon	Oxyphen-butazon	Antipyrin	Meperidin
Mensch	72	72	12	5,5
Rhesusaffe	8	8	1,8	1,2
Hund	6	0,5	1,7	0,9
Kaninchen	3	—	—	—
Ratte	6	—	—	—
Meerschweinchen	5	—	—	—
Pferd	6	—	—	—

Tab. 3: Pseudocholinesterasen: Eigenschaften und klinische Bedeutung.

Genotypus	Phänotypus	Aktivität	% Hemmung mit Dibucain	Klinsche Symptome	Häufigkeit
$E_1^u\ E_1^u$	U	95	80	keine	ca. 96%
$E_1^a\ E_1^a$	A	38	22	stark verläng. Apnoe	ca. 0,05%
$E_1^s\ E_1^s$	S	0	0	nach Succinyldicholin	ca. 0,001%
$E_1^f\ E_1^f$	F	—	66	verlängerte Apnoe	sehr selten
$E_1^u\ E_1^a$	UA	57	62		ca. 3,6%
$E_1^u\ E_1^f$	UF	62	74	keine	sehr selten
$E_1^u\ E_1^s$	US	50	80		selten
$E_1^a\ E_1^s$	AS	20	22	stark verläng. Apnoe	sehr selten
$E_1^a\ E_1^f$	AF	—	49	verlängerte Apnoe	sehr selten
$E_1^f\ E_1^s$	FS	61	67		

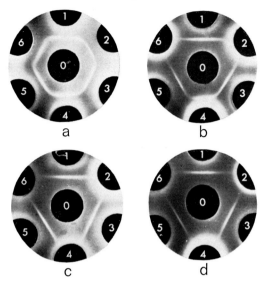

Abb. 8: Untersuchung des Phänotyps «stummes Gen» mit der Doppeldiffusionstechnik.

Familienuntersuchungen ergaben (Tab. 4), daß entsprechend der Kreuzungstypen der Eltern die Aufspaltung in die Kinderphänotypen exakt den Mendelschen Gesetzen entspricht.

Die häufigste atypische Enzymvariante – die Komplikationen nach Succinyldicholin in der Anaesthesie bewirkt – zeigt in verschiedenen Populationen sehr unterschiedliche Genfrequenzen (Tab. 5).

Nun zur *klinischen Symptomatik und Therapie* dieses pharmakologischen Phänomens.

Bei der Untersuchung einiger 100 Patienten, die nach Behandlung mit Succinyldicholin

Tab. 4: Aufspaltung der Kinder-Phänotypen bei verschiedenen Elternkombinationen von Pseudocholinesterase-Phänotypen.

Familienkombinationen	n_F*	n_{Kd}	Phänotypen der Kinder				χ^2	df	P
			Ch_1UU	Ch_1UD	Ch_1UF	Ch_1DF			
$Ch_1UU \times Ch_1UU$	346 (342,37)	652	652 (652,00)	—	—	—			
$Ch_1UU \times Ch_1UD$	20 (22,73)	44	26 (22,00)	18 (22,00)	—	—	1,4546	1	30%>P>20%
$Ch_1UU \times Ch_1UF$	10 (10,52)	15	9 (7,50)	—	6 (7,50)	—	0,6000	1	50%>P>40%
$Ch_1UD \times Ch_1UF$	1 (0,35)	2	1 (0,50)	1 (0,50)	0 (0,50)	0			
Gesamt	377	713							

* Prüfung auf Übereinstimmung zwischen beobachteten und erwarteten Häufigkeiten: $\chi^2 = 0{,}4529$; df = 2; 80%>P>70%.

eine verlängerte Apnoe aufwiesen, fand man bei zwei Drittel dieser Personen sicher erbliche atypische Cholinesterase-Varianten. Es war vorstellbar, daß die Injektion von *normaler* Cholinesterase-Aktivität bei diesen Personen mit Enzymdefekt eine verlängerte Apnoe nach Succinyldicholin normalisieren würde.

Unsere Experimente haben gezeigt, daß eine Therapie der verlängerten Apnoe mit einem hochgereinigten Cholinesterasepräparat sowohl *vor* als *auch nach* der Applikaiton von Succinyldicholin erfolgreich ist: eine Normalisierung des erblichen Stoffwechselfehlers durch Applikation des *fehlenden normalen* Enzyms ist möglich.

Einige Therapieergebnisse erläutert Tab. 6. 3 von 6 behandelten Personen erlitten eine verlängerte Apnoe bei der Anaesthesie. Die anderen 3 wurden durch Screening-Tests bei ungefähr 10 000 Blutspendern als Träger dieser atypischen Enzym-Variante ermittelt.

Bei der Narkose dieser Personen wurde 1 mg Succinyldicholin pro kg Körpergewicht appliziert. 16 Minuten später, etwa dem doppelten Zeitraum der Relaxationszeit, die diese Pharmakon-Dosierung normalerweise bewirkt, wurde soviel hochgereinigtes Cholinesterase-Präparat aus Normalserum injiziert, wie sich aus Gesamtplasma-Aktivität und normaler Enzymaktivität errechnen läßt. Inkompatibilitäts-Reaktionen wurden mit den Enzympräparaten der Behring-Werke, die frei von Australia-Antigen, Polyoma- und New Castle Disease Virus sind, nicht beobachtet. Man sieht auf der Tabelle, daß die Enzymaktivitätswerte nach Injektion quasi normal sind und die Relaxationszeiten sich im Normalbereich befinden.

Wie unterscheidet sich nun die normale Cholinesterase *molekulargenetisch* von der häufigsten atypischen Variante? Wir haben aus 5 Liter Plasma eines Probanden mit

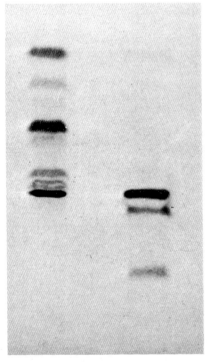

Abb. 9: Elektrophoretische Auftrennung der Peptide, die von Phänotyp U (links) bzw. Phänotyp AS (rechts) gewonnen wurden.

Tab. 5: Unterschiedliche Frequenzen des atypischen Gens der Pseudocholinesterase in verschiedenen Populationen.

Hohe Häufigkeit (0,014)	Mittlere Häufigkeit (0,005 bis 0,01)	Niedrige Häufigkeit (0 bis 0,002)
Nordafrikaner (0,0142)	Orientalische Bevölkerungen, hauptsächlich Japaner (0,0047)	Thais (0)
Tschechoslowaken (0,0144)	Australier (0,0051)	Koreaner (0)
Brasilianer (0,0149)	Neger (Seattle) (0,0053)	Japaner (0)
Griechen (0,0162)	Lappen (0,0076)	Eskimos (0)
Deutsche (0,0162)	Indianerstämme (Mexiko) (0,0093)	3 südamerikanische Indianerbevölkerungen (0)
Weiße Amerikaner (0,0163)	Marokkanische Juden (0,0098)	Neger (Kongo) 0,0009)
Portugiesen (0,0168)		Chinesen (Formosa) 0,0015)
Berber (0,0182)		Filipinos (0,0024)
Finnen (0,0188)		
Briten (0,0192)		
Israelis (0,0312)		

Tab. 6: Therapie einer verlängerten Apnoe nach Suxamethonium durch Applikation hochgereinigter Pseudocholinesterase.

	Vor Injektion von Pseudocholinsterase			Nach Injektion von Pseudocholinsterase*		
Fall	Dauer der Apnoe (mg Suxamethonium/kg)	PCHE-Aktivität (Benzoylcholin)	PCHE-(Phänotyp)	Dauer der Apnoe. Erste Muskelkontraktion	Atemvolumen > 350 ml	PCHE-Aktivität (Benzoylcholin
1	45' (0,5)	38	A	5'	6'	128
2	75' (1,0)	49	A	8'	10'	114
3	110' (1,0)	28	AS	10'	11'	96
4	210' (1,0)	50	A	9'	12'	133
5	150' (1,0)	55	A	7'	12'	113
6	98' (1,0)	36	A	9'**	11'**	122
Durchschnittswerte	115'	43		8'	10'	118

* PCHE wurde injiziert 16' nach Applikation von 1 mg Suxamethonium/kg
** PCHE wurde injiziert vor Applikation von 1 mg Suxamethonium/kg

atypischer Variante ein 6000fach gereinigtes Enzym dargestellt. Dieses wurde im Vergleich mit entsprechend gereinigten Normalenzym mit ^{32}P-Diisopropyl-Fluorophosphat am aktiven Zentrum (Ester-bindende Seite) markiert. Anschließend wurde aminoäthyliert, trypsiniert und die markierten Peptide hochspannungselektrophoretisch aufgetrennt (Abb. 9). Die Peptide des Normalenzyms wandern zur Kathode, die der atypischen Variante zur Anode. Offensichtlich ist der stark saure Charakter des Normalenzyms – vermutlich am «aktiven Zentrum» durch 2 dibasische Aminosäuren in der Nähe der Esterbindenden Seite hervorgerufen – bei einer atypischen Variante nicht mehr vorhanden.

Hypothese: Austausch einer dibasischen Aminosäure beim atypischen Enzym durch eine neutrale. Zur Zeit werden Sequenzanalysen durchgeführt, um eine mögliche Aminosäuresubstitution festzustellen.

Tab. 7: Pharmaka und andere Verbindungen, die bei Glucose-6-Phosphatdehydrogenase-Defizienz Haemolyse erzeugen.

Acetanilid	3,6 g	Nitrofurazon (C)	1,5 g
Phenylhydrazin	30 mg	Nitrofurantoin	400 mg
Sulfanilamid	3,6 g	Furazolidon	400 mg
Sulfacetamid	—	Furaltodon	1,0 g
Sulfapyridin	4,0 g	Quinidin (C)	0,8 g
Sulfamethoxypyridazin	2,0 g	Primaquin	30 mg
Salicylazosulfapyridin	6,8 g	Pamaquin	30 mg
Thiazosulfon	—	Pentaquin	—
Diaminodiphenylsulfon	200 mg	Quinocid	30 mg
Trinitrotoluol (C)	—	Naphtalin	—
		Neosalvarsan®	600 mg
		Vicia fava	—

(C): Hämolyse nur in kaukasischen Bevölkerungen beobachtet.

b) Genetisch bedingter Glucose-6-Phosphatdehydrogenasemangel beim Menschen

Eine bei bestimmten Populationen beobachtete *haemolytische Reaktion* nach Applikation der in Tab. 7 zusammengestellten Pharmaka ist wohl das bekannteste pharmakogenetische Phänomen. Ursache ist ein Defekt der Glucose-6-Phosphatdehydrogenase. Einige Charakteristika verschiedener Varianten dieses Enzyms zeigt Tab. 8. Entsprechend der großen qualitativen und quantitativen Variabilität ist auch die haemolytische Reaktion einiger Mutationen sehr unterschiedlich.

Tab. 8: Genetische Variabilität der Glucose-6-Phosphat-Dehydrogenase.

Genetische Variabilität der G-6-PD

G-6-PD-Mangel-Mutanten	% Enzymaktivität	Geschwindigkeit in Elektrophorese	Substratbedarf (G-6-P, TPN)
Berber	40 - 60	sehr schnell	erhöht
Neger	8 - 15	schnell	normal
Weisse	3 - 6	normal	erniedrigt
Oklahoma Typ I	3 - 9	—	stark erhöht
Chikago Typ I	3 - 9	normal	normal
Seattle Typ I	8 - 15	langsam	erniedrigt

c) Pharmakologische Aspekte des Acetylierungs-Polymorphismus

Nach Applikation einer bestimmten Dosis des Tuberkulostatikums Isonikotinsäurehydrazid (INH) findet man einen interindividuell unterschiedlich hohen Plasmaspiegel (Abb. 10). Eine bimodale Verteilung der Meßwerte wurde in Abb. 1 gezeigt. Aufgrund von Familienuntersuchungen ergab sich für die schnelle und langsame Acetylierung des INH ein formalgenetisches Modell mit 2 Allelen auf einem autosomalen Genlocus. Eine *intra*individuelle Konstanz sowie hohe Konkordanz der Werte bei eineiigen Zwillingen wurde beobachtet. Den Reaktionsmechanismus konnten wir mit Hilfe radioaktiver Substrate und Coenzyme 1963 aufklären (Abb. 11): eine Leber-N-Acetyltransferase katalysiert die mit Acetyl-Coenzym A verlaufende INH-Acetylierung.

Genetisch bedingte Variabilität der Arzneimittelwirkung · 99

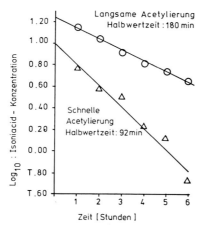

Abb. 10: Abfall der INH-Plasma-Konzentration in Individuen, die INH langsam bzw. schnell acetylieren.

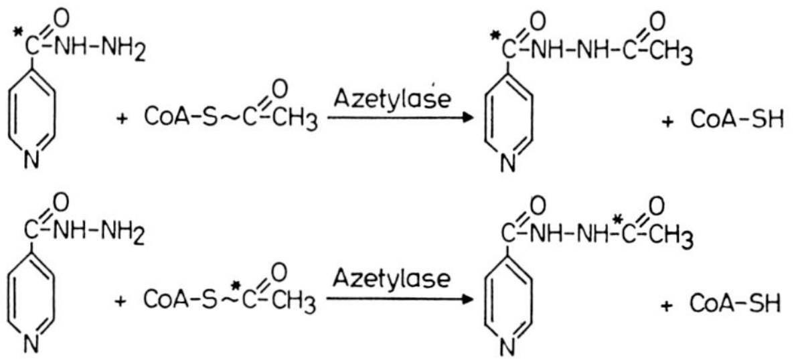

Abb. 11: Mechanismus der INH-Acetylierung unter Beteiligung von Coenzym A.

Innerhalb verschiedener ethnischer Gruppen zeigen sich erhebliche Unterschiede bezüglich der schnellen und langsamen Inaktivierung des INH (Tab. 9). Bei der INH-Therapie in verschiedenen Bevölkerungen sollten diese unterschiedlichen Genfrequenzen berücksichtigt werden. Bei geringer Dosierung zeigt sich zwar keine Konsequenz dieses Polymorphismus; sogenannte «langsame Inaktivatoren» für INH entwickeln jedoch bei hoher Dosierung sehr viel häufiger eine Polyneuritis.

In diesem Zusammenhang ist interessant, daß dieser genetische Polymorphismus der Acetylasen den Metabolismus verschiedener anderer Pharmaka außer INH kontrolliert bzw. deren Toxizität verändert. Bei langsamen Acetylierern zeigt sich bei Hydralazin-Applikation ebenfalls eine toxische Reaktion. Auch das Antilepra-Mittel Dapson wird in ähnlicher Weise wie INH von bestimmten Phänotypen schnell bzw. langsam acetyliert.

Wir fanden in den letzten Jahren, daß außer INH auch physiologisch aktive Substanzen wie *Serotonin* von der gleichen Acetylase individuell unterschiedlich acetyliert werden.

Acetyl-Serotonin ist Intermediat beim Syntheseweg des Epiphysenhormons Melatonin (Abb. 12). Ferner ist von Interesse, daß psychotrope Arzneimittel (Monoaminoxydase-Hemmer) und bestimmte Alkaloide ebenfalls Inhibitoren der Serotonin- bzw. INH-Acetylierung sind (Abb. 13), z. B. Reserpin und Harmin, das LSD-Derivat Methysergid sowie die Antidepressiva Imipramin und Opiramol, wie auch Phenelzin. Genetisch gesteuerte Serotonin-Acetylasen könnten also je nach Aktivität in Konkurrenz zur Monoaminoxydase in den Psychopharmaka-Metabolismus eingreifen.

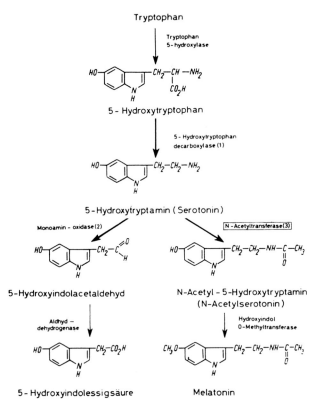

Abb. 12: Tryptophan-Stoffwechsel: Beteiligung von Monaminoxydase bzw. N-Acetyltransferase bei der Umsetzung von Serotonin.

Tab. 9: Unterschiedliche Acetylierungs-Geschwindigkeiten beim Abbau von Isonikotinsäurehydracid in verschiedenen Populationen.

Population*	n	Acetylierungsgeschwindigkeit schnell	langsam	Genfrequenz für Ac^s
Europa	900	459 (51%)	441 (49%)	0,70
Afrika	197	91 (46%)	106 (54%)	0,74
Israel (Juden)	350	118 (34%)	232 (66%)	0,81
Indien	442	180 (41%)	262 (59%)	0,77
Japan	2409	2139 (88%)	270 (12%)	0,35

* Nach Ursprungsgebieten zusammengefaßt

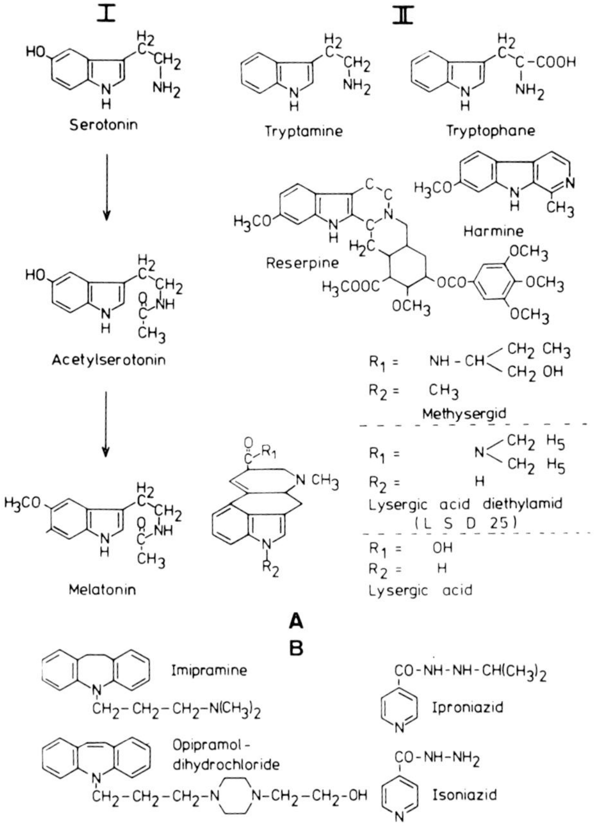

Abb. 13: Verschiedene Substanzen, die Bedeutung für den N-Acetyltransferase-Polymorphismus haben können: I. Bildung von Melatonin; II. Hemmstoffe: A Physiologisch wirksame Substanzen und Alkaloide, B Andere psychothrop wirksame Pharmaka.

Tab. 10: Weitere Beispiele pharmakogenetischer Variationen.

Pharmacon-induzierte Hämolyse bei instabilen Hämoglobinvarianten
Methämoglobinämie nach Acetophenetidin
Narkose-induzierte Hyperrigidität und Hyperthermie
Resistenz bei Cumarin
Parahydroxylierung von Diphenylhydantoin
Unterschiedliches Schmecken von Thioharnstoffderivaten und Anetholtrithion
Interspeciesunterschiede der Pharmaconinaktivierung
Morphinadaptation
Alkoholadaptation

Abschließend sei noch eine tabellarische Zusammenstellung weiterer pharmakogenetischer Phänomene (Tab. 10) gezeigt. Bei der großen Anzahl jährlich neu eingeführter Medikamente ist mit einer Häufung unerwünschter Nebenwirkungen in zunehmendem Maße zu rechnen. Die Entgiftung dieser unphysiologischen Substanzen ist nicht immer über die normalen Abbauwege des Organismus möglich. Außerdem bewirken diese Pharmaka häufig eine unerwünschte Inhibition oder Induktion biologisch wichtiger Enzymsysteme und können damit wichtige Stoffwechselwege beeinflussen. Dadurch kann – ebenso wie durch die oben erwähnten pharmakogenetischen Phänomene – eine bestimmte Therapie überhaupt infrage gestellt werden.

Literatur

KALOW, W.: Pharmacogenetics, Heredity and the Response to Drugs. W. B. Saunders & Co., Philadelphia/London, 1962.

GOEDDE, H. W., A. DOENICKE and K. ALTLAND: Pseudocholinesterase: Pharmakogenetik, Biochemie, Klinik. Springer, Berlin, Heidelberg, New York 1967.

GOEDDE, H. W., K. ALTLAND, W. SCHLOOT in: Conference on Pharmacogenetics: Annals of the New York Academy of Sciences. *151*, Art 2, p. 651–1001 (1968).

GOEDDE, H. W., K. ALTLAND, W. SCHLOOT: 2nd International Titisee Workshop on Pharmacogenetics: Humangenetik 9, 197–280 (1970).

GOEDDE, H. W., K. ALTLAND, in: Conference on Drug Metabolism in Man: Annals of the New York Academie of Sciences. *179,* 1971.

Weitere Literatur auf Anforderung beim Verfasser.

Immunglobuline E bei Neurodermitis

B. Wüthrich und Chr. Virchow

Die Neurodermitis disseminata (Synonyma: Prurigo Besnier, endogenes oder konstitutionelles Ekzem) wurde 1933 von Wise und Sulzberger (33) den *Atopien* nach Coca und Cooke (5) zugeordnet. Für diese eigenartige, meist in Schüben verlaufende Ekzemkrankheit, welche bereits 1885 von Besnier und Brocq von weiteren Ekzem- und Prurigoformen abgegrenzt wurde, wählten sie daher den Namen *«atopic dermatitis»*. An einem umfangreichen familienpathologischen Material konnte von mehreren Autoren (2, 24, 25, 26) die korrelative und genetische Zusammengehörigkeit von Asthma bronchiale, Rhinitis allergica, Neurodermitis und konstitutionellem Kinderekzem gesichert werden.

Charakteristisch für die Atopie ist die familiäre, congenital verankerte Fähigkeit zur Bildung von nicht präzipitierenden, hautsensibilisierenden Antikörpern nach Exposition mit gewöhnlichen Umweltallergenen (26). Diese nach Coca und Grove (6) als *Reagine* bezeichneten Antikörper, welche für die urticarielle Sofortreaktion im Hauttest gegen Allergene verantwortlich sind und passiv in der Versuchsanordnung nach Prausnitz-Kuestner (20) in die Primatenhaut übertragen werden können, wurden neuerdings als eine neue Klasse von Immunglobulinen, den *IgE*, identifiziert (3, 9, 12).

Dank der Entwicklung empfindlicher, quantitativer in vitro-Methoden, wie des «radio-immuno-sorbent-assay» (R.I.S.A.) nach Wide und Porath (31), der «radioactive-single-radial-diffusion» (R.S.R.D.) nach Rowe (23,1) zur Bestimmung der totalen IgE-Konzentration, oder wie des «radio-allergo-sorbent-Test» (R.A.S.T.) nach Wide, Bennich und Johansson (32) zur Bestimmung der Konzentration der allergenspezifischen Antikörper, gelangte man zu der Feststellung, daß bei den atopischen Erkrankungen tatsächlich erhöhte IgE-Serumspiegel zu finden sind (1, 4, 10, 13, 15, 16, 18, 30, 34).

In dieser Arbeit sollen die eigenen Ergebnisse der Serum-IgE-Bestimmungen bei Neurodermitis, gewonnen an einem großen, unausgewählten Krankengut mitgeteilt werden. Da häufig Patienten mit Neurodermitis gleichzeitig oder alternierend zusätzlich an Inhalationsallergien (Asthma bronchiale oder Rhinitis allergica, Pollinose) leiden, soll die Frage abgeklärt werden, ob die Erhöhung der IgE auf die Beteiligung der Respirationsorgane zurückzuführen ist oder nicht. Ferner interessierte uns zu erfahren, ob eine Beziehung zwischen der IgE-Titerhöhe und dem Schweregrad der Hautkrankheit, bzw. der Chronizität des Verlaufes besteht. Diese Arbeit soll damit einen Beitrag zu der immer noch umstrittenen Pathogenese der Neurodermitis leisten.

Methodik, Patientengut

Die IgE-Serumspiegel-Bestimmungen wurden im immunologischen Labor der Asthmaklinik Davos-Wolfgang nach der «radioactive-single-radial-diffusion (R.S.R.D.) nach Rowe (23) durchgeführt. Die Methode wurde bereits andernorts (30) beschrieben. Das Nüchternblut zur IgE-Bestimmung wurde bei 122 hospitalisierten Neurodermitis-Patienten der Hochgebirgsklinik Davos-Wolfgang bei Spitaleintritt und bei 91 ambulanten Patienten der Dermatologischen Klinik und Poliklinik, Zürich, entnommen. Die Patienten-Seren wurden bis zur Untersuchung in Plastikröhrchen tiefgefroren gehalten.

Die Diagnose *Neurodermitis* wurde gestellt aufgrund der typischen Anamnese (häufig Milchschorf im Säuglingsalter) und der charakteristischen ekzematoiden, teils lichenifizierten, meist stark juckenden und zerkratzten Ausschläge im Gesicht, Hals, oberen Brust- und Rückenpartien, Ellenbeugen, Kniekehlen, Handgelenke, evtl. gesamter Körperhaut (zerkratzte disseminierte Papeln im Sinne der Prurigo Besnier). Eine frühere oder aktuelle Mitbeteiligung des Respirationstraktes im Sinne von Rhinitis allergica, Heuschnupfen oder Asthma bronchiale wurde vermerkt. Alle Patienten wurden einer Hauttestung mit der Prick- und/oder Intracutan-Methode mit Inhalations- und Nahrungsmittelallergenen unterzogen. Vereinzelt wurden auch inhalative Provokationsteste durchgeführt. Auf die Ergebnisse der allergologischen Abklärung wird jedoch in der Folge nicht eingegangen.

Aufgrund des Hautzustandes im Zeitpunkt der Blutentnahme und des Schweregrades des (früheren) Verlaufes, wurden die insgesamt 213 untersuchten Patienten in folgende Gruppen eingeteilt:

Gruppe I: Weitgehend abgeheilte, bis diskrete Hautveränderungen im Bereiche der Prädilätionsstellen, kaum Lichenifikation. Verlauf eher mild, mit seltenen Exacerbationen ($N_1 = 63$).

Gruppe II: Vereinzelt frische Effloreszenzen mit lichenifizierten Hautpartien mit weitgehendem Beschränktsein auf Knie- und Ellenbeugen, Volarseite der Handgelenke, Nacken. Verlauf eher kontinuierlich, mit gelegentlichen Exacerbationen ($N_2 = 82$).

Gruppe III: Zahlreiche, zum Teil disseminierte Effloreszenzen, meist also nicht nur auf die bevorzugten Partien beschränkt, frische Kratzeffekte, anhaltender Juckreiz, zumeist ausgedehnte Lichenifikation. Verlauf rebellisch, mit immer wiederkehrenden Exacerbationen, oft Corticoid-Abhängigkeit ($N_3 = 68$).

Nach Anamnese und Ergebnis der klinischen und allergologischen Abklärung wurden die Patienten ferner eingeteilt in solche A) mit Neurodermitis «rein», d. h. Patienten ohne frühere oder jetzige Beteiligung der Respirations-Organe, und in Patienten B) mit Neurodermitis und aktueller oder vergangener Respirationsallergie im Sinne von Rhinitis allergica, Pollinose, Asthma bronchiale.

Als Vergleichsgruppen dienten 29 Patienten mit Asthma bronchiale allergicum (A.b.a.) (= Extrinsic-Asthma), 202 Patienten mit Asthma bronchiale mit Inhalationsallergie und zusätzlicher Infektkomponente (A.b.a. + I.), 442 Patienten mit Intrinsic-Asthma oder chronisch asthmoider Bronchitis, 79 Patienten mit chronischer Bronchitis, 42 Patienten mit gut zurückgebildeter, produktiv-indurativer Lungentuberkulose (Tbc), sowie eine Gruppe von 30 Patienten mit Psoriasis und eine Gruppe von 22 Patienten mit anderen nichtallergischen Dermatosen (10mal Ekzeme unbekannter Genese, außer mikrobielles Ekzem, 3mal Lichtdermatosen, 3mal Mycosis fungoides, 2mal Dermatitis herpetiformis Duhring und je 1mal Lichen ruber planus, Lichen pilaris, Pruritus sine materia und Morbus Boeck).

Ergebnisse der IgE-Serumspiegelbestimmungen

Tabelle 1 zeigt die Anzahl der Kranken, das arithmetische Mittel und die Schwankungsbreite der gemessenen IgE-Serumspiegel in den verschiedenen Diagnosegruppen. Nach JOHANSSON (11) wird der Durchschnittswert bei gesunden Personen mit 248 ng/ml angegeben (obere Streuungsgrenze 1000 ng/ml). Aus der Tabelle geht deutlich hervor, daß die Erkrankungsgruppen, die zum atopischen Formenkreis gehören, denen also eine allergische Pathogenese vom Typ I-Mechanismus nach COOMBS und GELL (7) zugrunde liegt, im Mittel erhöhte bis stark erhöhte IgE-Serumspiegel aufweisen. Dies in Bestäti-

Tab. 1: Mittelwert und Schwankungsbreite der IgE-Serumspiegel bei verschiedenen Krankheiten

Diagnose	Patientenzahl n =	IgE ng/ml		Streuwerte IgE ng/ml von – bis
1. Asthma bronchiale allergicum	29	519,0	↑	(60–2000)
2. Asthma bronchiale allergicum mit Infektkomponente	202	858,0	↑↑	(24–8500)
3. Intrinsic-Asthma chronisch-asthmoide Bronchitis	442	223,0	=	(0–2800)
4. Chronische Bronchitis	79	162,0	=	(0–2600)
5. Gut zurückgebildete Lungentuberkulose	42	129,0	=	(0–460)
6. Neurodermitis constitutionalis	213	3645,0	↑↑↑↑	(0–60 000)
7. Psoriasis vulgaris, Parapsoriasis	30	194,0	=	(0–920)
8. Verschiedene, nicht allergische Dermatosen, unbekannter Aetiologie	22	114,0	=	(32–390)

gung der Ergebnisse anderer Autoren (4, 10, 13, 15, 18) sowie eigener früherer Arbeiten (30, 34).

In *Abbildung 1* werden die IgE-Mittelwerte mit der dazugehörigen «Standard Deviation» (S) bei der gesamten Neurodermitisgruppe, bei Neurodermitis «rein», bei Neurodermitis mit Respirationsallergie sowie bei der Kontrollgruppe von Psoriatikern und anderen Hautpatienten graphisch dargestellt. Danach zeigt sich deutlich, daß bei Neurodermitis «rein» und bei Neurodermitis mit Respirationsallergie annähernd gleiche Durchschnittswerte vorliegen. *Die Erhöhung der IgE bei Neurodermitis ist also nicht auf eine allfällige Beteiligung des Respirationstraktes zurückzuführen.* Die Mittelwerte bei Pso-

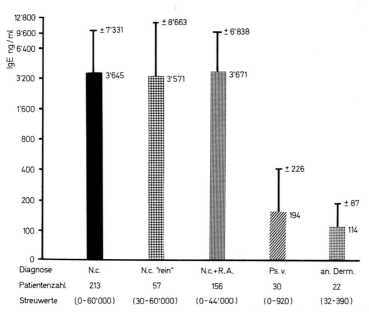

Abb. 1: IgE-Mittelwerte bei Neurodermitis mit oder ohne Respirationsallergie und bei anderen Dermatosen.

riatikern mit 194 ng/ml und bei der Gruppe von Dermatosen mit 114 ng/ml mit einem oberen Streuwert von 920 bzw. 390 ng/ml liegen im normalen Bereich und entsprechen den Ergebnissen von OGAWA und Mit. (18): bei Psoriasis fanden sie einen Mittelwert von 154 und bei nicht atopischen, gesunden Patienten einen solchen von 122 ng/ml. Betrachtet man nun den Durchschnittswert bei Neurodermitis «rein» von 3571 ng/ml (± 8663), ist dieser noch höher als der von JUHLIN und Mit. (13) bei 29 Neurodermitis-Patienten gefundene Serum-IgE-Mittelwert von 2733 ng/ml. Bei einer kleineren Patienten-Zahl im Vergleich zu unserer, fanden sie eine Schwankungsbreite zwischen 243 und 3720 ng/ml. Wird für die vorliegende statistische Auswertung der extrem hohe Wert von 60 000 ng/ml eines unserer Patienten nicht berücksichtigt, so ergibt sich bei 56 Patienten mit «reiner» Neurodermitis ein Mittelwert von 2563 (± 4183), welcher mit

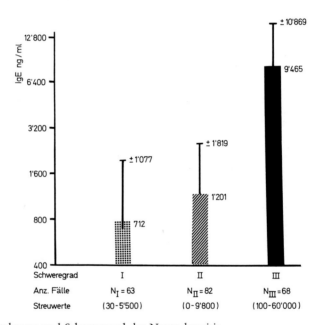

Abb. 2: IgE-Mittelwerte und Schweregrad der Neurodermitis.

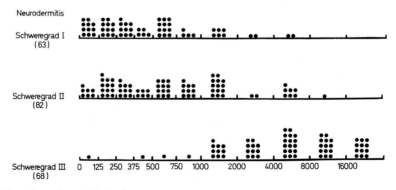

Abb. 3: Verteilung der IgE in Patientenseren.

demjenigen der schwedischen Autoren vergleichbar ist. Hingegen fanden OGAWA und Mit. (18) ebenfalls bei 28 Neurodermitis-Patienten einen Mittelwert von «nur» 492 ng/ml, der aber im Mittel 3–4mal höher lag als bei Psoriatikern oder Kontrollpersonen.

In *Abbildung 2* sind die IgE-Mittelwerte der, je nach Schweregrad des Hautzustandes und des Verlaufes, in 3 Gruppen eingeteilten Patienten aufgeführt; die Verteilung der einzelnen IgE-Werte wird in *Abbildung 3* aufgezeichnet, wobei auf der Abszisse die IgE-Serumspiegel eingetragen sind. Jeder Punkt entspricht der Konzentration eines Serums. Die schweren, generalisierten, von kürzlichen und immer wiederkehrenden Exacerbationen begleiteten Fälle der Gruppe III der Abbildung 2 und 3 lassen bei Streuwerten von 100–60 000 den maximal hohen IgE-Mittelwert von 9456 ng/ml (± 10 869) erkennen. Bei den weitgehend abgeheilten oder abortiven und milden Verlaufsformen der Gruppe I fanden wir einen Mittelwert von 712 ng/ml (± 1077) bei zwischen 30–5500 schwankenden Werten. Eine Mittelstellung mit einem Durchschnittswert von 1201 (± 1819) und Streuwerten zwischen 0 bis 9800 ng/ml nimmt die Gruppe II ein.

Die folgende *Tabelle 2* erläutert noch einmal das unterschiedliche Verhalten der IgE-Serumspiegel in den einzelnen Gruppen I bis III: die Anzahl, bzw. der prozentuale Anteil der Kranken mit weniger oder mehr als 1000 ng IgE pro ml Serum, respektive weniger oder mehr als 4000 ng IgE pro ml Serum, wird hier aufgeführt. Tabelle 2 macht deutlich, daß 63,2% der Patienten mit schwerem Hautzustand oder rebellischem Verlauf IgE-Serumwerte weit über den Durchschnittswert der Neurodermitis, also über 4000 ng/ml besitzen. Dennoch weisen 6% der Kranken der Verlaufsgruppe III auch niedrige Werte unter 1000 ng/ml auf, während im Gegensatz dazu 3,2 bzw. 9,7% der Atopiker der Gruppe I und II IgE-Werte über 4000 ng/ml erkennen lassen. Aus der Literatur und aus eigenen früheren Arbeiten ist aber bekannt, daß auch Patienten mit allergischem Asthma bronchiale oder mit allergischer Rhinopathie einen tiefen oder normalen IgE-Serumspiegel aufweisen können.

Tab. 2: Verteilung der Serum-IgE-Werte nach dem Schweregrad der Neurodermitis

IgE-Gehalt ng/ml	Schweregrad des Hautzustandes, bzw. Verlauf		
	I	II	III
0–1000	53 = 84,1%	58 = 70,4%	4 = 6%
1001–4000	8 = 12,7%	16 = 19,9%	21 = 30,8%
> 4000	2 = 3,2%	8 = 9,7%	43 = 63,2%
Total Fälle (%)	63 = 100%	82 = 100%	68 = 100%

Tab. 3: Mittelwerte und Schwankungsbreite der IgE-Serumspiegel bei Neurodermitis mit oder ohne Respirationsallergie nach Schweregrad

Schweregrad	A) Neurodermitis «rein»			B) Neurodermitis mit Respirationsallergie		
	N	IgE $\bar{X}$ ng/ml (± S)	von – bis	N	IgE $\bar{X}$ ng/ml (± S)	von – bis
I	15	499 (± 941)	30–3700	48	778 (± 1117)	75–5500
II	23	846 (± 2007)	48–9800	59	1340 (± 1738)	0–7600
III	19	9296 (± 13 264)	100–60 000	49	9313 (± 9929)	1100–33 000

In *Tabelle 3* werden schließlich die IgE-Mittel- ($\pm$ S) und Streu-Werte bei Neurodermitis ohne und mit Respirationsallergie nach Krankheitsschweregrad gegenübergestellt. Die statistische Auswertung zeigt, daß nur bei der milden Verlaufsgruppe I Kranke mit Respirationsallergie im Durchschnitt etwas höhere IgE-Serumwerte als «reine» Neurodermitiker haben; hingegen besteht bei der Gruppe II und III diesbezüglich kein signifikanter Unterschied.

Diskussion

Die Erhöhung der Serum-IgE bei Neurodermitis rechtfertigt die Einordnung dieser Krankheit zu den Atopien; ja, unter den atopischen Krankheiten werden gerade bei Neurodermitis extrem hohe Werte von Serum-IgE angetroffen. Es besteht ferner eine Korrelation zwischen der IgE-Titerhöhe und dem Schweregrad der Neurodermitis, indem mit zunehmender Schwere der Hautkrankheit und zunehmender Chronizität des Verlaufes signifikant häufiger Werte über 4000 ng/ml gefunden werden. Eine solche Korrelation wurde zwar in der ersten Publikation von JUHLIN und Mit. (13) verneint; spätere Untersuchungen von OGAWA und Mit. (18), KUMAR und Mit. (15, 16) sowie eigene, unabhängige Ergebnisse am getrennten Krankengut (30, 34) ließen eine solche Beziehung statistisch sichern. Auch bei einer Anzahl von Patienten, bei welchen mit der üblichen allergologischen Austestung keine Sensibilisierung auf Umwelt- oder Nahrungsmittelallergene gefunden werden konnte, waren die IgE stark erhöht. Die Beziehung zwischen den Ergebnissen der allergologischen Austestung und IgE-Titer wird andernorts mitgeteilt (35). Es scheint also, daß den IgE-Immunglobulinen, welche mit der reaginischen Aktivität assoziiert sind, eine pathogenetische Bedeutung für die Neurodermitis zugesprochen werden muß, selbst wenn sich keine exogenen Allergene finden lassen. Welches aber das Allergen bei testnegativen Neurodermitis-Patienten für die Hauterkrankung darstellt, ist zur Zeit noch ungewiß. Gegen die Bedeutung von bakteriellen Antigenen spricht die Tatsache, daß nach Infekten bei Atopikern keine signifikante Erhöhung der IgE-Spiegel zu verzeichnen ist (17). Für Autoallergene liegen bis anhin keine genügenden Beweise vor (8, 14). Auf andere immunologische Abnormitäten bei Neurodermitis, wie Erhöhung der IgG und des Coeruloplasmins, sowie Verminderung des Komplementfaktor C'3, des alpha$_1$-Antitryspins und des Haptoglobins, wurde andernorts hingewiesen (28, 34).

Für die Pathogenese der Neurodermitis und des atopischen Kinderekzems werden zur Zeit drei Hypothesen vertreten (22): 1. die atopische, 2. die psychosomatische und 3. die diathetische Hypothese. Keine der Theorien vermag heute wohl ganz zu überzeugen, denn für eine jede sind befürwortende und verneinende Argumente anzubringen. Möglicherweise spielen alle obengenannten pathogenetischen Faktoren eine Rolle für die Auslösung der Neurodermitis, die somit Ausdruck einer polyfaktoriellen genetischen Störung wäre. Nach neueren Erkenntnissen (19, 21) könnten eventuell die genannten immunologischen, neurovegetativen, psychosomatischen und konstitutionellen Abnormitäten bei Neurodermitis im Rahmen der endogenen Beta-Blockade-Theorie nach SZENTIVANYI (29) untergebracht werden, in welcher die Adenylzyclase und das zyklische 3'-, 5'-Adenosin-Monophosphat-System eine Schlüsselrolle einnimmt. Dafür sprechen neuere Untersuchungen der Zirkulation und des neurovegetativen Systems (27, 28) sowie der Schweißregulation (30a). Weitere Forschungen, wie Längsstudien über Verhalten der IgE-Serum-Titer im Verlauf der Hautkrankheit, Bestimmung der allergenspezifischen Reagine nach der R.A.S.T.-Methode, Immufluoreszenzstudien zum allfälligen Nachweis von IgE-Produktion in der Haut usw. sind notwendig, um der Genese dieser rätselhaften Hautkrankheit noch etwas weiter auf die Spur zu kommen.

Welche Bedeutung kann zur Zeit der IgE-Spiegelbestimmung in der Dermatologie beigemessen werden? Obwohl in der Regel die Diagnose Neurodermitis aufgrund von Anamnese und Klinik leicht zu stellen ist, kann bei differenzialdiagnostisch schwierigen Fällen von generalisierten Ekzemen oder Prurigo eine massive IgE-Serumerhöhung diagnostisch entscheidend sein, bevor andere Abklärungsuntersuchungen (Hautteste usw.) wegen des Hautzustandes möglich sind. Mittels IgE-Bestimmung sollte ferner abgeklärt werden, ob auch das sogenannte mikrobiell-parasitäre bzw. nummuläre Ekzem in den Formenkreis der Atopie gehört. Bezüglich Prognose für den einzelnen Neurodermitis-Patienten ist ferner eine IgE-Spiegelbestimmung wertvoll, denn bei massiver Erhöhung ist eher mit einem rebellischen, langwierigen Verlauf zu rechnen. Da es in der Praxis oft nicht möglich ist, bei jedem Neurodermitis-Patienten eine allergologische Austestung durchzuführen, oder ihn zur eingehenden Abklärung einem Allergie-Diagnostik-Zentrum zuzuweisen, soll – gewissermaßen als Allergie-in vitro-Test – eine IgE-Bestimmung durchgeführt werden. Ist ein erhöhter IgE-Serumspiegel zu verzeichnen, soll eine entsprechende Abklärung in die Wege geleitet werden, da dann die Chance zur Erfassung möglicher Allergene mittels Hauttests erhöht ist.

Literatur

1. ARBESMAN, C. E., K. ITO, J. I. WYPYCH and K. WICHER: Measurement of serum IgE by a one-ste single radial radiodiffusion method. J. Allergy 49, 72 (1972).
2. BATSCHELET, E., W. KLUNKER, U. W. SCHNYDER und H. STORK: Die Häufigkeit atopischer Erkrankungen in Zürich. Schweiz. med. Wschr. 40, 1109 (1960).
3. BENNICH, H. H., K. ISHIZAKA, S. G. O. JOHANSSON, D. S. ROWE, D. R. STANWORTH and W. D. TERRY: Immunglobulin E: A new class of human immunglobulin. Immunology. Lond. 15, 323 (1968).
4. BERG, T., and S. G. O. JOHANSSON: IgE concentrations in children with atopic diseases. A clinical study. Int. Arch. Allerg. 36, 219 (1969).
5. COCA, A. F., and R. A. COOKE: On the classification of the phenomena of hypersensitiveness. J. Immunol. 8, 163 (1923).
6. COCA, A. F., GROVE, E. F.: Studies in hypersensitiveness. A study of atopics reagins. J. Immunol. 10, 445 (1925).
7. COOMBS, R. R. A., and P. G. H. GELL: The classification of allergic reactions. In: Clinical aspects of immunology. Hrsg. von P. G. H. Gell und R. R. A. Coombs, 317, Blackwell Oxford (1963).
8. FJELDE, A., and B. KOPECKA: Effect of autologous skin extracts and phytohaemagglutinin on blood leucocytes of atopic dermatitis patients. Dermatologica 134, 95 (1967).
9. ISHIZAKA, K., and T. ISHIZAKA: Identification of gammaE-antibodies as a carrier of reaginic activity. J. Immunol. 99, 1187 (1967).
10. JOHANSSON, S. G. O.: Raised levels of a new immunoglobulin class (IgND) in asthma. Lancet 1967/II, 951.
11. JOHANSSON, S. G. O.: Serum IgND levels in healthy children and adults. Int. Arch. Allergy 34, 1 (1968).
12. JOHANSSON, S. G. O., H. BENNICH and L. WIDE: A new class of immunoglobulin in human serum. Immunology, Lond. 14, 265 (1968).
13. JUHLIN, L., S. G. O. JOHANSSON, H. BENNICH, C. HÖGMAN and N. THYRESSON: Immunglobulin E in dermatoses. Levels in atopic dermatitis and urticaria. Arch. Derm. (Chicago) 100, 12 (1969).
14. KOPECKA, B., E. SORKIN, S. BORELLI und A. FJELDE: Zur Frage autoallergischer Reaktionen bei der atopischen konstitutionellen Neurodermitis (dem spätexsudativen Ekzematoid «Rost»). Dermat. Wschr. 10, 253 (1967).
15. KUMAR, L., R. W. NEWCOMB, K. ISHIZAKA, E. MIDDLETON, M. M. HORNBROOK: IgE levels in sera of children with asthma. Pediatrics 47, 848 (1971).

16. KUMAR, L., R. W. NEWCOMB, M. M. HORNBROOK: A year-round study of serum IgE levels in asthmatic children. J. Allergy clin. Immunol. *48,* 305 (1971).
17. NORDBRING, F., C. F. HÖGMAN, S. G. O. JOHANSSON: Serum immunglobulin levels in the course of acute pneumonia. Scand. J. infect. dis. *1,* 99 (1969).
18. OGAWA, M., P. A. BERGER, O. R. McINTYRE, W. E. CLENDENNING, K. ISHIZAKA: IgE in atopic dermatitis. Arch. Dermat. *103,* 575 (1971).
19. ORANGE, R. P., and K. F. AUSTEN: Chemical mediators of immediate hypersensitivity. In: R. A. GOOD, D. W. FISHER: Immunbiology, Sinauer Ass. Inc. Stamford. Conn 116 (1967).
20. PRAUSNITZ, C., und H. KÜSTNER: Studien über die Überempfindlichkeit. Zentralbl. Bakt. *86,* 160 (1921).
21. REED, C. E.: Beta-blockade and allergy. A progress report. In: New concepts in allergy and clinical immunology, hrsg. von U. SERAFINI, A. W. FRANKLAND, C. MASALA und J. M. JAMAR. Excerpta Medica, Amsterdam, Intern. Congr. Series No. *232,* 104 (1971).
22. ROSTENBERG, A. JR., and L. M. SOLOMON: Atopic dermatitis and infantile eczema. In: M. SAMTER: Immunological Diseases, Vol. II, 920, 2nd Edition, Little, Brown & Co., Boston (1971).
23. ROWE, D. S.: Radioactive single radial diffusion: a method for increasing the sensitvity of immunochemical quantification of proteins in agar gel. Bull. Wld. Hlth. Org. *40,* 613 (1969).
24. SCHNYDER, U. W.: Konstitutionelle Neurodermitis – atopic dermatitis – Prurigo Besnier. In: Akt. Probl. Derm. vol. 1, 216, S. Karger, Basel – New York (1959).
25. SCHNYDER, U. W.: Neurodermitis-Astma-Rhinitis. Eine genetisch-allergologische Studie. Int. Arch. Allergy Suppl. 1 (1960).
26. SHERMAN, W. B.: The atopic diseases – Introduction. In: M. SAMTER: Immunological Diseases, Vol. II, 767, 2nd Edition, Little, Brown & Co., Boston (1971).
27. STREHLER, E., und H. STORK: Das Arbeitsschlagvolumen des Herzens bei der Neurodermitis (im Druck).
28. STORCK, H., und B. WÜTHRICH: Über Neurodermitis. Schweiz. Rundschau Med. (Praxis) *61,* 727 (1972).
29. SZENTIVANYI, A.: The beta adrenergic theory of atopic abnormality in bronchial asthma. J. Allerberg. *42,* 203 (1968).
30. VIRCHOW, CHR., E. MÖLLER und M. DEBELIC: IgE-Serumspiegelbestimmungen bei chronisch-obstruktiven Atemwegsleiden. Pneumonologie – Pneumonology, Band *145,* 428 (1971).
30a. WARNDORFF, J. A.: The Response of the sweat gland to acetylcholinein atopic subjects. – Pharmacology and Treatment. Brit. J. Derm. *83,* 306 (1970).
31. WIDE, L., and J. PORATH: Radioimmunoassay of proteins with the use of sephadex-coupled antibodies. Biochem. biophys. Acta *130,* 257 (1966).
32. WIDE, L., H. BENNICH and S. G. O. JOHANSSON: Diagnosis of allergy by an in-vitro-test for allergen antibodies. Lancet 1967/II, 1105.
33. WISE, F. and M. B. SULZBERGER: Editorial comment. Yearbook Derm. Syph., Yearbook Publishers, Chicago (1933).
34. WÜTHRICH, B., H. STORCK, P. GROB und M. SCHWARZ-SPECK: Zur Immunpathologie der Neurodermitis. Arch. f. derm. Forschung *244,* 327 (1972).
35. WÜTHRICH, B., und CHR. VIRCHOW: (in Vorbereitung).

Neue Angaben über die Funktion des vegetativen Nervensystems durch Tierversuche und deren Zusammenhang mit dem allergischen Geschehen

E. F. P. Szabó

Im Rahmen einer größeren Versuchsserie wurde die Wirkung des aktiven Sauerstoffs und Wasserstoffs, Calciumchlorids und Kaliumchlorids an den zum Studium des vegetativen Nervensystems geeigneten Modellen geprüft.

I.

a) Aus Abbildung 1 ist zu ersehen, daß die Kalium- oder Azetylcholin-Vergiftung des Froschherzens durch Wasserstoffsuperoxyd aufgehoben werden kann. Aus Wasserstoffsuperoxyd spaltet sich bekanntlich aktiver Sauerstoff ab. Die Wirkung des H_2O_2 kann mittels Ergotamin verhindert werden; es handelt sich also um einen sympathischen Effekt.

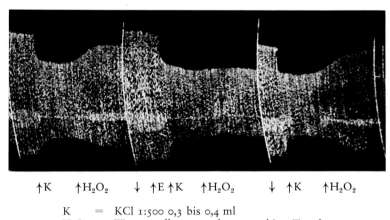

Abb. 1:
↑K ↑H_2O_2 ↓ ↑E ↑K ↑H_2O_2 ↓ ↑K ↑H_2O_2

K = KCl 1:500 0,3 bis 0,4 ml
H_2O_2 = Wasserstoffsuperoxyd 1:500 2 bis 5 Tropfen,
E = Dihydroergotamin 1:1000 1 bis 2 Tropfen
↓ = Auswaschen

b) Bekanntlich häuft sich bei Elektrolyse wäßriger Lösungen an der Anode Sauerstoff in statu nascendi an. Wenn man die in das Froschherz eingeführte Kanülenspitze als Anode benützt und in der Ringer-Lösung des Herzens eine Elektrolyse hervorruft, ist die Wirkung des an der Kanülenspitze abgesonderten Sauerstoffs prüfbar. – In diesem Fall erhält man eine Azetylcholin-Vergiftung des Froschherzens aufhebende Wirkung (Abbildung 2). Diese kann mit Ergotamin oft ausgeschaltet werden (Abbildung 3). Es handelt sich also wiederum um einen sympathischen Effekt.

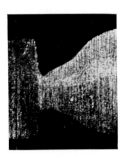 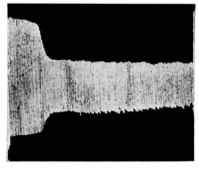

↑A ↑AS ↑E ↑A ↑AS

Abb. 2:
A = Azetylcholin
AS = Anodenstrom

Abb. 3:
E = Dihydroergotamin
A = Azetylcholin
AS = Anodenstrom

c) Wird bei der Elektrolyse die Kanülenspitze als Kathode benützt, ist die Wirkung des aktiven Wasserstoffs prüfbar. In diesem Fall erhält man eine Vergiftung des Herzens, die mit Atropin aufgehoben werden kann (Abbildung 4). Es handelt sich hier um einen parasympathischen Effekt.

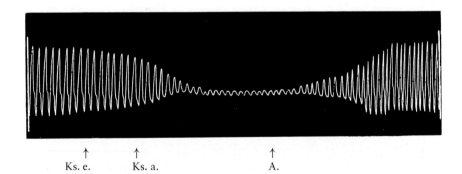

↑ Ks. e.   ↑ Ks. a.   ↑ A.

Abb. 4:
Ks. e. = Kathodenstrom eingeschaltet
Ks. a. = Kathodenstrom ausgeschaltet
A = Atropin 1:500 2 Tropfen

Zu den Versuchen wurden die Herzen von Rana esculenta in der Straubschen Versuchstechnik verwendet. Bei den Elektrolyse-Versuchen wurde aus einem harten Kohlenstift eine Kanülenspitze gebastelt, die mit Hilfe von Teer an einer Glaskanüle wasserdicht befestigt wurde (Abbildung 5).

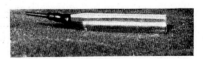

Abb. 5:

Ein anderer Kohlenstift, der durch die obere Öffnung der Glaskanüle in die Ringer-Lösung eingetaucht wurde, stellte die andere Elektrode dar. Die Elektroden wurden an eine Stromquelle von 9 Volt angeschlossen.

II.

d) Aus Abbildung 6 ist zu entnehmen, daß die auf arteriellem Wege in die Nebenniere des Kaninchens zugeführte Wasserstoffsuperoxyd- oder Calciumchlorid-Lösung eine erhebliche Blutdrucksteigerung des Tieres verursacht.

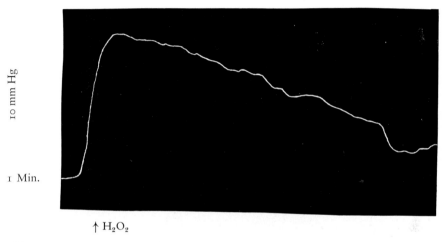

Abb. 6: H_2O_2 = Wasserstoffsuperoxyd (oder $CaCl_2$) 1:100 0,3 ml

e) Laut Abbildung 7 verursacht die in die Nebenniere des Kaninchens zugeführte Kaliumchlorid-Lösung einen stärkeren Blutdruckfall, der durch eine langdauernde Blutdrucksteigerung gefolgt wird.

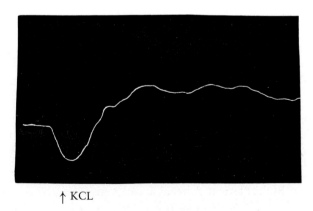

Abb. 7: KCl = Kaliumchlorid 1:100 0,3 ml

Bei den in Urethannarkose durchgeführten Experimenten wurde der Blutdruck mittels eines Quecksilbermanometers in der Arteria carotis registriert. Da die aterielle Versorgung der rechten Nebenniere des Kaninchens teils durch einen Nebenast der Arteria renalis gesichert ist, ergibt sich die Möglichkeit, Lösungen durch diese in die Nebenniere zu bringen. Deshalb wurde die Arteria renalis in der Nähe der Aorta abdominalis und dessen Nebenast unterbunden. Bei diesen Verhältnissen müssen in die Arteria renalis eingespritzte Lösungen in die (bzw. durch die) Nebenniere fließen. Die Einspritzung der Lösungen erfolgt durch einen in die Nierennähe in den Arteria renalis eingebundenen Plastikschlauch. Vor Beginn der Versuche wurde das Gefäßsystem und Nebenniere mit einigen ml physiologischer Kochsalzlösung durchgespült, wobei schon eine leichte Blutdrucksteigerung entstand, offenbar deshalb, weil auf solcher Weise aus der Nebenniere in den Kreislauf sympathische Stoffe eingespült wurden.

III.

f) Wird der Kathodenstrom durch den Nervus vagus weitergeleitet, ist es zu erwarten, daß in dessen Endigungen eine Anhäufung von aktivem Wasserstoff entsteht. In dieser Weise war es möglich, mittels des Nervus vagus nach vorübergehendem Blutdruckfall eine starke Blutdrucksteigerung hervorzurufen (Abbildung 8).

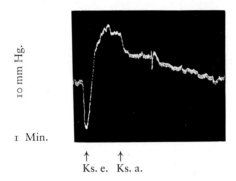

Abb. 8:   Ks. e. = Kathodenstrom eingeschaltet
          Ks. a. = Kathodenstrom ausgeschaltet

Bei diesen Versuchen wurde die Kathode einer Stromquelle von 9 bis 18 Volt mit dem rechten Nervus vagus des Kaninchens in Verbindung gebracht, während die andere Elektrode (ein äußerst dünner Kohlenstift) in die Arteria iliaca communis eingebunden wurde.

Die vorgetragenen tierexperimentellen Versuche wurden auf Grund einer Hypothese durchgeführt. Die Hypothese hat ein Makromolekül als gemeinsamen Grundstoff des vegetativen Nervensystems angenommen, in welchem Wirkstoffe des Sympathicus (Adrenalin) und des Parasympathicus (N-dimethylcolaminazetat) präformiert vorhanden sind. Aus dem Grundstoff werden durch Einwirkung des aktiven Sauerstoffs bzw. Calciumchlorids gleichzeitig Moleküle von Adrenalin und von der Colaminverbindung, durch Einwirkung des aktiven Wasserstoffs bzw. Kaliumchlorids Moleküle von Noradrenalin und Azetylcholin freigesetzt. Bei letzterem Vorgang wird die Methylgruppe des Adrenalins auf das Stickstoffatom der Colaminverbindung transmethyliert. Die Colaminverbindung dürfte als ein bisher unbekannter Wirkstoff des vegetativen Nervensystems gelten: P_2 Agens. – Da Stickstoffatome des Adrenalins und der Colaminverbindung auch koordinativ vierwertig sein können, ist deren Bindung mit einer Nucleinsäure (Nucleoproteid) möglich. Laut Abbildung 9 sind die Mediatorstoffe mit der Nucleinsäure so koordiniert, daß die positiven Ladungen der genannten Stoffe durch die negativen Ladungen der Nucleinsäure ausgeglichen sind.

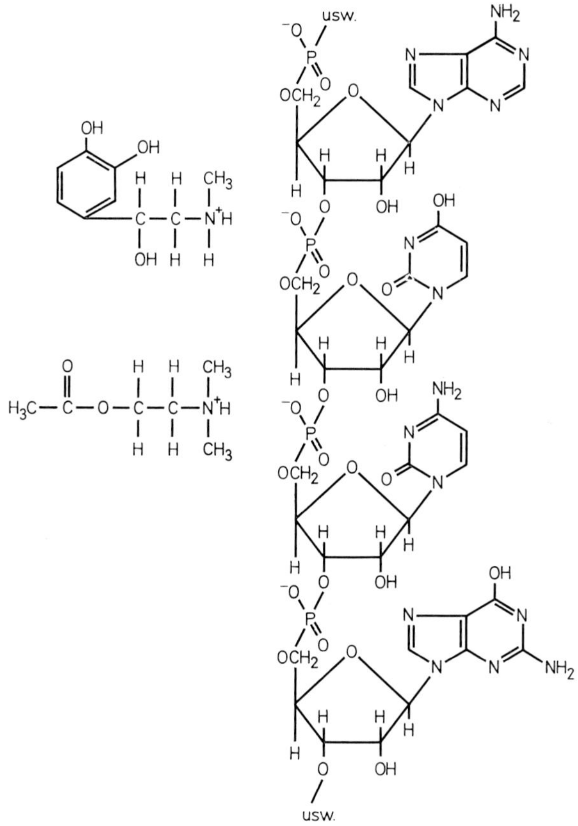

Abb. 9: Bindungsart der Mediatorstoffe

An die Nucleinsäure wurde deshalb gedacht, weil diese nicht nur die erwähnten vegetativen Stoffe binden können, sondern als Aufbauelemente auch solche Enzyme enthalten, die gerade in der Biosynthese dieser Stoffe teilnehmen (z. B. die Adenosintriphosphorsäure, das Azetylneurinpyrophosphat, das Coenzym A) oder die Funktion des Makromoleküls regulieren können (das Flavinadenindinucleotid, das diphosphopyridinnucleotid, das Triphosphopyridinnucleotid, usw.).

Die bekannte Rolle des Histamins und Serotonins in den allergischen Geschehen, die antiallergische Wirkung des Adrenalins, die äußerst nahe chemische Verwandtschaft zwischen den P_2 Agens und des Großteils der Antiallergica und die Möglichkeit, daß alle diese Stoffe mit den Nucleinsäuren ebenfalls koordiniert sein können, läßt darauf schließen, daß ein solches Makromolekül in den allergischen Geschehen eine Schlüsselposition besitzt. – Die Rezeptoren verschiedener Art dürfen sich ebenfalls in diesem makromolekularen Bereich befinden und durch die Phosphorsäurebestandteile der Nucleinsäuren dargestellt werden, wobei ihre spezifischen Eigenschaften durch ihre bestimmte Position im Bereich des Makromoleküls determiniert werden. Hier muß man jedenfalls an die Doppelspiralstruktur der Nucleinsäuren denken und dabei die entsprechende Sequenz deren Aufbauelemente annehmen.

Die makromolekulare Hypothese des vegetativen Nervensystems hat sich in der experimentellen Praxis als brauchbar erwiesen und die dadurch induzierten Versuche haben zur Erkenntnis neuer Phänomene der vegetativen Funktion verholfen. Deduktiv dürften die experimentellen Resultate darauf hinweisen, daß ein solcher Mechanismus tatsächlich existiert.

B. KLINIK

Historische Betrachtungen über Arzneimittelallergien

HANS SCHADEWALDT
Institut für Geschichte der Medizin der Universität Düsseldorf

Der berühmte, im 2. nachchristlichen Jahrhundert als Leibarzt des römischen Kaisers Marc Aurel (121–180) wirkende griechische Arzt GALEN (129–199) hat sich an vier Stellen seines umfangreichen Werkes mit der Idiosynkrasie beschäftigt, die er freilich noch ἰδιοσυγκρισία nannte (95, Bd. 1, p. 20 ff.; 99). Darin teilte er unter anderem auch den Bericht eines ungenannten Kollegen mit, der folgendes beobachtet hatte:

«Und irgendeiner, der dieses Heilmittel nicht kannte, bereitete es schwächer zu und in einer feinern Pulverform. Und er hatte damit zwar keine Wirkung auf den Stuhlgang, wohl aber eine um so stärkere auf den Urin. Er teilte uns diese Feststellung mit, da er sich wunderte, zugleich aber die wahre Ursache erforschen wollte. Er selbst glaubte, wie er sagte, daß eine gewisse Idiosynkrasie des betreffenden Patienten die Ursache der Erscheinung sei, und er bezeichnet sie auch so.» (31)

Hier ist also das erste Mal in der Geschichte der Medizin von unerwarteten Arzneimitteleffekten die Rede, die nicht auf das Pharmakon an sich, sondern auf eine besondere Beschaffenheit des betreffenden Patienten zurückgeführt wurden, und eben dies wurde, wie noch der spätantike Philosoph JOHANNES STOBAIOS im 5. nachchristlichen Jahrhundert, der Verfasser einer der letzten heidnischen Anthologien, betonte, mit Idiosynkrasia bezeichnet, denn

«in gewisser Weise gehört zu jedem Einzelnen das Eigentümliche und die eigene Mischung.» (107)

Dieser Jahrtausende alte Begriff, der im Mittelalter durch die Termini «Antipathia» und «Sympathia» ersetzt wurde, aber in der Renaissance eine echte Wiederbelebung erfuhr (99), schien nach Entdeckung des Phänomens der Anaphylaxie 1902 (82) und der Aufstellung der Lehre von der Allergie 1906 (80) ein entbehrlicher Begriff geworden zu sein, wie dies 1907 bereits ALFRED WOLFF-EISNER (1877–1948) meinte:

«Eine große Anzahl von Idiosynkrasien können wir jetzt erklären als eine Überempfindlichkeit gegenüber der Einverleibung körperfremden Eiweißes, die besonders dann zutage tritt, wenn durch vorhergehende Injektion der betreffenden Eiweißsubstanz eine Überempfindlichkeit gegen diese Substanz geschaffen worden ist.» (120)

So wurde der Begriff der Idiosynkrasie allmählich mit dem der Allergie identifiziert, wofür vor allem ERICH URBACH (1893–1946) (115), LOUIS TUFT (geb. 1898) (114), ROBERT DOERR (1871–1952) (23), RUDOLF ABDERHALDEN (1910–1965) (1), KARL HANSEN (1893–1962) (37), ADOLF SYLLA (geb. 1896) (109), HUGO KÄMMERER (1878–1969) (51) und FRIEDRICH SCHEIFFARTH (geb. 1908) (101) sowie das Ehepaar PAUL KALLOS (geb. 1902) und LIESELOTTE KALLOS-DEFNER (geb. 1906) (49) eintraten. Aber während schon 1910 der Pädiater ERNST MORO (1874–1951) die Idiosynkrasie als konstitutionelle Überempfindlichkeit verstanden und von der Allergie getrennt sehen wollte (70), erlebte dieser Begriff in den letzten Jahren gerade in Verbindung mit bestimmten Arzneimittelnebenwirkungen eine gewisse Renaissance. Der Physiologe und Medizinhistoriker KARL E. ROTHSCHUH (ge. 1908) hat in seinem 1959 erschienenen Werk «Theorie des Organismus» wiederum eine deutliche Unterscheidung zwischen der Idiosynkrasie als angeborenes und der Allergie als erworbenes Phänomen getroffen (90), und auch ERICH LETTERER (geb. 1895) trat für die Idiosynkrasie als primäres und die Allergie als sekundäres Phänomen ein (60). Inzwischen hatten auch die Amerikaner eine Form der Arzneimittelidiosynkrasie, wie sie sich nach Aufklärung der merkwürdigen Bohnenkrankheit, des Favismus, der Lupinenkrankheit und wohl auch des Lathyrismus als endogener Fermentmangel manifestierte, wiederentdeckt (16; 89; s. auch 47). WILHELM GRONEMEYER (geb. 1912) hat in dem von MAX WERNER (geb. 1911) herausgegebenen «Lehrbuch der klinischen Allergie» 1967 diese uralte, inzwischen wiederbelebte Begriffsbestimmung übernommen (34) und, wie der Medizinhistoriker meint, mit Recht die Arzneimittelschäden in *Intoxikationserscheinungen* mit wirkungsspezifischem Krankheitsbild, in individuelle *Arzneimittelintoleranz*, die ebenfalls substanzspezifisch ist und auf bestimmten Vorschädigungen parenchymatöser Organe beruht, und eigentliche *Arzneimittelidiosynkrasien,* wozu er auch die Primaquin-, Plasmochin- und Furadantinkrankheit zählt, unterteilt und sie von der Gruppe der mittelbaren oder sekundären *Nebenwirkungen,* etwa die durch antibiotische Behandlung bewirkte Veränderung der mikrobiellen Flora des Darmtraktes, und von den eigentlichen *Arzneimittelallergien* mit klinisch polymorphen Symptomenbildern, die weder durch die pharmakologischen Eigenschaften des Arzneimittels, noch allein durch eigentliche konstitutionelle Faktoren, sondern nur auf der Grundlage der Antikörperdiathese zu verstehen sind, unterschieden. Schon vor Jahren wurde darauf hingewiesen, daß die Prozentzahlen für die Arzneimittelallergien laufend bis auf 15–23% gestiegen waren. Prozentsätze, die zweifelsohne in früherer Zeit nie erreicht wurden.

Aus den relativ spärlichen Nachrichten über das Auftreten spektakulärer Symptome nach der Gabe bestimmter Arzneimittel in früheren Jahrhunderten aber zu schließen, daß Arzneimittelallergien in jenen Zeiten zu den außerordentlichen Seltenheiten gehört hätten, ist wohl nicht ganz statthaft. Denn, wie schon bei einer anderen Gelegenheit von mir betont wurde (94; 96), könnten die relativ seltenen Nachrichten, wie dies etwa auch für das Heufieber bis zum 19. Jahrhundert zutrifft, auf die Tatsache zurückgeführt werden, daß leichtere, nicht lebensgefährliche Nebenerscheinungen die ärmere Bevölkerung überhaupt nicht zum Arzt trieben und dieser, da er, in der Regel, nur eine Auswahl schwerer Fälle sah, von diesen nur die spektakulären in seine Veröffentlichungen aufnahm. Zudem ist erst seit der Renaissance ein vermehrtes Interesse für die Kasuistik festzustellen (98), während vor dieser Epoche die spekulativ-theoretischen Erwägungen im medizinischen Schrifttum den Vorrang hatten.

Bei anderer Gelegenheit hatten wir darauf aufmerksam machen können, daß eine typische Arzneimittelallergie, das *Ipecacuanhaasthma,* bereits kurz nach der Einführung dieser wichtigen Droge aus der Neuen in die Alte Welt im 17. Jahrhundert bekannt wurde (97). Schon 1662 hatte BALTHASAR TIMAEUS VON GÜLDENKLEE (1601–1667) über eigenartige «Katarrhe» nach Einnahme von Ipecacuanhawurzel berichtet (35). Im Jahre 1776 teilte JOHANN ANDREAS MURRAY (1740–1791) in seinem «Apparatus medicaminum» mit, daß beim Zerstoßen von Ipecawurzeln neben Atemstörungen auch Nasenbluten, Augenentzündungen und Hämoptoen aufgetreten wären (71), und besonders bekannt ist auch der Bericht von ARMAND TROUSSEAU (1801–1867) von den zwei Apothekern in Tours und Paris, die regelmäßig bei der Zubereitung von Ipecamedikamenten mit asthmaähnlichen Erscheinungen reagierten (113). Wenn neben diesen Atemnotanfällen auch noch plötzlich aufschießende Exantheme beschrieben wurden, wie das JOHANN LUDWIG APINUS (1668–1703) von einem Krätzekranken erzählte, der Schwefelsalbe angewandt hatte (4), oder wenn von regelmäßigen Verschlimmerungen eines Asthmaleidens die Rede war, wie etwa bei dem Patienten von THOMAS BARTHOLIN (1616–1680) nach Einnahme von Safran (7), dann dürfte es sich durchaus um in den hier zu besprechenden Formenkreis gehörige Krankheitsbilder gehandelt haben. Einen ähnlichen Fall mit ganz eigenartigen Schocksymptomen, die von Tremor und starken Kopfschmerzen gefolgt waren, beschrieb auch schon 1725 MARTIN SCHURIG (1656–1733). Auch hier handelte es sich um einen Patienten mit Skabies, der offensichtlich auf eine Schwefelsalbe mit allergischen Erscheinungen reagierte, weil er, wie der Autor sich ausdrückte, «eine inimititia cum sulfure» besessen hatte (102).

Man erkannte schon sehr bald, daß diese eigenartigen, plötzlich aufschießenden und auch schnell wieder verschwindenden Symptome auf der gleichen, früher als Veränderung der Säftemischung, später, mit dem Aufkommen der Solidar- und Neuralpathologie, als einer besonderen Reaktionsbereitschaft des Nervensystems gedeuteten Idiosynkrasie beruhen müßten, und WOLFRAM KAISER (48) hat kürzlich auf eine Hallenser Dissertation von ULRICH SIGISMUND NIMPTSCH aus dem Jahre 1731 aufmerksam gemacht, in der, bereits im Titel ersichtlich, «Von der verschiedenen Wyrckung derer Artzeneyen nach der verschiedenen Beschaffenheit des menschlichen Körpers», lateinisch «Secundum diversam corporis humani idiosyncrasiam», gehandelt wurde (73). Dabei wurden in der historischen Übersicht erst einmal die zahlreichen, zum Teil recht spektakulären Berichte von Nahrungsmittelallergien besprochen, um dann eine eindrucksvolle Mitteilung einer Opiumgewöhnung «Ingenti opii dosin impune» zu erwähnen, die ebenfalls ganz im Sinne der Zeit als Idiosynkrasie aufgefaßt wurde, und schließlich diese erstaunliche «Arzneimittelverträglichkeit» oder auch in anderen Fällen Unverträglichkeit als innata, angeboren also, anzunehmen, wie dies noch 1835 in einer anderen Dissertation von FRIEDRICH HEINRICH PARREIDT (geb. 1813) zu lesen ist, mit dem Titel «Nonnulla de idiosyncrasiis», wo Idiosynkrasien auf «leges constitutae naturae in corpore» zurückgeführt wurden (76).

Ich übergehe hier die bereits ausführlich von dem Begründer der Gewerbemedizin BERNARDINO RAMAZZINI (1633–1714) in seinem klassischen Werk «De morbis artificum diatriba» von 1700 als Berufskrankheiten, etwa bei Apothekern, geschilderten Arzneimittelallergien (84), über die sowohl ich selbst (97) wie auch KAISER (48) berichtet haben, und wende mich den ausschließlich bei Patienten beobachteten, als Allergien anzusehenden Arzneimittelnebenwirkungen zu.

Dem Medizinhistoriker wird es dabei schwergemacht, zwischen den reinen toxischen Erscheinungen nach Verabreichung bestimmter Arzneimittel und typischen allergischen Phänomenen zu unterscheiden, weil ja Arzneimittel nicht einem großen Kollektiv zu gleicher Zeit gegeben wurden, sondern immer nur einzelne Patienten zu einer bestimmten Zeit diese Mittel bekamen, so daß rückblickend eine Entscheidung für die eine oder andere Genese schwerfällt, vor allem, weil häufig detaillierte Angaben, z. B. über die Latenzzeit oder die verabfolgte Dosis, fehlen.

Beobachtungen, daß bestimmte Arzneimittel zu Hautausschlägen führen können, sind recht alt, die nach dem Gebrauch der vielverbreiteten *Quecksilbersalben* beobachteten Erytheme jedoch dürften in erster Linie toxischen Ursprungs gewesen sein. Wir wissen nämlich, daß die dabei im Laufe der Zeit resorbierten Dosen recht beträchtlich waren und zum typischen Merkurialismus auch Symptome wie Salivation, Quecksilbersaum, Tremor sowie Koliken zählten (59). War man gelegentlich überrascht, daß nach äußerer Anwendung von Quecksilbersalben bei bestimmten Patienten, und bei diesen recht häufig wiederholt, Hautreizungen an anderen Stellen als den behandelten auftraten, so wurde die Tatsache bemerkenswert, daß auch nach relativ geringen innerlichen Gaben von Quecksilberpräparaten, z. B. des sehr beliebten Abführmittels Kalomel, ganz ähnliche Erytheme zu beobachten waren. FERDINAND DEJEAN (1728–1797) berichtete 1792 über Personen, «die von aufgelegten Pflastern und Salben die Rose bekommen» (22). 1823 über Personen, «die von aufgelegten Pflastern und Salben die Rose bekommen» (22). 1823 konstatierte BENJAMIN KAHLEIS (1778 – nach 1834) das Aufschießen von Ausschlägen zusammen mit dem Auftreten von angeblichem Fieber, Anschwellung des Halses und des Gaumens, wohl im Sinne eines Quinckeödems, und Atemnot nach innerer Verwendung von Quecksilbergaben:

«Es gibt eine eigene Krankheit, der als Ursache ein sehr häufiger innerer Gebrauch des milden salzsauren Quecksilbers zum Grunde liegt.

Sie erscheint nicht allein bei syphilitischen Kranken, sondern auch bei andern, von jedem Verdacht der Syphilitis freien Subjekten ... Diese eigenthümliche Quecksilberkrankheit fängt meistens mit ordentlichen Fieberzufällen, einem Schauer, darauf sich einstellender Hitze, Eingenommenheit des Kopfs, oder wirklichen Kopfschmerzen, Trockenheit im Munde, und Neigung zum Erbrechen, an» (46)

Der Ausschlag sah folgendermaßen aus:

Es bildeten sich auf der Lendengegend, bald auf der Leistengegend und an der inneren Seite des oberen Schenkeltheils blassrothe, runde, etwas über die Fläche der übrigen Haut erhabene Flecken von verschiedener Grösse, meistens von der eines Silberdreiers.» (46)

Zuerst erinnerten die Effloreszenzen den Autor im übrigen an Röteln, die in jener Zeit allerdings kaum von den Masern getrennt wurden, obwohl schon 1758 CHRISTIAN GOTTLIEB LUDWIG (1709–1773) auf die Unterschiede beider Erkrankungen hingewiesen hatte (64; s. auch 78).

Besonders ausführlich aber befaßte sich mit diesen Phänomenen der besondere Kenner des Merkurialismus ADOLF VON KUSSMAUL (1822–1902) 1861 (54). Er war wohl der erste, der die sekundären und tertiären Erscheinungen der Syphilis, die toxischen Quecksilberfolgen, die infektiösen Exantheme und die idiosynkrasischen bzw. allergischen Hauterytheme nach Quecksilbergebrauch trennte, und er lehnte die alte These vom «Ausschlag», ausgehend von einer Entzündung bestimmter innerer Organe, ab, wenn er klar feststellte:

«Ein Hautausschlag in Gestalt von Roseola, Erythema, Urtikaria oder Ekzema entwickelt sich auf die Anwendung des Mercurs, unabhängig von jeder örtlichen Einwirkung auf die Haut und nicht von entzündeten inneren Teilen her fortgepflanzt.» (54, p. 307)

Er ordnete schon ganz richtig dieses, von ihm als ausgesprochen selten bezeichnete Krankheitsbild in die Gruppe der Idiosynkrasien ein und nahm damit bereits spätere Theorien vorweg:

«Die Dermatitis des Gesichts, die zur Stomatitis mercuriale sich gesellt, ist als Ausdruck der intensiven akuten Vergiftung durch Quecksilberaufsaugung zu betrachten. Wie verhält es sich aber mit der eigentlichen Hydrargyria nach innerer Einwirkung? Auch hier sprechen einige Beobachtungen dafür, daß eine Idiosynkrasie gegen einverleibten Mercur bestehe, wie gegen zahllose andere Ingesta, die sich durch Rötung,. Anschwellung und Bläschenbildung der Haut kundgibt.» (54, p. 314)

Schon vorher jedoch hatte bereits JOHANN PATERSON HAIN 1688 in den berühmten «Ephemeriden» der Leopoldina über eine merkwürdige Anschwellung, Röte und einen Juckreiz der Haut allein beim Vorhandensein von reinem Quecksilber im Raum berichtet (36; s. auch 14 und 77). Dieser Hinweis ist auch in der deutschen Fassung der Abhandlungen der Leopoldina von 1756 enthalten:

«Vor zwölf Jahren konnte ich noch nach meinem Belieben mit Quecksilber umgehen. Nunmehr aber äußerte sich, sobald man Quecksilber in das Zimmer trägt, oder ich mich ihm nähere, oder es gar mit den Händen berühre, zwischen meinen Fingern, wie auch an dem Gesicht und hauptsächlich an den inneren Teilen des Vorderarms ein Jucken, Röthe und Geschwulst, wobey ich einige Veränderung in dem Leibe und einen kleinen Widerwillen verspüre. Vor einem Jahre schickte mir jemand einen Brief zu; der Bauer, der ihn in seinem Busen stecken hatte, trug ein Hemd, das, wegen der Läuse, mit Mercurialsalbe beschmiert war. Er hatte aber kaum den Brief hervorgezogen, so schwoll mir die Hand dicker als ein Hünerey, das Gesicht aber ward roth, juckte, und geschwoll ebenfalls.»

1804 und 1810 berichtete GEORGE ALLEY über einen Knaben, der am Morgen nach einer internen Kalomelgabe von einem bläschenhaften Ausschlag befallen wurde und der später nach der Verabfolgung des gleichen Medikaments eine ebensolche Erscheinung zeigte (2; 3). Interessant ist dabei die Mitteilung, daß sein Vater 20 Jahre früher ebenfalls nach Einnahme von quecksilberhaltiger Arznei einen Ausschlag bekommen habe (54, p. 308). 1837 schließlich berichtete FERDINAND MORITZ ASCHERSON (1798–1879) von einer Urtikaria bei einem Patienten, der sich gegen Pediculi pubis einen in Quecksilber getränkten Federkiel in die Unterhose eingelegt hatte (6). Dem Beschreiber fiel damals bereits auf, daß nicht nur die angrenzende Genitalpartie, sondern auch andere, weit davon entfernte Stellen des Körpers, wie Brust und Unterleib, von dem Ausschlag befallen wurden. Der gleiche Patient hatte übrigens früher schon einmal nach Einnahme von Kalomel einen angeblichen Scharlach gehabt (54, p. 309). Auch der bedeutende englische Dermatologe ERASMUS WILSON (1809–1884) hatte schon 1842, wenn auch mit vorsichtigen Worten, die Möglichkeit einer Quecksilberidiosynkrasie angesprochen. Er schrieb:

«Das Eczema mercuriale ist manchmal die Folge eines lang fortgesetzten Gebrauchs des Quecksilbers, aber zuweilen scheint es auch von einer Idiosynkrasie des Individuums abzuhängen, wenn wir annehmen, daß die Augen der Beobachter durch eine Lieblingshypothese so verdunkelt worden sind, daß sie in jedem entzündlichen Eczema, welches sich nach einer Gabe einer etwas Quecksilber enthaltenden Medicin entwickelt hat, nichts als Hydrargyria sahen. Ein solcher Gedanke wird Regel, wenn wir lesen, daß das Eczema mercuriale nach Darreichung einer einzigen blauen Pille entstanden sein soll.» (117)

Aus heutiger Sicht dürfen wir dem betreffenden Beobachter durchaus Recht geben, der die Tatsache festhielt, daß schon allerkleinste Quecksilbergaben zur Auslösung eines allgemeinen Exanthems ausgereicht haben.

Erst 1946 erkannte im übrigen der Züricher Kinderarzt GUIDO FANCONI (geb. 1892), daß auch merkwürdige Erscheinungen, die bisher unter dem Begriff der sogenannten «Feerschen Neurose» oder Akrodynie zusammengefaßt wurden, nichts anderes waren, als eine allergische Reaktion gegenüber den Gaben von Kalomel:

»Die Kalomelkrankheit gehört wie die Luminal- und Nirvanolkrankheit, mit denen sie große Ähnlichkeit hat, zu allergischen Reaktionen.» (27)

Damit war durch die subtilen Beobachtungen eines hervorragenden Pädiaters eine seit ihrer Beschreibung durch EMIL FEER-SULZER (1864–1955) (28) in ihrer Ätiologie sehr umstrittene Krankheit eindeutig dem allergischen Formenkreis zugezählt worden, und die These von FANCONI erhielt eine weitere Stützung durch die Feststellung von THOMAS COLVER in Großbritannien (21; s. auch 8), daß dort seit Entfernung des Quecksilbers aus sogenannten «Dentitionspulvern» die Feersche Neurose erheblich seltener geworden war (25).

Auf den entscheidenden Unterschied zwischen einer toxischen und einer, wie wir heute sagen würden, allergischen Wirkung eines Pharmakons wies im übrigen auch 1864 der Wiener Kliniker HERMANN EDLER VON ZEISSEL (1817–1884) in seinem Lehrbuch über die Syphilis hin (122). Er betonte:

«Der Patient hatte kaum das verordnete Protojod (ein Quecksilberjodpräparat) genommen, so entstand wirklich an seinem Stamm und den Extremitäten ein diffuses Erythem, welches jedoch nach mehrtägiger Beseitigung des Quecksilberpräparates schwand. Als der Kranke das Protojoduret, wiewohl in kleinerer Dosis, wieder nahm, kehrte das Erythem wieder ... Das Erythem scheint somit im besagten Falle nicht in Folge einer specifischen Einwirkung des Quecksilbers, sondern in Folge der Idiosynkrasie des Kranken gegen das Quecksilber entstanden zu sein.» (122)

Schon 1861 hatte er in einer Rezension eines zeitgenössischen Werkes über «Mercur und Syphilis» von GEORG LUDOLPH OVERBECK (25) betont:

»Ich glaube jedoch, daß das besagte Exanthem bei diesem Kranken nicht durch die in der Folge der geringen Quecksilberdosis bedingte Bluterkrankung gesetzt wurde, sondern daß dasselbe gleichsam durch eine Idiosynkrasie, die der Kranke gegen Quecksilber hatte, in ähnlicher Weise erzeugt wurde, wie die Urticaria durch den Gebrauch von Balsamicis, durch den Genuß von Austern, Erdbeeren etc. hervorgerufen wird, in welchen letzteren Fällen man doch nicht daran denken wird, eine allgemeine Bluterkrankung vorauszusetzen.» (121)

Bereits 1814 hatte ANTOINE FRANCOIS JENIN DE MONTEGRE (1779–1818) eine Nesselsucht nach jedesmaligem Gebrauch des damals als Antigonorrhoicum viel verwandten

Copaivabalsams beschrieben (69; s. auch 83), und 1836 hatte RÖMHILD bei einem Gonorrhoiker eine merkwürdige «Urticaria balsamica» nach Gaben des gleichen Medikaments gesehen (88). Es entwickelte sich schnell eine nesselsuchtähnliche Effloreszenz, die nach erneuter Gabe wieder aufflammte:

> «Über den ganzen Körper, am nächsten Tag selbst im Gesicht, waren große rote Quaddeln hervorgetreten, welche den Ausschlag aufs deutlichste als Urtikaria charakterisierten ... Der Ausschlag verschwand, die Blennorrhoe fand sich wieder ein, wodurch der Patient, ungeachtet des Abmahnens, abermals zum Copaivabalsam seine Zuflucht nahm, welches wiederum die Urtikaria hervorrief.» (88)

Neben dem Quecksilber war zweifelsohne das 1820 von den französischen Chemikern JOSEPH BIENAIME CAVENTOU (1795–1877) und PIERRE JOSEPH PELLETIER (1788–1842) (79) aus der Chinarinde isolierte *Chinin* eines der am häufigsten gebrauchten Arzneimittel, und so wundert es uns nicht, daß wir in der Literatur des 19. Jahrhunderts nicht selten Mitteilungen über eigenartige Hauteruptionen nach Verwendung von Chinin finden, die durchaus in den Formenkreis der Arzneiallergie einzuordnen sein dürften. Obwohl in Frankreich derartige Chininexantheme 1853 bereits von FREDERIC RILLIET (1814–1861) und ANTOINE CHARLES ERNEST BARTHEZ (1811–1891) (86) und im gleichen Jahr von PAUL BRIQUET (1796–1881) (15) beobachtet worden waren, so wurden sie doch, weil hier Chinin bei Typhuskranken appliziert wurde, nicht als eigenständige Krankheitsbilder erkannt. Die Zusammenhänge waren in Deutschland und England offensichtlich damals auch noch nicht bekannt. Erstmals scheint 1869 in Großbritannien in einer Zuschrift im «British Medical Journal» EDWARD GARRAWAY auf diese Chininallergie aufmerksam gemacht zu haben:

> «The patient was ... seized with oedema of the face and limbs, accompanied by an unusual erythematous rash. She had considerable uneasiness in the precordia, and was in a state of great alarm.» (32)

Er war allerdings noch der Ansicht, daß hier eine reine Vergiftung vorläge, und setzte das chininhaltige Mittel sofort ab. Darauf blaßte das Exanthem in zwei bis drei Tagen völlig ab, aber nun geschah nach einiger Zeit etwas völlig Überraschendes. Die Patientin erhielt aus einem anderen Anlaß ein Tonikum, worin auch eine sehr geringe Menge Chinin enthalten war, und schon nach der ersten Gabe traten die gleichen Erscheinungen wieder auf. Die Patientin war klüger als ihr Arzt, denn bei seinem nächsten Besuch rief sie ihm bereits entgegen: »Oh, You have poisoned me with quinine again.» (32) – Sie hatte also instinktiv die schädliche Noxe sofort erkannt.

Auch der zweite englische Autor, der einige Seiten später im «British Medical Journal» über das gleiche Krankheitsbild berichtete, wurde erst von der Patientin auf ihre Überempfindlichkeit gegenüber Chinin aufmerksam gemacht. Sie hatte früher schon mit Chininzubereitungen schlechte Erfahrungen gemacht, in der verordneten Arznei hatte sie jedoch den Chininzusatz nicht sofort erkannt und stellte erst aufgrund des scharlachähnlichen, stark juckenden Exanthems fest, daß hier die inkriminierte Noxe enthalten sein mußte. Der Autor, der dies berichtete, W. B. HEMMING, hatte solch eine Eruption in seiner 25jährigen Praxis noch nie gesehen und von ihr auch noch nie gehört, sonst hätte er nicht feststellen können:

> «I am not aware that they are mentioned by any writer on therapeutics as among the toxic qualities of that drug.» (38)

Doch im gleichen Jahr wurde in England von JOHN CHARLES THOROWGOOD (1833 bis 1913) ein dritter Fall publiziert (110), und wenige Monate später wußte ein Landsmann, ROBERT LIGHTFOOD (1815–1908) über den ersten anaphylaktischen Schock nach Chiningabe, den er bereits 1868 beobachtete, aber erst nach dem Erscheinen der beiden anderen eben erwähnten Artikel zu publizieren wagte, zu berichten (63). Eine halbe Stunde nach der angeblich ersten Dosis reagierte die Patientin mit schwersten Erscheinungen, die drei Stunden später völlig verschwunden waren:

«She was in a state of great anxiety, and complained of sinking about the heart, headache, burring in the ears and great thirst.» (63)

Zu gleicher Zeit stellte sich ein «bright papular rash with intolerable itching» ein, der aber ebenfalls nach kurzer Zeit verschwand (63). Über ein ähnliches Exanthem berichtete 1870 auch THOMAS SKINNER (1825–1906) (105; s. auch 40; 45). Ebenso unklar über die Genese war sich HILTON FAGGE (1838–1883), der 1868 ein quinckeödemähnliches Erscheinungsbild beschrieb, über dessen Ursache er äußerte:

«The cause and nature of the exanthematous rashes which appeared in this case on two successive occasions, remained unexplained.» (26)

Wir können heute jedoch mit ziemlicher Sicherheit auf eine Chininallergie schließen, war doch der betreffende Psoriasiskranke zuerst mit Arsen, das gut vertragen wurde, später aber mit einer mixtura chinae, die ein explosionsartiges Bild auslöste, behandelt worden:

«He became feverish and ill, and a rash appeared consisting of rose-red maculae, having defined edges, but running together, so as to cover a large part of the skin between the patches of the previous disease. Two days later the hands and feet presented numerous vesicles, containing a sero-purulent fluid.» (26)

Später stellte sich, zweifelsohne im Gefolge erneuter Chininverordnung, wieder ein aktuelles Syndrom ein, so daß auch dieser Fall durchaus in unsere Betrachtung einbezogen werden kann.

Schon vor diesen ersten Berichten vom Auftreten einer Chininallergie bei Patienten hatte jedoch der französische Autor JEAN BAPTISTE ALPHONSE CHEVALLIER (1793–1879) ab 1850 eine eigentümliche Dermatitis bei Arbeitern in Chininfabriken beobachten können, die er auf eine exogene Noxe zurückführte:

»Les ouvriers qui s'occupent de travaux dans les fabriques de sulfate de quinine sont exposés à être atteints d'une maladie cutanée qui peut être d'une extrême gravité, maladie qui les force à suspendre leurs travaux pendant quinze jours, un mois, et plus. Parmi les ouvriers, il s'en trouve qui ne peuvent continuer ce travail, et qui sont forcé de quitter la fabrique où ils étaient employés.

Cette maladie cutanée sévit non seulement sur les ouvriers qui sont employés à divers travaux, mais encore elle peut atteindre des personnes qui se trouvent exposées aux émanations des fabriques de sulfate.» (20)

Auch der Begründer der deutschen Arbeitsmedizin LUDWIG HIRT (1844–1907) hat 1871 in seinem bereits klassisch gewordenen Werk über die Gewerbemedizin über erysipelartige Hautaffektionen bei Chininarbeitern berichtet, die allerdings erst nach längerem Verweilen in den Unternehmen aufgetreten seien und deren Entstehung ihm durchaus noch dunkel erschien (41). Auch aus der Schweiz waren bereits 1872 erste Fälle eines Chininexanthems bekannt. Einmal erkrankten sogar eine Näherin und ihr Sohn nur deshalb, weil die Seidenfäden, die sie zu ihrem Geschäfte benötigte, mit einer Chininlösung getränkt worden waren, um eine bestimmte Farbtönung zu erreichen. Erst als ETIENNE-JULES BERGERON (1817–1900) und ACHILLE-ADRIEN PROUST (1834–1903) 1876 feststellen mußten, daß keineswegs alle Arbeiter in Chininfabriken an diesen merkwürdigen Hautefloreszenzen erkrankten, dachte man daran, daß es sich hier um eine individuelle Überempfindlichkeit handeln müsse:

«Pour nous les accidents qui caractérisent l'éruption quinique sont dus à une idiosyncrasie particulière et dépendent d'une susceptibilité tout individuelle; ils ne constituent pas, par conséquent, une éruption professionnelle.» (10)

Als weiterer Beweis dafür galt der gescheiterte Versuch, in den Hautbläschen Chinin nachzuweisen, und die interessante Beobachtung von einer Arbeiterin, die wegen des

Chininexanthems ihre Beschäftigung in der Fabrik aufgeben mußte. Ihr Mann ging weiter seiner Arbeit an der gleichen Arbeitsstätte nach, und immer dann, wenn er sich mit der Präparation des Chininsalzes beschäftigte, bekam seine Frau zu Hause einen Ausschlag, wohl, wie die Autoren mit Recht vermuteten, durch den «Dunst in den Arbeitskleidern und vom Körper des Mannes übertragen» (10).

Daß im übrigen diese Chininallergie sich auch in Form eines Heuschnupfens äußern konnte, zeigte sich erstmals in den USA, wo JOHN NOLAND MACKENZIE (1854–1925) 1884 darüber berichtete:

«A Case has been brought to my notice by a distinguished medical friend, in which the ingestion of a few grains of quinine is sufficient to produce a group of symptoms which, if they were excited by smelling a rose, would be called ‹rose cold›.» (65)

Von besonderer Bedeutung ist in diesem Zusammenhang jedoch die Arbeit von HEINRICH KÖBNER (1838–1904), die er 1877 in der «Berliner klinischen Wochenschrift» veröffentlichte (3) und wo zum ersten Mal in der Geschichte der Medizin für diese merkwürdigen Krankheitserscheinungen ein neuer Begriff, der der «Arzneiexantheme», auftauchte:

«Ich fasse mit dem Namen der pathogenetischen Arznei-Exantheme oder auch blos Arznei-Exantheme alle durch wirkliche Resorption von Medicamenten, sowohl vom Magen und Darm aus als nach subcutanen Injectionen oder nach Inhalation, acut entstandenen und einer raschen Rückbildung fähigen Hautaffectionen zusammen.» (53)

Deutlich davon grenzte er sowohl die durch lokale Einwirkung nach seiner Auffassung «artificiell erzeugten Affectionen» und die «nur allmälig entstandenen Gewebsveränderungen der Haut und ihrer Anhänge» ab, und mit Recht wies der Autor darauf hin, daß derartige Exantheme nicht selten für solche von beginnenden Infektionskrankheiten, etwa von Masern, Pocken oder Scharlach, gehalten worden seien. Unser Autor hatte indes seine Literatur sehr sorgfältig gelesen und konnte deshalb in seiner Arbeit auch die vier von uns zitierten englischen Quellen aus dem «British Medical Journal» 1869 und 1870 ausführlich referieren und darüber hinaus einen anderen Fall von LUDWIG TRAUBE (1818–1876), den dieser 1871 beobachtet hatte (112) heranziehen. Dabei war es nach *Digitalisgabe* zu einer erysipelartigen Anschwellung des Gesichtes gekommen, und als er einen ähnlichen Fall zum zweiten Mal beobachtete, kam TRAUBE zu dem Schluß:

»Als eine provisorische, d. h. durch weitere Beobachtungen noch zu bestätigende Folgerung ist die Annahme einer exanthemproduzierenden Wirkung der Digitalis zu betrachten.» (112)

KÖBNER hatte im übrigen in seiner Abhandlung noch weitere Fälle zitiert, die mit ähnlichen Erscheinungen nach Gaben anderer Medikamente erkrankt waren (53). Auf die zahlreichen Berichte über urtikarielle Reaktionen nach *Salizylsäurepräparaten* (30; 61), *Jodgaben* (72;123) und dem 1869 von RUDOLF VIRCHOWS (1821–1902) «chemischen Assistenten», dem späteren Berliner Pharmakologen OSKAR LIEBREICH (1839–1908) (62) eingeführten *Chloralhydrat* (17; 43; 103; 118) kann aus Platzgründen hier nicht eingegangen werden. Aber KÖBNER konnte sich hier noch nicht zu einer eigentlichen Deutung des Krankheitsbildes durchringen.

Das geschah erst zwei Jahre später, als in der gleichen Zeitschrift GUSTAV BEHREND (1847–1925) aus Berlin «Über ein diffusentzündliches Opiumexanthem nebst Bemerkungen über die Pathogenese der Arzneiausschläge» berichtete (9). Seine Schilderung war besonders typisch. Sie war keineswegs die erste, denn schon vorher hatte 1818 CHARLES CRETIEN HENRI MARC (1771–1841) im «Dictionaire des sciences médicales» (67) eine eigenartige Abschilferung der Haut nach internen *Opiumgaben* beschrieben, die sich stets nach Aufnahme des Mittels wiederholte. Das Opium und sein wirkungsvollstes Alkaloid, das *Morphium*, wurden in der zweiten Hälfte des 19. Jahrhunderts sehr häufig verwandt, vor allem, nachdem in den Jahren 1853–1855 die subkutane Injektion eingeführt worden war, die eine leichte Applikation dieser außerordentlich stark wirkenden schmerzlindernden Mittel, deren suchtgefährdende Wirkung damals keineswegs gegenwärtig war, erlaubte (100). 1861 berichtete auch Kussmaul über Hauteruptionen nach Morphiumgaben, die plötzlich auftraten und bis zur unförmigen Anschwellung des Gesichtes sich steigerten (54, p. 312), und 1877 hatte Apolant kurz nach Köbners Mitteilung in der gleichen Zeitschrift eine sogenannte «Morphinurtikaria» beschrieben (5). Erst 1917 wurde diese Affektion von Torald Hermann Sollmann (1874–1965) und Lewis Stephan Pilcher (1845–1934) als allergische Reaktion erkannt (106).

Der Fall von Behrend betraf einen 28jährigen Schlosser von schwacher Konstitution und bleicher Gesichtsfarbe, und in vollendeter Weise wurde das Auftreten der Effloreszenzen detailliert dargestellt:

«Ich verordnete ihm 10 Pulver von je 0,015 Gramm Opium mit 0,5 Gramm Saccharum album, stündlich eines zu nehmen, die er im Laufe desselben Tages verbrauchte. Als er sich mir am nächsten Morgen wieder vorstellte, hatten die eigentlichen Krankheitserscheinungen nachgelassen; allein er klagte über unerträgliches Jucken an der Brust, der Beugeseite der Vorderarme und der Innenfläche beider Oberschenkel, welches besonders während der Nachtzeit so heftig gewesen war, daß es ihn des Schlafes vollkommen beraubt hatte. Bei Besichtigung der Hautoberfläche constatirte ich an der Brust von der Clavicula abwärts bis zum unteren Ende des Sternum und in der Mamillarlinie etwa bis zur 6. Rippe reichend, eine blaß-scharlachartige Röthe, die diffus in die gesunde Umgebung überging und sich, wie eine genaue Betrachtung ergab, aus dicht bei einander stehenden stecknadelkopfgroßen rothen Stippchen zusammensetzte. Dasselbe Bild zeigte sich an der Innenseite beider Oberarme und den Beugeflächen der Vorderarme, besonders hervortretend aber in der Gegend der Handgelenke. An den Oberschenkeln war die Röthe auf den Raum beschränkt, welcher der Adductorengruppe entspricht, ging dann auf die Kniekehlen über und setzte sich auf die Hinterfläche und Innenseite der Unterschenkel fort, um mit einem etwa drei Fingerbreiten rings um das Fußgelenk laufenden Streifen von livider Nüancirung abzuschließen. Auch hier war die Röthe nicht diffus, sondern wie an der Brust aus dicht gedrängten aber doch deutlich von einander zu unterscheidenden Punkten zusammengesetzt und nirgends von der normal gefärbten Umgebung durch eine scharfe Linie abgegrenzt. Die übrigen Stellen des Körpers, namentlich der Rücken, Bauch und die Handflächen waren vollkommen frei geblieben. Im übrigen war die Haut auch an den gewöhnlichen Stellen glatt, die Zunge zeigte einen dicken, weißen Belag, der Pharynx war vollkommen normal.» (9)

Behrend fuhr fort:

«Die Seltenheit, mit der nach allgemein gebräuchlichen Arzneistoffen Exantheme entstehen, nöthigt zu dem Schlusse, daß sie eine bestimmte Prädisposition des Organismus zur Vorbedingung haben, daß ihr Zustandekommen also, wie man seit den Zeiten der Humoralpathologie zu sagen pflegt, auf einer Idiosyncrasie der betreffenden Personen gegen bestimmte Stoffe zurückzuführen sei. Das Studium der Arzneiexantheme ergibt jedoch, daß von unserem cellularpathologischen Standpunkt aus die «Idiosyncrasie» nicht eine Begriffseinheit darstellt, wie sie sich die Humoralpathologen dachten, daß sie vielmehr eine Anzahl ganz differenter, concreter, wenn auch heute noch nicht definirbarer Eigenthümlichkeiten der Gewebsbestandtheile in sich begreift.» (9)

Besonders interessant aber war nun die Schlußfolgerung von Behrend, daß es sich keineswegs um eine spezifisch pharmakologische Wirkung handeln könne, denn:

«Es muß sich um Producte eines chemischen Prozesses handeln, der keinen specifischen Charakter an sich trägt, sondern sich vielmehr unabhängig von der physiologischen Wirkung der verschiedenen Arzneimittel unter allen Umständen in gleicher Weise vollzieht ... Wir werden uns also vorstellen müssen, daß die Arzneikörper, nachdem sie in das Blut gelangt sind, allein durch ihre Anwesenheit zu irgendwelchen chemischen Vorgängen Anlaß geben, daß es hierbei zur Entwicklung gewisser Stoffe kommt, die zwar in den meisten Fällen keinen nachhaltigen Einfluß auf den Organismus ausüben, bei einzelnen Individuen jedoch Entzündungen respektive Hämorrhagien der Haut herbeiführen, und daß es von ganz bestimmten präformirten Gewebseigentümlichkeiten unbekannter Art abhängt, in welcher Form sich diese Veränderungen in jedem Falle manifestiren. Sie bilden also gewissermaßen Symptome einer Dyskrasie, die in ihrer Form durch gewisse präformirte Eigenthümlichkeiten des Hautorgans bestimmt werden.» (9)

Damit hatte BEHREND eigentlich schon die ganze spätere Forschung vorausgenommen. Er hatte nämlich im Blut oder im Organismus des Kranken entstehende, durch «chemische Vorgänge» ausgelöste «gewisse Stoffe» postuliert, die nur bei bestimmten Individuen sogenannte Entzündungen hervorrufen könnten und damit erstmals erkannt, daß hier nicht eine einfache Arzneimittelwirkung, sondern ein sehr komplizierter Reaktionsvorgang die Ursache der merkwürdigen Veränderung sein müsse. Eine «dynamische Wirkung» sei zu postulieren, weil die Erscheinungen bereits nach Aufnahme kleinster Dosen aufträten, sich über den ganzen Körper verbreiteten und weit über die bei diesen Mengen sonst beobachteten Wirkungen hinausgingen.

Der Nachweis jedoch, daß Arzneimittel in der Tat eine Idiosynkrasie oder, wie man damals wohl auch schon sagte, eine Allergie auslösen könnten, wurde erst wesentlich später erbracht, nachdem 1907 WOLFF-EISNER aufgrund bestimmter theoretischer Vorstellungen und unter Bezugnahme auf seine Theorie von der Entstehung des Heufiebers und der Urtikaria als Folgen einer anaphylaktischen Reaktion im Organismus von Allergikern (119) die These vertrat, daß Arzneimittel, die in den Körper eingeführt wurden, mit Körpereiweißstoffen eine neue Substanz bilden könnten und daß diese Antigeneigenschaften annehmen würde (120). WOLFF-EISNER hatte besonders darauf hingewiesen, daß im Erscheinungsbild enge Beziehungen zur inzwischen als allergisches Phänomen erkannten Serumkrankheit bestünden (120), und tatsächlich wird ja heute diese Erkrankung auch zu den Arzneimittelallergien gezählt. Leider kann aus Zeitgründen auf die interessante Vor- und Frühgeschichte der Serumkrankheit an dieser Stelle nicht eingegangen werden, doch gibt es darüber eine ausgezeichnete Studie von FRIEDRICH BLITTERSDORF (geb. 1912) (11). Auch ich habe in meiner Habilitationsarbeit in Freiburg 1961 ein ausführliches Kapitel dieser Sonderform der Arzneimittelallergie gewidmet (95, Bd. 4, p, 966 ff.). WOLFF-EISNER hatte jedoch auch auf die ein Jahr vorher erschienene Arbeit von FRIEDRICH OBERMAYER (1869–1925) und ERNST PETER PICK (1872–1960) aufmerksam gemacht (74), die bereits beweisen konnten, daß bestimmte chemische Substanzen an Eiweiß angelagert werden und Jodierung, Nitrierung und Azotierung eine Veränderung der biologischen Aktivität, gemessen an der Präzipitinbildung, ergaben. Durch diese chemischen Prozeduren konnte das Eiweiß seine Artspezifität verlieren, und so gelang es, wie die Autoren sich ausdrückten:

«Eiweißkörper ... für das eigene Tier körperfremd zu machen.» (74)

1913 konnten HARRY GIDEON WELLS (1875–1943) und THOMAS BURR OSBORNE (1859 bis 1929) den Beweis dafür liefern, daß tatsächlich der chemische Eiweißkomplex für den Antigencharakter von ausschlaggebender Bedeutung ist (116). KARL LANDSTEINER (1868 bis 1943) konnte dann durch subtile Experimente diese Theorie stützen, indem er nämlich bestimmte Eiweißstoffe mit verschiedenen chemischen Substanzen kombinierte und feststellte, daß nur diese Kombinationen allergisierend wirkten, während die Einzelkomponenten keine Wirkung entfalteten (55; 56; 57). Die erste Arbeit stammte aus dem Jahre 1914 und wurde mit relativ einfach herzustellenden azetylierten Eiweißen durchgeführt. In der Zusammenfassung ihrer ersten einschlägigen Arbeit konnten LANDSTEINER und BENJAMIN JABLONS feststellen:

«Durch Behandlung von Eiweiß mit Acetanhydrid entstehen neue Antigene mit sehr geringer Artspezifität, aber ausgeprägter Strukturspezifität. Als chemisches Substrat der Antigenveränderung ist mit Wahrscheinlichkeit der nachgewiesene Eintritt von Acetylgruppen in das Eiweiß anzusehen.» (56)

Und 1918 betonten LANDSTEINER und HANS LAMPL:

»Der erzielte Effekt ergibt die Möglichkeit, eine nur durch die Ausführbarkeit chemischer Variationen begrenzte Zahl neuer Antigene aus einem Eiweißkörper künstlich herzustellen.» (57)

Inzwischen hatten 1909–1912 BRUNO BLOCH (1878–1933) (12; 13), E. MANOILOFF (66), KARL BRUCK (1879–1944) (18; 19) und ERWIN KLAUSNER (geb. 1883) (52) Untersuchungen über das Arzneimittelanaphylaxieproblem vorlegen und die Genese der «Arzneimittelexantheme» klären können. BRUCK, KLAUSNER und MANOILOFF gelang es, die Arzneimittelallergie passiv zu übertragen, und sie glaubten, damit ihre humorale Ursache bewiesen zu haben. BRUCK hatte eine *Jodoformidiosynkrasie* – sie war schon 1884 von ALBERT LUDWIG NEISSER (1855–1916) beschrieben worden (72) – genau untersucht (18) und konstatierte:

«Wenn es also erlaubt ist, aus diesem einen Fall Schlüsse zu ziehen – und ich glaube kaum, daß dieser Versuch eine andere Deutung gestattet–, so muß man annehmen, daß die Jodoformidiosynkrasie zuweilen durch eine echte experimentell nachweisbare Anaphylaxie des menschlichen Körpers gegenüber dem Jodoform bedingt ist.» (18)

KLAUSNER bezog sich auf einen anderen Fall von BRUCK:

«Schon im Vorjahre konnte Bruck über einen Fall von toxischer Urtikaria nach dem Genuß von Schweinefleisch berichten, bei welchem es ihm gelungen war, experimentell den Nachweis zu erbringen, daß die Idiosynkrasie bei dem Patienten auf einer spezifischen Anaphylaxie gegen Schweinefleisch beruhe, indem er Meerschweinchen durch Injektionen mit dem Serum des Patienten gegen Schweineeiweiß anaphylaktisch machte. Dieses Resultat ließ es als naheliegend erscheinen, experimentell bei anderen toxischen Hautaffektionen, vor allem bei dem als «Jodoform-Idiosynkrasie» bekannten Arzneiexanthem den Beweis zu versuchen, daß diese sogen. Idiosynkrasie vielleicht ebenfalls ein Ausdruck der Anaphylaxie des betreffenden Individuums darstellt.» (52)

Er kam zu folgender Schlußfolgerung:

«Ich würde also glauben, daß es sich bei der Entstehung der Arzneiexantheme vielleicht um eine Überempfindlichkeitsreaktion des betreffenden Organismus gegen eine an und für sich schon toxisch wirkende Substanz handelt, gleichzusetzen der Überempfindlichkeit, die gleich der echten Anaphylaxie passiv auf Tiere übertragen werden kann, die also als eine angeborene Beschaffenheit des menschlichen Serums mit demselben auf Tiere übertragen wird.
Die Bezeichnung Anaphylaxie jedoch bedeutet im strengen Sinne der Immunitätslehre den Vorgang, daß der menschliche oder tierische Organismus nach dem erstmaligen Einbringen eines an und für sich ungiftigen Körpers, welcher bei erneuter Einführung desselben äußerst giftig wirkt, mit einem Symptomenkomplex antwortet, der charakteristisch ist für das Bild der Anaphylaxie. Ob diese Anschauung über die Beziehung der Anaphylaxie oder «Überempfindlichkeit im engeren Sinne» zu den Arzneiexanthemen zu Recht besteht, müssen weitere Versuche lehren.» (52)

MANOILOFF betonte:

«Aus meinen Versuchen mit Chinin geht hervor, daß Chininotoxin (Anaphylatoxin) mit dem Friedbergerschen Bakterienanaphylatoxin identisch ist und daß Idiosynkrasie gegen Chinin höchstwahrscheinlich auf diesem Vorgang beruht.» (66)

BLOCH gelang die passive Übertragung nicht (12), jedoch konnte er, nachdem er bereits 1909 mit RUDOLF MASSINI (1880–1954) im Gefolge von Trichophytieversuchen die Bindung des allergischen Geschehens an die lebende Zelle postuliert hatte (13), den zellulären Sitz bestimmter Arzneimittelallergien beweisen (12).

BLOCH war mit den Schlußfolgerungen von BRUCK und KLAUSNER also keineswegs einverstanden (12). Er hatte durch Hautübertragungsversuche feststellen können, daß die Empfindlichkeit gegenüber Jodoform an die Zellen der Haut gebunden war, weil bei einem nichtsensibilisierten Patienten nur das eingepflanzte Hautstück eines jodoformempfindlichen Kranken reagiert hatte. Passive Übertragungsversuche mittels Serum waren dagegen nicht geglückt. Deshalb glaubte er an eine zellständige Organidiosynkrasie:

«Alles spricht vielmehr dafür, daß, wie das schon Jadassohn für wahrscheinlich hielt, die Zellen der Epidermis selber, und nur diese allein es sind, welche bei den idiosynkrasischen Individuen aus vorläufig noch unbekannten und nicht erklärbaren Ursachen eine spezifische Empfindlichkeit gegen das normaler Weise für die Haut vollkommen indifferente Jodoform aufweisen. Wir haben keine humorale, sondern eine celluläre Überempfindlichkeit vor uns.» (12)

BLOCH hatte weiterhin erkannt, daß die Überempfindlichkeit nicht an eine bestimmte Substanz an sich, sondern an ganz bestimmte chemisch definierte Gruppen gebunden ist. Er stellte z. B. fest, daß die sogenannte Jodoformidiosynkrasie ausschließlich auf Methangruppen zurückzuführen sei, eine Tatsache, die für die spätere Allergieforschung von großer Wichtigkeit wurde.

Aber erst die *Haptentheorie* von LANDSTEINER (55), die Abgrenzung des bereits 1895 von ADOLF JARISCH (1850–1902) (44) beobachteten und 1902 von KARL HERXHEIMER (1861–1944) (39) erneut beschriebenen Phänomens sowie der Nachweis von RUDOLF L. MAYER (1895–1962) im Jahre 1928 (68), daß bestimmte chemische Substanzen, wie z. B. das Ursol, erst im Organismus in allergisierende Fragmente aufgebrochen werden können und daß dann diese Derivate allergische Reaktionen auslösen könnten, führten zur weiteren Klärung des schillernden Bildes der Arzneimittelallergien:

«Wenn wir nunmehr die Folgerungen aus diesen Untersuchungen zu ziehen versuchen, so erkennen wir, daß sie sowohl auf theoretischem als auch auf praktischem Gebiet liegen.
Zunächst die theoretischen. Wir haben hier eine Gruppenüberempfindlichkeit kennen gelernt, bei welcher der Stoff (das Antigen), welcher die Reizwirkung bedingt, erst im Organismus gebildet wird. Das wirksame Prinzip ist in unseren Fällen die Chinonstruktur. Substanzen also, die innerhalb der Haut in Körper von Chinonstruktur umgewandelt werden, gewinnen die Fähigkeit, bei dazu disponierten Menschen Hautreizungen zu setzen. Dabei ist es gleich, auf welche Weise das wirksame Produkt gebildet wird: durch Oxydation wie bei dem Ursol oder durch Reduktion mit nachfolgender Oxydation wie bei den Azofarbstoffen.» (68)

Eine besondere Bedeutung kam Beobachtungen kurz nach Einführung des *Salvarsans* durch PAUL EHRLICH (1854–1915) und SAHASHIRO HATA (1873–1938) 1910 (24) von ERICH HOFFMANN (1878–1959) und JOSEPH JAFFE (42) sowie BERNHARD FISCHER (1852 bis 1915) (29) zu. Sie sahen merkwürdige angioneurotische Ödeme mit Atemnotanfällen und asthmaähnlichen Erscheinungen, 1912 reihte HOMER FORDYCE SWIFT (1881–1953) die Salvarsannebenwirkungen in die Gruppe der Allergien ein (108), was dann später von LANDSTEINER bestätigt werden konnte:

«After repeated injections of salvarsan, certain patients show symptoms of a respiratory and vasomotor nature like those seen in anaphylaxis, and in one of our cases there occured a toxic erytheme ...
This acts like a foreign proteid. In patients who show anaphylactic symptoms on repeated injections of salvarsan, a similar reaction probably takes place between the native serum by salvarsan so that the homologous serum phenomenon seems to depend on an alteration of the patients own serum on salvarsan.» (55)

HOFFMANN und JAFFE berichteten über drei Luespatienten, die plötzlich mit schockähnlichen Nebenerscheinungen und quinckeödemartigen Schwellungen reagierten, was die Autoren bereits als allergische Symptome deuteten:

«Auffallend ist, daß diese Störungen sich nie bei erstmaliger, sondern nur bei wiederholter Injektion ereigneten und zweimal bei gleichzeitiger oder eben vorausgegangener Quecksilberbehandlung auftraten. Man muß dabei daran denken, ob nicht ein Überempfindlichkeitsphänomen vorlag. Nach den Erscheinungen wäre das sehr wohl möglich.» (42)

Im gleichen Jahr 1911 betonte auch FISCHER:

«Die Erscheinungen treten besonders bei wiederholter Salvarsaninjektion auf und haben große Ähnlichkeit mit anaphylaktischen Zuständen. Der Nachweis von fixierten Antikörpern an bestimmten Stellen der Haut gelang durch Transplantation von Hautstücken von gegen Antipyrin überempfindlichen Patienten, die auch an der Stelle ihrer Empfänger ihre spezifischen Eigenschaften beibehielten, während ein normales Stück Haut nicht reagierte.» (29)

Auch die heute die Diabetologen so stark beschäftigende *Insulinallergie* wurde bereits kurz nach Einführung des lebensrettenden Hormons in den Arzneischatz beobachtet (113a). Ebenso hat die so häufig diskutierte *Penicillinallergie* ihre Vorläufer, denn bereits 1860 hatte der englische Autor einer damals sehr weit verbreiteten Monographie über das

Asthma HENRY HYDE SALTER (1823–1871) die Sporen von Penicillium glaucum für das Auftreten von heufieberähnlichen Erscheinungen verantwortlich gemacht, und er hatte einen eindrucksvollen Fall in seinem Werk aufgeführt:

«... but the spores of another of the microscopic fungi I have reason to believe well, when brought into contact with the respiratory mucous membrane, generate symptoms not unlike those of hayfever in some respects, but differing materially in others...

By inhaling the spores of the Penicillium, in an involuntary experiment, a severe attack of hoarseness, going on to complete aphonia, was brought on. This lasted for a couple of days, and ended in a sharpish attack of bronchial catarrh, which almost unfitted me for duty for a day or two. The sensations caused by the two last-named agents were so unpleasant that I have never cared to reproduce them.» (93)

Die sogenannte «*Nirvanolkrankheit*», die in den 30er Jahren die Diskussionen über die Arzneimittelallergien weitgehend beherrschte, gehört ebenso in unsere Betrachtungen. Denn 1926 hatte der Pädiater BERNHARD DE RUDDER (1894–1962) (91; 92) die besondere Bedeutung eines schon früher beobachteten Exanthems nach Gaben des 1916 erstmals in den Arzneischatz eingeführten und ab 1919 bei der Chorea minor gebrauchten Nirvanols (87) bei der überraschenden Heilung von Chorea minor-Anfällen hervorgehoben. Aufgrund einer typischen Inkubationszeit, der Bluteosinophilie und der Verschiebungen des Säurebasenhaushalts glaubte DE RUDDER, hier eine Arzneimittelallergie zu erkennen und führte aus:

«Auf Grund klinischer und dieser stoffwechselchemischen Analogie zwischen Serumkrankheit und Nirvanolkrankheit wird letztere als echte Anaphylaxie, und zwar vom Typus der Serumkrankheit (gleiche Inkubationszeit!) aufgefaßt, wobei eine individuelle Antigenwirkung für das Nirvanol angenommen wird.» (91)

Zwei Jahre später, 1928, betonte WALTER LESIGANG in einer zusammenfassenden Darstellung:

«Die Nirvanolkrankheit wird als allergisches Phänomen gedeutet.» (58)

Die Zunahme der Arzneimittel in unserer Zeit hat zweifelsohne eine wertvolle Bereicherung des Arzneischatzes mit sich gebracht, aber Heilmittel sind nicht nur, wie dies noch SCRIBONIUS LARGUS (um 40 n. Chr.) annahm, «Hände der Götter» (104), sondern sie sind auch, wie dies moderne Pharmakologen immer wieder mit Recht behaupten, das Messer in der Hand des Internisten, und auch für ihre Anwendung gilt nach wie vor die uralte hippokratische Warnung des «nil nocere».

Literatur

1. ABDERHALDEN, R.: Grundriß der Allergie. Basel, p. 42, 1950.
2. ALLEY, G.: An Essay on a Peculiar Eruptive Disease Arising from the Exhibition to Mercury. Dublin 1804.
3. ALLEY, G.: Observations on the Hydrargyria or that Vesicular Disease Arising from the Exhibition of Mercury. London 1810.
4. APINUS, J. L.: De Asthmate periodico convulsivo singulari stratagemate evicto. Misc. Cur. Ephemer. Acad. Nat. Cur. Dec. 3, Ann. 5/6 (1700) Obs. 117, p. 243.
5. APOLANT: Über Arznei-Exantheme. Berl. klin. Wschr. 14, 361 (1877).
6. ASCHERSON, F. M.: Idiosynkrasie gegen Quecksilber. Caspers Wschr. Heilkd. 817 (1837).
7. BARTHOLIN, T.: Acta medica et philosophica Hafniensia. Bd. 1, Kopenhagen 1671, Obs. 82, p. 166.
8. BAUMANN, T.: Calomelkrankheit. Schweiz. med. Wschr. 79, 725 u. 750 (1949).
9. BEHREND, G.: Über ein diffus-entzündliches Opiumexanthem nebst Bemerkungen über die Pathogenese der Arzneiausschläge. Berl. klin. Wschr. 16, 626 (1879).
10. BERGERON, E. J., und A. A. PROUST: Des éruptions quiniques. Ann. hyg. Paris 2. sér. 45, 482 (1876) und 46, 17 (1876).

11. BLITTERSDORF, F.: Zur Geschichte der Serumkrankheit. Sudhoffs Arch. Gesch. Med. *36*, 149 (1952).
12. BLOCH, B.: Experimentelle Studien über das Wesen der Jodoformidiosynkrasie. Z. exp. Path. Ther. *9*, 509 (1911).
13. BLOCH, B., und R. MASSINI: Studien über Immunität und Überempfindlichkeit bei Hyphomycetenerkrankungen. Z. Hyg. Infektkr. *63*, 68 (1909).
14. BONET, T.: Medicina septentrionalis collatitia. Genf. 1686, Lib. 6, Sect. 7, Obs. 17, Bd. 2, p. 386.
15. BRIQUET, P.: Traité thérapeutique du quinquina et de ses préparations. Paris 1853.
16. BROWN, E. A.: Problems of Drug Allergy. J. Amer. Med. Ass. *157*, 814 (1955).
17. BROWNE, C. J.: Chloral Hydrate. Its Inconveniences and Dangers. Lancet I 440 und 473 (1871).
18. BRUCK, C.: Experimentelle Untersuchungen über das Wesen der Arzneiexantheme. Berl. klin. Wschr. *47*, 517 (1910).
19. BRUCK, C.: Weitere Untersuchungen über das Wesen der Arzneiexantheme. Berlin. klin. Wschr. *47*, 1928 (1910).
20. CHEVALLIER, J. B. A.: Essais sur la santé des ouvriers qui s'occupent de la préparation du sulfate de quinine et sur les moyens de prévenir les maladies auxquelles ils sont sujets. Ann. hyg. Paris *48*, 5 (1852).
21. COLVER, T.: Pink Disease and Mercury in Sheffield 1947–1955. Brit. Med. J. I 897 (1956).
22. DEJEAN, F.: Erläuterungen über Gaub's Anfangsgründe der medizinischen Krankheitslehre. Dtsch. Übers. v. G. G. GRUBER. Berlin, Teil 3, 1, § 615, p. 249, 1796.
23. DOERR, R.: Die Anaphylaxie. In: Die Immunitätsforschung. Bd. 6, Wien p. 13, 1950.
24. EHRLICH, P., und S. HATA: Die experimentelle Chemotherapie der Spirillosen. Berlin 1910.
25. ERDMANN, G., und F. THOENNES: Die Bedeutung der Allergie in der Pathologie des Kindesalters. Münch. med. Wschr. *102*, 12 und 75 (1960).
26. FAGGE, H.: Notes on the Treatment of Skin Diseases. Med. Times Gaz. I, 230 (1868).
27. FANCONI, G., A. BOTSZTEJN und P. SCHENKER: Überempfindlichkeitsreaktionen auf Quecksilbermedikation im Kindesalter mit besonderer Berücksichtigung der Calomelkrankheit. Festschrift 10jähr. Bestehen CILAG, s. a. et l. (Schaffhausen 1946) p. 27 ff und Helv. paediatr. Acta 2 Suppl. IV, Heft 2 (1947).
28. FEER, E.: Eine eigenartige Neurose des vegetativen Nervensystems beim Kleinkind. Erg. inn. Med. *24*, 100 (1923).
29. FISCHER, B.: Über einen Todesfall durch Encephalitis haemorrhagica im Anschluß an eine Salvarsaninjektion. Münch. med. Wschr. *58*, 1803 (1911).
30. FREUDENBERG, F.: Über ein neues Arzneiexanthem. Berl. klin. Wschr. *15*, 630 (1878).
31. GALEN: Opera, Hrsg. v. C. G. KÜHN, Bd. 6, Leipzig 1823, p. 283 und Corpus Medicorum Graecorum. Hrsg. v. J. MEWALDT et al., Bd. 5, 4, 2 Leipzig p. 125, 1914.
32. GARRAWAY, E.: Toxic Action of Quinine. Brit. med. J. II 388 (1869).
33. GRONEMEYER, W.: Arzneimittel-Allergie. In: Allergie. Hrsg. v. K. HANSEN, 3⁰, Stuttgart p. 374 f., 1957.
34. GRONEMEYER, W.: Arzneimittelallergie und Serumkrankheit. In: Lehrbuch der klinischen Allergie. Hrsg. v. K. HANSEN † und M. WERNER, Stuttgart, p. 441 ff., 1967.
35. GÜLDENKLEE, B. T. v.: Casus medicinalis praxi triginta sex annorum observati. Leipzig, Lib. 4, Cap. 17, p. 216, 1662.
36. HAIN (HAYN), J. P.: Antipathia ad Mercurium. Misc. Cur. Ephemer. Acad. Nat. Cur. Ann. 2 ODS. 118, p. 195 (1688).
37. HANSEN, K.: Grundbegriffe. In: Allergie. Hrsg. v. K. HANSEN, 3⁰, Stuttgart, p. 3, 1957.
38. HEMMING, W. B.: Toxic Action of Quinine. Brit. med. J. II 533 (1869).
39. HERXHEIMER, K.: Über eine bei Syphilitischen vorkommende Quecksilberreaktion. Dtsch. med. Wschr. *28*, 895 (1902).
40. HEUSINGER, O. v.: Über Chinin-Exantheme. Berl. klin. Wschr. *14*, 361 (1877).
41. HIRT, L.: Die Krankheiten der Arbeiter. Bd. 1, 1 Breslau, p. 207, 1871.
42. HOFFMANN, E., und J. JAFFÉ: Weitere Erfahrungen mit Salvarsan. Dtsch. med. Wschr. *37*, 1337 (1911).
43. HUSBAND, H. A.: Effects Produced by Ordinary Doses of Hydrate of Chloral. Lancet I 851 (1871).

44. JARISCH, A.: Therapeutische Versuche bei Syphilis. Wien. med. Wschr. *45*, 720 (1895).
45. JEUDI DE GRISSAC, J. A.: Des éruptions quiniques. Thèse méd. Paris 1876.
46. KAHLEIS, B.: Über die Mercurialrose (Erythema mercuriale). Hufelands J. pract. Heilk. *56*, Stück 6, p. 49 (1823).
47. KÄHLER H. J. Neuroleptica und Antihistaminica. Erg. inn. Med. *13*, 44 (1960).
48. KAISER, W.: Die allergologisch-immunologische Vor- und Frühgeschichte im Spiegel hallescher Universitätsschriften. Allergie Asthma *15*, 195 (1969).
49. KALLÓS, P., und L. KALLÓS-DEFNER: Die experimentellen Grundlagen der Erkennung und Behandlung der allergischen Krankheiten. Erg. Hyg. *19*, 225 (1937).
50. KALLÓS, P., und L. KALLÓS-DEFNER: Durch Arzneimittel bedingte Dyskrasien des Blutes. Intern. Arch. Allergy *10*, 23 (1957).
51. KÄMMERER, H., und H. MICHEL: Allergische Diathese und allergische Erkrankungen. 3⁰, München, p. 125 f., 1956.
52. KLAUSNER, E.: Arzneimittelexantheme als Ausdruck von Idiosynkrasie und Anaphylaxie. Münch. med. Wschr. *57*, 1451 (1910).
53. KÖBNER, H.: Über Arznei-Exantheme, insbesondere über Chinin-Exantheme. Berl. klin. Wschr. *14*, 305 und 325 (1877).
54. KUSSMAUL, A.: Untersuchungen über den constitutionellen Mercurialismus und sein Verhältnis zur constitutionellen Syphilis. Würzburg 1861.
55. LANDSTEINER, K.: Experiments on Anaphylaxis to Azoproteins. J. exp. Med. *39*, 631 (1924).
56. LANDSTEINER, K., und B. JABLONS: Über die Antigeneigenschaften von acetyliertem Eiweiß. Z. Immunforsch. *21*, 193 (1914).
57. LANDSTEINER, K., und H. LAMPL: Über die Abhängigkeit der serologischen Spezifität von der chemischen Struktur. Biochem. Z. *86*, 343 (1918).
58. LESIGANG,W.: Die Nirvanolkrankheit. Mschr. Kinderheilkd. *40*, 289 (1928).
59. LESKY, E.: Ist die Lues II und III eine Quecksilberschädigung? Dtsch. med. Wschr. *83*, 1865 (1958).
60. LETTERER, E.: Abgrenzung des allergischen und toxischen Geschehens in morphologischer und funktioneller Sicht. Arch. klin. exp. Dermat. *213*, 277 (1961).
61. LEUBE: Urticaria mit Albuminurie. Corrbl. ärztl. Ver. Thüringen *7*, 369 (1878).
62. LIEBREICH, O.: Das Chloral, ein neues Hypnoticum. Arch. dtsch. Ges. Psychiatr. *16*, 237 (1869).
63. LIGHTFOOT, R.: Toxic Action of Quinine. Brit. Med. J. I, 30 (1870).
64. LUDWIG, C. G.: Institutiones medicinae clinicae. Leipzig § 172, p. 77, 1758.
65. MACKENZIE, J.: Coryza Vasomotorica Periodica («Hay Asthma») in the Negro. Med. Rec. N. Y. *26*, 427 (1884).
66. MANOILOFF, E.: Idiosynkrasie gegen Brom- und Chininsalze als Überempfindlichkeits-Erscheinungen. Z. Immunf. *11*, 425 (1911).
67. MARC, C. C. H.: Idiosyncrasie. In: Dictionaire des sciences médicales. Bd. 23, Paris, p. 499, 1818.
68. MAYER, R. L.: Die Überempfindlichkeit gegen Körper von Chinonstruktur. Arch. Derm. Syph. *154*, 574 (1928).
69. MONTEGRE, A. F. J. DE: Idiosyncrasie. In: Bibliotheque médicale, Bd. 45, Paris 1814.
70. MORO, E.: Experimentelle und klinische Überempfindlichkeit (Anaphylaxie). Erg. Path. *14*, 429 (1910).
71. MURRAY, J. A.: Apparatus medicaminum tam simplicum quam praeparatorum et compositorum. Bd. 1, Göttingen, p. 524, 1776.
72. NEISSER, A.: Über Jodoform-Exantheme. Dtsch. med. Wschr. *10*, 467 (1884).
73. NIMPTSCH, U. S. (Praeses: F. HOFFMANN): Dissertatio de differenti medicamentorum operatione secundum diversam corporis humani idiosycrasiam. Halle 1731.
74. OBERMAYER, F., und E. P. PICK: Über die chemischen Grundlagen der Arteigenschaften der Eiweißkörper. Wien. klin. Wschr. *19*, 327 (1906).
75. OVERBECK, G. L.: Mercur und Syphilis. Physiologisch-chemische und pathologische Untersuchungen über das Quecksilber und über Quecksilberkrankheiten. Berlin 1861.
76. PARREIDT, F. H.: Nonnulla de idiosyncrasiis. Med. Diss. Halle 1835.
77. PATERSON, J. (siehe HAIN, Nr. 36)
78. PEIPER, A.: Chronik der Kinderheilkunde. 4⁰ Leipzig, p. 573, 1965.

79. Pelletier, P. J., und J. B. Caventou: Recherches chimiques sur les quinquinas. Ann. chim. phys. Paris *15*, 289 und 337 (1820).
80. Pirquet, C. v.: Allergie. Münch. med. Wschr. *53*, 1457 (1906).
81. Pfaundler, M.: In: Gamper, E.: Chorea infectiosa. Handbuch der Neurologie. Hrsg. von O. Bumke und O. Foerster, Bd. 12, Berlin, p. 91, 1935.
82. Portier, P., und C. Richet: De l'action anaphylactique de certains vénins. C. R. Soc. biol. Paris *54*, 170 (1902).
83. Prochaska, G.: Adnotationes academica. Prag, Fasc. 3, Cap. 2, § 7, p. 69 ff., 1780–84.
84. Ramazzini, B.: De morbis artificum diatriba. Modena 1700, 3^0 Padua 1713 (Faksimiledruck Rom 1953), Cap. 13, p. 48 ff.
85. Rayer, P.: Theoretisch-practische Darstellung der Hautkrankheiten. Deutsche Übersetzung aus dem Französischen von H. Stannius, Bd. 1, Berlin, p. 282 f. und 503 f., 1837.
86. Rilliet, F., und C. E. Barthez: Traité clinique et pratique des maladies des enfants. Paris Bd. 1, p. 522, 1853.
87. Roeder, F.: Über die Anwendung von Schlafmitteln in der Kinderheilkunde, mit besonderer Berücksichtigung des Nirvanol. Ther. Mh. *33*, 54 (1919).
88. Römhild: Blennorrhoea urethrae mit Urticaria wechselnd. Med. Ztg. Preußen Nr. 36, 181; Beilage (1836).
89. Rosenheim, M. L.: Introduction with a Note on Terminology. In: Sensitivity Reactions to Drugs. Hrsg. von M. L. Rosenheim u. a., Oxford, p. 1 ff, 1958.
90. Rotschuh, K. E.: Theorie des Organismus. Bio-Psyche-Pathos. München-Berlin, p. 251, 1959, 2^0, p. 306, 1963.
91. Rudder, B. de: Die Nirvanolanaphylaxie (Untersuchungen zum Anaphylaxieproblem). Z. Kinderheilk. *42*, 361 (1926).
92. Rudder, B. de: Die «Nirvanolkrankheit», eine anaphylaktische Reaktion vom Typus der Serumkrankheit. Klin. Wschr. *5*, 1522 (1926).
93. Salter, H. H.: On Asthma: Its Pathology and Treatment. London 1860.
94. Schadewaldt, H.: Zur Frühgeschichte allergischer Erkrankungen. Sudhoffs Arch. Gesch. Med. *42*, 363 (1958).
95. Schadewaldt, H.: Die Lehre von der Allergie und den allergischen Krankheiten in ihrer historischen Entwicklung. Habil. Schrift Freiburg Breisgau 1961.
96. Schadewaldt, H.: Zur Frühgeschichte des Asthma bronchiale und des Heufiebers. In: Aktuelle Allergieforschung. Hrsg. von K. Hansen und D. G. R. Findeisen; Allergie und Asthmaforschung Bd. 4, Leipzig, p. 298 ff, 1961.
98. Schadewaldt, H.: Die allergisch-bedingten Erkrankungen in zeitgenössischen Kasuistiken des 15.–18. Jahrhunderts. Intern. Arch. Allergy 22, 187 (1963).
99. Schadewaldt, H.: Zur Geschichte der allergologischen Terminologie. Kongressber. 5. Europ. Allergie Kongr. Basel, p. 1 ff, 1960.
100. Schadewaldt, H.: Zur Geschichte der Rauschdrogen. Materia medica Nordmark *24*, 1 (1972).
101. Scheiffahrt, F.: Pathogenese und Klinik allergischer Reaktionen und die Grundlage der antiallergischen Therapie. Mkurse ärztl. Fortb. *10*, 522 (1960).
102. Schurig, M.: Chylologia historico-medica. Dresden, p. 107 ff., 1725.
103. Schuster: Dermatitis nach Chloralhydrat. Tagbl. 44. Vers. dtsch. Naturf. Ärzte, p. 68 (1871).
104. Scribonius Largus: Die Rezepte des Scribonius Largus. Dtsch. Übersetzung von W. Schonack, Jena, p. 3, 1913 (Einleitungsepistel).
105. Skinner, T.: Toxic Action of Quinine. Brit. Med. J. I 103 (1870).
106. Sollmann, T. H., und J. D. Pilcher: Endermic Reactions. J. Pharmacol. *9*, 309 (1917).
107. Stobaios: Eclogarum physicarum et ethicarum. Hrsg. v. A. Meineke, Bd. 1, Leipzig, Lib. 1, 938, Serm. 44, p. 284, 1855.
108. Swift, F.: Anaphylaxis to Salvarsan. J. Amer. Med. Ass. *59*, 1236 (1912).
109. Sylla, A.: Die Allergie als Wort und Begriff. Allergie Asthma *4*, 358 (1958).
110. Thorowgood, J. C.: Toxic Action of Quinine. Brit. Med. J. II, 631 (1869).
111. Touton, K.: Die Hauterkrankungen durch Pflanzen und Pflanzenprodukte. Ein Ergebnisbericht mit besonderer Berücksichtigung der Idiosynkrasiefrage. Zbl. Haut. Geschlechtkr. *17*, 713 (1926).
112. Traube, L.: Gesammelte Beiträge zur Pathologie und Physiologie. Bd. 2, Berlin, p. 125, 1871.

113. Trousseau, A.: Clinique médicale de l'Hôtel Dieu de Paris. 2°, Bd. 2, Paris, p. 381 f., 1865.
113a. Tuft, L.: Insulin hypersensitiveness. Immunologic Considerations and Case Reports. Amer. J. Med. Sc. *176*, 707 (1928).
114. Tuft, L.: Clinical Allergy. Philadelphia und London, p. 18, 1938.
115. Urbach, E.: Klinik und Therapie der allergischen Krankheiten. Wien, p. 11, 1935.
116. Wells, H. G., und T. B. Osborne: Is the Specificity of the Anaphylaxis Reaction Dependent on the Chemical Constitution of the Proteins or in their Biological Relations? J. infect. Dis. *12*, 341 (1913).
117. Wilson, E.: Die Krankheiten der Haut. Deutsche Übersetzung aus dem Englischen von Schröler, Leipzig, p. 272, 1850.
118. Winckel, F. K. L. W. v.: Chloralhydratdermatitis. Tagblatt 44. Vers. dtsch. Naturf. Ärzte, p. 68 (1871).
119. Wolff-Eisner, A.: Das Heufieber. München, p. 57, 1906.
120. Wolff-Eisner, A.: Über die Urticaria vom Standpunkt der neuen Erfahrungen über Empfindlichkeit gegenüber körperfremden Eiweißsubstanzen. Derm. Zbl. *10*, 164 (1907).
121. Zeissel, E. v.: Besprechung von Overbeck «Mercur und Syphilis». Österr. Z. pract. Heilkd. *7*, 474 (1861).
122. Zeissel, H. v.: Lehrbuch der Syphilis, Bd. 2. Erlangen, p. 383, 1864.
123. Zeissl, M.: Zwei Fälle von Jod-Exanthem nach äußerlicher Anwendung des Jodoforms. Allg. Wiener med. Ztg. *31*, 455 (1881).

Arzneimittelallergische Manifestationen in der Inneren Medizin

R. HOIGNÉ, H. STURM und U. KLEIN
Medizinische Abteilung des Zieglerspitals Bern (Chefarzt: Prof. R. HOIGNÉ)

Therapeutische Agentien, welche zu allergischen Erscheinungen beim Menschen führen können, lassen sich in zwei große Gruppen einteilen:
– Kleinmolekulare Medikamente, die wahrscheinlich alle in der Art eines Haptens mit Plasmaproteinen, Blutzellen oder Gewebsstrukturen Bindungen eingehen und so zu Antigendeterminanten körpereigener Stoffe werden. Wir erinnern, um nur einige Beispiele zu nennen, an Chemotherapeutika sowie an Schmerz- und Schlafmittel.
– Vollantige Substanzen, wie artfremde Seren (5), Hormone, Impfstoffe, Ipecacuanha und Dextrane (vor allem die natürlichen). Es handelt sich dabei in der Regel um Makromoleküle mit einem Molekulargewicht von wenigstens einigen Tausend.

Die allergischen Manifestationen bei Sensibilisierungen gegen die beiden Gruppen von Wirkstoffen sowie der zeitliche Ablauf der Erscheinungen können durchaus gleichartig sein. Das Spektrum der Symptome ist bei den Sensibilisierungen gegen kleinmolekulare Substanzen jedoch größer, indem auch Kontaktekzeme und hämatologische Reaktionen, vor allem Agranulozytose und Thrombopenie, auftreten – Manifestationen –, die bei Allergien gegen vollantigene Substanzen kaum beobachtet werden (23).

In der vorliegenden Arbeit möchten wir uns mit einigen ausgewählten Syndromen befassen, welche durch eine Arzneimittelallergie hervorgerufen werden können.

1. Der Anaphylaktische Schock (a. Sch.)

Der a. Sch. beim Menschen ist Ausdruck einer akuten allergiebedingten Kreislaufreaktion. Unter einem a. Sch. im engeren Sinne verstehen wir die allergische Reaktion, die primär am peripheren Kreislauf angreift (Abb. 1; 20), wobei es in allen schweren Fällen zu einem Absinken des arteriellen Blutdrucks kommt. Es gibt jedoch auch einen Zustand des akuten Kreislaufversagens, der sekundär infolge allergischer Reaktionen an anderen Organen, z. B. über eine gestörte Atemfunktion (Larynxoedem, Asthma-bronchiale-Anfall) oder durch abnormen Wasser-, Elektrolyt- und Eiweißverlust (Lyellsyndrom; Erbrechen, Durchfall) auftritt (20; 22). Entscheidend für das therapeutische Vorgehen ist, daß die Art der Reaktion und die vornehmlich beteiligten Organe richtig erkannt werden.

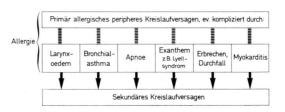

Abb. 1

Über den a. Sch. durch Sensibilisierung gegen Penicilline liegt bereits eine Reihe interessanter Arbeiten vor. Die Abgrenzung gegen embolisch-toxische Reaktionen auf Penicillindepotpräparate verursacht, vor allem in den besonders schweren Fällen, beträchtliche Schwierigkeiten (11; 25),

Wir möchten hier noch auf zwei weitere Gruppen von auslösenden Medikamenten aufmerksam machen:
– Lokalanästhetika. In letzter Zeit konnte unser Mitarbeiter DÜBI aus eigenen Beobachtungen und aus Erhebungen an verschiedenen Allergiestationen der Schweiz neun Fälle von a. Sch. auf Lokalanästhetika zusammenstellen, die alle während zahnärztlicher Behandlungen aufgetreten waren (9).
– Schmerz- und entzündungshemmende Mittel, wie Pyrazolonpräparate, Salizylate und sogar Antihistaminika. Auch der Ersatz des tierischen ACTH durch das synthetische Polypeptid Tetracosactid (Synacthen®) hat diese Möglichkeit der Nebenwirkung noch nicht restlos ausgeschaltet. So beobachteten wir einen Patienten in einem benachbarten Spital, der nach allmählicher Sensibilisierung auf Tetracosactid mit generalisiertem Pruritus, schließlich mit einem typischen a. Sch. reagierte.

2. Arzneifieber

Die Diagnose eines allergiebedingten Arzneifiebers ist besonders schwierig, wenn das Fieber das einzige Symptom der Allergie darstellt, d. h., wenn ein Arzneifieber «im engeren Sinn» vorliegt. Dabei werden die verschiedensten Verlaufstypen von Fieber beobachtet (7; 19). In der Regel ist vorerst eine Reihe anderer Fieberursachen, darunter auch eine Herxheimer-Reaktion und vor allem eine Infektionskrankheit auszuschließen. Recht häufig ist folgende Situation: Unter der chemotherapeutischen Behandlung einer bakteriellen Infektion sind das Fieber und andere Symptome der Grundkrankheit zurückgegangen. Trotz des vermuteten Behandlungserfolges tritt jedoch ein erneuter Fieberschub auf. Die Entscheidung, ob es sich nun um ein Arzneifieber als Reaktion auf die angewandten Medikamente oder um ein Aufflackern der Grundkrankheit handelt, ist nicht

---

I. «im engeren Sinn», oft mit Bluteosinophilie und Lymphopenie
II. In Verbindung mit andern allergischen Erscheinungen:
- Pneumopathie
– Exanthem   – Pleuritis exsudativa
– Gelenkentzündung   – Agranulozytose
– Lymphadenitis   – Thrombopenie
– Parotitis   – Hämolytische Anämie

Abb. 2: Allergisches Arzneifieber.

einfach. Manchmal ist ein Arzneifieber von einer Leukozytose, oft von einer absoluten Lymphopenie begleitet. Eine Eosinophilie des Blutes tritt nicht immer auf. Mit dem Absetzen des für die Reaktion verantwortlichen Medikamentes geht das Fieber meist in ein bis wenigen Tagen zurück.

Häufiger als ein allergisches Arzneifieber «im engeren Sinn» findet man eine Verbindung desselben mit anderen klinischen Syndromen, welche in Abb. 2 erwähnt sind. Das Fieber stellt vor allem im Rahmen der Serumkrankheit ein wichtiges Symptom dar.

3. Serumkrankheit und Serumkrankheit-Syndrom (SKS)

Die eigentliche Serumkrankheit wurde erstmals durch von Pirquet und Schick im Jahr 1905 eingehend beschrieben und mit großem Weitblick beurteilt (46).

Häufiger als im Zusammenhang mit einer Sensibilisierung gegen artfremdes Serum trifft der Arzt heute die gleichen Symptome in Verbindung mit einer Allergie gegen kleinmolekulare Medikamente an: Fieber, Hauterscheinungen, entzündliche Gelenk- und Lymphdrüsenveränderungen (24; 35). Manche Reaktionen dieser Art sind durch einen besonderen zeitlichen Verlauf, nämlich durch eine Reaktionszeit von mehr als vierundzwanzig Stunden, evtl. von mehreren Tagen bis Wochen, charakterisiert. Es scheint uns berechtigt, für diese Art der Allergie gegen kleinmolekulare Substanzen den Ausdruck Serumkrankheit-Syndrom zu verwenden, wobei wir allerdings den Nachweis von wenigstens drei der bei der eigentlichen Serumkrankheit am häufigsten beobachteten Symptome fordern (19; 20; 24). Andere Autoren bevorzugen den Begriff Serumkrankheit-ähnliches Syndrom (13) und fassen die Definition weiter.

Mitbeteiligt bei der Serumkrankheit oder dem SKS sind oft andere Organe, wie Niere, Leber, Herz und Nervensystem (29; 38; 40; 49). Die Grundlage dieser Organerkrankungen kann eine allergische Angiitis bilden. Wahrscheinlich liegt bei jeder schweren Form der Serumkrankheit oder des SKS auch ohne Beteiligung besonderer Organe eine generalisierte allergische Angiitis vor.

Bei einzelnen Patienten mit SKS wird in der Elektrophorese eine Vermehrung der γ-Globuline gefunden (16), was bei anderen Syndromen der Medikamentallergie nach unserer Erfahrung kaum je zutrifft (42). Neben den beim Arzneifieber «im engeren Sinn» beschriebenen Blutbildveränderungen wird manchmal auch eine Vermehrung der Plasmazellen oder das Auftreten von atypischen Lympho-Monozyten beobachtet (16).

Es gibt fließende Übergänge des SKS's zur arzneimittelallergischen Mononukleose und zur selten medikamentös bedingten Purpura Schönlein-Henoch (19).

4. Arthus-Phänomen

Im Verlauf unserer zwanzigjährigen Erfahrung auf dem Gebiet der inneren Medizin begegneten wir bei sechs Patienten Lokalreaktionen auf intramuskulär und subkutan verabreichte Arzneimittel, die wahrscheinlich als Arthus-Phänomen zu deuten sind. Während das Arthus-Phänomen als Folge einer Sensibilisierung gegen artfremde Seren mehrmals in der Literatur beschrieben wurde, existieren nur wenige Berichte über ähnliche Beobachtungen bei einer Allergie gegen kleinmolekulare Medikamente. Diese sprechen ausschließlich von Reaktionen auf Penicillin oder Procain-Penicillin (19; 39; 50; 53; 56) und Insulinpräparate (19; 32; 47). Bei unseren Patienten (Abb. 3) war das ursächliche Medikament fünfmal ein Penicillinpräparat, zweimal bestand gleichzeitig eine Procainallergie, einmal lag eine Sensibilisierung gegen Protamin-Zink-Insulin vor. Die Reaktionszeiten für die hier beschriebenen Lokalreaktionen betrugen drei bis achtundzwanzig Stunden, einmal sechs Tage. Die Lokalreaktion bestand ausnahmslos in einer Rötung und Infiltration von 3 bis 19 cm Durchmesser, einmal mit einer hämorrhagischen Nekrose. Die meisten Patienten beklagten sich über starken örtlichen Juckreiz. Fünf Patienten wiesen auch andere Symptome einer Allergie auf, nämlich generalisierte Urtikaria, Arzneifieber und akute Polyarthritis mit Glomerulonephritis. Bei einem Patienten trat, allerdings erst später bei der Hauttestung, ein anaphylaktischer Schock auf. Befunde von Hauttesten und serologischen Untersuchungen (passive Hämagglutination, serologisch-nephelometrische 2-Stufen-Reaktion und Lymphozytentransformationstest) waren mit der klinischen Deutung dieser Reaktionen als medikamentallergische Geschehen gut vereinbar.

	Beobachtung					
Lokalreaktion	1. F. W.	2. H. R.	3. O. M.	4. K. L.	5. H. J.	6. B. A.
Rötung	+	+	+	+	+ N	+
Induration Durchmesser (cm)	3	5	10	19	10	14
Juckreiz	+	+	?	+	?	+
Reaktionszeit (Stunden)	4	≤ 24	28	144	≤ 24	≤ 12
Dauer der Lokalreaktion (Tage)	7	7	2	7	≥ 7	≥ 6
Medikamente PZI	+					
Medikamente Pe		+	+	+	+	+
Medikamente Pr	+					+

N = Nekrose
PZI = Protamin-Zink-Insulin
Pe = Penizillin-Präparat
Pr = Procain

Abb. 3: Arthus-Phänomen auf kleinmolekulare Medikamente.

Wir möchten betonen, daß das Arthus-Phänomen, welches sich klinisch von einer lokalen Entzündung durch eine bakterielle Infektion kaum unterscheidet, wahrscheinlich oft nicht erkannt wird. Lokaler Juckreiz und Bluteosinophilie können Hinweissymptome auf die allergische Pathogenese darstellen. Eine Bestätigung der Diagnose durch histologische Untersuchung fehlt in der Regel, da eine Probeexcision aus verständlichen Gründen nicht durchgeführt wird.

5. Asthma bronchiale (A. br.)

Die frühesten Beobachtungen von A. br. auf Arzneimittel wurden nach Exposition mit vollantigenen Substanzen, wie Ipecacuanha (PATTERSON A. 1843; 44) und Pferdeserum (DE BESCHE A. 1923; 4), erhoben. Wir konnten einen Arbeiter an einer Medikamentenmühle beobachten, bei dem sich im Alter von sechsunddreißig Jahren im Verlauf von acht Monaten zunehmend Anfälle von Bronchialasthma einstellten. Der Intrakutantest mit dem durch BERRENS und YOUNG gereinigten Ipecacuanha-Antigen, einem Glukoprotein, fiel noch in der Verdünnung von 1:1000 Millionen positiv aus, und zwar in Form einer Sofortreaktion. Im Verlauf von sechs Wochen nach dem Wechsel des Arbeitsplatzes verschwand das Asthma vollständig. Der Patient ist seit Jahren beschwerdefrei (23).

Asthmaanfälle auf vollantigene Substanzen sowie Arsphenamin-, Sulfonamid-, Penicillin- und Streptomycinpräparate sind wohl ziemlich einheitlich einer Allergie zuzuschreiben. Man sieht sie einerseits bei Atopikern, andererseits aber auch bei Personen ohne Zeichen einer Allergie gegen andere Stoffe ihrer Umgebung.

Heute hat man sich außerdem gelegentlich mit Asthma-Anfällen zu befassen, die auf Aspirin, seltener auf andere Salizylate, Indometacin und Pyrazolonpräparate, auftreten. Sie betreffen meist Patienten, welche bereits an einem arzneimittelunabhängigen Bronchialasthma leiden. Dieses kann ein typisch atopisches oder aber ein nicht atopisches (also ein sogenanntes endogenes) Asthma mit Polypen in der Nasenschleimhaut und negativen Allergietesten sein. Besonders SAMTER und BEERS (51) haben erneut auf Grund eigener Beobachtungen auf diese letzte Gruppe von Patienten hingewiesen.

Sie – wie auch andere Autoren – vermuten, diesen Situationen liege eine stoffwechselbedingte Form des Arzneimittel-induzierten Asthmaanfalls zu Grunde.

Schon kleine Mengen der erwähnten Medikamente können bei einzelnen Patienten der beiden wahrscheinlich pathogenetisch unterschiedlichen Arten von Asthma schwere, sogar tödlich verlaufende Asthmaanfälle auslösen.

6. Organerkankungen

Je isolierter ein Organ von einer allergischen Reaktion betroffen wird, desto schwieriger ist es in der Regel, die ätiologische und pathogenetische Diagnose zu stellen. Solange zusätzliche Symptome eines Serumkrankheit-Syndroms vorhanden sind, denkt man an die Möglichkeit eines Zusammenhangs zwischen der Organerkrankung und einem allergischen Geschehen; wo diese fehlen, werden meist zuerst andere Krankheitsursachen, z. B. eine Bakterien- oder eine Virusinfektion, in Betracht gezogen.

Es gibt jedoch eine Reihe von Erkrankungen bestimmter Organe, die wahrscheinlich häufig allergischer Genese sind und von bestimmten Medikamentengruppen hervorgerufen werden können:

– *Pneumopathie und exsudative Pleuritis,* bedingt durch Nitrofurantoin, Penicillin, PAS und Sulfonamide (19; 36; 43).
– *Parotitis,* hervorgerufen durch Jodpräparate, Thyreostatika sowie Phenylbutazonpräparate (8; 19).
– *Nephropathien,* die unter dem Bild einer generalisierten allergischen Angiitis, einer Glomerulonephritis, einer interstititellen Nephritis, einer akuten Niereninsuffizienz und sogar eines nephrotischen Syndroms in Erscheinung treten können, ausgelöst durch eine Reihe von Medikamenten, die in Abb. 4 tabellarisch dargestellt sind (2; 27; 30; 52).
– *Hepatopathien,* in der Form des Parenchymikterus, des intrahepatischen Verschlußikterus und der «Gallenkolik». Die ursächlichen Medikamente sind in Abb. 5 aufgeführt (10; 14; 28).
– *Erkrankungen des Nervensystems,* welche unter dem Bild der Enzephalitis (z. B. 12), aber auch der Polyradiculitis- oder Neuritis verlaufen (3; 19; 55).

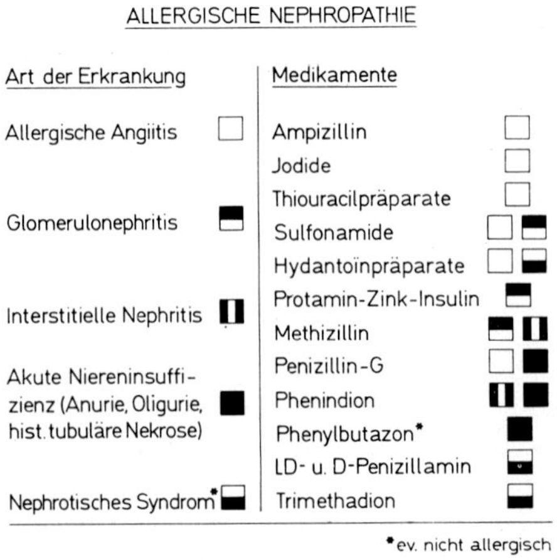

ALLERGISCHE NEPHROPATHIE

Art der Erkrankung	Medikamente
Allergische Angiitis ☐	Ampizillin ☐
	Jodide ☐
	Thiouracilpräparate ☐
Glomerulonephritis ■	Sulfonamide ☐■
	Hydantoinpräparate ☐■
	Protamin-Zink-Insulin ■
Interstitielle Nephritis ☐☐	Methizillin ■☐☐
Akute Niereninsuffizienz (Anurie, Oligurie, hist. tubuläre Nekrose) ■	Penizillin-G ☐■
	Phenindion ☐☐■
	Phenylbutazon* ■
	LD- u. D-Penizillamin ■
Nephrotisches Syndrom* ■	Trimethadion ■

*ev. nicht allergisch

Abb. 4

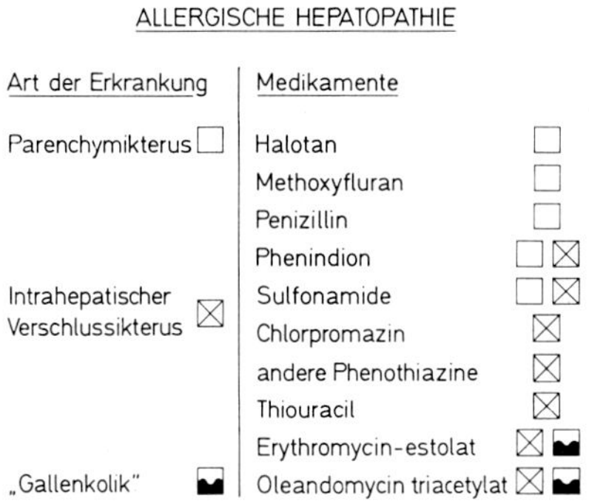

Arzneimittelallergische Manifestationen in der Inneren Medizin · 139

ALLERGISCHE HEPATOPATHIE

Art der Erkrankung	Medikamente		
Parenchymikterus ☐	Halotan	☐	
	Methoxyfluran	☐	
	Penizillin	☐	
	Phenindion	☐ ☒	
Intrahepatischer Verschlussikterus ☒	Sulfonamide	☐ ☒	
	Chlorpromazin	☒	
	andere Phenothiazine	☒	
	Thiouracil	☒	
	Erythromycin-estolat	☒ ◾	
„Gallenkolik" ◾	Oleandomycin triacetylat	☒ ◾	

Abb. 5

— *Kardiopathien*, die sich recht häufig in flüchtigen EKG-Veränderungen äußern. Diffuse Myokarditiden durch Medikamente werden in der heutigen Zeit wahrscheinlich selten angetroffen (6; 15).
Tritt während einer allergischen Reaktion eine Apoplexie oder ein Herzinfarkt auf (also eine Manifestation, die durch den Verschluß eines mittleren oder größeren Gefäßes bedingt ist), wird man an die Möglichkeit einer allergischen Angiitis denken. Zur Annahme dieser Diagnose scheint uns allerdings nur das positive Ergebnis der histologischen Untersuchung zu berechtigen. Häufiger dürfte es sich in solchen Fällen um eine Kombination von allergiebedingtem Kreislaufversagen mit einer lokalen Minderdurchblutung infolge einer unabhängigen Arteriosklerose handeln.

7. Lupus-erythematodes-ähnliches Syndrom (LES) und Lupus erythematodes viszeralis generalisatus (LE)

Seit der Beschreibung des sogenannten Hydralazin-Syndroms häufen sich Mitteilungen über Krankheitsbilder ähnlicher Art, die durch andere Medikamente verursacht wurden oder bei deren Auslösung wenigstens Medikamente eine bedeutsame Rolle spielten. Die bisher überschaubaren Zusammenhänge zwischen LE und Medikamenten lassen sich in sechs einfachen Konstellationen darstellen (Abb. 6), wobei als wichtiges Kriterium zu gel-

Konstellationen	↓	Symptome einer Medikament-allergie	LE-Zell-Phänomen und/oder ANF	LE-ähnliches Syndrom
I. kein LE vorbestehend	1.	+	+	−
	2.	−	+	−
	3.	−	+	+
				LE-Schub
II. LE vorbestehend	1.	+	±	−
	2.	+	+	+
	3.	−	+	+

Abb. 6: Lupus Erythematodes Viszeralis Generalisatus (LE) und Medikamente.

ten hat, ob bereits vor der Einnahme des verdächtigen Medikamentes Symptome eines LE nachweisbar waren oder nicht.

Unsere eigene Erfahrung mit neunundzwanzig Beobachtungen von LE und LES läßt sich folgendermaßen zusammenfassen:

Bei einem einzigen Patienten hatten sich das klinische und serologische Vollbild eines LE erst im Rahmen der medikamentösen Behandlung einer kavernösen Lungentuberkulose eingestellt. Unter einer zweiten INH-Kur kam es zu einem neuen LE-Schub. Vier Jahre nach dem definitiven Absetzen der INH-Therapie gingen sämtliche Symptome des LE zurück; die Kortikosteroidbehandlung konnte vor einem Jahr abgesetzt werden, ohne daß der Patient bisher einen Rückfall erlitten hätte (Abb. 6: I, 3).

Bei einer Patientin mit wahrscheinlich bereits diskreten Zeichen eines LE (Lympho- und Thrombopenie, Arthralgien, erhöhte Blutsenkung) wurde wegen älteren Tbc-Streuherden in den Lungenspitzen eine tuberkulostatische Therapie mit INH, PAS und Streptomycin durchgeführt. In einigen Monaten entwickelte sich das Vollbild eines LE, welches sich später während zwei weiteren INH-Kuren wiederholte. Seit dem Absetzen des INH vor zweieinhalb Jahren steht die Patientin unter nur noch 5 mg Prednison im Tag (Abb. 6: II, 3).

Bei einem LE-Patienten mit Sulfonamidallergie (makulopapulöses Arzneimittelexanthem) löste die Reexposition mit dem Sulfonamid alle Erscheinungen eines LE-Schubes aus (Abb. 6: II, 2).

Bei sechs unserer Patienten mit LE und bei dem einen Patienten mit LES stellten sich teils wiederholt typische Arzneimittelallergien auf zehn verschiedene Medikamente ein, welche jedoch den Verlauf des LE nicht wesentlich zu beeinflussen schienen (Abb. 6: II, 1).

Es ist bekannt, daß eine gewöhnliche medikamentöse Allergie allein zu einem positiven Lupus erythematodes-Zell-Phänomen (LEZP) führen kann (Abb. 6: I, 2) (41; 56).

Ob es für die Entstehung des LES eine sogenannte Lupus-erythematodes-Diathese braucht, ist umstritten, da die begünstigende Konstitution bisher nur in wenigen Familienstudien nachgewiesen wurde.

Als auslösende Medikamente für das LES wurden besonders Hydralazin, INH, Hydantoinpräparate, Thyreostatika und Procainamid erwähnt (1; 31; 33; 54). Die Liste von Medikamenten ist zwar größer (33), doch dürfte es sich bei manchen der beschriebenen Beobachtungen um ein Serumkrankheits-Syndrom mit positivem LEZP und/oder Antinukleären Faktoren (ANF) im Serum handeln. Wir möchten der Auffassung von Alarcon-Segovia et al. (I); Lappat und Cawein (31); Lee et al. (33); und Siegel et al. (54) zustimmen, daß das LES nicht über den Mechanismus einer Arzneimittelallergie, sondern über einen andersartigen immunologischen Vorgang oder einen chemischen Mechanismus zustande kommt.

8. Zeitliche Verhältnisse

Zwei zeitliche Begriffe sind für das Verständnis der allergischen Reaktionen gegen Arzneimittel unentbehrlich, so die Inkubationszeit (Zeit von der ersten Exposition bis zu den ersten Symptomen) und vor allem die Reaktionszeit (Zeit von der letzten Verabreichung des Medikamentes bis zu den ersten Symptomen) (21; 34; 37) (Abb. 7).

Die Dauer der Reaktionszeit steht in einer gewissen Beziehung zu den klinischen Symptomen (17; 18; 19; 24; 45). Reaktionszeiten von wenigen Minuten bis zu einer Stunde sind für den anaphylaktischen Schock fast obligat. Der Großteil aller Syndrome durch Arzneimittelallergie, eingeschlossen die hämatologischen Syndrome, weisen eine Reaktionszeit von einer Stunde bis zu einem Tag auf. Reaktionszeiten von einem Tag bis zu mehreren Wochen werden bei der Serumkrankheit und beim Serumkrankheit-Syndrom,

Arzneimittelallergische Manifestationen in der Inneren Medizin · 141

REAKTIONSZEIT UND SYNDROME

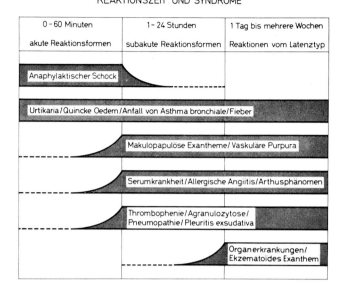

Abb. 7

der allergischen Angiitis sowie verschiedenen allergischen Organerkrankungen, nach RHY-NER auch beim ekzematoiden Exanthem (48), gefunden. Das allergische Kontaktekzem, bei dem es sich um eine Reaktion vom Spättyp handelt, wurde hier nicht berücksichtigt.

Es ist ohne weiteres verständlich, daß auch in der neuesten Literatur für die Reaktionszeit die Begriffe beschleunigte (ein bis mehrere Tage) und sofortige Reaktion (bis zu einem Tag) nach VON PIRQUET und SCHICK verwendet werden. Die berühmten Autoren haben der normalzeitigen Reaktion die Verhältnisse der Serumkrankheit mit Zeiten von sieben bis vierzehn Tagen zu Grunde gelegt. Im Gegensatz dazu schlugen wir vor, die folgenden Reaktionszeiten abzugrenzen: o bis 1 Stunde (akute Reaktionsformen), 1 bis 24 Stunden (subakute Reaktionsformen) und ein Tag bis mehrere Wochen (Reaktionen vom Latenztyp) (Abb. 7; Lit.: 17; 18; 19; 24). Die Änderung des Zeitschemas drängt sich heute unter dem eindeutigen Überwiegen der Sensibilisierung gegen kleinmolekulare Arzneimittel, mit einer markanten durchschnittlichen Verkürzung der Reaktionszeiten auf.

Dem a. Sch. durch primäres allergisches Kreislaufversagen ist in der Regel die Reaktionszeit von weniger als 1 Stunde vorbehalten, was in den letzten Jahren durch eine Reihe von Arbeiten bestätigt wurde (9; 26; 48). Eine weitere Unterteilung der Reaktionen vom Latenztyp in Reaktionen von einem Tag bis zu einer Woche und in solche von mehr als einer Woche (Grenze beschleunigte/normzeitige Reaktion) ist nach unseren Erfahrungen nicht mehr vertretbar, da besonders lange Reaktionszeiten heute zu den großen Seltenheiten gehören und sich außerdem keines der Syndrome von Arzneimittelallergie in der Gruppe der normzeitigen Reaktionen finden würde. Das Prinzip der Verkürzung der Reaktionszeit bei wiederholten Expositionen mit dem verantwortlichen therapeutischen Agens (45; 46) hat nicht nur für vollantigene Substanzen, sondern zum Teil auch für kleinmolekulare Medikamente Gültigkeit.

Mit unserem neuen Schema der Reaktionszeiten ist auch für die Praxis mehr Klarheit gewonnen als mit der gleitenden Verkürzung der Zeitgrenzen in Abweichung von den ursprünglichen Definitionen (VON PIRQUET und SCHICK, 45). So wird man das Ausmaß der Verdächtigung gegen einzelne Medikamente wesentlich von den entsprechenden Reaktionszeiten abhängig machen, besonders wenn vor dem Auftreten einer allergischen Reaktion mehrere Medikamente eingesetzt worden sind.

Literatur

1. ALARCON-SEGOVIA, D., J. W. WORTHINGTON, L. E. WARD and K. G. WAKIM: Lupus diathesis and the hydralazine syndrome. New Engl. J. Med. 272, 462–466 (1965).
2. BALDWIN, D. S., B. B. LEVINE, R. T. McCLUSKEY and G. R. GALLO: Renal failure and interstitial nephritis due to penicillin and methicillin. New Engl. J. Med. 279, 1245–1252 (1968).
3. BENNETT, A. E.: Horse serum neuritis. With report of five cases. J. amer. med. Ass. 112, 590–596 (1939).
4. BESCHE, A. DE: Studies on the reactions of asthmatics and on passive transference of hypersusceptibility. Amer. J. med. Sci. 166, 265–275 (1923).
5. BIANCHI, R., U. DÄPPEN und R. HOIGNE: Der anaphylaktische Schock des Menschen auf artfremdes Serum. Symptomatologie, Prophylaxe und Therapie. Helv. chir. Acta 34, fasc. 3, 257–272 (1967).
6. BICKEL, G.: Allergie et myocarde. J. Suisse Méd. 90, 912–921 (1960).
7. CLUFF, L. E., and J. E. JOHNSON: III: Drug fever. Progr. Allergy, vol. 8, pp. 149–194. Karger, Basel/New York (1964).
8. COHEN, L., and P. BANKS: Salivary gland enlargement and Phenylbutazone. Brit. med. J. I, 1420 (1966).
9. DÜBI, B.: Reaktionen auf die örtliche Anwendung von Lokalanaestetika, Antibiotika und Vasokonstriktoren im Bereich der Mundhöhle. Med. Diss. Bern (1971).
10. DUJOVNE, C. A., C. H. CHAN and H. J. ZIMMERMAN: Sulfonamide hepatic injury. Review of the literature and report of a case due to sulfamethoxazole. New Engl. J. Med. 277, 785 bis 788 (1967).
11. ERNST, G., und E. REUTER: Nicht-allergische tödliche Zwischenfälle nach Depot-Penicillin. Beitrag zur Pathogenese und Prophylaxe. Dtsch. med. Wschr. 95, 618–622 (1970).
12. FANCONI, G., A. BOTSZTEJN und P. SCHENKER: Überempfindlichkeitsreaktionen auf Quecksilbermedikation im Kindesalter mit besonderer Berücksichtigung der Calomel-Krankheit. Helv. paediat. Acta Suppl. I, Vol. 2: fasc. 2, S. 3–46 (1947).
13. FELLNER, M. J., and R. L. BAER: Immunologic studies in patients with serum sickness-like reactions following penicillin therapy. J. invest. Derm. 48, 384–390 (1967).
14. GARGILL, S. L., and M. F. LESSES: Toxic reactions to thiouracil. Report of cases with one fatality. J. amer. med. Ass. 127, 890–898 (1945).
15. GIRARD, J. P., M. L. KUNZ, S. KOBAYASHI, N. R. ROSE and C. E. ARBESMAN: Penicillin hypersensitivity with eosinophilia. A case report with immunologic studies. J. amer. med. Ass. 42, 441–448 (1967).
16. HAN, T., P. L. CHAWLA and J. E. SOKAL: Sulfapyridine-induced serum-sickness-like syndrome associated with plasmacytosis, lymphocytosis and multiclonal gamma-globulinopathy. New Engl. J. Med. 280, 547–548 (1969).
17. HOIGNE, R.: Alter und Allergie. Aus «Scriptum Geriatricum 1963», 8. Österr. Fortbildungskurs für Geriatrie (Österr. Ges. für Geriatrie, Wien, 1964), S. 59–63 (1964).
18. HOIGNE, R.: Symptome bei Allergie. In W. HADORN: Vom Symptom zur Diagnose, III. Auflage, S. 327–332. Huber, Bern/Stuttgart (1964).
19. HOIGNE, R.: Arzneimittelallergien. Klinische und serologisch-experimentelle Untersuchungen. Huber, Bern/Stuttgart (1965).
20. HOIGNE, R.: Penicillin hypersensitivity. Proceedings of the second symposium on drug-induced diseases. Ed. L. Meyler and H. M. Peck. Excerpta medica international congress series No. 85, pp. 89–96 (1965).
21. HOIGNE, R.: Anaphylaktischer Schock und Serumkrankheit. Schweiz. med. Wschr. 96, 1119 bis 1122 (1966).
22. HOIGNE, R.: Interne Manifestationen und Laborbefunde beim Lyell-Syndrom. Das Lyell-

Syndrom, herausg. von O. Braun-Falco und H. J. Bandmann, München, S. 27–39. Huber, Bern/Stuttgart (1970).
23. HOIGNE, R.: Hypersensitivity caused by drugs which are complete antigens. In «Hypersensitivity to drugs», International Encyclopedia of Pharmacology and Therapeutics, Section 75. Ed. M. Samter and Ch. W. Parker, Pergamon Press (1972).
24. HOIGNE, R., und U. DÄPPEN: Das Syndrom der Serumkrankheit bei Sensibilisierungen auf Medikamente. Schweiz. med. Wschr. 93, 1724–1728 (1963).
25. HOIGNE, R., und A. KREBS: Kombinierte anaphylaktische und embolisch-toxische Reaktionen durch akzidentelle intravasculäre Injektion von Procain-Penicillin. Schweiz. med. Wschr. 94, 610–614 (1964).
26. IDSOE, O., T. GUTHE, R. R. WILLCOX und A. L. DE WECK: Art und Ausmaß der Penicillinnebenwirkungen unter besonderer Berücksichtigung von 151 Todesfällen nach anaphylaktischem Schock. Schweiz. med. Wschr. 99, 1190–1197, 1221–1229, 1252–1257 (1969).
27. JAFFE, I. A., G. TRESER, Y. SUZUKI and T. EHRENREICH: Nephropathy induced by D-penicillamine. Ann. intern. Med. 69, 549–556 (1968).
28. KLATSKIN, G., and D. V. KIMBERG: Recurrent hepatitis attributable to halothane sensitization in an anesthetist. New Engl. J. Med. 280, 515–522 (1969).
29. KNOWLES, H. C., P. M. ZEEK and M. A. BLANKENHORN: Studies on necrotizing angiitis. IV. Periarteritis nodosa and hypersensitivity angiitis. Arch. intern. Med. 92, 789–805 (1953).
30. LANGLOIS, C., and Y. PIETTE: Insuffisance rénale aiguë et allergie à l'ampicilline. Un. méd. Canada 100, 936–940 (1971).
31. LAPPAT, E. J., and M. J. CAWEIN: A familial study of procainamide-induced systemic lupus erythematosus. A question of pharmacogenetic polymorphism. Amer. J. Med. 45, 846–852 (1968).
32. LAWRENCE, R. D.: Local insulin reactions. Lancet I, 1125–1126 (1925).
33. LEE, S. L., I. RIVERO and M. SIEGEL: Activation of systemic lupus erythematosus by drugs. Arch. intern. Med. 117, 620–626 (1966).
34. LINDEMAYR, W.: Arzneimittelexantheme. Wien. Beiträge zur Dermatologie, Bd. 6, Maudrich, Wien (1954).
35. LONGCOPE, W. T.: Serum sickness and analogous reactions from certain drugs particularly the sulfonamides. Medicine 22, 251–286 (1943).
36. LÜBBERS, P.: Nitrofurantoin-Fieber. Dtsch. med. Wschr. 94, 1922–1927 (1969).
37. MAYER, R. L.: Toxikodermien. Hb. Haut- und Geschlechtskrankheiten, Bd. IV/2, S. 1–252, Springer, Berlin (1933).
38. MCCOMBS, R. P.: Systemic «allergic» vasculitis. Clinical and pathological relationships. J. amer. med. Ass. 194, 1059–1064 (1965).
39. MEARS, F. B., and D. STATE: Arthus phenomenon induced by the local application of penicillin. Minn. Med. 30, 517–518 (1947).
40. MEYLER, L., L. STOEL, F. HOGEWIND, A. N. F. KOOY and TJ. LOONSTRA: Vascular reactions in drug allergy. Acta med. scand. 167, 95–103 (1960).
41. MIESCHER, P., et J. DELACRETAZ: Démonstration d'un phénomen «LE» positif dans deux cas d'hypersensibilité médicamenteuse. Schweiz. med. Wschr. 83, 536–538 (1953).
42. MÜLLER, U.: Persönliche Mitteilung (1971).
43. MÜLLER, U., K. ABBÜHL, J. BISIG, H. BAUMGARTNER, F. MÜHLBERGER, M. SCHERRER und R. HOIGNE: Überempfindlichkeitsreaktionen der Lunge auf Nitrofurantoin. Schweiz. med. Wschr. 100, 2206–2212 (1970).
44. PATTERSON, A.: Asthma produced by ipecac (Historical document). Ann. Allergy 12: 89–91 (1954). Reprinted from «The Boston Medical and Surgical Journal» vol. 29, 411–413 (1843).
45. PIRQUET, C. v., und B. SCHICK: Zur Theorie der Inkubationszeit. Wien. klin. Wschr. 16, 1244–1247 (1903).
46. PIRQUET, C. v., und B. SCHICK: Die Serumkrankheit. Deuticke, Leipzig/Wien (1905).
47. PORTER, R. D., and C. R. HARTMAN: Arthus reactions from insulin association with lupus erythematosus cell phenomena. J. amer. med. Ass. 214, 1884–1885 (1970).
48. RHYNER, K.: Über die Bedeutung von Hauttestungen bei Arzneimittelallergien. Med. Diss. Zürich (1969).
49. RICH, A. R.: Tissue reactions produced by sensitivity to drugs. Sensitivity reactions to drugs, Symposium CIOMS, Blackwell Scientific Publications, Oxford, pp. 196–208 (1958).

50. ROSTENBERG, A., and H. WELCH: A study of the types of hypersensitivity induced by penicillin. Amer. J. med. Sci. *210*, 158–167 (1943).
51. SAMTER, M. and R. F. BEERS: Concerning the nature of intolerance to aspirin. J. Allergy *40*, 281–293 (1967).
52. SCHRIER, R. W., R. J. BULGER and P. P. VAN ARSDEL: Nephropathy associated with penicillin and homologues. Ann. intern. Med. *64*, 116–127 (1966).
53. SCHUPPLI, R.: Über das Auftreten allergischer Reaktionen bei der Therapie mit Penicillin und Streptomycin. Schweiz. med. Wschr. *81:* 589–592 (1951).
54. SIEGEL, M., S. L. LEE and N. S. PERESS: The epidemiology of drug-induced systemic lupus erythematosus. Arthr. Rheum. *10*, 407–415 (1967).
55. VINCENT, M. M. C., and C. RICHET: Forme atypique de la maladie du sérum. Accidents tardifs et graves. Bull. Soc. méd. Hôp., Paris, *32*, 670–681 (1911).
56. WALSH, J. R., and H. J. ZIMMERMAN: The demonstration of the «L.E.» Phenomenon in patients with penicillin hypersensitivity. Blood, *8*, 65–71 (1953).

Besonderheiten der Arzneimittelallergien im Kindesalter

G. ERDMANN

Universitäts-Kinderklinik Mainz (Kommiss. Direktor: Prof. Dr. med. H. G. ERDMANN)

Auch im Kindesalter beobachten wir allergische Reaktionen auf Arzneimittel. Sie nehmen sogar unter den Nebenwirkungen von Medikamenten eine wesentliche Stellung ein, zumal sie oft dazu zwingen, auf weitere Verabreichung wichtiger Medikamente zu verzichten, obgleich diese ursprünglich bei kranken Kindern indiziert waren. So gesehen, stört die Arzneimittelallergie oft empfindlich die medikamentöse Behandlung von Kindern.

Vielleicht darf ich eingangs hervorheben, daß die klinische Allergologie eigentlich von pädiatrischen Beobachtungen über Arzneimittelallergie ihren Ausgang genommen hat; denn die beiden Kinderärzte SCHICK und PIRQUET kamen über das Studium der Serumkrankheit, die sich nach Injektion der Heilseren von Tieren einstellte, zu ihren grundlegenden Konzeptionen der Allergielehre. Dabei spielten naturgemäß Beobachtungen über Altersdisposition bei derartigen Reaktionen eine Rolle, weshalb wir diesen spezifisch pädiatrischen Gesichtspunkt bei den nachfolgenden Ausführungen zu berücksichtigen bestrebt sein werden.

Wie kommt es, daß wir Kinderärzte doch relativ häufig allergische Reaktionen auf Arzneimittel feststellen müssen? Der *Medikamentenkonsum der Bundesbürger* einschließlich der Kinder hat im letzten Jahrzehnt beträchtlich zugenommen, er belief sich 1969 auf durchschnittlich DM 105,– pro Jahr und Kopf der Bevölkerung. Auch in anderen Ländern herrscht der gleiche Trend zum Medikamentenverbrauch vor. *Kinder* erhalten demnach erfahrungsgemäß Medikamente der verschiedensten Art, nicht zuletzt wegen der altersbedingten Infektanfälligkeit, und zwar bedauerlicherweise *nicht nur unbedingt notwendige,* sondern *häufig völlig unnütze Medikamente.* Wir rechnen durchaus mit einer Zufuhr potentieller medikamentöser Allergene bei Kindern und geben offen zu, daß auf diese Weise nicht selten *der Grund zu* einer *Sensibilisierung gelegt* wird, die sich noch im Kindesalter, sicher aber auch später bei Erwachsenen als medikamentöse Allergie auswirken kann.

Tab. 1 vermittelt eine Übersicht über die hauptsächlich bei Kindern in Betracht kommenden *medikamentösen Allergene,* getrennt in nicht-eiweißhaltige und eiweißhaltige. Das Augenmerk möchte ich besonders darauf lenken, daß auch Substanzen für allergologische Test- und Behandlungsverfahren sowie die diversen Impfungen an dieser Stelle zu berücksichtigen sind.

Im Prinzip kann bereits die *einmalige Zufuhr* eines Arzneimittels (bspw. Heilserum) zur Arzneimittelallergie führen, dies wird aber *speziell nach wiederholter Zufuhr* um so eher möglich sein. Konstitutionelle Faktoren sind überdies bedeutungsvoll; denn GLASER konnte zeigen, was andere allergologisch tätige Pädiater mehr oder weniger bestätigt haben, daß sogenannte «allergische Kinder» offenbar *wegen* ihrer *erhöhten Reagibilität* weitaus häufiger zu allergischen Arzneimittelreaktionen neigen als nicht-allergische Kinder.

Spitzenstellung unter den potentiellen Arzneimittelallergenen nehmen die *Antibiotika* ein, unter ihnen wieder speziell die Pencilline. Vor allem seit der breiteren Anwendung der neueren halbsynthetischen Penicilline, welche bei praktisch fehlender Toxizität als

Tab. 1: Wichtige medikamentöse Allergene bei Kindern.

Nicht eiweißhaltig	Eiweißhaltig
Antibiotika	Heilseren
Penicilline	
Chloramphenicol	Impfstoffe
Neo-Erycin	
Sulfonamide	Seren (als Blutersatz)
Antiepileptica	Hormone
Hydantoine	Insulin
Barbiturate	ACTH
Oxazolidine u. a.	
Antirheumatica	Frischzellen u. ä.
Pyrazolonderivate	
Salicylsr.-Derivate	
Tuberculostatica	Testsubstanzen
Metall-Salze (Hg, Au)	Allergene (kommerzielle)
Halogene (J, Br)	
Phenothiazine	Allergen-Extrakte
Lokalanaesthetica	Tuberkuline u. ä.
Antihistaminica	
Blutflüssigkeitsersatz	
Dextrane	
Kollidon	
Antihelminthica	

Breitbandantibiotika vorzügliche antimikrobielle Eigenschaften besitzen, haben wir wieder häufiger Penicillinallergie bei Kindern beobachtet. Die Verwendung von Tetracyclinen und Chloramphenicol wurde wegen anderweitiger Nebenwirkungen in den letzten Jahren bei Kindern weitgehend eingeschränkt. Dagegen konnten wir bei ausgedehnter Erythromycin-Verabreichung kaum allergische Reaktionen beobachten. Bekanntlich gilt die 6-Aminopenicillansäure, die gemeinsame Grundsubstanz aller Penicilline, als Ursache allergischer Reaktionen. Unter sonst gleichen Bedingungen scheint die orale Applikation von Penicillinen weniger allergische Arzneimittelreaktionen zu verursachen als Injektionen. Für Cephalosporine, die auch in der Pädiatrie neuerdings angewendet werden, gelten diese Feststellungen analog. Allerdings wäre auf die erwiesene Kreuzallergie mit Penicillinen an dieser Stelle hinzuweisen (PERKINS und SASLAW, PEDERSEN-BJERGAARD).

Antiepileptica (besonders Hydantoin-Präparate), ferner Barbiturate, Analgetica und Antipyretica werden bei Kindern außerordentlich häufig verwendet und geben hin und wieder zu allergischen Hautausschlägen Anlaß. Da *Impfstoffe* Fremdeiweiß enthalten und bei den meisten Impfprozeduren überdies dem kindlichen Organismus wiederholt parenteral einverleibt werden, haben wir *neben der erwünschten Immunisierung auch* mit der immunologisch verwandten *allergischen Sensibilisierung* bei Kindern zu rechnen. Hinsichtlich der Probleme und der praktischen Bedeutung der *Impfallergie* darf ich auf eigene frühere Darlegungen verweisen. Grundsätzlich ist es dabei gleichgültig, ob die Impfstoffe lebende oder nicht-vermehrungsfähige Erreger, deren Bestandteile und Stoffwechselprodukte oder gelegentlich Beimengungen aus der Impfstoffproduktion enthalten. Um mehr oder weniger komplexe organische Allergene handelt es sich in jedem Fall. Bei Grippe-Impfstoffen ist u. a. der Gehalt an Eiereiweiß besonders für Patienten mit atopischer Dermatitis zu berücksichtigen.

Tab. 2 zeigt häufige *Manifestationen* der Arzneimittelallergie, zahlenmäßig liegt ihr Schwerpunkt im Kindesalter eindeutig bei den Arzneimittelexanthemen. Die *Haut des*

Tab. 2.: Häufige Manifestationen der Arzneimittelallergie.

> A. Allgemeine Reaktionen
> Anaphylaktischer Schock
> Fieber *(Medikamentenfieber)*
> Serumkrankheit
> B. *Haut (Arzneimittelexantheme)*
> *Blut* – Granulocytopenie-Agranulocytose – Thrombocytopenie Anämie L. E.
> Nervensystem
> Magendarmtrakt/*Leber*
> Nieren/Genitalgegend
> Lungen-*Bronchien*/obere Luftwege
> Herz/Gefäße
> Lymphknoten
> C. *Kontakt-Dermatitis*

Kindes ist *besonders reaktiv* und wartet mit einer bunten *Fülle von Exanthemen* auf, welche in der Regel sogar zu Hautausschlägen bei verschiedenen Kinderkrankheiten von der Nomenklatur her in Beziehung gesetzt werden (morbilliform, scarlatiniform als Beispiel). Daraus ergibt sich für die Kinderheilkunde eine gewisse Schwierigkeit bei der Abgrenzung der infektiösen von allergischen Exanthemen, zumal beide auch mit Fieber einhergehen können *(Medikamentenfieber)*. Dies kann zu Fehldiagnosen und Verwechslungen führen. Erinnert sei hier nur an die weitgehende Übereinstimmung zwischen Masern und der Calomel-Krankheit (FANCONI 1949), letztere durch quecksilberhaltiges Abführmittel bedingt. Lockere Beziehungen bestehen zwischen den verschiedenen Arzneimitteln und unterschiedlichen Hautausschlägen, wie aus nachfolgender Tabelle 3 zu erkennen ist, die wir nach GRANT-PETERKIN unter *Kennzeichnung eigener Beobachtungen* (Fenster an Stelle der Kreuze) modifiziert haben. Wie auch sonst in der Medizin ist gerade hier bei der Differentialdiagnose langjährige Erfahrung wesentlich.

Leider vermissen wir bis heute für den Nachweis der Ätiologie einer fraglichen allergischen Arzneimittelreaktion immer noch eine *strikte Beweisführung*, trotz aller diesbezüglichen Bemühungen. Zugegebenermaßen üben wir selbst Zurückhaltung mit einschlägigen Hauttestungen, die speziell bei Penicillinallergie Gefahren in sich bergen. Manche Unsicherheit in der Aussage über ein aktuelles Allergen müssen wir noch in Kauf nehmen. *Bei Verdacht* nehmen wir in jedem Fall eine *Eintragung* in unsere *Risikokartei* vor, außerdem geben wir den Eltern der Patienten schriftliche Unterlagen darüber bei der Entlassung mit. Der Nachweis einer allergischen Disposition des Kindes genügt nicht, für unzweideutige Aussagen besteht auch von seiten der Kinderheilkunde in Zukunft ein dringender Bedarf.

Die noch bestehende Unsicherheit führt zu der Empfehlung, bei begründetem Verdacht auf Arzneimittelallergie zunächst einmal – soweit dies von der behandelten Krankheit her vertretbar erscheint – *alle Medikamente abzusetzen.* Ersatzweise kann auf Arzneimittel zurückgegriffen werden, die vergleichbare Wirkung versprechen, chemisch aber sich deutlich unterscheiden oder wenigstens erfahrungsgemäß selten zu allergischer Reaktion führen. Nur sehr wichtige Medikamente dürfen unter entsprechenden Vorsichtsmaßregeln weiterhin verabfolgt werden, wie wir dies im Hinblick auf mögliche Immunisierungsvorgänge gelegentlich bei der Krampfbehandlung mit Hydantoinpräparaten praktizieren. Bei vermutlicher oder nachgewiesener Penicillinallergie raten wir allerdings davon ab. Spezifische Desensibilisierung wäre für Sonderfälle zu reservieren. Ehe man dazu übergeht, wäre etwa bei Insulinallergie nach Überprüfung des Antikörperbestandes Wechsel des Präparates angebracht.

Tab. 3: Hautausschläge diverser Morphe durch Arzneimittel (modifiziert nach GRANT-PETERKIN).

	Barbiturate	Hydantoine	Penicilline	Streptomycin	andere Antibiotica	Sulfonamide	Schwermetalle	Halogene	Salicylate	Chinin	Phenolphthalein
Urticariell	□	—	□	□	□	+	+	+	+	+	□
Purpura	+	+	+	+	—	+	+	+	+	+	+
Morbilliform	□	□	□	+	—	□	+	+	□	—	—
Scarlatiniform	□	□	+	+	—	+	+	+	+	+	—
Vesikulär	+	—	—	+	—	+	+	+	—	—	—
Pustulös	+	—	—	—	—	+	—	□	—	—	—
Bullös	□	+	+	+	—	□	+	+	+	+	+
Kontakt-Dermatitis	—	—	□	□	□	+	—	—	+	+	—
Ekzematös	+	—	+	+	+	+	+	—	+	+	+
Exfoliativ	□	+	+	+	—	□	+	+	—	+	—
Photosensibilität	+	—	+	+	+	+	+	—	—	—	—
Dermatophytid	—	—	+	+	+	—	+	—	—	—	—
Erythema multiforme	+	—	+	—	+	+	—	+	—	—	□
Stevens-Johnson-Syndrom	+	—	+	—	+	—	□	—	+	—	—
Erythema nodosum	—	—	—	—	—	+	—	+	—	—	—
Lupus erythematodes	+	—	—	—	—	+	—	—	—	—	—
Periarteriitis nodosa	—	+	+	+	+	+	+	+	—	+	—
Granulomatös	—	—	—	—	—	—	—	+	—	—	—
Lichenoid	—	—	—	—	—	—	—	+	—	—	—
«Fixes» Arzneimittelexanthem	+	—	+	—	+	+	+	+	+	+	+
Schleimhautläsionen	+	□	+	+	+	□	+	+	+	+	+

+ Vorkommen bekannt
□ auch eigene Beobachtungen

Bei heftigeren Arzneimittelreaktionen bieten *moderne Corticoide* heute eine *große Hilfe* für den Kinderarzt. Sie sollten bei entsprechender Indikation durchaus großzügig dosiert und möglichst injiziert werden. Adrenalin, Calciumpräparate, Antihistaminica, Reducdyn® und notfalls intravenöse Infusionen ergänzen die Allgemeinbehandlung, während die Lokalbehandlung mit Pudern (bei starkem Juckreiz: Ingelan®-Puder) und sonst nach dermatologischen Prinzipien erfolgt. Die *rationellste prophylaktische Maßnahme* zur Vermeidung der Arzneimittelallergien im Kindesalter besteht in der *Unterlassung der* leider so häufig zu beobachtenden und in Fachkreisen *verpönten medikamentösen Polypragmasie* bei Kindern.

Literatur

ERDMANN, G.: Allergieprobleme im Kindesalter. J. A. Barth-Verlag, Leipzig 1961.
ERDMANN, G.: Arzneimittelallergie im Kindesalter. In FINDEISEN, D. G. R., und K. HANSEN (Hrsg.), Aktuelle Allergiefragen, J. A. Barth-Verlag, Leipzig 1961, S. 14.
ERDMANN, G.: Arzneimittelallergie im Kindesalter. Mschr. Kinderheilk. *113*, 157 (1965).
ERDMANN, G.: Allergieformen und Lokalisationen. In: OPITZ, H. und F. SCHMID (Hrsg.), Hb. Kinderheilk., Bd. 3, Springer-Verlag Berlin-Heidelberg-New York, 1966, S. 84.

ERDMANN, G.: Problemas actuales de la alergia en pediatria. II. Coloquio de Alergologia, Pamplona (Espana), 23.–25. de abril 1964.
GRONENMEYER, W.: Arzneimittel-Allergie. In: HANSEN, K. Allergie, 3. Aufl. G. Thieme Stuttgart 1957.
TUFT, L.: Allergic reactions following immunization procedures. Arch. Envi. Health *13*, 91, 1966.
TUFT, L., and H. L. MUELLER: Allergy in children. W. B. Saunders Comp., Philadelphia-London-Toronto, 1970.

Röntgenologische Veränderungen am Magen und Dünndarm bei Medikamentenallergie

Gotthold Möckel

Aus der Medizinischen- und Röntgenabteilung des Krankenhauses TABEA
Hamburg 55-Blankenese (Chefarzt Dr. G. Möckel)

Bereits in der Antike waren ungewöhnliche Reaktionen am Magen-Darmkanal auf gewisse Nahrungsmittel, die von den meisten Menschen normal vertragen wurden, bekannt. Sie wurden von der antiken Medizin beschrieben und von der kritischen Naturphilosophie mit dem Begriff «*Idiosynkrasie*» bezeichnet. Im Sinne der antiken Humoral-Pathologie sah man in diesem Phänomenen eine andersartige, aber noch nicht pathologische Säftemischung.

In diesem Zusammenhang sollen erwähnt werden: Ptolemaeos, Soran, Diokorides, Galen usw. (s. b. Schadewaldt).

Auch noch andere Ärzte der Antike und im Mittelalter beschrieben Krankheitserscheinungen, die wir jetzt in den Begriff der Allergie einordnen.

Viel häufiger als allergische Reaktionen am Magen-Darmkanal gegen Medikamente sind die Nahrungsmittel-Allergien. In der modernen Medizin gewinnt aber die allergische Reaktionsbereitschaft gegen Arzneimittel immer mehr an Bedeutung (Afendulis, H. H. Berg, Hansen, Katsch, Buffard, Golden, Gutmann, Gronemeyer, Hoigné, Konjetzny, Werner usw.).

Der Magen-Darmkanal ist der Träger zahlreicher zellulärer und humoraler Immun-Reaktionen, die in der letzten Zeit mehr und mehr erforscht wurden (Rapp). Auf den Zusammenhang mit den Immunglobulinen haben mehrere Autoren hingewiesen. In diesem Zusammenhang sind zu erwähnen: IgG, IgM, IgA und IgE. Bei exogen zugeführten Antigenen treten bei entsprechender Bereitschaft sofort Reaktionen vom Grundtyp I der Klassifikation nach Coombs (1968) auf. Der dabei beteiligte Antikörper ist ein IgE, ein Reagin. Es findet sich in sehr geringer Konzentration im Serum aller Menschen, bei Allergikern ist es deutlich vermehrt (Johansson). Reagine sind zytophil. Sie fixieren sich an der Oberflächenmembran gewisser Zellen, besonders der Gewebsmastzellen im Epithel des Intestinal- und Respirationstraktes, in Gefäßendothelien sowie in zirkulierenden Leukozyten und Thrombozyten.

Bei Kontakt zwischen den entsprechenden Antigenen und den zellgebundenen Reaginen treten pharmakologisch aktive Substanzen aus der Zelle ins Plasma über. Sie lassen sich dort in erhöhter Konzentration nachweisen und wirken auf die glatte Muskulatur, die Gefäßpermeabilität usw. Die Folgen können sein: Ödembildung, Juckreiz, Kreislaufreaktionen, Bronchokonstriktion usw. Die röntgenologischen Veränderungen am Magen und Dünndarm bei Medikamentenallergie können zurückgeführt werden auf:

1. Gastroenterale Reizerscheinungen beim allergischen Schock oder bei allergischer Allgemeinreaktion;
2. gastroenterale Reizerscheinungen als Begleitsymptome von allergischen Reaktionen an anderen Organen;
3. gastroenterale Reaktionen durch Wirkung eines Kontaktallergens auf Magen- und Darmschleimhaut.

Bei der Nahrungsmittelallergie steht das nutritive Antigen mit seiner Kontaktwirkung auf die Schleimhaut im Vordergrund.

Bei der Medikamentenallergie ist die Reaktionsart vielseitiger, weil die Allergenzufuhr auf verschiedenen Wegen erfolgen kann.

Seit 20 Jahren sammeln mein röntgenologischer Lehrer R. Prévôt und ich Fälle, bei denen am Magen-Darmkanal allergische Reaktionen röntgenologisch erfaßt werden konnten. Sie wurden z. T. auch gastroskopisch untersucht. Auf die Mitteilungen von CHEVALLIER und PAVIOT, CRISPIN u. a. sei die dieser Hinsicht verwiesen.

Es wurden nur solche Fälle als Medikamentenallergie angesehen, bei denen manifeste allergische Schockreaktionen oder Schockfragmente bestanden, die typische allergische Hautreaktionen aufwiesen, deren pathologischer Röntgenbefund nach kurzer Zeit behoben war oder bei denen die Hautteste bzw. enteralen Allergenexpositionen typische Befunde aufwiesen. Die eindrucksvollsten Röntgenbefunde ergaben sich bei Patienten im akuten Zustand allergischer Erscheinungen.

Aus der umfangreichen Literatur über die allergischen Reaktionen am Magen-Darmkanal seien nur einige Autoren erwähnt: SCHITTENHELM und WEICHARDT erwähnen 1910 die Enteritis anaphylactica. GUTMANN weist 1932 auf akute allergische, enterale Befunde hin, die z. T. wegen ileusartiger Symptomatik operiert wurden und bei denen kein anatomisches Hindernis zu finden war.

1938 beschrieben HANSEN und SIMONSEN die allergische Gastritis, die mit Pylorospasmus einhergehen kann.

WALZER, GRAU, STRAUSS und LIVINGSTON beobachten 1940 allergische Reaktionen an der durch Ileostomie vorgelagerten Ileumschlinge 5–20 Minuten nach Verabfolgung des Allergens ein Abblassen der Schleimhaut mit nachfolgendem Ödem der Submucosa, das die Faltenzeichnung zum Verschwinden bringt. Die Veränderungen bilden sich nach etwa 2 Stunden zurück.

FABER erwähnt 1940 flüchtige Stenosen am Duodenum und oberen Ileum bei Allergikern.

BERG und PRÉVÔT demonstrieren 1942 erstmals einen Fall mit allergisch bedingter schwerer Faltenwulstung am gesamten Corpus des Magens. Es handelte sich um einen 12jährigen Jungen, der an einem ausgedehnten, urticariellen Ekzem erkrankt war. Er hatten dabei blutige Durchfälle, Erbrechen und heftige Leibschmerzen. Nach 4 Wochen war der Befund abgeklungen.

KUHLMANN publiziert 1943 einen Fall mit einer Gerstenallergie. Am Dünndarm sind erhebliche Spasmen und Atonien oder praestenotische Dilatationen sichtbar.

GOLDEN beschreibt 1945 und 1950 allergische Reaktionen am Dünndarm mit erheblichen Reliefveränderungen, die z. T. dem Typ einer Enteritis regionalis entsprechen.

Bekannt sind die beiden Ileusfälle, über die KAIJSER 1946 berichtet. Er resezierte 20 cm lange Dünndarmabschnitte mit segmentförmigen, bullösem Ödem, das auf das Mesenterium übergriff. Das Darmlumen war sehr stark eingeengt. Er faßte den Befund als allergisch bedingtes QUINCKEsches Ödem auf, als dessen Ursache eine Arsenbehandlung in Betracht kam.

1949 sahen URBACH und GOTTLIEB ödematöse Schwellungen der Magen-Schleimhaut, z. T. mit carcinomähnlichen Erscheinungsformen.

BUFFARD untersucht 1952 die Dünndarmallergie.

1954 und 1955 führten wir, z. T. gemeinsam mit MARTINI kinematographische Untersuchungen bei Magen- und Dünndarmallergien durch und nahmen dabei Expositionsversuche mit Nahrungsmittelallergien vor.

Erwähnenswert sind auch die tierexperimentellen Untersuchungen über allergische Entzündungen am Dünndarm von FAHRLÄNDER und HUBER aus dem Jahre 1962.

Erstmals hat 1964 Prévôt das allergische Wand- und Mesenterialödem beschrieben. Das Wandödem entsteht durch Schwellung der Submucosa des Magen-Darmkanales und kann mit einem Übergreifen auf den Mesenterialansatz im Sinne eines Mesenterialödems einhergehen. Er demonstriert Fälle mit allergischem Ödem am mittleren Dünndarm mit Einengung und Distanzierung der Dünndarmschlingen durch Wandödem und Ödem des Mesenteriums.

Die röntgenologische Symptomatik bei Magen-Darmallergien haben u. a. bearbeitet: Andresen, Crozet, Feldmann, Hildebrand, Pendergrass, Tiling. Hervorzuheben sind die Untersuchungen von Werner über die intestinalen Expositionsteste bei Nahrungsmittelallergien. Es sollen jetzt einige Fälle demonstriert werden, die entweder im allergischen Schock bzw. unter den Symptomen einer manifesten Allergie untersucht wurden, und bei denen der Magen und Dünndarm als Schockorgan mitreagiert hat. Außerdem sollen Fälle demonstriert werden, bei denen Magen und Dünndarm im Sinne der Kontaktallergie entsprechende Veränderungen zeigten.

Bei diesen Patienten erfolgte die Allergenzufuhr:
1. Peroral und rectal
2. per injectionem
3. per inhalationem
4. percutan.

Als perorale Medikamente, bei denen sich röntgenologische Veränderungen am Magen und Dünndarm im Sinne einer Allergie nachweisen ließen, kamen vorwiegend folgende Substanzen in Betracht: Antibiotika, wie z. B. Penicillin, Ampicillin, Chloramphenicol, Tetracyclin usw., Sulfonamide, Acetyl-Salicylsäure-Präparate, Barbiturate, Phenolphthalein, Phenothiazin-Präparate, Chinin, Meprobamat, Nitrofurantoin usw.

Bei der rectalen Applikationsform sind zu erwähnen: Phenothiazin-Zäpfchen, Barbitursäure-Zäpfchen, Haemorrhoidal-Zäpfchen mit Peru-Balsam, Meprobamat-Zäpfchen usw. Als Allergen per injectionem kamen bei unseren Patienten folgende Substanzen in Betracht: Penicillin, Ampicillin, Chloramphenicol, Sulfonamide, Pyrazolon-Derivate, Jod-Kontrastmittel usw.

Per inhalationem waren verabreicht worden: Antibiotika, z. B. Penicillin, Gentamycin; Aerosole, die Kampher, Eucalyptus-Präparate usw. enthielten. Die percutane Allergenzufuhr, bei der wir Magen-Dünndarmsymptome feststellten, erfolgte durch DMSO-Präparate, durch Desinfektionssubstanzen, z. B. Sagrotan, durch Kampher-Einreibmittel, durch Menthol-Salben usw. Die stärksten allergischen Reaktionen sahen wir bei oraler, intravenöser und intramuskulärer Allergenzufuhr. Die allergischen Reaktionen am Magen und Dünndarm können nahezu alle Krankheitsbilder imitieren. Es ist in der Literatur bekannt, daß der Dünndarm besonders vielfältige Veränderungen aufweisen kann. Er steht im Mittelpunkt der fermentativen und resorptiven Aufgaben des Intestinums und ist daher besonders stark der Einwirkung von Medikamentenallergenen und deren Abbauprodukten ausgesetzt.

Am Dünndarm sahen wir folgende allergische Veränderungen:
1. Hypersekretion
2. Anomalie des Faltenreliefs
3. umschriebenes Wandödem mit Einengung des Darmlumens
4. Tonus- und Peristaltikstörungen
5. Mesenterialödem

Die röntgenologisch faßbaren allergischen Reaktionen am Magen unterscheiden sich nicht wesentlich von den Befunden am Dünndarm. Sie sind abhängig von der jeweiligen anatomischen Struktur und funktionellen Aufgabe. Als allergische Reaktionen am Magen sind hervorzuheben:

1. Hypersekretion
2. diffuse und umschriebene Schleimhautschwellungen
3. Wandödem
4. Motilitätsstörungen
   a) spastische Peristaltik
   b) Atonie

Untersuchungsvorgang

Es wurden Patienten untersucht, die bei allergischen Reaktionen Magen-Darmbeschwerden aufwiesen. Die Beschwerden hatten wechselnden Charakter, sie variierten zwischen leichtem Druck- und Völlegefühl und starken Schmerzattacken, Erbrechen, Durchfällen und regelrechten Ileussymptomen. In einzelnen Fällen bestanden blutige Durchfälle.

Bei verschiedenen Patienten röntgten wir den Magen-Darmkanal im Zustand allergischer Manifestation, auch wenn bis auf Meteorismus keine Oberbauchbeschwerden bestanden. Im Zustand der allergischen Reaktion wurde bei der Röntgenuntersuchung kein Allergen zugeführt.

Außerdem nahmen wir Expositionsversuche mit medikamentösen Allergenen vor. Wir benutzten dabei zwei Verfahren:
1. Magen-Dünndarmpassage mit der von PANSDORF angegebenen fraktionierten Füllungsmethode. Dem Kontrastmittel wurde das medikamentöse Allergen in Form von Saft oder aufgelöst in 50 ml Wasser beigefügt. Dieses Verfahren beschrieben wir 1954 (MÖCKEL).
2. Die von WERNER angegebene Methode mit der Allergen-Verabreichung durch die Duodenal-Sonde, um die Einwirkung der Magensäure usw. auf das Antigen zu vermeiden.

Beurteilt wurden das Schleimhautrelief, der Tonus, die Passagezeit usw. Zum Teil wurden dem Kontrastmittel therapeutisch wirkende Substanzen beigefügt, worauf wir bereits früher hinwiesen (MÖCKEL, MARTINI und MÖCKEL, PRÉVÔT). Außerdem führten wir Behandlungen während der Untersuchungen mit Cortison durch.

Bericht über untersuchte Fälle

Das Alter der untersuchten Fälle lag zwischen 12 und 78 Jahren. Es handelte sich um etwa 45% Männer und um 55% Frauen.

Folgende Fälle sollen näher erläutert werden:

Ein 46jähriger Patient, der aus einer allergischen Familie stammt, wurde wegen eines Coli-Infektes der Harnwege mit Nitrofurantoin behandelt. Es kam zu einer generalisierten Urtikaria mit Druck- und Spannungsgefühl im Abdomen und breiigen Stühlen. Die Röntgenuntersuchung wurde morgens nüchtern ohne Medikamentenzusatz vorgenommen. Wie aus Abbildung 1 ersichtlich ist, sieht man ein erhebliches Reizrelief im Dünndarm mit umschriebenen Schleimhautschwellungen und Tonusanomalien. Besonders starke Schleimhautschwellungen mit umschriebenem Wandödem sind an den Haustren des aufsteigenden Dickdarmes zu sehen. Die Passagezeit zwischen Duodenum und der Ileocoecalklappe betrug 12 Minuten.

Die Dünndarmpassagezeit ist bei Zugabe von medikamentösen Allergenen zum Teil stark verkürzt. Auch wir sahen schnelle Passagezeiten von 3 Min. zwischen absteigendem Duodenum und der Ileocoecalklappe, wie sie bereits ZIMMER beobachtet hatte. Es können jedoch auch sehr stark verzögerte Dünndarmpassagezeiten auftreten, besonders bei solchen Fällen, die allergisch bedingte Dünndarmatonien aufweisen.

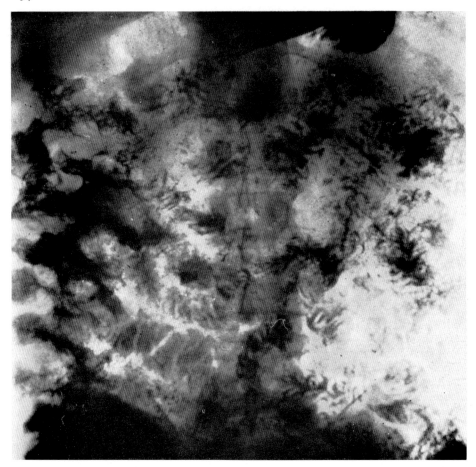

Abb. 1: 46jähriger Pat. mit allergischer Reaktion nach Nitrofurantoin-Behandlung. Dünndarmpassagezeit 12 Minuten. Wandödeme an den Haustren des aufsteigenden Dickdarmes.

Abbildung 2: Ein 38jähriger, allgemein aufgeregter Patient hatte einen Heilschlaf mit Phenothiazin durchgeführt und hatte eines dieser Phenothiazin-Präparate über Wochen in kleinen Dosen weitergeführt. Unter dieser weiteren Therapie bekam er in zunehmendem Maße diffuse Leibbeschwerden, z. T. mit Meteorismus, Spannung im Abdomen, Übelkeit und rezidivierenden Durchfällen. Er stammte aus keiner Allergiker-Familie. Wir führten einen Expositionsversuch mit Phenothiazin-Saft durch. Die Dünndarmpassagezeit war stark beschleunigt. Im unteren Dünndarm ergab sich ein hochgradiges Reizrelief mit erheblicher Hypersekretion und umschriebenen Wandödemen. Ein regelrechtes Dünndarmrelief ließ sich bei diesem Expositionsversuch nicht nachweisen.

Abbildung 3: Es handelt sich um eine 38jährige Patientin mit einer Allergie gegen Milch, Tomaten, Schalentiere, Sulfonamide und Antibiotika. Wegen eines Ileus war sie bereits vor 4 Jahren laparotomiert worden, es wurde eine Ileotransversostomie durchgeführt. Nachdem die Patientin sich längere Zeit allergenfrei ernährt und auch keine Medikamente genommen hatte, führten wir eine Magen-Darmpassage unter Zufügung eines Sulfonamid-Saftes durch. Etwa 10–15 Minuten nach Verabreichung des Allergens

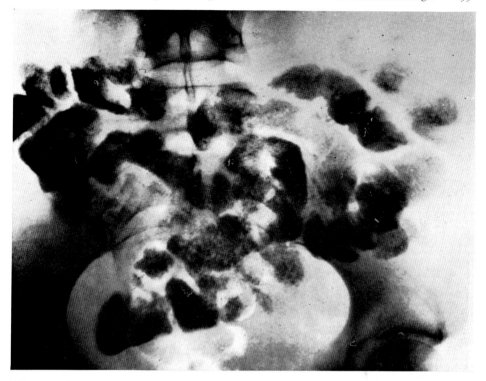

Abb. 2: Starkes Reizrelief am unteren Dünndarm mit Segmentation der Dünndarmschlingen, starker Hypersekretion und umschriebenen Wandödemen nach Verabreichung von Phenothiazin-Saft zum Röntgenkontrastmittel.

waren bei der Patientin klinisch tumorartige Resistenzen im Abdomen tastbar, ähnlich wie sie Hoigné in seiner Monographie über Arzneimittel-Allergien bei einer Oleandomycin-Allergie beschreibt. Röntgenologisch lassen sich sehr stark dilatierte, atonische Dünndarmschlingen nachweisen, so daß auf den ersten Blick eine Unterscheidung zwischen Dünndarm und Dickdarm schwerfällt.

Abbildung 4: Eine 44jährige Patientin kam mit einem Dünndarm-Ileus zur Klinikaufnahme. Sie hatte typische Symptome. Am Vortage war ein blutiger Durchfall eingetreten. Einige Tage vorher hatte sich im Anschluß an eine Penicillinbehandlung eine Purpura an den Gliedmaßen, besonders an den Ellenbogen- und Sprunggelenken entwickelt. Neben den Ileusbeschwerden bestanden Schmerz- und Schwellungszustände an mehreren Gelenken. Die Übersichtsaufnahme des Abdomens ergab zahlreiche Dünndarmspiegel. Im rechten Unterbauch sah man eine hochgradig eingeengte Ileumschlinge, wahrscheinlich durch ein Wandödem. Es ist anzunehmen, daß der Ileus auf diese durch Wandödem relativ stenosierte Ileumschlinge zurückzuführen war. Es handelte sich um das Krankheitsbild der Purpura Schönlein-Henoch mit akutem enteralem Beschwerdebild, das mit konservativer Therapie zu beheben war.

Die vielen anderen Fälle, bei denen am Dünndarm allergische Reaktionen festgestellt worden sind, sind in die oben erwähnten Symptome einzuordnen. Hervorheben möchte ich jedoch nochmals neben dem Wandödem der Schleimhaut das periintestinale Ödem und besonders das regelrechte Mesenterialödem. Der dadurch bedingte Füllungsdefekt

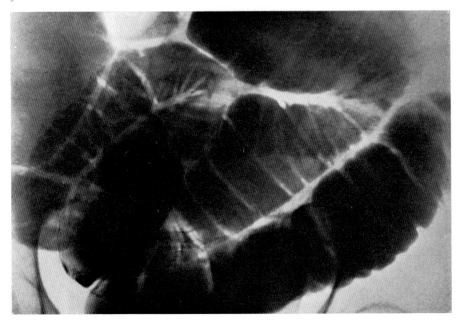

Abb. 3: Sulfonamid-Allergie. Erhebliche Atonien im Dünndarm, die als tumorartige Resistenzen tastbar sind.

kann so stark sein, daß er einen Tumor vortäuschen kann. Wahrscheinlich sind die submucösen Wandödeme der Schleimhaut und die mesenterialen Ödeme viel häufiger, als sie bisher in der Röntgendiagnostik erfaßt worden sind. In diesem Zusammenhang sei auf einen histologischen Schnitt hingewiesen, den GOLDEN publiziert hat.

Abbildung 5: Ein 52jähriger Patient mit einer allergischen Anamnese, in der Asthma bronchiale und Urticaria-Zustände angegeben wurden, erkrankte auf einer Südeuropareise an Durchfällen und an Übelkeit. Er nahm ein Sulfonamidpräparat und vorübergehend ein Antiemeticum. Die Durchfälle konnten gebessert werden, die Oberbauchbeschwerden waren aber so stark, daß er sich gleich nach der Rückkehr nach Hamburg untersuchen ließ. Der Röntgenbefund des Magens ergab einen ausgedehnten polypösen Füllungsdefekt zwischen Angulus und Pylorus des Magens mit Faltenabbruch. Es handelte sich um einen neoplasmaverdächtigen Befund. Nach dreiwöchiger klinischer Behandlung mit entsprechender Diät, Targesinrollkur usw. war der Befund abgeklungen.

Abbildung 6: 76jährige Patientin mit rezidivierender Obstipation. Die Röntgenuntersuchung des Magens, die wegen Übelkeit, Brechreiz und Druck im Epigastrium vorgenommen wurde, ergab hochgradige Veränderungen an der großen Kurvatur des Magens, die wie ein Carcinom aussehen. Der Befund war im Sinne eines Quinckeschen Ödems der Magenschleimhaut als allergische Reaktion gegen ein phenolphthaleinhaltiges Abführmittel aufzufassen. Die Patientin hatte seit vielen Jahren Abführmittel gebraucht. Nachdem das Phenolphthalein als schuldiger Faktor erkannt und verboten worden war und nach entsprechender Therapie ging der Befund an der großen Kurvatur des Magens zurück. Etwa 2 Wochen später war nur noch eine leichte Schleimhautschwellung erkennbar.

Hervorheben möchte ich noch die Magenatonie bei Allergikern. Wir sahen sie in mehreren Fällen, besonders bei allergischen Reaktionen vom Typ der Serumkrankheit, wobei

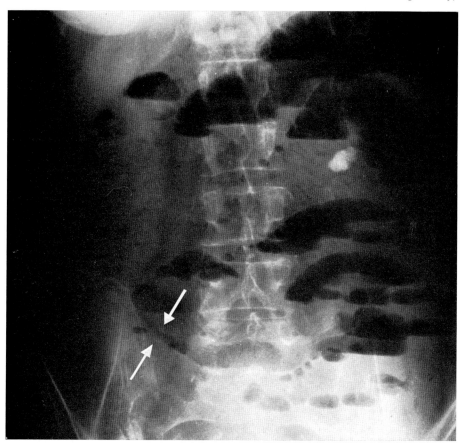

Abb. 4: Purpura Schönlein-Henoch mit Ileussymptomatik und Einengung einer Ileumschlinge im rechten Unterbauch (mit Pfeil markiert), die den Ileus ausgelöst haben dürfte. Das Krankheitsbild trat nach einer Penicillinbehandlung auf.

also Schocksymptome mit Hautreaktionen, Fieber, Gelenkschmerzen, Magendarmbeschwerden, Lymphdrüsenschwellungen usw. auftraten. Offenbar kann das Zusammentreffen von zellständigen Reaginen und Allergenen pharmokologische Substanzen freisetzen, die auch zu einer erheblichen Atonie der glatten Muskulatur führen. Die Magenentleerung ist bei diesen Fällen verzögert, wir beobachteten eine Patientin, bei der sich erst nach 28 Stunden der Magen entleert hatte. Auf diese Verzögerung der Magenentleerung wiesen auch FRIES und MOGIL, RAJKA und WERNER hin. Es erhebt sich die Frage, ob die starke Verzögerung der Entleerung des Magens nur auf die Atonie zurückzuführen ist, oder ob auch allergisch bedingte Wandödeme der Pylorusregion oder des oberen Duodenums dabei eine Rolle spielen. Wir konnten feststellen, daß die regelrechte Atonie des Magens im Vordergrund steht, und daß auch bei längerer Durchleuchtung keine Peristaltikwellen am Magen zu sehen waren. Zum Teil traten Wandödeme am Duodenum auf, die aber bei der Auslösung der Magenatonie nur eine untergeordnete Rolle spielten. Kontaktreaktionen mit Medikamenten- oder Nahrungsmittel-Allergenen können auch atonische Reaktionen am Magen auslösen. Die Entleerung des Magens dauerte bei diesen Fällen maximal 6 bis 8 Stunden.

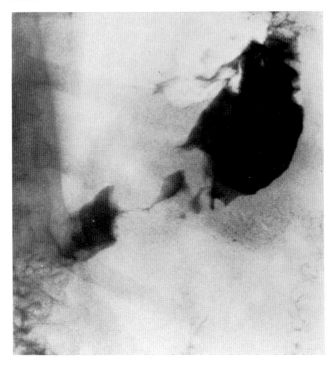

Abb. 5: 52jähriger Patient mit ausgedehntem polypösem Füllungsdefekt zwischen Angulus und Pylorus des Magens mit Schleimhautabbruch. Es handelt sich um einen carcinomähnlichen Befund allergischer Genese, der nach 3 Wochen behoben war. (Beobachtung R. Prévôt)

Abbildung 7: Bei einer 45jährigen Patientin, die aus einer Allergikerfamilie stammt, war wegen einer fieberhaften Angina lacunaris eine mehrtägige, häusliche Penicillinbehandlung durchgeführt worden. Als sie wieder aufstehen konnte, erlitt sie einen Verkehrsunfall und zog sich Schürfwunden an den Armen zu. Sie bekam ein Präparat zur aktiven Immunisierung gegen Tetanus gespritzt. Zwei Tage später traten ein urticarielles Exanthem, Fieber, Brechreiz und Schmerzen an den großen Gelenken auf. Die Röntgenuntersuchung des Magens wurde morgens im nüchternen Zustand vorgenommen. Es ließ sich eine erhebliche Magenatonie mit retinierten Speiseresten vom Vortage nachweisen. Mehrere Nachdurchleuchtungen ergaben eine starke Verzögerung der Magenentleerung. Erst 28 Stunden nach der Verabreichung des Röntgenkontrastmittels war der Magen gänzlich entleert.

Abbildung 8: Ein 63jähriger Patient, der lange in den Tropen gelebt hatte, war es gewöhnt, täglich tonic water oder bitter lemon zu trinken. Er behielt diese Getränke auch nach der Rückkehr aus den Tropen bei, obwohl er sich in zunehmendem Maße dabei schlechter fühlte. Es traten Übelkeit, Brechreiz und Oberbauchdruck auf. Bei der Hauttestung wurde eine Chininallergie ermittelt. Wir führten einen röntgenologischen Expositionsversuch durch und gaben eine Tablette 0,25 g Chininum hydrochloricum aufgelöst in 25 ml Wasser und verabreichten 10 Minuten danach das Röntgenkontrastmittel. Es stellte sich eine erhebliche Magenatonie dar mit einer deutlichen Schleimhautschwellung im oberen Anteil des absteigenden Duodenums. Übelkeit und Brechreiz waren die Begleitsymptome dieses Expositionstestes. Die Entleerung des Magens dauerte 7 Stunden.

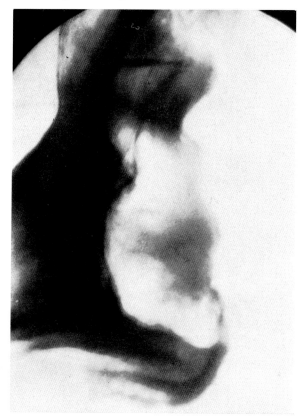

Abb. 6: Hochgradige Schleimhautschwellung an der großen Kurvatur des Magens, die wie ein Carcinom aussieht und als Quinckesches Ödem der Magenschleimhaut bei einer Allergie gegen Phenoltphthalein aufzufassen ist. Rückgang dieses Befundes nach 2 Wochen. (Beobachtung R. Prévôt)

Besprechung der Befunde

Die röntgenologischen Befunde am Magen und Dünndarm können bei der Medikamentenallergie die verschiedensten Symptome aufweisen. Sie ergeben sich aus dem anatomischen Substrat und der physiologischen Funktion. Ihre Variationsbreite reicht von der leichten gastroenteralen Reizerscheinung bis zu Befunden, die schwerste entzündliche oder tumoröse Prozesse imitieren und bis zur Ileussymptomatik. In der Literatur sind solche Befunde z. B. beschrieben von Cooke, Fries und Mogil, Gutzeit, Hafter, Kiang, Kuhlmann, Mogena, O'Neill, Rove usw.

In der Symptomatik lassen sich am Magen und Dünndarm Befunde unterscheiden, die als Begleit- oder Teilreaktion von allergischen Schockzuständen und Schockfragmenten auftreten, wobei das Allergen hämatogen an das Erfolgsorgan gelangt, sowie Veränderungen, die durch eine Kontaktallergie gegen ein oder mehrere Medikamente der Magendarmschleimhaut ausgelöst werden. Am eindrucksvollsten sind die Röntgenbefunde am Magen und Dünndarm bei allergischen Schockreaktionen und bei ausgedehnter Urticaria bzw. beim Quinckeschen Ödem. Die Hypersekretion ist bei einer Hyperämie der

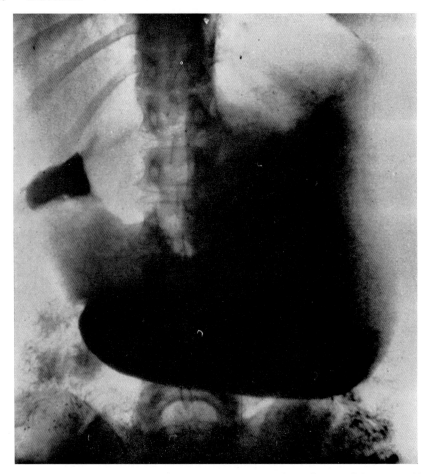

Abb. 7: Magenatonie bei einer 45jährigen Patientin mit allergischer Reaktion vom Typ der Serumkrankheit. Komplette Entleerung des Magens erst 28 Stunden nach Verabreichung des Röntgenkontrastmittels.

Mucosa und Submucosa (GOLDEN) auf eine starke Schleim- und Sekretbildung zurückzuführen. Das Kontrastmittel wird dadurch verdünnt, es kommt zu einer Schummerung und verwaschenen Zeichnung des Reliefs. Die übermäßige Sekretion kann sowohl am Magen als auch am Dünndarm gleichermaßen auftreten. Sie erinnert an das reichliche Nasensekret bei der allergischen Rhinitis. Die Veränderungen am Schleimhautrelief sind durch ödematöse Schwellungen der Submucosa gekennzeichnet. Am Magen sind stark verbreitete und z. T. quergestellte Falten nachweisbar, die z. T. wulstige und polypöse Formen aufweisen. Am Dünndarm kommt es durch umschriebene und diffuse Schwellungen der Falten zu einem unregelmäßigen und aufgelockerten Relief und z. T. zu klecksiger Kontrastmittelfüllung. Zum Teil läßt sich wegen der starken Schwellung gar keine richtige Mucosa-Zeichnung erkennen. Die Befunde sind im Sinne einer gastroenteralen Urticaria oder «Endourticaria» zu interpretieren. Besonders erwähnen möchte ich das umschriebene Wandödem im Sinne des Quinckeschen Ödems am Magen und am Dünndarm. Am Magen kann es carcinomähnliche Bilder aufweisen. Besondere Lokali-

Veränderungen am Magen und Dünndarm bei Medikamentenallergie

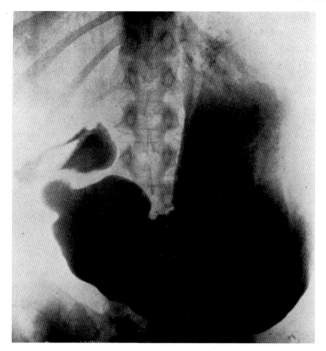

Abb. 8: Magenatonie bei einem 63jährigen Patienten mit Chininallergie. Vor der Verabreichung des Kontrastmittels wurde 0,25 g Chininum hydrochloricum aufgelöst in Wasser verabreicht.

sation fanden wir an der großen Kurvatur, am Angulus und am Antrum. Vom Neoplasma lassen sich diese Wandödeme durch ihr akutes Auftreten, das im allgemeinen mit anderen allergischen Symptomen einhergeht und durch das Verschwinden nach Allergenentzug und entsprechender Therapie unterscheiden.
Gastroskopisch sieht man wulstige Schwellungen, z. T. mit Hyperämien, Schleimbelag und einzelnen Hämorrhagien. Die verschwollenen Schleimhautfalten lassen sich unter gastroskopischer Sicht flachdrücken, sie sind nicht so starr wie beim Neoplasma. Wahrscheinlich sind Urticaria und Quinckesches Ödem am Magendarmkanal häufiger als bisher bekannt ist, weil nur ein geringer Prozentsatz von Allergikern im akuten Zustand in dieser Hinsicht untersucht wurde (BRALOW und GIRSH, HOIGNÉ, MAHLO, PRÉVÔT). Das Wandödem am Dünndarm hat unterschiedliche Ausmaße. Es kann als deutliche Schwellung der Schleimhaut auftreten mit umschriebener Einengung des Darmlumens sowie mit prästenotischer Dilatation und Pelotteneffekten, die wahrscheinlich auf reaktive Lymphknotenvergrößerungen zurückzuführen sind. Die allergisch bedingte Behinderung der Darmpassage kann aber auch zu regelrechten Ileussituationen führen. In der Literatur sind diese Ileusformen bekannt, auch wir konnten einige Fälle beobachten und sie mit konservativer Therapie beheben.
 Als Beispiel für die allergisch bedingte Hypersekretion bzw. Schleimhautschwellung sei folgender Fall berichtet:
 Bei einer 69jährigen Patientin mit einer Pyrazolon-Körper-Allergie, bei der nach einer Cholecystektomie eine Choledochoduodenostomie angelegt wurde, ließ sich bei der normalen Magen-Dünndarmpassage das ganze Gallenwegssystem durch Reflux gut darstellen. Bei dem Röntgenexpositionstest mit einer Pyrazolon-Substanz entstand eine so

starke Hypersekretion und Endourticaria, daß trotz aller Bemühungen keine Darstellung des Ductus Choledochus erfolgte. Entweder war der Gallengang so voll Schleim oder die Anastomose war so stark verschwollen, daß kein Kontrastmittel in den Ductus Choledochus gelangen konnte.

Die Motilitätsstörungen äußern sich in den meisten Fällen als Hyperperistaltik mit Segmentation des Kontrastmittels und stark beschleunigter Dünndarmpassage. Die kürzeste Passage betrug bei unseren Allergiefällen in Übereinstimmung mit ZIMMER zwischen Duodenum und Ileozökalklappe drei Minuten. Es können Spasmen der glatten Muskulatur wie beim Asthma bronchiale auftreten. Auffällig ist eine häufige Hypertonie der unteren Dünndarmabschnitte. Am Magen kann die spastische Peristaltik eine schnelle Entleerung auslösen. Es kann aber auch durch Antrumspasmen der Entleerungsvorgang verzögert sein, so daß das Kontrastmittel mehrere Stunden im Magen zurückbleibt.

Im Gegensatz zur Motilitätssteigerung beobachteten wir Fälle von regelrechter Magen- und Dünndarmatonie. Sie traten besonders bei allergischen Schockreaktionen auf, wobei das auslösende Allergen wahrscheinlich hämatogen wanderte. Bei einem solcher Atoniefälle enthielt der Magen noch Speisereste vom Vortage, die Kontrastmittelentleerung dauerte bis zu 28 Stunden. Die schweren Fälle von Magenatonie gingen mit erheblichen allergischen Allgemeinsymptomen einher. Bei der Dünndarmatonie war der Durchmesser einzelner Schlingen bis auf 8 cm erweitert. Die Passage war entsprechend verlangsamt. Es konnten im unteren Ileum maximal bis zu 18 Stunden noch Kontrastmittelreste nachgewiesen werden. Die Dünndarmpassage wechselt zwar bereits unter physiologischen Verhältnissen erheblich (HAWKINS, VAN LIERE, LÖNNERBLAD, PANSDORF, PRÉVÔT u. a.), jedoch gehen die Kontrastmittel-Passagezeiten bei Allergikern weit nach oben und unten über die Norm hinaus.

Die Röntgenbefunde am Magen und Dünndarm entsprechen bei der Medikamenten-Allergie weitgehend den Symptomen bei der Nahrungsmittel-Allergie. Sie können schwerste Befunde bis zur Ileitis regionalis (CROHN) oder bis zu Geschwulstkrankheiten nachahmen. Jedoch fanden wir, daß die schlimmsten Befunde und die akutesten Reaktionen bei der medikamentösen Allergie auftraten, besonders wenn das antigenwirkende Medikament per injectionem verabreicht wurde.

Zusammenfassung

Es wird über röntgenologische Untersuchungen am Magen und Dünndarm bei Medikamenten-Allergie berichtet. Die Allergenzufuhr war dabei peroral, rectal, per injectionem und per inhalationem erfolgt.

Die Untersuchungen wurden vorgenommen im Zustand von allergischen Schockreaktionen sowie bei allergischen Krankheiten, die mit verschieden starken abdomiellen Beschwerden einhergingen.

Außerdem wird über gastroenterale Expositionsversuche bei Medikamenten-Allergie berichtet.

Am Magen und Dünndarm können allergische Reaktionen fast alle Krankheitsbilder imitieren. Es lassen sich nachweisen: Hypersekretionen, diffuse und umschriebene Schleimhautschwellungen, Tonus- und Peristaltikstörungen sowie Veränderungen der Kontrastmittel-Passagezeiten.

Besonders hervorzuheben sind Wandödeme am Magen, die wie ein Carcinom aussehen können, erhebliche Magenatonien mit starken Entleerungsverzögerungen, Wandödeme am Dünndarm, die Ileussymptomatik auslösen können und Mesenterialödeme.

Bei Medikamenten-Allergie können die gastroenteralen Befunde vielseitiger und meist akuter als bei Nahrungsmittel-Allergie auftreten, insbesondere wenn das Allergen per injectionem verabreicht wurde. An den Schleimhäuten von Magen und Dünndarm können ähnliche allergische Befunde wie an der Haut, z. B. das Quinckesche Ödem oder diffuse Schleimhautschwellungen wie bei der Urtikaria, im Sinne einer «Endourtikaria» nachgewiesen werden. Es werden entsprechende Fälle demonstriert.

Literatur

AFENDULIS, G. C., und M. GULZOW: Z. ges. exper. Med. *104*, 167 (1938).
ANDRESEN, A. F. R.: South med. J. *34*, 418 (1941).
BERNHARD, J. G.: Acta gastroent. Belg. *30*, 407 (1967).
BERG, H. H.: Röntgenuntersuchung am Innenrelief des Verdauungskanals. Leipzig: Thieme 1931.
BERG, H. H.: Fortschr. Röntgenstr. *75* Sonderheft 1–9 (1951).
BERG, H. H.: Acta gastroent. Belg. *14*, 522 (1951).
BRALOW, S. P., und L. S. GIRSH: Ann. int. Med. Lancester 2, 384 (1959).
BERG, H. H., und R. PRÉVÔT: s. R. PRÉVÔT, Gastro-Enterologie, Deel 5, *6*, 673 (1962).
BUFFARD, P., und L. CROZET: Fortschr. Röntgenstr. *76*, 497 (1952).
BUFFARD, P., und R. CHEVALLIER: Acta gastroent. Belg. *16*, 535 (1953).
BUFFARD, P., und R. CHEVALLIER: Verh. Dtsch. Ges. Verd. u. Stoffwkr. 18. Tagg., Bad Homburg 1955: Thieme, Stuttgart 1956, 199.
CHEVALLIER, R.: Acta gastroent. Belg. *16*, 535 (1953).
COOKE, R. A.: Bull. New York Acad. Med. *9*, 15 (1931).
COOKE, R. A.: Ann. intern. Med. *16*, 71 (1942).
CROHN, B. B.: Regional Ileitis, New York, Grune a. Stratton (1949).
CROHN, B. B.: Gastroenterology *34*, 300 (1958).
CROHN, B. B.: Gastroenterologia (Basel) *89*, 352 (1958).
CROZET, L.: Les réactions allergiques de l'instetine grêle: Nice 1951.
FABER, B.: Verh. Dänische Röntgenges. Nord Med. *11*, 2526 (1940).
FAHRLÄNDER, H., und F. HUBER: Gastroenterologia (Basel) *97*, 156 (1962).
FELDMANN, M.: Clinical Roentgenology of digestive tract: Baltimore, Williams a. Wilkins Co. 1948 und 1957.
FRIES, J. H., und M. J. MOGIL: Allergy 14, 310 (1943).
GELL, P. G. A., und R. R. A. COOMBS: Clinical aspects of immunology, Blackwell, Oxford 1968.
GLAUNER, R.: Röntgenpraxis *17*, 11 (1948).
GOLDEN, R.: Amer. J. Roentgenol. *36*, 892 (1936).
GOLDEN, R.: Radiology 36, 262 (1941a).
GOLDEN, R.: Roentgen-ray examination of the digestive tract. Baltimore: William a. Wilkens Co., 1952.
GRONEMEYER, W.: Z. angew. Bäder- u. Klimaheilk. 7, 643 (1960).
GRONEMEYER, W.: Pollenallergie in Hansen, K. u. M. Werner: Lehrbuch der klinischen Allergie, Stuttgart, Thieme 1967.
GRONEMEYER, W., und E. FUCHS: Krankheiten durch inhalative Allergen-Invasion in Hansen, K. und M. Werner: Lehrbuch der klinischen Allergie, Stuttgart, Thieme, 1967.
GUTZEIT, K.: Münch. med. Wschr. 1935, 1021.
GUTMANN, R.: Presse méd. *40*, 1654 (1932).
GUTMANN, R.: Arch. Mal. Apparch. dig. *41*, 945 (1952).
HAFTER, E.: Praktische Gastroenterologie, Stuttgart, Thieme 1970.
HAFTER, E.: Acta gastroenterol. Belg. *16*, 540 (1953).
HAFTER, E.: Med. Welt 22, 964 (1971).
HANSEN, K., und M. SIMONSEN: Röntgenpraxis *9*, 145 (1937).
HANSEN, K., und M. WERNER: Lehrbuch der klinischen Allergie, Stuttgart, Thieme, 1967.
HAWKINS, G. K., S. MARGOLIN und J. J. THOMPSON: Gastroenterology 24, 193 (1953).
HILDEBRAND, H.: Röntgenprax. *17*, 189 (1948).
HOIGNÉ, R.: Arzneimittelallergien, Hans Huber, Bern (1965).
JOHANSSON, S. G. O. et. al.: Immunology *14*, 265 (1968).
KATSCH, G.: Handb. inn. Med. 3. Aufl., Berlin: Springer 1938.

Kaijser, R.: Langenbecks Arch. Klin. Chir. *188*, 36 (1937).
Kaijser, R.: Acta chir. skand. *94*, Suppl. 111 (1946).
Kiang, T. S.: 7. Immun-Forsch. u. Exper. Ther. *95*, 227 (1939).
Konjetzny, G. E.: Die Geschwürsbildung im Magen, Duodenum u. Jejunum, Stuttgart: Enke 1947.
Kuhlmann, F.: Med. Klin. *39*, 707 (1943).
Kuhlmann, F.: Med. Mschr. *4*, 247 (1950).
van Liere, E. J., und C. K. Sleeth: J. digest. Dis. *7*, 118 (1940).
Lönnerblad, L.: Acta radiol. (Stockh.), Suppl. *88*, 1 (1951).
Mahlo, A.: Med. Klin. *57*, 842 (1962).
Martini, G. A., und G. Möckel: Verh, dtsch. Ges. Verdau.- u. Stoffw.-Kr. 18. Tagg. 1955, Stuttgart, Thieme 1956, S. 204–206.
Möckel, G.: Verh. dtsch. Ges. inn. Med. 60. Tagg. München 1954, 746.
Möckel, G.: Verh. Nordwestdt. Ges. inn. Med. Vortr. 46, Hamburg 1956.
Mogena, H. G.: Arch. Mal. App. Digest. y. Mal. Nutrit. *25*, 57 (1935).
O'Neill, H. A. et. al.: Amer. J. Digest. Dis. *16*, 140 (1945).
Pansdorf, A.: Fortschr. Roentgenstr. *56*, 627 (1937).
Paviot, J. et Chevallier, R.: J. Médizin de Lyon *1936*, 31.
Pendergrass, E. P.: New Engl. J. Med. *228*, 637 (1941).
Pendergrass, E. O. et. al.: Radiology *26*, 651 (1936).
Prévôt, R.: Fortschr. Roentgenstr. *62*, 341 (1940).
Prévôt, R.: Roentgenpraxis *16*, 85 (1944).
Prévôt, R.: Grundriß der Roentgenologie des Magen-Darmkanals. Hamburg: Nölke 1949.
Prévôt, R.: Fortschr. Roentgenstr. *72*, 547 (1950).
Prévôt, R.: Dtsch. med. J. *6*, 142 (1955).
Prévôt, R.: Gastroenterologia (Basel) *95*, 268 (1961).
Prévôt, R.: Verh. dtsch. Ges. inn. Med. *60*, 47 (1954).
Prévôt, R.: Langenbecks Arch. klin. Chir. *279*, 679 (1954).
Prévôt, R., und M. A. Lassrich: Röntgendiagnostik des Magen-Darmkanals. Stuttgart, Thieme 1959.
Rapp, W.: Vortrag Kongr. dtsch. Ges. inn. Med., Wiesbaden, April 1972.
Ratner, B.: J.A.M.A. *127*, 196 (1945).
Rowe, A. H.: Ann. Allergy, *12*, 387 (1954).
Rowe, A. H.: Philadelphia: Lea u. Fibinger 1931, J. Amer. Med. Ass. *100*, 304 (1933).
Schadewaldt, H.: Int. Arch. Allergy 22, 187 (1963).
Schadewaldt, H.: Berl. Med. *14*, 618 (1963).
Schadewaldt, H.: Geschichte der Allergieforschung in Hansen, K. u. Werner, M., Lehrbuch der klinischen Allergie, Stuttgart, Thieme, 1967.
Tilling, W. Z.: Kinderheilk. 67, 261 (1949).
Urbach, E. und P. H. Gottlieb: Allergy, New York. Grune und Shatten 1949.
Walzer, M., und Mitarb.: J. immunol. *34*, 91 (1938).
Werner, M.: Ärztl. Forsch. XIV, 311 (1960).
Werner, M.: Internist *1*, 202 (1960).
Werner, M.: Med. Welt 4, 169 (1961).
Werner, M., und V. Ruppert: Prakt. Allergiediagn. Thieme, Stuttgart 1968.
Zimmer, E. A.: Schweiz. med. Wschr. 1950, 14.
Zimmer, E. A.: Verh. dtsch. Ges. inn. Med. *63*, 451 (1957).

Arzneimittelallergie und Asthma

A. Ferstl

Allergie-Institut, Wien

Die Arzneimittelallergie kann für das Asthma bronchiale in zweierlei Hinsicht bedeutungsvoll werden (Tab. 1):
1. durch besonders heftigen Verlauf eines status asthmaticus, der bis zum Bewußtseinsverlust führen kann und deshalb auch als asthmatisches Coma bezeichnet wird.
2. in Form der sogenannten lavierten Arzneimittelallergie, indem Spuren von Chemikalien oder pharmazeutischen Produkten in Nahrungsmitteln als Ursache des Asthma bronchiale aufzufassen sind.

Was den Punkt 1 anbelangt (Tab. 2), so sind uns im Laufe der letzten 15 Jahre bei 6800 bekannt gewordenen Fällen von Asthma bronchiale 31 Patienten mit asthmatischem Coma untergekommen. Das sind zwar nur 0,5% der Erkrankungsfälle – aus dieser Gruppe aber rekrutieren sich mehr als 80% der an Asthma unmittelbar Verstorbenen. Die auslösende Ursache war in allen Fällen ein per injektionem verabreichtes Arzneimittel, und zwar bei 26 Patienten Penicillin, bei 2 Patienten ein Pyrazolonpräparat, bei 1 Patienten ein natives ACTH-Präparat, bei 1 Patienten Chlorpromazin und bei 1 Patienten Prokain.

Natürlich findet man beim Asthma bronchiale wesentlich häufiger Arzneimittelallergien, die aber nur in den wenigsten Fällen eine führende Rolle darstellen. Fast immer handelt es sich um peroral eingenommene Präparate, die dann wohl einen Asthmaanfall, aber kein Coma asthmaticum auszulösen imstande sind. Dabei kommen in den überwiegenden Fällen Salizylate und Pyrazolone in Frage. Durch die starke Verbreitung der prokainhaltige Geriatrica haben wir in den letzten Jahren allerdings auch häufiger Prokain als auslösendes Moment erkennen können. Diese Fälle zeigen aber keine Besonder-

---

Arzneimittelallergie und *Asthma*	
1. *Coma asthmaticum:*	injizierbare Arzneimittel
2. *Lavierte Arzneimittelallergie:*	arzneimittelhaltige Nahrung
3. *Mitbeteiligung bei Asthmaauslösung:*	Tabletten, Tropfen, Suppositorien

Tab. 1

Coma asthmaticum	
Häufigkeit: unter 6800 Asthmatikern → 31 *Coma asthmaticum* = 0,5%	
Auslösende Ursache:	26 Penicillininjektion i.m. = 84%
	2 Pyrazolon i.m.
	1 ACTH i-v-Infusion
	1 Chlorpromazin i-v-Injektion
	1 Prokain Lokalinfiltration

Tab. 2

	Coma asthmaticum
Klinische Symptomatik:	Niesreiz
	Dyspnoe
	Tachycardie
	Bewußtseinsverlust
	Blutdrucksenkung
	positiver Babinski
	Miosis, gelegentliche Mydriasis
Labordiagnostik:	Vitalkapazität 0–800 ccm
	Hypoxie
	Hyperkapnie
	Azidose
	erhöhte Enzymaktivität: GOT, GPT, LD

Tab. 3

heiten, den Patienten ist meistens schon selbst der Zusammenhang zwischen der Einnahme des Medikamentes und der Asthmaauslösung bekannt.

Ganz anders verhält es sich beim asthmatischen Coma (Tab. 3). Kurz nach der Applikation des Medikamentes kommt es zu einem starken Niesreiz, erheblicher Dispnoe und Bewußtseinsverlust. Da gleichzeitig eine starke Tachykardie und Blutdrucksenkung besteht, hat man den Eindruck, daß es sich um einen anaphylaktischen Schock handelt. Im Gegensatz zu diesem stehen aber die respiratorischen Beschwerden eindeutig im Vordergrund. Die Vitalkapazität ist in den meisten Fällen auf Werte von 600–800 ccm herabgesunken und unter dieser extremen respiratorischen Insuffizienz kommt es sehr bald zur Ausbildung einer beträchtlichen Hypoxie, Hyperkapnie und Azidose. Als Folge davon tritt Bewußtlosigkeit und ein Schwinden der Sehnenreflexe, in manchen Fällen auch ein positiver Babinsky und eine deutliche Mydriasis auf. In diesem Zustand kommt es zum Anstieg verschiedener Enzymaktivitäten im Serum, wobei wir insbesondere bei GOT, GPT und der Milchsäuredehydrogenase Werte gesehen haben, die ähnlich hoch liegen wie beim Herzinfarkt.

Ziel der Behandlung ist eine möglichst rasche Lösung des Bronchospasmus. Dazu ist im allgemeinen eine Verabreichung von 2–3 mg Adrenalin i.v. erforderlich. Im Anschluß daran sind hohe Dosen von Kortikoiden intravenös als Tropfinfusion zu verabreichen. Wir geben dieser Infusion im allgemeinen auch Strophantin, Theophyllin und Vitamin C zu. Gleichzeitig ist eine künstliche Beatmung mit Sauerstoff durchzuführen. Da der Patient meist selbst nicht mehr die Kraft hat, gegen den erheblichen Widerstand zu atmen,

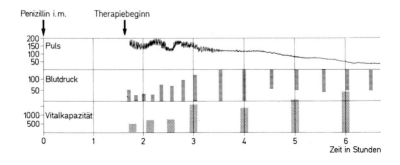

Abb. 1

	Coma asthmaticum	
Therapie:	*Adrenalin i.v.*	2–3 mg
	wasserlösliche Kortikoide i.v.	200—1000 mg
	Hämodialyse	
	Strophanthin, Theophyllin, Vitamin C	
	eventuell Noradrenalin als Tropfinfusion	
	Intubation mit Sauerstoffbeatmung unter Überdruck	
Überlebenschance:	67%	bei Einsetzen der Therapie *vor* Bewußtseinsverlust
	30%	bei Einsetzen der Therapie *nach* Bewußtseinsverlust

Tab. 4

muß eine apparative Druckbeatmung durchgeführt werden. Insbesondere bei Depot-Penicillinpräparaten hat sich auch die Anwendung eines Dialyseverfahrens in den meisten Fällen als notwendig herausgestellt (Tab. 4).

Damit war es möglich, 24 von 31 Patienten am Leben zu erhalten (Abb. 1). Am bedeutungsvollsten für die Erfolgschancen erwies sich der Zeitpunkt des Einsetzens der Therapie. Je früher man mit der besprochenen Behandlung beginnen kann, desto günstiger sind die Chancen, den Patienten durchzubringen.

Während wir im ersten Teil unseres Vortrages die Schwere der arzneimittelallergischen Asthmaanfälle in den Vordergrund rücken wollten, müssen wir im 2. Teil bei der lavierten Arzneimittelallergie auf einen besonderen Umstand hinweisen, der leider sehr oft übersehen wird. Es handelt sich um Spuren von Arzneimitteln, die mit der Nahrungsaufnahme dem menschlichen Körper zugeführt werden. In erster Linie kommen dafür tierische Produkte in Frage, insbesondere Antibiotika, die an Tiere verfüttert werden, um das Wachstum zu beschleunigen, oder Medikamente, die aus veterinärmedizinischen Indikationen den Tieren zugeführt worden sind. Besonders häufig findet man Penicillin in Milch und Milchprodukten, in Hühnern und gelegentlich auch in anderen Fleischsorten. Die Tabelle 5 zeigt, daß wir unter den 6800 Asthmatikern 576 Fälle von Arzneimittelallergie testmäßig nachweisen konnten. Das sind 8,4% aller Asthmatiker. Jedoch nur in 49 Fällen konnte als einziges Allergen ein Arzneimittel festgestellt werden. In den meisten Fällen ist die Arzneimittelallergie nur eine erschwerende Komponente des allergischen Asthma. In 544 Fällen handelte es sich um eine lavierte Penicillinallergie, in 28 Fällen wurden andere Antibiotika als Allergen nachgewiesen und in 4 Fällen waren es anabolische Hormone.

Lavierte Arzneimittelallergie	
Häufigkeit: unter 6800 Asthmatikern →	*576 Fälle* = 8,4%
	8,4%
Arzneimittelallergie als *einziges* Allergen:	→ 49
Arzneimittelallergie als *akzessorisches* Antigen:	→ 527
Auslösende Ursache: 544 Penicillin = 95%	
28 andere Antibiotika	
4 Hormone (Anabolika)	

Tab. 5

In Klinik und Verlaufsform unterscheiden sich diese Asthmafälle in keiner Weise vom übrigen allergischen Asthma. Es ist lediglich sehr schwer, anamnestisch einen Zusammenhang zwischen der Allergenaufnahme und dem Asthmaanfall nachzuweisen. Das ist wohl damit zu erklären, daß man nie mit Sicherheit sagen kann, ob sich in einem Nahrungsmittel das antigene Arzneimittel vorfindet oder nicht. Ist der Fall jedoch diagnostisch geklärt und als lavierte Arzneimittelallergie festgelegt, dann kann man durch Vermeidung der entsprechenden in Frage kommenden Nahrungsmittel ein vollkommenes Sistieren der asthmatischen Erscheinungen beobachten, wenn es sich um eine jener Formen handelt, bei denen das Arzneimittel das einzige Allergen darstellt. Bei allen anderen Fällen, wo das Arzneimittelantigen nur akzessorische Bedeutung hat, müssen auch die anderen Allergene ausgeschaltet bzw. durch eine Desensibilisierungsbehandlung neutralisiert werden.

Allergische Reaktionen der Blutkörperchen und des Knochenmarks

WALTHER PRIBILLA
Städt. Krankenhaus Moabit, Berlin

Es ist keineswegs selten, daß allergische Reaktionen auch die Blutkörperchen des Menschen treffen. Als Folge der dabei auftretenden Zellschädigung kommt es zu einem beschleunigten Abbau der betroffenen Zellen mit Verminderung ihrer Zahl. So ist die Zytopenie als das Kardinalsymptom einer allergisch ausgelösten hämatologischen Reaktion anzusehen. Die klinischen Erscheinungen, die ein solches Ereignis hervorruft, hängen davon ab, welche Zellen geschädigt werden. Es ist also ein Unterschied, ob die Granulozyten oder die Thrombozyten bzw. die Erythrozyten infolge des allergischen Vorganges absinken. Da meist nur eine Zellart betroffen ist, entwickeln sich in der Regel recht spezifische Krankheitssymptome. Nur gelegentlich reagieren mehrere Zellarten. Ausgelöst werden die hier zu besprechenden Reaktionen in erster Linie durch Medikamente. Viele Medikamente sind als Haptene anzusehen, die unter bestimmten Bedingungen bei wenigen Menschen Antigencharakter gewinnen und so eine Antigen-Antikörperreaktion in Gang setzen. Warum dabei nun manchmal in geradezu spezifischer Weise nur bestimmte Blutzellen geschädigt werden, ist schwer zu erklären. Die in diesem Zusammenhang angestellten Überlegungen sollen in diesem klinisch orientierten Referat nicht wiederholt werden. Sie sind bei den pathophysiologischen Grundlagen der Arzneimitelallergien besprochen worden. Mit Rücksicht auf die zur Verfügung stehende Zeit können auch nicht alle allergischen Reaktionen des Blutes erwähnt werden. Ich beschränke mich auf die häufigsten Formen, d. h. auf die Agranulozytose und die akute Thrombopenie; zum Schluß soll dann auf die medikamentös ausgelösten hämolytischen Anämien hingewiesen werden. Nicht berücksichtigt werden die Zytopenien, die durch Isoantikörker oder die verschiedenen Autoantikörper hervorgerufen werden.

1. Agranulozytose

Der entscheidende pathogenetische Vorgang bei der Agranulozytose ist die schnelle, d. h. in Stunden ablaufende, Verminderung der Granulozyten. Durch diese schnelle Entwicklung unterscheidet sich die Agranulozytose sehr eindeutig von den toxischen Leukopenien, bei denen in Abhängigkeit von der Dosis des toxisch wirkenden Mittels die Zahl der Granulozyten langsam, d. h. über Wochen, absinkt. Um hier keine Verwechslung aufkommen zu lassen, sollte man m. E. auch im klinischen Sprachgebrauch stets zwischen Agranulozytose und Leukopenie unterscheiden. WERNER SCHULTZ hat die Agranulozytose 1922 als Erster erkannt und ihr den Namen gegeben. Er beobachtete damals fünf bis dahin gesunde Frauen, die unter recht gleichartigen Symptomen starben. Das klinische Bild war charakterisiert durch folgende Erscheinungen: Hochfieberhafter Verlauf, nekrotisierende Prozesse im Bereich des Larynx und Pharynx sowie eine Leukopenie mit extremer Granulozytopenie. In den Blutausstrichen waren fast nur Lymphozyten und Monozyten vorhanden, Granulozyten kamen nur vereinzelt vor. Eine Anämie und eine Thrombopenie fehlten. Lymphknotenschwellungen entwickelten sich nur an den Kieferwinkeln, also in Abhängigkeit von den entzündlich-nekrotisierenden Schleimhautprozessen. Drei Fälle hatten einen leichten Ikterus; zwei eine geringe Hepatosplenomegalie. Der Zustand der Patientinnen verschlechterte sich schnell. Der Tod trat innerhalb von drei bis vierzehn Tagen ein. SCHULTZ neigte zu der Ansicht, daß es sich bei dieser Krankheit um eine eigenartige Infektion mit tiefgreifender Schädigung der Granulozytopoese im Knochenmark handeln müssen, als deren Wirkung eine katastrophale Widerstandsfähigkeit der Gewebe gegenüber bakteriellen und sonstigen Schädlichkeiten manifest wird. Die Beschreibung des klinischen Bildes der Agranulozytose durch SCHULTZ enthält alle wichtigen Symptome. Ergänzend muß man allerdings darauf hinweisen, daß die Nekrosen auch im gesamten Intestinaltrakt vorhanden sein können. Auch der Knochenmarksbefund muß der Vollständigkeit halber geschildert werden. In der akuten Phase ist die Granulozytopoese im Knochenmark in unterschiedlichem Ausmaß vermindert. Die Zellen dieser Entwicklungsreihe können manchmal fast vollständig fehlen; im allgemeinen findet man ein promyelozytäres Markbild. Die erythropoetischen Zellen und die Megakaryozyten sind dagegen unverändert. Eine leichte Vermehrung der Plasma- und Retikulumzellen kann vorkommen.

Die Annahme, daß die Agranulozytose durch Einnahme von Medikamenten ausgelöst wird, wurde erstmals 1931 von KRACKE geäußert. Er vermutete Pyrazolonderivate als auslösendes Agens. Zahlreiche Autoren haben sich dieser Meinung angeschlossen. Nachdem dieser Verdacht entstanden war, ließ sich statistisch eine Korrelation zwischen dem Verbrauch von Pyrazolonpräparaten – insbesondere von Pyramidon – und Agranulozytose-Häufigkeit feststellen. Später wurden auch andere Medikamente durchaus unterschiedlicher chemischer Struktur als auslösende Ursache von Agranulozytosen angeschuldigt. Es handelt sich dabei z. B. um Arsen- oder Goldpräparate, Tuberkulostatica, Sedativa, Analgetica, Schlafmittel, Antihistaminica, Diuretica, Thyreostatica, Antidiabetica, Sulfonamide, verschiedene Antibiotica und viele andere. Der Beweis, daß diese Mittel in der Lage sind, bei einigen Menschen Agranulozytosen auszulösen, wurde schließlich durch den Expositionsversuch (NIEKAU, BOCK, PLUM u. a.) erbracht. Dabei zeigte sich, daß Patienten nach überstandener Agranulozytose die Gabe kleinster Mengen der auslösenden Substanz mit einem schnellen Leukozytensturz und Fieberanstieg beantworten. Auch weitere in vitro- und in vivo-Versuche stützten die Auffassung von der allergischen Genese der Agranulopytose. MOESCHLIN und Mitarbeiter haben in vielen Untersuchungen demonstriert, daß Blut bzw. Blutplasma eines geheilten Agranulozytose-Patienten für eine kurze Zeit nach Verabreichung einer kleinen Dosis des auslösenden Mittels gesunde Leukozyten agglutinieren kann und bei Übertragung auf gesunde Empfänger bei diesen eine vorübergehende Granulozytopenie hervorrufen. Bei diesen Vorgängen muß ein Plasmafaktor wirksam sein, der als Antikörper angesehen wird. Dieser Antikörper ist allerdings noch nicht eindeutig durch serologische Methoden zu definieren (HARTL u. a.).

Die Häufigkeit der Agranulozytose ist im Verhältnis zu der großen Zahl von Menschen, welche Medikamente der genannten Art einnehmen, sehr gering. Sie liegt insgesamt wohl unter 1%; doch schwanken die Angaben für einzelne Präparate nicht unbeträchtlich (Übersicht s. HARTL). Für Aminopyrin wird eine Agranulozytose-Häufigkeit von 0,007 bis 1,0%, für Methyluracil von 1,4 bis 3,0% angegeben. Frauen reagieren häufiger mit einer Agranulozytose als Männer.

Es ist naheliegend, die bei der Agranulozytose so eindrucksvollen nekrotisierenden Entzündungen an den mit Bakterien besiedelten Schleimhäuten mit dem Mangel an Granulozyten zu erklären. Die Nekrosen wären dann eine mittelbare Folge des Granulozytenschwundes. Ob dies zutrifft, ist m. E. noch nicht ganz geklärt. SCHULTEN hat schon darauf hingewiesen, daß das schnelle Auftreten der Nekrosen etwas gegen diese Ansicht spricht. Er hält es für möglich, daß die allergischen Vorgänge auch direkt das Schleimhautgewebe schädigen können. So wären vielleicht auch die bei den mit Ikterus einhergehenden Fällen nachgewiesenen Leberzellnekrosen zu deuten. Daß bei den Nekrosen bzw. nekrotisierenden Entzündungen des Agranulozytose-Patienten besondere Entstehungsbedingungen anzunehmen sind, ist auch deshalb wahrscheinlich, weil hochgradige Granulozytopenien unter zytostatischer Therapie in viel geringerem Maße von solchen Entzündungen begleitet sind (GROSS und Mitarb.). Die Frage nach den Entstehungsbedingungen der Schleimhautnekrosen bei der Agranulozytose kann wohl noch nicht abschließend beantwortet werden.

Die Agranulozytose ist auch heute noch ein für den Patienten bedrohlicher Zustand. Die Sterblichkeit, die früher 80–90% betrug, liegt bei zweckmäßiger Behandlung jetzt immer noch bei 10–20%. Die wichtigste therapeutische Maßnahme, die sich aus der allergischen Bedingtheit ergibt, ist die absolute Notwendigkeit, alle ätiologisch in Betracht kommenden Medikamente abzusetzen. Ebenso wichtig ist die Gabe von Antibiotika. Diese Mittel schützen den Patienten vor den lebensgefährlichen Infektionen, die ihnen wegen der Granulozytenverminderung drohen. Diese beiden Maßnahmen entscheiden über das Schicksal der Patienten. Zur antibiotischen Behandlung hat sich besonders die Kombination von Penicillin mit Streptomycin bewährt. Ob man außerdem noch Steroidhormone einsetzen soll, wird unterschiedlich beurteilt. Sicher bewiesen ist ein therapeutischer Nutzen dieser Medikamente nicht; als möglicher Nachteil sei auf die erhöhte Gefahr einer Pilzinfektion unter der Gabe von Steroidhormonen hingewiesen.

Wenn der Patient die akute Phase überlebt, dann kommt es schon nach wenigen Tagen zu einer eindrucksvollen Besserung. Im Knochenmark wird das Promyelozytenmark abgelöst durch ein myelozytäres Bild, welches in zunehmendem Maße eine Ausreifungstendenz der Granulozytopoese erkennen läßt. Nach einigen Tagen nimmt die Zahl der Granulozyten im Blut wieder zu. Die Leukozytenzahl kann dabei vorübergehend auf übernormale und manchmal hohe Werte ansteigen. Man spricht dann von einer leukaemoiden Reaktion. In wenigen Wochen sind die Blutbefunde im allgemeinen wieder normalisiert. Es gibt aber auch Fälle mit verzögerter Heilung. Die Patienten bleiben aber auch nach Besserung der Blutwerte noch gefährdet, da die Sensibilisierung gegenüber dem auslösenden Agens weiter besteht. Es ist ein wichtiger Teil der ärztlichen Beratung, den Patienten darüber aufzuklären.

Die Diagnose der Agranulozytose ist meist nicht schwierig. In der Differential-Diagnose ist die Abgrenzung von einer akuten Leukämie besonders wichtig. Die akute Leukämie verläuft häufig aleukämisch, d. h. mit niedrigen Leukozytenzahlen. Das klinische Bild der beiden Krankheiten kann dann durchaus ähnlich sein. Auch die akute Leukämie macht Fieber und Schleimhautnekrosen mit lokalen Lymphdrüsenschwellungen. Ein wichtiger Unterschied ist der, daß bei der akuten Leukämie eine Anämie und auch eine Thrombopenie mit haemorrhagischer Diathese nur selten fehlen. Hämatologisch lassen sich die beiden Krankheiten ohne Schwierigkeiten auseinanderhalten: bei der akuten Leukämie sind im Blutausstrich pathologische Zellen zu sehen, während bei der Agranulozytose nur normale Zellen vorkommen. Noch deutlicher ist der Unterschied bei der Untersuchung des Knochenmarks. Bei der akuten Leukämie hat der Patient ein Blastenmark mit meist sehr deutlicher Verdrängung der übrigen Zellarten, bei der Agranulozytose dagegen ein Mark mit quantitativ veränderter, aber morphologisch regelrechter Granulozytopoese und einer gut erhaltenen Erythropoese und Thrombopoese.

2. Thrombopenie

Auch Thrombopenien können als allergische Reaktion auftreten. Die wichtigste Ursache ist so wie bei den Agranulozytosen die Überempfindlichkeit gegen bestimmte Medikamente; außerdem können aber allergisch bedingte Thrombopenien auch durch Infekte hervorgerufen werden. Zahlreiche Medikamente sind als auslösendes Agens einer akuten Thrombopenie mit mehr oder weniger großer Sicherheit erkannt worden. Chinin, Chinidin, Sulfonamide, Phenacetin, Aspirin, Chlorothiacid, Phenobarbital oder auch andere Schlaf- und Schmerzmittel sowie Penicillin sind in diesem Zusammenhang oft genannte Präparate. Die Liste ist allerdings keineswegs vollständig.

Das klinische Bild ist auch bei dieser zytopenisch verlaufenden allergischen Reaktion des Blutes schnell geschildert: das entscheidende Symptom ist die rasch, d. h. innerhalb von Stunden auftretende hämorrhagische Diathese, die zu Blutungen der Schleimhaut, zu Verletzungsblutungen und zu Blutungen in die Haut führt. Dabei haben die Hautblutungen des thrombopenischen Patienten eine Besonderheit. Man findet nebeneinander Petechien und Hämatome. Dies ist dadurch bedingt, daß die Thrombozyten einerseits für die Kapillardichtigkeit mitverantwortlich sind und andererseits über den Thrombozytenfaktor 3 auch die Thrombinbildung im Blut beeinflussen. Ein Mangel an Thrombozyten muß also zu einer hämorrhagischen Diathese führen, die sowohl Merkmale der Gerinnungsstörung als auch Zeichen der Kapillarschädigung aufweist. Dieser Blutungstyp sollte daher schon bei der Inspektion des Patienten den Verdacht auf eine Thrombopenie wecken. Durch Zählung dieser Blutelemente kann diese dann festgestellt werden. Oft finden sich nur noch wenige Tausend Thrombozyten pro cmm.

Tab. 1: Entstehungsmöglichkeiten von Thrombopenien.

Ursachen der Thrombopenien

A. Störung der Thrombozytenproduktion:
   1. Verminderte Bildung: Schädigung des Knochenmarks durch Strahlen, Gifte, pathologische Zellinfiltrationen (Leukämien, Osteomyelofibrose u. a.)
   2. Reifungsstörung bei Vitamin-B_{12}- und Folsäuremangel (ineffektive Thrombozytopoese)

B. Störung der Thrombozytenverteilung:
   Viele Fälle von Splenomegalie

C. Störung des Thrombozytenabbaus:
   1. Durch Isoantikörper (nach Transfusion, Gravidität)
   2. Durch allergische Antikörper (Medikamente)
   3. Durch Autoantikörper (chronische lymphatische Leukämie, Lupus erythematodes, idiopathische thrombozytopenische Purpura)
   4. Durch starke intravasale Blutgerinnung (Verbrauchskoagulopathie, Riesenhämangiome)

Die Erkennung einer durch Thrombopenie bedingten hämorrhagischen Diathese ist also einfach und mit geringem Aufwand möglich. Es genügt der Nachweis der Thrombopenie und der typischen Blutungen. Eingehende Gerinnungsanalysen sind in der Regel nicht erforderlich. Schwieriger ist allerdings die Ermittlung, ob es sich um eine allergische Thrombopenie handelt; denn die allergische Ursache ist nur eine unter vielen anderen. Das folgende Schema (Tab. 1) soll die prinzipiell möglichen Entstehungsbedingungen einer Thrombopenie aufzeigen (PRIBILLA). Man kann aus der Tabelle ersehen, daß eine Verminderung der Thrombozytenzahl grundsätzlich auf drei Wegen möglich ist: 1. kann eine Bildungsstörung für diese Blutelemente vorliegen; 2. kann eine Verteilungsstörung der Thrombozyten im Körper ursächlich in Betracht kommen; 3. kann der Thrombozytenabbau beschleunigt sein.

Um nun eine allergisch ausgelöste Thrombopenie zu erkennen, sind verschiedene Überlegungen nötig:
   1. muß eine symptomatische Thrombopenie ausgeschlossen werden. Dazu müssen die Punkte A 1 und 2 sowie B und C 1, 2 und 4 des Schemas beachtet werden. Dies ist unter Berücksichtigung des klinischen Bildes bzw. des Knochenmarkbefundes möglich. Bei den

allergischen Thrombopenien findet sich ein mehr oder weniger normaler Markausstrich. Manchmal ist die Erythropoese infolge der vorausgegangenen Blutungen leicht angeregt. Die Megakaryozyten können normal oder etwas vermehrt sein; oft finden sich recht jugendliche Megakaryozyten.

2. muß die Anamnese sorgfältig erhoben werden. Die allergische Thrombopenie beginnt akut und sehr oft in zeitlichem Zusammenhang mit der Einnahme von Medikamenten. Wenn ein Medikament bei einem sensibilisierten Menschen eine Thrombopenie bewirkt, dann beginnt die Blutungsneigung meist schon einige Stunden nach der Zufuhr der auslösenden Dosis; bei intravenöser Gabe sogar schon nach wenigen Minuten (SCHULMAN; ACKROYD). Es ist also von großer diagnostischer Wichtigkeit, diese zeitlichen Zusammenhänge und die Geschwindigkeit der Krankheitsentwicklung vom Patienten zu erfragen. Die Anamnese erlaubt dann im allgemeinen auch die aus therapeutischen Gründen wichtige Abgrenzung der akuten allergischen Thrombopenie von der idiopathischen thrombopenischen Purpura. Diese hat nämlich einen zeitlich meist nicht genau zu bestimmenden Beginn und zeigt einen chronischen Verlauf mit schubweisen Verschlechterungen.

3. kann man versuchen, durch in vitro- oder in vivo-Versuche die allergische Bedingtheit der beim Patienten vorliegenden Thrombopenie zu überprüfen. Dies ist allerdings nicht ganz einfach. Zahlreiche Tests sind versucht worden (Übersicht s. HOROWITZ und NACHMAN). Die Ergebnisse sind insgesamt wenig befriedigend. Falsche positive Resultate sind nicht selten. Ein einziger Test allein erlaubt im allgemeinen nicht die Überprüfung aller interessierenden Substanzen. Zum sicheren Nachweis der allergischen Grundlage einer Thrombopenie ist daher die Benutzung zahlreicher Testverfahren notwendig. Dies ist zur Bearbeitung wissenschaftlicher Fragestellungen unerläßlich, aber für praktisch-diagnostische Zwecke kaum akzeptabel. Neben den unsicheren in vitro-Untersuchungen besteht auch für die allergische Thrombopenie die Möglichkeit des Expositionsversuches. Man gibt dabei dem Patienten nach Besserung das ursächlich in Betracht kommende Medikament in kleiner Dosis noch einmal und verfolgt dann das Verhalten der Thrombozyten. Wenn die Plättchen in einem solchen Versuch drastisch abfallen, dann kann der Zusammenhang zwischen dem gegebenen Medikament und der Thrombopenie als erwiesen angesehen werden. Solche Versuche sind aber für den Patienten nicht ungefährlich. So wie zahlreiche andere Untersucher haben auch wir dabei – auch bei Verwendung kleinster Dosen – schwere haemorrhagische Diathesen gesehen. Zur Sicherung der Zusammenhangsfrage zwischen Thrombopenie und einem bestimmten Medikament sind daher solche Expositionsversuche m. E. nicht zulässig. Bei der Diagnostik sollte darauf verzichtet werden.

Die Erkennung einer allergisch bedingten Thrombopenie ist also im wesentlichen abhängig von differentialdiagnostischen Überlegungen und den anamnestischen Angaben. Besonders richtungsweisend sind der plötzliche Beginn der Blutungsneigung im zeitlichen Zusammenhang mit der Einnahme von Medikamenten.

Die Häufigkeit der allergischen Thrombopenie ist gering. Von den vielen Menschen, die Medikamente einnehmen, reagiert nur ein verschwindend kleiner Teil mit einer Thrombopenie. Für diese ist die allergische Reaktion dann aber durchaus eine Gefahr. Es sterben immerhin etwa 5 bis 10% der Betroffenen, im allgemeinen an einer Hirnblutung.

Die Therapie der allergischen Thrombopenie ist einfach. Sie besteht im Absetzen aller ursächlich in Betracht kommenden Medikamente. Danach kann ein spontaner Anstieg der Thrombozyten innerhalb von 8 bis 14 Tagen erwartet werden. Im gleichen Zeitraum verschwindet die haemorrhagische Diathese. Infektallergische Thrombopenien brauchen dagegen meist eine etwas längere Zeit, d. h. etwa 3-4 Wochen, bis zur Heilung (SCHMUTZLER u. a.). Wenn die Thrombopenie trotz des Absetzens der Medikamente länger bestehen bleibt, dann sollte man sehr an ihrem allergischen Ursprung zweifeln. Neue diagnostische Überlegungen sind dann erforderlich. Ob es bei der Behandlung einer allergischen Thrombopenie notwendig ist, dem Patienten Steroidhormone zu geben, dürfte zur Zeit noch nicht ganz geklärt sein. Im allgemeinen neigt man dazu, Prednison in mittleren Dosen zu verwenden. Dies zu tun, erscheint deshalb ratsam, weil Prednison durch einen Effekt an der Kapillarwand die haemorrhagische Diathese, d. h. den Austritt der roten Blutkörperchen aus der Gefäßbahn unterdrücken kann. Gleichzeitig wirkt dieses Medikament möglicherweise hemmend auf die Antigen-Antikörperreaktion. Die Behandlung einer evtl. entstandenen Blutungsanämie mit Eisen kann gelegentlich notwendig sein. Auch bei der allergischen Thrombopenie bleibt nach der klinischen Heilung die Sensibilisierung des Patienten bestehen. Eine erneute Einnahme des auslösenden Medikamentes muß deshalb unbedingt vermieden werden. Eine entsprechende Aufklärung des Patienten ist notwendig.

3. Medikamentös ausgelöste hämolytische Anämien

Neben diesen gut bekannten allergisch bedingten Schädigungen der Granulozyten und der Thrombozyten kommen auch medikamentös bedingte hämolytische Anämien vor, die mit Antikörperbildung einhergehen. Dies ist offenbar selten; doch kennt man inzwischen schon verschiedene Varianten. WORLLEDGE unterscheidet die medikamentös induzierte immunologische hämolytische Anämie und die medikamentös induzierte autoimmunologische hämolytische Anämie. Die erste Form wurde 1954 von HARRIS erstmals nach der Anwendung von Stibophen bei einem jungen Mann beschrieben. Mit diesem Medikament war der Patient schon einige Jahre vorher ohne Zwischenfall behandelt worden. Zur Zeit der hämolytischen Anämie war der direkte Coombs-Test positiv und im Serum ein Antikörper vorhanden. In der Folgezeit berichteten zahlreiche Autoren (Übersicht s. SPIELMANN) über ähnliche Beobachtungen auch für die Medikamente Chinin, Chinidin, PAS, Phenacetin, Antistin, Sulfonamide, INH, Chlorpromazin, Pyramidon, Dipyron, ganz besonders für Penicillin und neuerdings auch Tolbutamid (BIRD und Mitarbeiter).

Charakteristisch für diese hier an dritter Stelle erwähnte zytopenische allergische Blutreaktion ist der plötzliche Beginn der verstärkten Hämolyse mit Abfall des Hämoglobinwertes und Anstieg der Retikulozytenzahl während der Behandlung mit einem der genannten Medikamente. Nicht selten kommt es dabei auch zu einer Hämonoglobinämie und Hämoglobinurie. Diese Symptome weisen auf einen beträchtlichen Blutzerfall hin. Nierenversagen kann dabei vorkommen. Die durch Penicillin ausgelösten Hämolysen verliefen im allgemeinen weniger abrupt und führen nicht zur Hämoglobinämie. Bei fast allen Beobachtungen gaben die Erythrozyten der Patienten eine positive direkte Antiglobulinreaktion. Sie verhielten sich also genauso wie die Erythrozyten von Patienten mit autoimmunologisch bedingter hämolytischer Anämie. Trotzdem besteht ein serologisch nachweisbarer Unterschied zwischen dieser gut bekannten erworbenen hämolytischen Anämie und der hier zu besprechenden durch Medikamente induzierten Hämolyse. Das Serum der Patienten, deren Hämolyse durch Medikamente ausgelöst wird, enthält immer einen Antikörper, der mit normalen Erythrozyten nur bei Anwesenheit des auslösenden Medikamentes reagiert, nicht aber wenn der Medikamentenzusatz fehlt.

Die zweite Form der medikamentös ausgelösten hämolytischen Anämie wurde 1966 von DACIE und Mitarb. im Zusammenhang mit der Anwendung von Alphamethyldopa entdeckt. Sie ist inzwischen von vielen Autoren bestätigt worden. Auch hierbei ist im Serum der Patienten ein Antikörper vorhanden. Dieser reagiert mit normalen Erythrozyten direkt, d. h. ohne Zusatz des Medikamentes. Er verhält sich also genauso wie der bekannte Antikörper der Patienten mit autoimmunologisch bedingter idiopathischer erworbener hämolytischer Anämie. Bei etwa 15% (5–20%) der mit Alphamethyldopa behandelten Patienten läßt sich ein solcher Antikörper nachweisen. Der Coombs-Test wird dadurch positiv. Die Zahl der Patienten mit hämolytischer Anämie ist dagegen wesentlich geringer. Sie liegt etwa bei 1%. Dabei entwickelt sich die hämolytische Anämie im allgemeinen langsam innerhalb von Wochen oder erst jahrelang nach Beginn der Behandlung. Eine durchaus gleichartige hämolytische Anämie wurde von SCOTT und Mitarb. auch bei drei Patienten unter der Behandlung mit Mefenaminsäure beobachtet.

Die Entdeckung der durch Alphamethyldopa provozierten hämolytischen Anämie ist von prinzipieller Bedeutung. Diese Beobachtung erweckt den dringenden Verdacht, daß vielleicht auch andere bisher als idiopathisch angesehene hämolytische Anämien mit Autoantikörperbildung in Wirklichkeit nicht «idiopathisch» sind, sondern durch medikamentöse Einwirkungen ausgelöst wurden. Man sollte daher einerseits bei idiopathischen hämolytischen Anämien immer eine sehr eingehende Medikamentenanamnese erheben und andererseits bei plötzlich einsetzenden hämolytischen Anämien stets daran denken, daß sie medikamentös ausgelöst sein können. Wie die Antikörperbildung durch die genannten Medikamente angeregt wird, ist nicht genau bekannt.

Die entscheidende therapeutische Maßnahme ist das Absetzen des als Auslöser in Frage kommenden Medikamentes. Die Erythrozytenzahl steigt dann schnell wieder an, während die Retikulozytenzahl zurückgeht, d. h. die Erythropoese normalisiert sich spontan. Steroidhormone sind offenbar zur Heilung im allgemeinen nicht erforderlich. Bei den Patienten mit akut einsetzender Hämolyse ist die Nierenfunktion sorgfältig zu überwachen. Der Coombs-Test bleibt auch nach Normalisierung der Erythrozytenzahl oft noch für viele Wochen oder Monate positiv. Die Empfindlichkeit des Patienten gegenüber dem auslösenden Medikament ändert sich offenbar nicht. Man muß also auch bei späteren Verabreichungen mit hämolytischen Zwischenfällen rechnen.

Diese hier kurz geschilderten älteren und neueren Erfahrungen zeigen, daß alle Blutkörperchen durch allergische Vorgänge geschädigt werden können. Als auslösende Ursachen stehen Medikamente dabei an erster Stelle. Die das Blut treffenden allergischen Reaktionen führen immer zu einer Verminderung der zirkulierenden Zellen mit entsprechenden funktionellen Ausfällen. Diese können u. U. so schwerwiegend sein, daß sie den Tod der Patienten bewirken. Prinzipiell ist jede medikamentöse Therapie mit dieser Gefahr belastet. Glücklicherweise sind aber ernsthafte Zwischenfälle selten, da aus nichtbekannten Gründen nur sehr wenige Menschen durch bestimmte Medikamente so sensibilisiert werden, daß bei ihnen ein zytopenischer hämatologischer Zwischenfall möglich wird. Diese Menschen können wir primär nicht erkennen; doch sollten uns die hier dargestellten Zusammenhänge veranlassen, bei jeder unerwarteten oder ungewöhnlichen Reaktion eines Patienten während einer medikamentösen Behandlung ein allergisches Geschehen in Betracht zu ziehen und danach zu fahnden. Bei nachgewiesener Allergie oder auch schon bei einem begründeten Verdacht ist der Abbruch der Medikation die entscheidende und u. U. lebensrettende Maßnahme.

Literatur

ACKROYD, J. F.: Clin. sci. 8, 269 (1949).
BIRD, G. W. G., G. H. EELES, J. A. LITCHFIELD, M. RAHMAN und I. WINGHAM: Brit. med. J. I, 728, 1972.
BOCK, H. E.: Medikamentöse Agranulozytose. Encke-Verlag Stuttgart 1946.
GROSS, R., H. HARTMANN, J. VOGEL und J. ZACH: Med. Welt 1767, 1967.
HARTL, W.: Sem. hemat. 2, 313 (1965).
HOROWITZ, H. I., und NACHMAN, R. L.: Sem. hemat. 2, 287 (1965).

Kracke, R. R.: Amer. J. clin. path. 2, 11 (1932).
Kracke, R. R.: J. am. med. ass. *111*, 1255 (1938).
Moeschlin, S.: Verh. dtsch. Ges. inn. Med. *60*, 253 (1954).
Moeschlin, S., und K. Wagner: Acta hemat. *8*, 29 (1952).
Moeschlin, S., und Moreno Rodriguez: Klin. Wschr. *32*, 799 (1954).
Niekau, B.: Verh. dtsch. Ges. inn. Med. *47*, 219 (1953).
Plum, P.: Clinical and experimental Investigations in Agranulocytosis. Lewis u. Co. London 1937.
Pribilla, W.: Z. ärztl. Fortb. *57* (1968).
Schmutzler, R.: In Zukschwerdt, L., und Thies, H. A.: Thrombozytäre Gerinnungsstörungen. Schattauer-Verlag Stuttgart 1967.
Schulman, N. R.: J. exp. Med. *107*, 711 (1958).
Schulten, H.: In Heilmeyer, L. und Hittmair, A.: Handbuch der gesamten Hämatologie. Urban und Schwarzenberg-Verlag München-Berlin 1963.
Schultz, W.: Dtsch. med. Wschr. *48*, 1495 (1922).
Scott, G. L., A. B. Myles und P. A. Bacon: Brit. med. J. I, 534, 1968.
Spielmann, W.: Klin. Wschr. *47*, 325 (1969).
Worlledge, S. M.: Sem. hemat. *6*, 181 (1969).
Worlledge, S. M., K. C. Carstairs und J. V. Dacie: Lancet II, 135, 1966.

Arzneimittelallergische Reaktionen der Haut

K. H. Schulz

Universitäts-Hautklinik, Hamburg

Die Haut gehört zu den Organen, an denen sich am häufigsten arzneimittelallergische Reaktionen manifestieren. Dabei können die cutanen Phänomene einziges Zeichen einer Arzneimittelallergie sein, sie können aber auch in Kombination mit Symptomen an anderen Organen auftreten, wie z. B. mit Veränderungen des Blutbildes, mit Fieber, Magen-Darm-Erscheinungen u. a. Überblickt man die heute als allergisch angesehenen Arzneimittelreaktionen der Haut, so beeindruckt der Formenreichtum und die Variabilität der Erscheinungen. Einen Überblick über die wichtigsten Manifestationen vermittelt die Tabelle 1.

Tab. 1: Allergische Arzneimittelreaktionen der Haut.

A. 1. Urticaria, Quincke-Ödem
    2. Makulo-papulöse Exantheme
       (morbilliform, scarlatiniform, evtl. mit haemorrhagischen und vesiculösen Komponenten)
    3. Erythema multiforme-ähnliche Exantheme
    4. Fixe Exantheme
    5. Purpura
    6. Vasculitis allergica
    7. Erythema nodosum
    8. Lichenoide Exantheme
    9. Erythrodermie – Exfoliative Dermatitis
   10. Lyell-Syndrom
B. 1. Kontaktekzem bzw. Kontaktdermatitis
    2. Photoallergisches Ekzem

Die unter A) aufgeführten Reaktionsformen in Tabelle 1 treten vorwiegend nach innerlicher, die unter B) angegebenen vorwiegend nach äußerlicher Zufuhr der auslösenden Allergene auf.

Während die Klinik cutaner Arzneimittelreaktionen im großen und ganzen als bekannt gelten kann, ist die Erforschung der pathogenetischen Mechanismen noch keineswegs als abgeschlossen zu betrachten. Erst für einen Teil der Manifestationen sind die ihnen zugrunde liegenden immunologischen Reaktionen aufgeklärt. So besteht z. B. kein Zweifel mehr daran, daß die allergische Kontaktdermatitis Ausdruck einer zellvermittelten Allergie bzw. einer Allergie vom Spättyp (Typ IV nach Coombs und Gell) ist, daß bei urtikariellen Hautreaktionen homocytotrope Antikörper der IgE-Klasse von entscheidender Bedeutung sind (Typ I nach Coombs und Gell) und daß in der Genese bestimmter Vasculitiden Ablagerungen von Antigen-Antikörper-Komplement-Komplexen in der Gefäßwand oder dessen unmittelbarer Umgebung den entzündungsauslösenden Stimulus darstellen (Typ III nach Coombs und Gell). Für andere Phänomene kennen wir dagegen die ihnen zugrunde liegenden Mechanismen entweder überhaupt noch nicht oder nur andeutungsweise. Weiterhin darf nicht vergessen werden, daß an der Entwicklung des klinischen Bildes verschiedene Reaktionsabläufe gleichzeitig oder nacheinander beteiligt sein können (16).

Wenn man versucht, Beziehungen zwischen der Art des auslösenden Arzneimittels und der Art des klinischen Bildes herzustellen, so bewegen wir uns auf schwankendem Boden. Bereits vor mehr als 50 Jahren hat R. DOERR als ein wesentliches Kriterium der Allergie die Unspezifität der Erscheinungsform herausgestellt, und es gilt inzwischen als selbstverständlich, daß Rückschlüsse vom klinischen Bild auf das ursächlich verantwortliche Allergen nicht möglich sind. Grundsätzlich trifft das auch für die medikamentös bedingten allergischen Reaktionen zu. Die ganze Vielfalt der Phänomene kann durch verschiedene Medikamente verursacht sein. Andererseits hat die Erfahrung gezeigt, daß manche Medikamente bevorzugt zu bestimmten Erscheinungsbildern führen. So bewirken Penicilline, Insulin- und ACTH-Präparate häufig urtikarielle Reaktionen. Barbitursäurederivate, Antipyrin und Verwandte sowie Sulfonamide sind als häufigste Ursache der fixen Exantheme anzusehen. Sehr charakteristisch ist auch das klinische Bild der durch Schlafmittel der Carbamidreihe wie Carbromal (Adalin®) und Bromural® hervorgerufenen, mit Purpura einhergehenden Exantheme.

Aus dem großen Gebiet möchte ich einige Punkte herausgreifen.

I. Penicilline – Ampicillin

Die Allergie gegen Penicillin G (Benzylpenicillin) und seine modernen Derivate stellt auch heute noch die häufigste und somit wichtigste Form der Arzneimittelallergie dar.

Die klinischen Manifestationen der Allergie gegen Penicillin G zeigen sich bevorzugt an der Haut, und zwar ist die *Urticaria* das führende klinische Zeichen. Diese kann entweder wenige Minuten bis Stunden nach Gabe des Medikaments auftreten und damit Teil eines anaphylaktischen Syndroms sein, sie kann aber auch – und das ist häufiger der Fall – sich erst 1–2 Wochen später zeigen, vielfach finden sich großflächige Erscheinungen, die mit ödematösen Schwellungen einhergehen. Fieber, Gelenkschmerzen, Lymphknotenschwellungen können die Hauterscheinungen begleiten und damit ein Bild wie bei der Serumkrankheit hervorrufen. Auch makulo-papulöse Exantheme kommen vor. Als seltener anzutreffende Ausdrucksformen seien die thrombozytopenische Purpura, die haemolytische Anaemie, das Lupus erythematodes-Syndrom und das Lyell-Syndrom genannt. Allergische Phänomene, die durch die modernen halbsynthetischen Penicilline hervorgerufen werden, entsprechen in der Mehrzahl der Fälle denen der Penicillin-G-Allergie. In Tabelle 2 sind die verschiedenen Erscheinungsformen aufgeführt.

Die immunologischen und immunochemischen Zusammenhänge sind im letzten Jahrzehnt von mehreren Arbeitsgruppen intensiv bearbeitet worden. Ich möchte darauf verzichten, die Ergebnisse im einzelnen wiederzugeben (Näheres siehe bei 10, 15, 19, 21, 22). Im wesentlichen hat es sich dabei gezeigt, daß nicht das Penicillinmolekül als solches, sondern einige Metaboliten, die im Verlauf der Biotransformation entstehen, als Haptene bzw. antigene Determinanten anzusehen sind. Die immunologischen Arbeiten haben nicht nur theoretisches Interesse gehabt, sondern sich auch in praktisch-klinischer Hinsicht als wertvoll erwiesen. Sie führten zur Entwicklung eines gut wirksamen Testantigens – des Penicilloyl-Polylysins (PPL), mit dem die Diagnostik der Penicillinallergie wesentlich verbessert werden konnte. Vor kurzem haben sich darüber hinaus Ansatzpunkte für eine erfolgreiche Therapie und Prophylaxe mit einem monovalenten Hapten ergeben, in dem der Penicilloylrest an eine Aminosäure gebunden ist (22).

In der Reihe der Penicilline nimmt *Ampicillin* unter dem Gesichtspunkt der Nebenwirkungen eine Sonderstellung ein, die sich einmal aus der Häufigkeit und zum anderen aus dem klinischen Bild ergibt.

Tab. 2: Klinische Manifestationen der Penicillinallergie

	1. Anaphylaktischer Schock
	2. Urticaria, lokalisiert oder generalisiert; u. U. Übergang in chronische Verlaufsform
	3. Asthma bronchiale
	4. Makulo-papulöse Exantheme
	5. Symptome der Serumkrankheit (Urticaria, Exantheme, Fieber, Gelenkschwellungen)
	6. Isolierte Eosinophilie
selten	7. Verschiedene Vasculitisformen; Lupus erythematodes-Syndrom
	8. Fixe Exantheme
	9. Kontaktdermatitis
	10. Lyell-Syndrom
	11. Isoliertes Arzneifieber
	12. Thrombocytopenische Purpura
	13. Hämolytische Anämie

Während die Nebenwirkungen der Therapie mit Penicillin G und anderen Penicillinen sich vorwiegend in Form einer Urticaria zeigen, herrschen beim Ampicillin Exantheme makulo-papulösen, manchmal auch erythrema multiforme-ähnlichen Charakters vor, die meistens zwischen dem 7. und 12. Tag, gelegentlich auch schon am 2. und 3. Tag nach Beginn der Medikation auftreten. Juckreiz ist sehr häufig, Temperaturanstieg gelegentlich zu beobachten.

Ampicillinexantheme sind wesentlich häufiger als die nach Penicillin G auftretenden urtikariellen Phänomene. Eigene, zusammen mit R. WARNCKE durchgeführte Erhebungen an verschiedenen Hamburger Krankenhäusern ergaben eine Häufigkeitsquote von 10%, wohingegen die Frequenz der Penicillin-G-Allergie mit 1% zu veranschlagen ist. Interessant ist in diesem Zusammenhang die Beobachtung, daß bei fast allen mit Ampicillin behandelten Fällen von infektiöser Mononukleose Exantheme der genannten Art auftreten. Die wichtigsten Unterschiede zwischen Penicillin G- und Ampicillin-Allergie sind in Tabelle 3 zusammengefaßt.

Tab. 3: Unterschiede zwischen Penicillin G- und Ampicillin-Allergie

	Penicillin-Allergie (Penicillin G, Penicillin V, Propicillin, Phenethicillin, Isoxazolyl-Penicillin)	Ampicillin-Allergie
Klinik:	Urticaria vorherrschend	Makulo-papulöse Exantheme vorherrschend
Häufigkeit:	ca. 1%	ca. 10%
Hautteste:	häufig positiv (mit Penicilloyl-Polylysin und Benzylpenicillin)	selten positiv
	urticarielle Frühreaktion vorherrschend	papulöse Spätreaktion vorherrschend
in vitro-Teste:	Hämagglutination: positiv (IgM, IgG)	selten positiv
	Lymphozytentransformationstest (LTT) häufig positiv	selten positiv

Aufgrund der Beobachtung, daß in vielen Fällen die Ampicillinexantheme trotz Weiterbehandlung abklingen und daß eine spätere Behandlung nicht zum Rezidiv führt, wurde die an sich naheliegende allergische Pathogenese infrage gestellt (24). Sicher ist, daß nur bei einem relativ kleinen Teil der Patienten eine Allergie gegen Ampicillin mit den heute zur Verfügung stehenden diagnostischen Methoden nachgewiesen werden kann (Hautteste, in vitro-Lymphozytentransformation). Andererseits darf nicht übersehen werden, daß die erwähnte Weiterbehandlungsmöglichkeit nicht unbedingt als vollgültiger Beweis gegen die immunologisch-allergische Natur der Exantheme angesehen werden kann. Im übrigen sind derartige Beobachtungen auch bei anderen Arzneimitteln gemacht worden (Salvarsane, Hydantoin).

Die von englischen Autoren aufgeworfene Frage nach der Bedeutung hochmolekularer Verunreinigungen, die in den Handelspräparaten in geringen Mengen vorhanden sind, ist noch nicht eindeutig abgeklärt. Eigene tierexperimentelle Untersuchungen zu dieser Frage hatten ein negatives Resultat, d. h. es ist nicht gelungen, mit isolierten, hochmolekularen Begleitprodukten eine Sensibilisierung zu induzieren.

Daß dem Ampicillinmolekül selbst eine Sensibilisierungsfähigkeit zukommt, zeigen die nicht seltenen Fälle von allergischen Kontaktekzemen, die besonders bei Krankenschwestern und -pflegern angetroffen werden. In unserem Krankengut der letzten Jahre stellt Ampicillin das häufigste berufliche Kontaktallergen in medizinischen Berufen dar. Bisher haben wir mehr als 30 derartige Fälle untersucht.

Abb. 1: Ampicillin = D - α - Aminobenzylpenicillin.

Die Sonderstellung von Ampicillin erklärt sich möglicherweise aus dessen chemischer Struktur. Das Molekül enthält in der Seitenkette eine freie Aminogruppe, die als reaktionsfreudig und damit konjugationsfähig anzusehen ist. Über diese NH_2-Gruppe könnte eine Bindung an hochmolekulare Trägerproteine und auch eine Polymerisation erfolgen. Für die Bedeutung dieser freien Aminogruppe spricht der von uns kürzlich an 5 Fällen erhobene Befund, wonach eine Substitution der H-Atome durch andere Reste die reaktionsauslösende Wirkung aufhebt (18).

Gruppenallergische Beziehungen zwischen Ampicillin und den übrigen Penicillinen sind durchaus möglich. Bei etwa der Hälfte unserer Fälle von Ampicillin-Kontaktallergie haben wir solche Gruppenreaktionen festgestellt (18). Es scheint m. E. daher nicht ausgeschlossen zu sein, daß im Ampicillin-Molekül zwei antigene Determinanten mit verschiedenen Spezitäten vorliegen, von denen eine an den Kern der 6-Aminopenicillansäure gebunden ist und die andere in der Seitenkette liegt.

II. Purpura pigmentosa progressiva

Sowohl mit Thrombozytopenie einhergehende als auch rein vasculär bedingte Purpuraformen können auf einer Arzneimittelallergie beruhen. Eine besondere Rolle spielen Krankheitsbilder, die unter der Bezeichnung Purpura pigmentosa progressiva zusammengefaßt werden und die vorwiegend durch Schlafmittel der Carbamidreihe, wie Carbromal (Adalin®) oder Bromural® hervorgerufen werden. Fälle dieser Art wurden erstmalig von LOEB (11), einige Jahre später von MULZER und HABERMANN (14) beschrieben. In größerem Umfang beobachtet und damit allgemeiner bekannt wurden die ätiologischen Zusammenhänge aber erst in den letzten 10–15 Jahren. Das ist deswegen bemerkenswert, weil Adalin® und Bromural® seit über 60 Jahren im Handel sind. Heute gehört diese Arzneimittelgruppe nach Penicillin und neben den Pyrazolonderivaten und Barbituraten zu den häufigsten Arzneimittelallergenen. In den letzten 10 Jahren konnten wir mehr als 200 Patienten untersuchen.

Das klinische Bild ist so charakteristisch, daß es vielfach allein aufgrund des Aspektes möglich ist, die ätiologische Diagnose zu stellen, ohne Kenntnis von der Anamnese zu haben (20). Die Erscheinungen beginnen fast immer an den Unterschenkeln und Füßen, greifen bei anhaltender Einwirkung der Noxe nicht selten auf Gesäß, Rumpf, Arme und Hände über. Das Gesicht ist nur in Extremfällen befallen. Neben kleinsten Petechien finden sich Erytheme und fleckförmige bis diffuse, hell- bis dunkelbraune Pigmentierungen. Im voll ausgeprägtem Zustand sieht man daneben ekzemähnliche und auch lichenoide Veränderungen. Sehr häufig wird Juckreiz angegeben. Der Rumpel-Leedesche Versuch ist positiv. Eine gleichzeitig aufgetretene Thrombozytopoenie haben wir nur in 2 Fällen nachweisen können.

Die histologischen Veränderungen sind gekennzeichnet durch Verquellung der Gefäßwände, Extravasate von Erythrozyten, Ablagerungen von Haemosiderin; bemerkenswert sind perivasculär angeordnete Zellinfiltrate von lymphozytär-histiozytärem Charakter, die stellenweise eine Tendenz zur Einwanderung in die Epidermis erkennen lassen.

Anamnestische Erhebungen über die Dauer der Medikation vor Auftreten der ersten Erscheinungen haben ergeben, daß diesbezüglich große Unterschiede existieren. Bei einem großen Teil der Patienten traten die ersten Veränderungen erst nach mehrjähriger Einnahme von carbromal- oder bromuralhaltigen Präparaten auf. Es kam aber auch vor, daß die Latenzzeit nur 3–4 Wochen betrug.

Unter der Annahme, daß den Erscheinungen eine Allergie zugrundeliegt und daß es möglich sein könnte diese nachzuweisen, führten wir Untersuchungen mit Haut- und Provokationsproben durch. Um Aussagen über etwaige gruppenallergische Beziehungen machen zu können, wurden auch Natriumbromid sowie Meprobamat in die Untersuchungen einbezogen. Dabei ergab sich:

1. Intracutanteste mit 0,1prozentigen Lösungen wurden bei insgesamt 30 Patienten vorgenommen. Sie fielen sämtlich negativ aus.

2. Interessanter waren die Resultate der epicutanen Testuntersuchungen, die in Tabelle 4 wiedergegeben sind.

Wie die Aufstellung zeigt, reagierten 20% der untersuchten Patienten auf Carbromal und 29% auf Bromural® (2,5prozentige alkoholische Lösungen). Das Bild der Testreaktion entsprach sowohl klinisch als auch histologisch einem akuten Ekzem. Petechien im

Tab. 4: Ergebnisse von Epicutantesten

Substanz	Konzentration in Aethanol	Zahl der Fälle	Ergebnis positiv	negativ
Carbromal (Adalin®)	2,5 %	93	19 (20%)	74
Bromvalurea (Bromural®)	2,5 %	88	26 (29%)	62
Meprobamat	5 %	73	0	73
Na-bromid	5 %	50	0	50

Testbezirk haben wir nur einmal beobachtet. Die Untersuchungen mit Metrobamat und Natriumbromid fielen in jedem Falle negativ aus.

3. Die Ergebnisse der Expositionsteste sind in Tabelle 5 zusammengestellt. Einmalig verabfolgte Dosen von 50 bis 200 mg hatten bei der überwiegenden Mehrzahl der Patienten ein geringfügig bis mäßig ausgeprägtes Rezidiv zur Folge, das sich in Form von Juckreiz und aufschießenden Petechien zeigte. Bei 2 Patienten waren die Erscheinungen erst nach höheren Dosen zu provozieren. Auf Meprobamat reagierten 2 von 20 Exponierten, mit Natriumbromid war in keinem Falle ein Rezidiv auszulösen.

Tab. 5: Ergebnis von oralen Expositionstesten.

Substanz	Dosis mg	Zahl der Fälle	Ergebnis positiv	Ergebnis negativ	
Carbromal (Adalin®)	50–200	76	73	3	Provokation
Bromvalurea (Bromural®)	50–200	52	50	2	nach höherer
Acetylcarbromal (Abasin®)	100–200	15	13	2	Dosis
Meprobamat	100–200	20	2	18	
Na-bromid	200	20	0	20	

Aus diesen Befunden dürfte der Schluß erlaubt sein, daß in der Pathogenese der Carbromal- und Bromural®-Exantheme ein allergischer Mechanismus von Bedeutung ist. Welche der vier Grundformen allergischer Reaktivität vorherrschend ist, wissen wir bis heute nicht genau. Jedoch geben die histologischen Befunde sowie vor allem die positiven Epicutanteste Hinweise darauf, daß zellvermittelte Immunreaktionen (Allergie vom Spättyp) im Spiele sind (7).

Die chemische Verwandtschaft von Carbromal mit dem früher viel verwendeten Schlafmittel Sedormid®, das häufige Ursache einer thrombozytopenischen Purpura war und wegen dieser schwerwiegenden Nebenwirkung schon vor vielen Jahren aus dem Handel genommen worden ist, war für uns Veranlassung, eingehendere Analysen der thrombozytären und Gerinnungsverhältnisse durchzuführen. Gemeinsam mit H. TILSNER wurden bisher 18 Patienten untersucht. Die wichtigsten Befunde waren folgende: Herabsetzung der Aggregations- und Ausbreitungsfähigkeit, Verkürzung der Lebensdauer der Thrombozyten, darüber hinaus wurden bei einigen Patienten antithrombozytäre Antikörper nachgewiesen, die noch längere Zeit nach Absetzen des auslösenden Medikamentes vorhanden waren. Wie bereits erwähnt, fand sich bei 2 Patienten eine passagere Thrombozytopenie. Ob diese Befunde von pathogenetischer Bedeutung sind, oder ob es sich dabei nur um Randphänomene handelt, bedarf noch der Klärung. Möglicherweise sind auch nichtimmunologische Faktoren an der Entstehung der medikamentös bedingten Purpura pigmentosa progressiva beteiligt.

Chemisch handelt es sich bei diesen Arzneimitteln um aliphatische Derivate des Harnstoffs, die ein Bromatom enthalten. Carbromal- und bromural-haltige Präparate sind in Deutschland weit verbreitet. Sie sind rezeptfrei und werden vorwiegend als Schlaf- und Beruhigungsmittel verwendet, kommen aber auch in Husten- und Schmerzmitteln vor. Vielfach stellt der Apotheker solche Schlafmittel selbst her.

Auch andere Medikamente können Ursache dieses Krankheitsbildes sein. In einigen Fällen haben wir gut begründete Indizien dafür gehabt, daß auch Barbiturate, Antiepileptika und Analgetika ursächlich in Frage kamen. In der Literatur werden auch Carbamazepin und Meprobamat erwähnt. Im Vergleich zu Carbromal und Bromural® sind diese Medikamente jedoch nur relativ selten anzutreffen.

III. Fixe Arzneiexantheme

Als besondere Ausdrucksform kutaner Arzneimittelreaktionen ist das fixe Exanthem zu erwähnen. Obwohl seit mehr als 80 Jahren bekannt, wird es auch noch heute verkannt, insbesondere wenn sich die Erscheinungen vorwiegend oder ausschließlich auf die Schleimhäute erstrecken. In typischen Fällen finden sich ein oder mehrere runde bis ovale, lividrote, häufig Blasenbildung aufweisende Herde, die vielfach unter Hinterlassung von Pigmentierungen abheilen. Neuzufuhr des ursächlich verantwortlichen Allergens führt zu Rezidiven am gleichen Ort.

Es herrscht allgemein Übereinstimmung darüber, daß fixe Exantheme auf dem Boden einer Allergie entstehen. Die bekannten Übertragungsversuche von KNOWLES, DECKER und KANDLE (9) sowie die Provokation der Erscheinungen mit kleinen Dosen sprechen für diese Anschauung. Wesentliche Punkte der Entstehungsweise liegen aber noch im

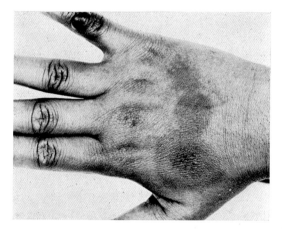

Abb. 2: Fixes Arzneiexanthem an Hand- und Fingerrücken, hervorgerufen durch ein Sulfonamid.

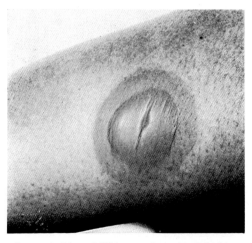

Abb. 3: Fixes Arzneiexanthem mit Blasenbildung nach antipyrinhaltigen Medikamenten.

Dunkeln; so wissen wir noch wenig über Art und Ablauf der immunologischen Mechanismen, ungeklärt ist auch die Frage nach dem lokalisationsbestimmenden Steuerungsmechanismus.

Zahlreiche Arzneimittel sind als Ursache des fixen Exanthems ermittelt worden (Übersichten bei 5, 23). Vorherrschend sind Barbiturate, Pyrazolonderivate und Sulfonamide. In unserem Krankengut der letzten 5 Jahre, das 50 Fälle umfaßt, fanden wir 22mal Analgetika der Pyrazolonreihe, 19mal Barbiturate, 5mal Sulfonamide, 3mal Phenolphthaleinhaltige Laxantien und 1mal ein Hydantoinderivat als auslösende Ursache (12).

Die ätiologische Diagnostik bereitet im allgemeinen keine Schwierigkeiten, da die Erscheinungen durch Reexposition mit den anamnestisch in Frage kommenden Medikamenten leicht provozierbar sind. Als einfacher und für den Patienten weniger belastend, wenngleich nicht in jedem Falle zuverlässig, hat sich der Epicutantest im Herd erwiesen (intrafokaler Epicutantest). Bei etwa der Hälfte der Fälle haben wir damit positive Ergebnisse erhalten. Bei Allergien gegen Barbiturate und Phenolphthalein scheinen die Resultate mit diesem Test besser zu sein als bei Pyrazolonderivaten und Sulfonamiden (12, 17).

IV. Lyell-Syndrom

Zu den schweren Hautreaktionen, in deren Genese eine Überempfindlichkeit gegen Arzneimittel diskutiert wird, gehört das Lyell-Syndrom (Synonyma: Toxische epidermale Nekrolyse; Syndrom der verbrühten Haut). Es ist insgesamt selten, in den letzten Jahren auf der ganzen Welt aber offenbar häufiger beobachtet worden. Führendes Kennzeichen ist die großflächige, blasige Abhebung und Nekrose der Epidermis, die sich relativ rasch auf dem Boden eines Erythems oder Exanthems entwickelt. Die Erscheinungen können lokalisiert auftreten, erstrecken sich aber häufig über weite Teile des Integumentes. Nicht

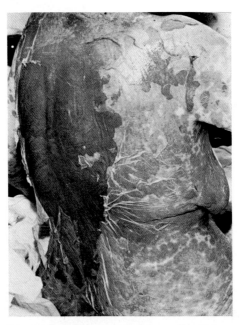

Abb. 4: Schweres, generalisiertes Lyell-Syndrom nach Pyrazolonderivaten.

selten sind die Schleimhäute und Augenbindehäute mit betroffen. Die Prognose wird wie bei einer Verbrennung II. Grades von der Flächenausdehnung bestimmt und ist häufig sehr ernst.

Die Diskussion darüber, ob in der Ätiopathogenese des Lyell-Syndroms eine Allergie gegen Medikamente eine Rolle spielen kann, ist bis heutige nicht abgeschlossen. Aufgrund der Tatsache, daß bei einem Teil der Fälle eine zeitliche Beziehung mit der Zufuhr von Arzneimitteln zu eruieren war, ist ein ursächlicher Zusammenhang angenommen worden. Allergologisch-immunologische Untersuchungen wurden bisher aber nur selten vorgenommen (Näheres siehe bei 1). Gemeinsam mit E. Schöpf haben wir zwei Fälle diesbezüglich eingehender untersuchen können:

Bei der ersten Patientin handelte es sich um eine 17jährige Epileptikerin, bei der 4 Wochen nach Beginn der Therapie mit Diphenylhydantoin ein schweres Lyell-Syndrom auftrat. Mehrwöchige stationäre Therapie, zum Teil unter den Bedingungen der Intensivpflege, war notwendig. Die nach vollständiger Abheilung vorgenommenen Epicutanteste mit verschiedenen Verdünnungen ergaben eine Reaktion vom ekzematösen Typ auf eine 0,1%ige Konzentration. Darüber hinaus führten wir den Lymphozytentransformationstest durch, der deutlich positiv ausfiel. Die Messung des Einbaus von ^{3}H-Thymidin in die DNS ergab nach Einwirkung von Diphenylhydantoin eine Steigerungsrate von 15:1.

Der zweite Fall betraf eine 62jährige Frau mit einer seit Jahren bestehenden Psoriasis pustulosa et arthropathica, bei der sich nach einer kleinen Dosis Phenobutazon ein Lyell-Syndrom entwickelte. Schon früher waren nach der gleichen Medikation Exantheme in Erscheinung getreten. Lymphozyten des peripheren Blutes ließen sich durch Phenobutazon in vitro spezifisch stimulieren; die Transformationsquote betrug 60:1. Auch bei dieser Patientin war im Epicutantest eine ekzematöse Reaktion mit einer Phenobutazon-Konzentration von 0,01% auszulösen.

Die Ergebnisse sprechen dafür, daß beide Patienten eine Allergie vom zellulären Typ gegen die genannten Medikamente aufwiesen.

V. Allergisches Kontaktekzem – Photoallergisches Ekzem

Induktion der Allergie und Auslösung der Erfolgsreaktion kommen beim allergischen Kontaktekzem vorwiegend, aber nicht ausschließlich durch externe Einwirkung des Allergens auf die Haut zustande. Es handelt sich dabei um eine Manifestationsform der Allergie vom Spättyp bzw. zellvermittelten Typ (Typ IV nach Coombs und Gell). Immunologischer Mechanismus der Kontaktallergie s. bei Macher (13). Die Sensibilisierung wird begünstigt, wenn die Allergene, bei denen es sich fast ausschließlich um kleinmolekulare Verbindungen handelt, auf entzündlich veränderte Hautpartien aufgebracht werden, wie z. B. auf Pyodermien, Verbrennungen oder chemisch vorgeschädigte Haut. Einen besonders guten «Nährboden» bieten Unterschenkelgeschwüre und Stauungsdermatosen.

Ist die Sensibilisierung eingetreten, so läßt sich die allergische Reaktion an allen Hautbezirken, unter Umständen auch an den Schleimhäuten der Mundhöhle und des Magen-Darm-Kanals hervorrufen. Auch der umgekehrte Weg ist möglich: Sensibilisierung durch orale Zufuhr bzw. enterale Aufnahme und Reaktionsauslösung an der Haut.

Wird einem durch exogenen Kontakt sensibilisierten Menschen das Allergen oral zugeführt, so können sich Erscheinungen verschiedener Art und Stärke einstellen. Neben Aufflamm-Phänomenen am Ort einer voraufgegangenen Kontaktdermatitis sind generalisierte Exantheme, Fieber und entzündliche Magen- und Darmerscheinungen beobachtet worden. Diese Erscheinungsbilder treten vorwiegend nach Arzneimitteln auf, die sowohl zur lokalen als auch zur systemischen Therapie verwendet werden, wie z. B. Antibiotika, Chemotherapeutika, Antihistaminika.

Der Anteil der Arzneimittel an der Gesamtzahl der Kontaktallergien beträgt in unserem Krankengut etwa 30%. Am häufigsten waren vertreten: Neomycin, Lokalanaesthetika der p-Aminobenzoesäurereihe (Benzocain, Tetracain, Procain), Perubalsam, Konservierungsmittel von Creme- und Salbengrundlagen – vorwiegend Hydroxybenzoesäureester – und Sulfonamide.

Als eine Sonderform der Kontaktallergie ist die *Photoallergie* anzusehen. Dabei handelt es sich um fakultativ auftretende, auf einzelne Personen beschränkte, entzündliche Hauterkrankungen, die auf Zusammenwirken von zumeist exogen einwirkenden Stoffen mit ultraviolettem Licht entstehen und ausgelöst werden. Sie wurden von Epstein (6) und Burckhardt (2) vor etwa 30 Jahren erstmals erkannt und objektiviert. In einem späteren Stadium brauchen sich die Erscheinungen nicht unbedingt auf die lichtexponierten Körperpartien zu beschränken. Wie bei anderen, lichtunabhängigen Kontaktekzemen können Streuphänomene an nahezu allen Hautbereichen auftreten.

Tab. 6: Arzneimittel mit photosensibilisierender Wirkung.

Photoallergisch:	Sulfonamide	–	Chemotherapeutica orale Antidiabetica Diuretica
	Phenothiazine	–	Psychopharmaka Antihistaminika
	Halogenierte Salicylsäurederivate (einschl. Chlorsalicylsäurebutylamid)	–	Antimykotica Antibakterielle Wirkstoffe
	Isatinderivate	–	Laxantien
	Cyclamat	–	Süßstoff
Phototoxisch:	Bestimmte Tetracycline	–	Antibioticum
	Nalidixinsäure	–	Antibioticum

In der Tabelle 6 sind einige Stoffe mit photosensibilisierenden Eigenschaften aufgeführt. Von diesen Stoffen haben in letzter Zeit bestimmte halogenierte Salicylsäurederivate, die als antibakterielle Zusätze in Seifen und anderen Kosmetika verwendet werden, viel Aufmerksamkeit erregt. Hinsichtlich der lichtsensibilisierenden Wirkung bestehen zwischen den verschiedenen Verbindungen dieser Gruppe aber große Unterschiede, und die stärksten Photosensibilisatoren sind bereits ausgemerzt worden, wie z. B. Tetrachlorsalicylanilid und Bithionol.

Das Besondere der Photoallergie liegt in der Bildung des Antigens. Die Bindung des kleinmolekularen Haptens an den hochmolekularen Träger kann nur erfolgen, wenn dem System Lichtenergie zugeführt wird. Meistens bewirkt die Lichteinwirkung eine photochemische Umwandlung des Haptens, z. B. eine Oxydation oder Radikalbildung. Sobald sich das Antigen komplettiert hat, verläuft die Pathogenese wie beim Kontaktekzem. Untersuchungen mehrerer Autoren haben gezeigt, daß sich die Photoallergie wie die Kontaktallergie im Tierversuch mit Hilfe von lymphoiden Zellen passiv übertragen läßt. Photochemisch gebildete Hapten-Protein-Komplexe sind in der Lage, Lymphozyten in vitro spezifisch zu stimulieren (8).

Im allgemeinen bildet sich die Photoallergie nach Elimination der auslösenden Stoffe zurück. Bei 10 bis 20% bleibt die Lichtüberempfindlichkeit jedoch noch mehrere Jahre nach Absetzen des ursprünglich auslösenden Medikamentes bestehen. Wie es zu dieser sogenannten persistierenden Lichtreaktion kommt, ist im einzelnen noch unbekannt. Es soll nicht unerwähnt bleiben, daß aus einem photoallergischen Ekzem eine gutartige reaktive Reticulose der Haut, auch actinisches Reticuloid genannt, hervorgehen kann. Massive Lichenifikation und flächige, teigige Infiltrate im Bereich lichtexponierter Partien sind die führenden Kennzeichen. In den letzten Jahren wurden sogar einzelne Beobachtungen von maligner Reticulose mitgeteilt, die sich aus einem actinischen Reticuloid entwickelt haben sollen.

Abschließend sei bemerkt, daß die größte Zahl der an der Haut auftretenden allergischen Arzneimittelreaktionen harmloser Natur und therapeutisch meist beherrschbar sind. In jedem Falle sollte aber die Bemühung dahin gehen, die ätiologischen Zusammenhänge soweit wie nur möglich zu klären, um damit in die Lage versetzt zu werden, den Patienten durch unwissentliche erneute Allergenzufuhr vor größerem Schaden zu bewahren.

Literatur

1. BRAUN-FALCO, O., und H. J. BANDMANN (Hrsg.): Das Lyell-Syndrom – Syndrom der verbrühten Haut. Verl. H. Huber, Bern-Stuttgart-Wien 1970.
2. BURCKHARDT, W.: Untersuchungen über die Photoaktivität einiger Sulfanilamide. Dermatologica (Basel) *83*, 64 (1941).
3. COOMBS, R. R. A., und P. G. GELL: Classification of allergic reactions responsible for clinical hypersensitivity and disease, in «Clinical Aspects of Immunology», hrsg. von P. G. H. Gell und R. R. A. Coombs; Blackwell Scientific Publ., Oxford, 2nd Ed. S. 575, 1968.
4. DOERR, R.: Allergie in «Die Immunitätsforschung, Ergebnisse und Probleme in Einzeldarstellungen». Springer-Verl. Wien 1951.
5. ENGELHARDT, A. W.: Die Diagnostik fixer Exantheme und deren auslösende Noxen. Hautarzt *11*, 49 (1960).
6. EPSTEIN, ST.: Photoallergy and primary photosensitivity to sulfanilamide. J. invest. Dermat. *2*, 43 (1939).
7. ILLIG, L., und K. W. KALKOFF: Zum Formenkreis der Purpura pigmentosa progressiva. Hautarzt *21*, 497 (1970).
8. JUNG, E. G.: Photoallergie. Zschr. f. Haut- u. Geschl.-Krkh. *47*, 329 (1972).
9. KNOWLES, F. C., H. B. DECKER und R. P. KANDLE: Phenolphthalein dermatitis – an experimental study including reproduction of the eruption in skin transplants. Arch. of Dermat. (Chicago) *33*, 227 (1936).
10. LEVINE, B. B.: Immunochemical mechanisms involved in penicillin hypersensitivity in experimental animals and in human beings. Vth International Congreß of Allergology Madrid, 10.–16. Oktober 1964, Editional Paz Montalvo, S. 66, 1964.
11. LOEB, H.: Über Adalinexantheme. Arch. f. Dermat. u. Syph. (Berlin) *131*, 128 (1921).
12. LOUIS, PH.: Zur ätiologischen Diagnostik von fixen Arzneimittelexanthemen. Zschr. Haut- u. Geschl.-Krkh. *47*, 387 (1972).
13. MACHER, E.: Immunologische Mechanismen der Allergie. Zschr. f. Haut- u. Geschl.-Krkh. *47*, 307 (1972).
14. MULZER, P., und R. HABERMANN: Adalinexantheme unter dem Bilde der Purpura Majocchi. Zschr. ges. Neurol. u. Psychiat. *128*, 374 (1930).
15. SCHNEIDER, C.: Immunochemistry of Penicillin. In. «Penicillin Allergy». Hrsg. von G. T. Stewart und J. P. McGovern. Ch. Thomas, Springfield/Ill. 1970, S. 23.
16. SCHULZ, K. H.: Syndrome der Arzneimittelallergie. Zschr. f. Haut- u. Geschl.-Krkh. *47*, 319 (1972).
17. SCHULZ, K. H.: Probleme der Arzneimittelallergie in «Fortschritte der klinischen Immunologie». Hrsg. von K. Kleinsorge; Verl. G. Fischer, Jena, S. 105 (1966).
18. SCHULZ, K. H., E. SCHÖPF und O. WEX: Allergische Berufsekzeme durch Ampicillin. Berufsdermatosen *18*, 132 (1970).

19. Penicillin Allergy, hrsg. von G. T. Stewart, J. P. McCovern. Ch. Thomas, Springfield / Ill. 1970.
20. VELTMAN, G.: Zur Kenntnis des Adalin-Exanthems. Zschr. f. Haut- u. Geschl.-Krkh. 27, 11 (1959).
21. DE WECK, A. L.: Penicillinallergie. Dtsch. med. Journal 21, 1154 (1970).
22. DE WECK, A. L.: Immunochemical Mechanisms of Hypersensitivity to Antibiotics. Solutions to the Penicillin Allergy Problems. In: «New Concepts in Allergy and Clinical Immunology». Proc. VII. Internat. Congr. of Allergology, Florenz. Excerpta Med., S. 208 (1971).
23. WELSH, A. L.: The fixed Eruption. Ch. Thomas, Springfield / Ill., 1961.
24. WEUTA, H.: Das Ampicillin-Exanthem – Bericht über eine klinische Erfassungsaktion. Arzneimittelforschung 22, 1300 (1972).

Diskussion

G. K. STEIGLEDER, Köln

In Köln kommen mehr Patienten mit Pigmentpurpura in die Klinik als in früheren Jahren. Diese Zunahme ist nicht nur auf die barbituratfreien Schlafmittel mit Adalin und Sedormid und auf Beruhigungsmittel wie Valium und anderer Psychopharmaka zurückzuführen, es ist auch an die Zunahme des Chininkonsums zu denken. Chinin ist nicht nur in Tonic-Water, sondern auch in Limonaden und einigen Biersorten enthalten.

Immunologische und besonders IgE-Untersuchungen bei Arzneimittelexanthemen

GEORG BREHM

Universitäts-Hautklinik, Mainz

Allergische Arzneimittelnebenwirkungen unter dem Bilde der verschiedensten Arzneiexantheme sind ein recht häufiges Ereignis. Das Verhalten der Immunglobuline und hier besonders des IgE soll Gegenstand meiner Ausführungen sein.

Vergleicht man bei Arzneiexanthemen IgG, IgA und IgM auf dem Höhepunkt der Hauterscheinungen und nach Abklingen derselben, so sind keine signifikanten Unterschiede feststellbar. Beim Vergleich mit einer Kontrollgruppe jedoch sind die Unterschiede bei IgG und IgA signifikant im Sinne einer Erhöhung bei den erkrankten Personen, beim IgM sind keine Unterschiede nachweisbar.

Das sind indes Befunde, die wir schon 1969 beim internationalen Kongreß für Dermatologie in München bringen konnten.

Bei allergischen Arzneimittelnebenwirkungen treten im Serum IgG und IgM Antikörper auf, die jedoch nicht immer für die klinischen Erscheinungen verantwortlich sind. Wir haben dies am Beispiel der Penicillinallergie zusammen mit Wellensik vor einigen Jahren gezeigt und wir konnten z. B. bei Lues-Patienten vor einer Penicillinkur IgG und IgM Antkörper gegen Penicillin nicht nachweisen, diese waren jedoch nach einer Penicillinkur von 12 Mega vorhanden, ohne daß klinische Erscheinungen auftraten.

Unser besonderes Interesse gilt jedoch jetzt dem erst seit einigen Jahren bekannten Immunglobulin E, welches mit der Reaginaktivität im engsten Zusammenhang gebracht wird. Es kommt im Serum des Menschen in sehr geringen Mengen vor, und zwar im Gegensatz zu anderen Immunglobulinen nicht in Milligramm, sondern in Nanogramm pro ml.

Nach JOHANNSON beträgt der Mittelwert beim Gesunden etwa 248 Nanogramm pro ml. Da eine genaue gewichtsmäßige Bestimmung heute noch nicht durchgeführt werden kann, sind die Untersuchungen, die ich ihnen zeigen werde, in Einheiten pro ml ausgedrückt, wobei eine Einheit etwa einem Nanogramm entspricht. Aus diesen kleinen Mengen ergibt sich auch die Schwierigkeit der quantitativen Bestimmung, wobei die übliche radiale Immunodiffusion nach Mancini nicht durchführbar ist, jedoch diese in Kombination mit einer Markierung durch radioaktives Jod von Rowe zu einer brauchbaren Methode ausgearbeitet wurde. Wir haben in der ersten Zeit Bestimmungen mit der Roweschen Methode durchgeführt, sind dann aber, wegen der Zeitersparnis und der Bestimmbarkeit kleinerer Mengen, auf die Methode von Johannson, Bennich und Wide übergegangen. Es handelt sich hier um den sog. radioimmunosorbent assay (RISA): dabei wird IgE – ^{125}J dem Patientenserum, in dem IgE gemessen werden soll, zugesetzt. Danach wird an Sephadex gebundenes Anti-IgE hinzugefügt. Während der Inkubation konkurrieren das radioaktive IgE und das IgE des Serums um das Anti-IgE. Durch Mitlaufenlassen eines Standard-IgE kann nun festgestellt werden, wie hoch die Gesamtmenge des im Patientenserum vorhandenen IgE ist. Die zweite Methode, den sog. Radioallergosorbent-Test (RAST) haben wir aus technischen Gründen leider noch nicht durchführen können, hierbei lassen sich durch Kopplung des spezifischen Antigens an Sephadex und Hinzufügen von Patientenserum im Letzteren spezifische IgE-Antikörper nachweisen. Insgesamt wurden

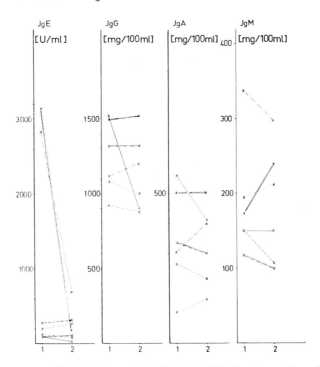

Tab. 1: Bestimmung von IgE, IgG, IgA und IgM bei Penicillinallergie am Tage der Aufnahme (1) und 6 Tage danach (2), nach Besserung bzw. Abheilung der Hautveränderungen.

bei 63 Patienten Seren untersucht, davon bei 22 Kranken mehrfach im Verlauf der Erkrankung. Bei der Penicillinallergie zeigten sich in 2 Fällen sehr hohe Werte mit 2830 bzw. 3150 E/ml, die nach Abklingen des Exanthems nach 7 bzw. 14 Tagen auf Werte von 695 bzw. 177 E/ml absanken. Hinsichtlich des Penicillins machten bereits JUHLIN, JOHANNSON, BENNICH, HIGMANN und THYRESSON 1969 die gleiche Beobachtung: Nur bei Penicillinurticaria in 2 Fällen waren Werte von 800 bzw. 1175 ng/ml zu bestimmen. Alle anderen Urticarien und die sog. Drug eruptions lagen im Normbereich. Bei unseren Untersuchungen wiesen eine Barbitursäureallergie mit 1550 E/ml, eine Pyrazolonallergie mit 2300 E/ml und eine Vasculitis allergica auf Schmerzmittel mit 610 E/ml ebenfalls hohe Werte auf. Alle anderen Arzneimittelexantheme zeigten IgE-Spiegel bis 560 E/ml. Nach den Untersuchungen von ARBESMAN, ITO, WYPYCH und WICHER waren bei 10 Arzneimittelreaktionen die IgE-Spiegel nicht höher als 300 ng/ml.

Eine Patientin, von der bekannt war, daß sie auf Penicillin mit Nebenerscheinungen reagiert hatte, erhielt zur Behandlung ihrer Lues Tetrazyklin i.v. Es kam sofort nach der Injektion zu Erscheinungen, die einem anaphylaktischen Schock glichen. Bei Bestimmung der IgE-Spiegel war jedoch auffällig, daß sich diese im Laufe der Erkrankung kaum veränderten. Vor der Injektion 72 E/ml, nach dem sog. anaphylaktischen Schock 25 E/ml. Es erhebt sich hier die Frage, ob es sich um eine echte anaphylaktische Reaktion gehandelt hat oder ob nicht andere Mechanismen (z. B. Histaminausschüttung oder ähnliches) hierbei eine Rolle gespielt haben.

Berücksichtigt man die klinische Erscheinungsform der Arzneimittelallergie der Haut

Sonstige Medikamente

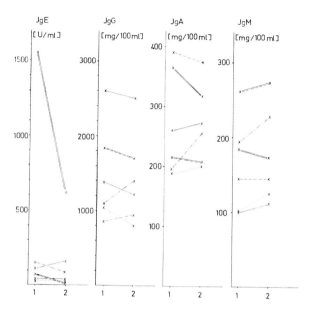

Tab. 2: Arzneimittelexantheme auf verschiedene Medikamente. Bestimmung von IgE, IgG, IgA und IgM am Tage der Aufnahme (1) und 6 Tage danach (2), nach Besserung bzw. Abheilung der Hautveränderungen.

und die Höhe des IgE-Spiegels, so können statistisch signifikante Unterschiede nicht gefunden werden. Einzelne hohe Werte fanden sich bei makulösen Exanthemen, bei der Vasculitis allergica, der Purpura Schönlein, dem Erythema nodosum und dem Erythema exsudativum multiforme. Lediglich beim Penicillin waren urticarielle Veränderungen in zwei Fällen durch hohe IgE-Werte ausgezeichnet.

Setzt man die Höhe des IgE-Spiegels in Verbindung mit dem die Allergie auslösenden Medikamente so fanden sich die höchsten Werte bei Penicillin, Pyrazolon und Barbitursäure. Durch die gleichen Medikamente hervorgerufene andere Erkrankungen und auch Exantheme durch Sulfonamide, Phenacetin, Chinin und Chinidin, Nalidixinsäure, Phenolphthalein, Glyvenol u. a. zeigten Werte im Normbereich.

Es handelt sich sicherlich um ein dynamisches Geschehen. So spielt der Zeitpunkt der Blutentnahme und der Untersuchung für die Höhe des IgE-Spiegels sicher eine wichtige Rolle. Das zeigt sich deutlich, wie aus den Abbildungen zu ersehen, bei den 2 Patienten mit Penicillinallergie und der 1 Barbitursäureallergie, wo schon nach 6 Tagen ein deutlicher Abfall der Gesamtmenge des IgE nachweisbar war. In einigen Fällen war, auch bei relativ niedrigem IgE-Spiegel, ein Absinken nach 6 Tagen festzustellen. Die Interpretation dieser Befunde ist z. T. noch schwierig. Bedeutet das Fehlen eines erhöhten Reaginspiegels, daß keine Allergie vorliegt oder spielen evtl. zelluläre Immunitätsreaktionen eine Rolle, die durch eine IgE-Bestimmung nicht zu fassen sind? Schließlich handelt es sich hier um die Bestimmung der Gesamt-IgE-Menge und nicht der spezifischen Antikörper. Der Radioallergosorbent-Test wird hier wohl weitere Einblicke in dieses Problem bringen und uns evtl. erlauben, eine spezifische Diagnose zu stellen.

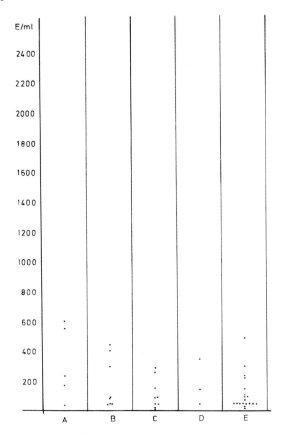

Tab. 3: IgE-Blutspiegel in Abhängigkeit von der Morphe des Arzneimittelexanthems (ohne Penicillinallergie).

A = Vasculitis allergica, Purpura Schönlein, progressive Pigmentpurpura.
B = Erythema nodosum, Erythema exsudativum multiforme.
C = urticarielle Exantheme.
D = fixe Exantheme.
E = sonstige Exantheme.

Literatur

Arbesman, C. F., K. Ito, J. I. Wypych and K. Wicher: Measurement of serum IgE by a one-step single radial radiodiffusion method. J. Allergy. Clin. Immunol. 49, 72–80 (1972).
Brehm, G.: Immunologische Reaktionen bei Arzneimittelexanthemen. Arch. klin. exp. Derm. 237, 181–184 (1970).
Brehm, G.: Immunologische Probleme bei dermatologischen Erkrankungen. Hautarzt 23, 99–106 (1972).
Brehm, G., und J. Wellensik: unveröffentlichte Untersuchungen.
Johannson, S. G. O., H. Bennich and I. Wide: A new class of immunglobulin in human serum. Immunology 14, 265–272 (1968).
Juhlin, L., S. G. O. Johannson, H. Bennich, C. Higman and N. Thyresson: Immunglobulin E in dermatoses. Arch. Derm. 100, 12–16 (1969).
Rowe, D. S.: Radioactive single radial diffusion. Bull. Wld. Hlth. Org. 40, 613–616 (1969).

Die retikulo-histiozytäre Reaktion der Haut auf Arzneimittel

S. Marghescu

Dermatologische Klinik und Poliklinik der Ludwig-Maximilians-Universität München
(Direktor: Prof. Dr. med. O. Braun-Falco)

Aus klinisch-praktischen Gründen ist es sinnvoll, die allergischen Nebenwirkungen an der Haut zunächst in generalisierte und lokalisierte Formen einzuteilen.

Die generalisierten allergischen Arzneimittelexantheme können sich klinisch als Sofort-Typ-Allergien manifestieren, wie die Urticaria, die Serumkrankheit und der anaphylaktische Schock. Eine andere Gruppe ist durch die hämorrhagische Note der Effloreszenzen charakterisiert und tritt als Morbus Schamberg, Vasculitis allergica oder thrombopenische Purpura in Erscheinung. Schließlich können Arzneimittelexantheme entweder Infektionskrankheiten des Kindesalters, wie Masern, Scharlach oder Röteln, oder Dermatosen anderer Genese, wie Erythema exsudativum multiforme, Erythema nodosum oder Lichen ruber planus nachahmen.

Eine Unterteilung der lokalisierten Formen der allergischen Arzneimittelnebenwirkungen an der Haut geschieht zweckmäßigerweise nach Art der Verabreichung des Medikamentes. Örtlich angewendete unvertragene Arzneimittel können das klinische Bild eines allergischen Kontaktekzems, eines lichtprovozierten allergischen Kontaktekzems oder eines Arthus-Phänomens hervorrufen. Systemisch verabreichte Medikamente können als fixes Arzneimittelexanthem, als lichtprovoziertes Arzneimittelexanthem oder als retikulo-histiozytäre Reaktion auf Arzneimittel umschriebene Hautareale betreffen. Letztere soll klinisch und histologisch kurz umrissen werden.

Bei der retikulo-histiozytären Reaktion auf Arzneimittel handelt es sich um hell- bis lividrote, scharf begrenzte, bogig konfigurierte polsterartige Schwellungen ohne epitheliale Beteiligung, die beim Betasten ein zelluläres Infiltrat vermuten lassen (Abb. 1). Sie treten einzeln oder in mehreren Herden in Erscheinung und lokalisieren sich häufig, jedoch nicht ausschließlich im Gesichtsbereich. Außer einem Spannungsgefühl bestehen meist keine subjektiven Beschwerden. Nach einer Spontanrückbildung in Tagen bis Wochen erscheint ein eventuell auftretender neuer Herd nicht zwangsläufig an der gleichen Hautstelle.

Die histologische Untersuchung liefert charakteristische Veränderungen:

Die Epidermis ist weitgehend unauffällig. Nur stellenweise kann eine geringe Exoserose und Exozytose festgestellt werden. Das obere Corium zeigt eine oedematöse Auflockerung des Bindegewebes. Im Vordergrund des histologischen Bildes stehen Gefäßveränderungen und ein perivaskulär orientiertes Infiltrat im Corium (Abb. 2).

Die Gefäße sind z. T. erweitert, z. T. zeigen sie durch Endothelschwellung und Proliferation eine Lumenverengung, die bis zur Zusinterung einzelner Lumina reichen kann. Die Gefäßwände sind oedematös aufgelockert und von einem intramuralen Infiltrat durchsetzt (Abb. 3). Das Infiltrat setzt sich im wesentlichen aus Lymphozyten und Histiozyten zusammen, aber auch Plasmazellen und eosinophile Leukozyten sind zu beobachten. Im Infiltratbereich ist eine geringe Gitterfaserneubildung nachweisbar.

Das klinische Bild erinnert am ehesten an einen Lupus erythematodes tumidus oder an eine Retikulose der Haut. Mit Hilfe der histologischen Untersuchung können jedoch diese mit Sicherheit ausgeschlossen werden.

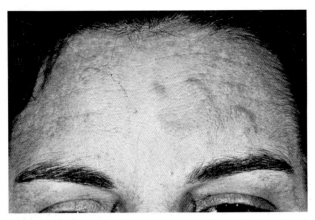

Abb. 1: Hellrote, bogig konfigurierte polsterartige Hautinfiltrate im Stirnbereich.

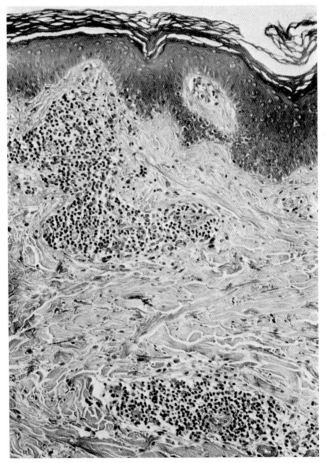

Abb. 2: Unter einer weitgehend unauffälligen Epidermis perivaskulär orientiertes Infiltrat im Corium. Mikr. Vergr. 1:40.

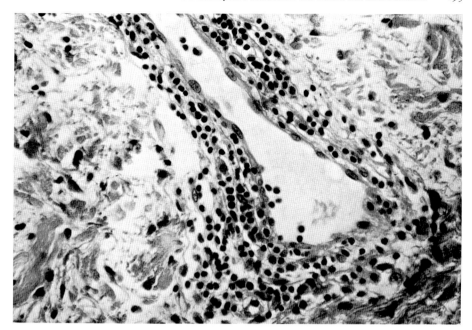

Abb. 3: Die Gefäßwände sind ödematös aufgelockert und zeigen ein intramurales Infiltrat. Mikr. Vergr. 1:100.

Praktisch unmöglich ist dagegen die Abgrenzung des Krankheitsbildes gegenüber der sog. «lymphocytic infiltration» von JESSNER und KANOF (1), da die klinische Morphe identisch ist und die histologischen Veränderungen eine auffällige Ähnlichkeit zeigen. Lediglich das ausgeprägte intramurale Infiltrat der Gefäßwände, die bei der «lymphocytic infiltration» nicht beschrieben worden ist, könnte histologisch als differentialdiagnostisches Merkmal angeführt werden.

Entsprechende klinische Beobachtungen lassen es trotzdem als sehr wahrscheinlich erscheinen, daß zumindest ein Teil der als «lymphocytic infiltration» eingeordneten Krankheitsbilder eine allergische Reaktion auf Arzneimittel darstellen. In diesem Sinne hat sich auch STEIGLEDER (2) geäußert, da er klinisch und histologisch mit der «lymphocytic infiltration» identische Veränderungen nach Einnahme von Analgetika beobachtet hat.

Literatur

1. JESSNER, M., and N. B. KANOF: Lymphocytic infiltration of the skin. Arch. Derm. Syph. (Chic.) 68, 447–449 (1953).
2. STEIGLEDER, G. K.: Haut. In: HEINTZ, R.: Erkrankungen durch Arzneimittel. Diagnostik, Klinik, Pathogenese, Therapie. S. 103–130, Georg Thieme Verlag, Stuttgart 1966.

Diskussion

G. K. Steigleder, Köln

Veränderungen im Sinne der Lymphocytic infiltration, so wie sie von Herrn Marghescu gezeigt wurden, sehen wir in Köln in letzter Zeit wieder gehäuft. Zum Teil gelingt es uns, sie auf Arzneien zurückzuführen, bei manchen dieser Patienten aber nicht. Ich halte die Veränderung allerdings nicht für eine retikulohistiozytäre Reaktion, sondern für eine lymphadenoide Reaktion der Haut, die nach meiner Auffassung das häufigste Infiltrat der Haut überhaupt ist, wahrscheinlich Anzeichen einer Spätreaktion, die sich unter den verschiedensten Bedingungen vom Insektenstich bis zum Arzneiexanthem an der Haut abspielt. Die Infiltrate scheinen mir nicht in die Gefäßwand einzudringen, sondern von dieser auszugehen, nach neueren Befunden wahrscheinlich von Zellen, die von der Blutbahn in das Gewebe auswandern. Die Einbeziehung der Gefäßwand, wie von Marghescu gezeigt, ist beim Granuloma faciale eosinophilicum beschrieben.

Allergien durch zahnärztliche Fremdstoffe

F. GASSER
Prothetische Abteilung des Zahnärztlichen Institutes der Universität Basel
(Prof. Dr. med. et med. dent. F. GASSER)

Die Reaktionsformen, mit denen der Zahnarzt konfrontiert wird, gehören fast ausschließlich der «Allergie vom verzögerten Typ» (Spättyp) an.

Die zahnärztlichen Allergene stammen sowohl aus dem Bereich der in der *konservierenden Zahnmedizin* und der *Prothetik* verwendeten Fremdstoffe, als auch aus der Gruppe der *Medikamente*.

Rein zahnärztliche Fremdstoffe

Rein zahnärztliche Fremdstoffe umfassen Substanzen, die man bei der Behandlung von Zahnwurzeln als sog. *Wurzelbehandlungen* und *Wurzelfüllungen* verwendet, sodann *Amalgame*, die in großer Zahl zu Zahnfüllungen verarbeitet werden; ferner *Legierungen aus der Edelmetallreihe* und aus der Gruppe des *Chrom-Nickelstahls* (sog. nichtrostender Stahl) sowie *eisenfreie Legierungen* der Kombination Cr, Co, Mo, Ni. Dazu gesellen sich seit etwa 30 Jahren *synthetische Kunststoffe*.

Eine nicht kleine Anzahl von Nebenwirkungen durch zahnärztliche Behandlungsstoffe ist bekannt, ohne daß eine statistische Erfassung möglich geworden wäre. Die Feinheiten stofflicher Einflüsse werden im ganzen genommen – trotz gefestigter Erkenntnisse – noch ungenügend durchschaut.

Bei diesen Fremdstoffwirkungen ist zweifellos allergischen Vorgängen eine dominierende Stellung einzuräumen. Dazu kann es jedoch nur kommen, wenn die Stoffe als Ganzes, oder einzelne ihrer Bestandteile in Lösung gehen und infolgedessen reaktogen werden können, indem sie Allergen-Eigenschaften annehmen.

Löslichkeitsvorgänge sind für zahnärztliche Behandlungsmaterialien möglich, sofern sie in ihrer Zusammensetzung oder in ihrem Strukturenzustand ungünstig vorliegen.

Wurzelbehandlungen und -füllungen

Eine Vielfalt von Mitteln sind zu Wurzelbehandlungen empfohlen worden (es sind dies meist Stoffmischungen, die als jahrelange medikamentöse Depots in den Wurzelkanälen der Zähne verbleiben). Schätzungsweise ist – nach Literaturangaben – mit etwa 100 Wurzelbehandlungsmedikamenten und über 200 Wurzelfüllsubstanzen zu rechnen. Das Studium der damit zusammenhängenden Fragen erfolgte vornehmlich vom pathohistologischen Gesichtskreis aus. Allergische Nebenwirkungen – in der Literatur vereinzelt beschrieben – sind nicht leicht zu erfassen; es erfolgte bis heute noch keine systematische Bearbeitung dieser subtilen Fragestellungen.

Beispiel: 1964 hat NIGGEBRUEGGE über ein Ekzem an allen Extremitäten und am Stamm einer jüngeren Patientin berichtet, das mit großer Wahrscheinlichkeit auf eine Vitalamputation des +27 mit anschließender Überdeckung mit N_2-Amputationspaste (normal) zurückgeführt werden konnte. Der vorgenommene Epikutantest mit N_2 am Oberarm zeigte schon nach 24 Stunden eine heftige Reaktion. Entfernen der N_2-Amputationspaste und Ersetzen durch ein Kalkpräparat ließ innerhalb von 8 Tagen die alten und neuen Effloreszenzen verschwinden.

Edelmetall-Legierungen

Allgemein herrscht die Ansicht vor, Edelmetallegierungen, d. h. Golde von 18, 20 und 22 Karat, seien im Munde unangreifbar und würden deshalb in jedem Falle reaktionslos vertragen. Dies ist nur bedingt richtig! Das Verhalten von Edelmetallegierungen im Munde hängt nicht allein von ihrem Gehalt an Edelmetall wie Gold oder Platin ab, sondern ebenso von der Beschaffenheit ihres kristallinen Aufbaus.

Edelmetallegierungen können infolge ungeeigneten Verarbeitens strukturell verdorben vorliegen, z. B. durch Überhitzen beim Aufschmelzen, durch Oxyd- und Poreneinschlüsse während des Gußvorgangs, durch Vernachlässigung der Homogenisierung usw. In diesem Zustand können sich an ihnen durch chemische Einflüsse (Auflösung von Oxyden) oder durch elektrochemische Prozesse (Bildung galvanischer Elemente) Auflösungsvorgänge ergeben. Dabei werden die unedlen Legierungsbestandteile, wie Kupfer und Zink, herausgelöst.

Daß Korrosion an zahnärztlichen Edelmetallegierungen zu Krankheitserscheinungen im Munde selbst oder als Fernwirkung führen kann, ist durch Beobachtungen an Patienten sowie durch metallographische Untersuchungen und Testungen erhärtet.

Liegt Metallkorrosion vor, so ist mit 3 Wirkungsmöglichkeiten zu rechnen: Intoxikation, galvanischen Strömen, allergischer Reaktion.

Beobachtungen über allergische Manifestationen von im Munde sich befindenden Edelmetallegierungen zeigten sowohl lokale Symptome in Form von Kontaktentzündungen als auch Fernwirkungen, speziell an der Haut.

Beispiel: Eine Feststellung betrifft eine Patientin, die 11½ Jahre an einem Ekzem mit Lokalisation an beiden Handrücken und den Beugeseiten der Handgelenke litt. Das Ekzem begann ungefähr ein halbes Jahr nach dem Einsetzen von 2 Goldkronen. Zahlreiche Bläschen, heftiger Juckreiz – zeitweise abheilend – wurden durch immer wiederkehrende Schübe abgelöst. Therapieversuche bestanden in der Anwendung von Salben und Röntgenstrahlen. Ein Erfolg blieb aus: Die hausfraulichen Arbeiten waren erschwert, da Wasser und Waschmittel nicht mehr vertragen wurden.

Die Therapie bestand im Entfernen der beiden Goldkronen, ohne Extraktion der Zähne. 7 Tage später waren die Hautveränderungen kaum mehr sichtbar. Wasser und Waschmittel hatten keinen schädlichen Einfluß mehr auf die Haut. Es liegt hier eine Dauerheilung vor.

Die metallographische Untersuchung zeigte Kronen aus 22karätigem Rotgold, nebeneinander homogene und inhomogene Strukturen, Oxydeinschlüsse und Korrosionserscheinungen.

Diese Erkrankungen sind Zufallsbeobachtungen, da Patienten mit Hautausschlägen nicht beim Zahnarzt Heilung suchen. Statistische Angaben darüber sind deshalb nicht möglich. Auch hier ließe sich wahrscheinlich durch Zusammenarbeit mit der Dermatologie noch manches erkennen.

Amalgam

Dem Amalgamproblem wird in letzter Zeit wiederum vermehrte Beachtung geschenkt. Medizinisch betrachtet stellt sich die Frage, ob das Quecksilber der Zahnamalgame gesundheitsschädlich sein könnte, und zwar für den Zahnarzt und sein Hilfspersonal als Verarbeiter oder für den Patienten als Empfänger. Beides ist möglich, in welchem Umfang, ist jedoch nicht abgeklärt.

Kurz läßt sich Folgendes sagen: Die Großzahl der Menschen verträgt offenbar Amalgamfüllungen ohne Folgen. Es bleibt jedoch die Tatsache, daß unerwünschte Nebenwirkungen und lange Sensibilisierungszeiten möglich sind. Die Sensibilisierung kann durch eine erste Amalgamfüllung infolge Quecksilberabgabe eintreten, oder es liegt die Sensibilisierung durch eine frühere medikamentöse Behandlung mit quecksilberhaltigen Präparaten vor.

Über alle diese Fragestellungen besitzen wir bis heute keine ausreichenden Aufschlüsse, doch dürften die neuesten Untersuchungen von RADICS, die in letzter Zeit in unserem Institut durchgeführt worden sind, eine gewisse Richtung weisen.

RADICS untersuchte alte korrodierte Amalgamfüllungen auf ihren Quecksilbergehalt. Dabei verglich er mit Elektronen-Röntgenmikrosonden die korrodierten Randzonen der Füllungen mit den darunterliegenden Schichten auf den relativen Gehalt an Zinn und Quecksilber.

Die Untersuchungen zeigten, daß die korrodierten Randzonen zinnreich aber *quecksilberarm* sind. Dies beweist, daß durch das Korrodieren der Amalgamfüllungen Quecksilber abgegeben wird. Durch die ständige Quecksilberabgabe besteht die Gefahr einer dauernden Sensibilisierung des Organismus, wodurch eine Allergisierung auf Quecksilber ausgelöst werden könnte.

Beobachtungsgut über allergische Erkrankungen durch Quecksilber liegt vor, doch ist es nicht sehr umfangreich. Immerhin weist es darauf hin, daß unerwünschte Reaktionen möglich sind.

Beispiel: STRASSBURG und SCHUEBEL veröffentlichten 1967 folgende Beobachtung: Jahrelang im Munde befindliche Silberamalgamfüllungen riefen bei einer 45jährigen Patientin plötzlich rezidivierende und generalisierte allergische Reaktionen hervor. Diese bildeten sich erst nach Entfernen aller Amalgamfüllungen zurück. Der vorausgegangene Epikutantest mit dem aus alten Füllungen entnommenen Silberamalgam verlief positiv.

Ein späterer unbeabsichtigter Expositionsversuch (zufälliger Kontakt mit organischen Quecksilberverbindungen – Saatgut) führte zu einem Rezidiv des Krankheitsbildes. Damit wurde die Diagnose «Quecksilberallergie» noch einmal bestätigt.

Gewiß sind die Kenntnisse über Sensibilisierungen bzw. allergische Manifestationen durch Amalgamfüllungen in Forschung und Praxis spärlich. Aufgrund der bis jetzt vorliegenden Beobachtungen kann als sicher angenommen werden, daß Sensibilisierungen und allergische Manifestationen durch im Munde vorhandene Amalgame ausgelöst werden können. Über die Häufigkeit des Vorkommens läßt sich nichts Bestimmtes sagen.

Unedelmetall-Legierungen

Bei den eisenhaltigen Chrom-Nickel-Legierungen (rostfreier Stahl, Edelstahl) können Fe-III (bewiesen durch F. PERGER, 1954), Chrom und Nickel (bewiesen durch SIDI, 1952) als Allergene wirken.

Von den eisenfreien Legierungen auf der Basis von Chrom und Kobalt, evtl. mit kleinen Zusätzen von Mangan, Molybdän, Wolfram, Tantal und Silizium sind uns keine Sensibilisierungen bekannt.

Prothesenmaterialien: Kunststoffe

Unerwünschte Einflüsse von Prothesenmaterialien, vor allem synthetischen Kunststoffen, sind am besten bekannt.

Häufigkeit: Über die Häufigkeit von stofflich bedingten Überempfindlichkeitsreaktionen gehen die Angaben in der Literatur auseinander. Für rein allergische Geschehen variieren sie von $0,5°/_{00}$ bis $5°/_{00}$. Höher liegen die Angaben – ohne aber mit Zahlen belegt zu sein – für die Nebenwirkungen chemisch-toxischer Natur.

Verteilung auf die Geschlechter: In überwiegender Zahl wird das weibliche Geschlecht von Überempfindlichkeitsreaktionen der Mundschleimhaut befallen. Nach Angaben von RITCHIE und Mitarbeiter betreffen dreiviertel der Beobachtungen Frauen, vorwiegend in der Menopause.

Mit Prothesenmaterialien verbinden sich Kontaktallergien mit und ohne subjektive Sensationen (Kontaktentzündungen, Schleimhaut- und Zungenbrennen, Veränderung der Speichelsekretion oder der Geschmacksempfindungen). Doch können auch nur subjektive Erscheinungen, wie Hitzegefühl und Brennen an den Schleimhäuten, vorliegen. Auch sind Fernreaktionen beobachtet worden.

Durch Stoffschädigungen können chemisch-toxische oder allergische Reaktionen auftreten. Die allergische Form konnte 1957 durch den Internisten Prof. M. WERNER anhand von Testungen mit Speichelfraktionen nachgewiesen werden.

Ursachen von Nebenwirkungen: An erster Stelle wird das Monomer beschuldigt, d. h. die zum Anrühren des pulverförmigen Polymerisates verwendete Flüssigkeit. Die toxische Wirkung konnte von verschiedenen Autoren (BRUNEL, DECHAUME, UHLIG u. a.) festgestellt werden.

Neben den Restmonomeren werden auch noch Stabilisatoren (Hydrochinon), Akzeleratoren (Peroxyde) und Pigmentfarbstoffe für die Sensibilisierung verantwortlich gemacht.

Nach FALCK können auch Gärungsprodukte und Bakterientoxine, die sich auf porösen Platten ansiedeln, pathogen wirken.

In jüngster Zeit wird auch dem Einfluß von Produkten, die zur Prothesenreinigung empfohlen werden und der Candida albicans (TURRELL) vermehrte Bedeutung zugemessen.

Vorgehen bei der Identifizierung pathogener Allergene in der Prothetik

Folgendes Vorgehen hat sich als praktisch erwiesen:
1. Erhebung einer genauen *Anamnese* und Symptomatologie, wobei von Bedeutung ist, ob schon allergische Krankheiten manifest waren.
2. *Internistische Untersuchung*, um symptomatische Prothesenstomatopathien auszuschließen. Die tiefere Ursache liegt dann in einer Störung des Gesamtorganismus. Als typische Beispiele seien erwähnt: Diabetes mellitus, Magenkrankheiten, hormonale Störungen. Die Prothese kann bei diesen Symptomen dann in der Mundhöhle einen Mit- oder Nebenfaktor bilden.
3. *Candida albicans:* kommt bei 70–80% der Menschen als Saprophyt in der Mundhöhle vor. Bei Patienten mit Stomatopathien *ohne* objektive Symptome ist nach unseren Beobachtungen die Candida albicans stark vermehrt vorhanden.

4. Durchführung des *Eliminations- und Expositionsversuchs* mit der unveränderten Prothese.
5. Weiteren Einblick vermittelt die *Feingoldfolientestung* (Feingold ist als indifferentes Material zu bewerten). Die Prothesenteile, die für eine Stoffnebenwirkung in Betracht kommen, werden durch Aufkleben einer Feingoldfolie abgedeckt, wodurch ihr direkter Kontakt mit den Mundgeweben und dem Speichel verhindert wird.
6. Von den Testungen an der Haut kommt für die Praxis in erster Linie der *Epikutantest* in Frage.

Beispiel: Patientin F. B., geboren 1908. *Diagnose:* Prothesenstoffunverträglichkeit. *Anamnese:* Patientin trug im Unterkiefer eine partielle Kautschukprothese. Als die letzten Restzähne extrahiert werden mußten, wurden totale Kunststoffprothesen eingesetzt (1966). Nach wenigen Tagen entwickelte sich ein anschwellendes Brennen der Mundschleimhaut, das sich nach rund 14 Tagen bis zur Unerträglichkeit steigerte. Der Eliminationsversuch ließ die Beschwerde abklingen, das Wiedereinsetzen der Prothese löste das Schleimhautbrennen sofort wieder aus. Eine Goldfolientestung wurde nicht vorgenommen. Ein Hauttest mit Prothesenmaterial verlief negativ. Die Herstellung von 3 neuen Kunststoffprothesen und verschiedene Unterfütterungen brachten keine Linderung oder gar Heilung.

Befund: Mundschleimhaut und Kieferkammschleimhaut normal. Zunge o. B. Obere und untere totale Kunststoffprothese mit Porzellanzähnen, Artikulation normal.

August 1967 Mundschleimhauttestung mit Testplatten aus PVS-Spritzguß. Die Testplatten wurden reaktionslos vertragen. Daraufhin Anfertigung neuer totaler Prothesen in Ober- und Unterkiefer mit Porzellanzähnen (Lumin Vacuum) und dem gleichen Spritzgußmaterial (Oktober 1967). Schon 2 Tage nach dem Einsetzen der neuen Prothesen stellten sich die alten Unverträglichkeitserscheinungen wieder ein: Gaumenbrennen, Unterlippenschwellung, Quincke-Ödem. Was war die Ursache? Beim Spritzen der oberen Prothese war der obere rechte Schneidezahn abgebrochen. Der Zahntechniker befestigte einen neuen Zahn mit Hilfe eines Selbstpolymerisates. Anscheinend genügte diese minime Menge Polymerisat mit Restmonomer, um die Reaktion wieder auszulösen.

Therapie

Die Therapie der Allergien besteht im allgemeinen in der Entfernung der verwendeten unverträglichen Materialien.
- *Allergien durch Wurzelfüllungsmaterialien:*
  Entfernen der Wurzelfüllung, was sich meist nicht vollständig bewältigen läßt. Daher – als ultima ratio – die Extraktion der wurzelgefüllten Zähne.
- *Unedelmetall-Legierungen:*
  Auswechseln des unverträglichen Materials gegen ein verträgliches.
- *Edelmetall-Legierungen:*
  Ersetzen des noziven, verdorbenen Goldes durch ein neues, mundbeständiges und homogenisiertes.
- *Amalgame:*
  Entfernung aller Amalgamfüllungen. Neue Füllungen aus Zement, oder besser aus homogenisiertem Gold oder den neuen Composite-Materialien einsetzen.
- *Zahnärztliche Prothesen:*
  Austausch des Prothesenmaterials. Medikamentöse Behandlung führt nie zum Erfolg.
- *Candida albicans:*
  Bei Candida albicans positiven Patienten soll ein Versuch mit einem Mykostaticum (Nystatin usw.) versucht werden.

Ausblick

Es wurde versucht, einen Einblick in die Allergieprobleme vom Gesichtspunkt des Odonto-Stomatologen zu vermitteln.

Diese Probleme sind nicht einfach zu überblicken und zu erfassen. Es harrt noch vieles der Abklärung! Nur eine weitgehende Zusammenarbeit von Zahnärzten mit Spezialärzten, wie Dermatologen, Allergologen, Internisten, Hals-Nasen-Ohren-Ärzten, kann sich befruchtend auf unser Gebiet, die Zahnmedizin, auswirken.

Literatur

Chruchaud, S., et P. G. Frei: L'allergie médicamenteuse. Schweiz. med. Wschr. 97, 47, 1568 (1967).
Gasser, F.: Über Fremdstoffdeponierungen im Munde, in Forschung und Praxis. Schweiz. Mschr. Zahnheilk. 77, 4, 307 (1967).
Gasser, F.: Les infections bucco-dentaires et leur retentissement sur l'organisme. Rev. internat. des Serv. de Santé des Armées de terre, de mer et de l'air 43, 7/8, 595 (1970).
Gasser, F.: Reaktionen der Mundschleimhaut durch Materialeinwirkungen von totalen Prothesen. Schweiz. Mschr. Zahnheilk. 80, 9, 985 (1970).
Gasser, F.: Amalgam in Klinik und Forschung. Schweiz. Mschr. Zahnheilk. 82, 62 (1972).
Helle, S.: Urticaria bei Chromatallergie. Z. Haut-Geschl.-Kr. 47, 8 (1972).
Idsoe, O., T. Guthe, R. R. Willox und A. L. de Weck: Art und Ausmaß der Penicillinnebenwirkungen unter besonderer Berücksichtigung von 151 Todesfällen nach anaphylaktischem Schock. Schw. med. Wschr. 99, 33, 34, 35, 1190, 1221, 1252 (1969).
Jung, E. G.: Photoallergie. Z. Haut-Geschl.-Kr. 47, 8 (1972).
Klaschka, F.: Kontakt-Allergie gegen Chrom- und andere Metallverbindungen. Z. Haut-Geschl.-Kr. 47, 8 (1972).
Laetzsch, E.: Bronchialasthma durch Gummisauger. Dtsch. Zahnärztebl. 11 (1961).
Nyquist, G.: The biological effect of monomeric acrylic. Int. dent. J. 14, 242 (1964).
Paetzold, O. H.: Der Läppchentest als Hautverträglichkeitsprüfung. Z. Haut-Geschl.-Kr. 47, 8 (1972).
Radics, J.: Strukturuntersuchungen, Potentialmessungen und Quecksilberabgabe der Amalgamfüllungen. Diss, Freiburg/Basel, 1966.
Radics, J., H. Schwander und F. Gasser: Die kristallinen Komponenten der Silberamalgam-Untersuchungen mit der elektronischen Röntgenmikrosonde. Zahnärztl. W./Rdsch. 79, 23/24, 1031 (1970).
Reither, W.: Auswirkungen der Prothese auf die Mundschleimhaut. Dtsch. Zahnärztebl. XXI, 3, 120 (1967).
Rheinwald, U.: Über das edle Verhalten der Amalgame. Dtsch. Zahnärztl. Z. 23 (1955).
Riethe, P., R. Marxkors und E. Wannenmacher: Amalgamgutachten (Kurzfassung). Zahnärztl. Mitteil. 56, 315 (1966).
Schöpf, E.: Praktisch wichtige Probleme der Gruppenallergie. Z. Haut-Geschl.-Kr. 47, 8 (1972).
Schüle, H.: Gefahren bei der Chemotherapie pyogener Infekte. Zahnärztl. W. 68, 19, 715 (1967).
Schulz, K. H.: Allergien gegenüber Medikamenten und Stoffen, die der Zahnarzt benutzt. Deutscher Zahnärzte Kalender, C. Hanser, München, 1972.
Schulz, K. H.: Syndrome der Arzneimittelallergie. Z. Haut-Geschl.-Kr. 47, 8 (1972).
Sidi, E., und M. Hincky: Les eczémas aux gants de caoutchouc. Presse méd. 63 (1954).
Spreng, M.: Allergie und Zahnmedizin (2. Aufl.) J. A. Barth, Leipzig, 1963.
Spreng, M.: Kompendium der Stomatologie. Karger, Basel/New York, 1966.
Strassburg, M., und F. Schübel: Generalisierte allergische Reaktion durch Silberamalgamfüllungen. Dtsch. Zahnärztl. Z. 22, 1, 3 (1967).
Turrel, A. J., und Ch. Clifford: Allergy to denture base materials, fallacy or reality. Dent. Abstr. 11, 482 (1966).
Werner, M.: Zur Diagnostik der Paladon-Allergie. Allergie und Asthma 1, 1958.
Weitere Literatur beim Verfasser.

Untersuchungen zur Frage der Überempfindlichkeitsreaktionen gegen Chirurgisches Nahtmaterial

E. TEUBNER

Unfallchirurgische Abteilung der Krankenanstalten Göppingen

Die Chirurgen stellen an das chirurgische Nahtmaterial zwei Forderungen: Das eine ist die Reißfestigkeit im Faden und Knoten, also die mechanische Brauchbarkeit eines Nathmaterials und unsere zweite grundsätzliche Forderung ist die Gewebeverträglichkeit, die über die Anwendungsmöglichkeit in der Chirurgie entscheidet.

Wir müssen uns darüber im klaren sein, daß jeder anorganische oder organische Stoff im menschlichen Gewebe Reaktionen auslöst, wenn er nicht die gewebseigene Form und Zusammensetzung besitzt. Je dicker der Faden oder Knoten, je mehr Chemikalienrückstände aus der Fadenproduktion mit dem Faden implantiert werden, um so größer ist der mechanische Fremdkörperreiz.

Aus dieser Gegenüberstellung der von den einzelnen Nahtmaterialien ausgelösten Gewebereaktionen von NOCKMANN 1968 können Sie erkennen, daß Tantal den geringsten Gewebereiz auslöst.

Als vor 40 Jahren der rostfreie Stahl eingeführt wurde, war damit ein großer Fortschritt erzielt worden. Die Erfahrung zeigte aber, daß Chrom-Stahl und auch 18/8 Molybdän nicht korrosionsbeständig waren.

Rostbraunen und schwärzlichen Verfärbungen der Gewebe durch chemische Entzündungen bei der Korrosion folgten oft Sekundärinfektionen, verzögerte Wundheilungen und Spätinfektionen. Der Begriff einer Metallose, einer abakteriellen, entzündlichoedematösen Reaktion der Haut über dem metallischen Implantat mit Rötung, Überwärmung, Steigerung der Berührungsempfindlichkeit bis zu Schmerzen mit Schuppungen, Tendovaginitiden, Synovitiden, großflächigen Ekzemen und auch Abszedierungen ist seit der Erstbeschreibung durch HICKS 1957 chirurgisches Allgemeingut geworden.

Diese chemischen Gewebsirritationen sind erst seit Einführung der heutigen geschmiedeten, austhenitischen Kobalt-Chrom-Molybdän (Vitallium) seltener geworden.

Allergische Überempfindlichkeitsreaktionen gegen chirurgisches Nahtmaterial sind solche Metallosen nicht und auch bei Polyesterfäden, Polyamiden, Seide und Zwirn nicht nachgewiesen worden.

Das Katgut aber, das sicherlich seit 1½ Tausend Jahren, jedenfalls seit Galen, in der Chirurgie verwendet wird, steht im Grad der ausgelösten Gewebereaktionen an erster Stelle. Seine Chromierung verhindert zwar eine rasche Resorption des Katgut, die Auflösung erfolgt schleichend und dauert über Wochen. Auch ist die Zellreaktion in den ersten Tagen geringer, die Summe aller Abbaureaktionen aber beträgt beim Chromkatgut ein mehrfaches des Katgut-Plain und schwerste Chrom-Allergien mit urticariellen Reaktionen, Exacerbation präexistenter Ekzeme mit Ödemen, nekrotisierenden Entzündungen der Fadenumgebung, aber auch gefäßbezogene lympho-histiocytären Spätreaktionen sind wiederholt beschrieben worden (TRITSCH et al. 1967).

Ähnliche allergische Herd- und Fernreaktionen gelten für Jodkatgut, das geringere Entzündungsreaktionen über 2–3 Wochen auszulösen vermag, das aber beim Vorliegen einer Jodallergie massive Infiltrationen und Erytheme zu verursachen vermag. Jodkatgut ist deshalb im allgemeinen verlassen worden. Eine Allergie gegen plain-Katgut wurde bisher nicht zuletzt aus merkantilen Gründen zum Mythos erklärt.

Katgut, ein Explantat der Dünndarmsubmucosa des Hammels oder des Rindes, muß aber als Fremdprotein angesehen werden, wenn es dem Menschen implantiert wird.

Der dünnschichtchromatographische Vergleich verschiedener Katgutsaiten mit Kollagen zeigt Ihnen, daß plain-Katgut zu 95% den gleichen ungewöhnlichen Hydroxyprolingehalt aufweist, der für das Skleroprotein Kollagen charakteristisch ist. Die Antigenität des Kollagen ist aber bereits 1954 durch ROTHBARD und WATSON 1956 und später von STEFFEN, TIMPLE und WOLFF 1962 und 1967 nachgewiesen worden.

Die chemische Vergleichbarkeit von Katgut und Kollagen zeigen auch UV-Absorptionsspektren im Beckmann-Spektrophotometer. Das Absorptionsspektrum zwischen 240 bis 300 kann als Maßstab für die Kollagenreinheit herangezogen werden, so daß Ihnen diese vergleichenden UV-Spektrogramme deutlich werden lassen, daß die handelsüblichen Katgutsorten überwiegend, wenigstens zu 95%, aus Kollagen bestehen.

Nachdem STEFFEN mit dem Antiglobulinkonsumptionstest (AGKT) der Nachweis zirkulierender, monovalenter Antikörper gegen Kollagen gelang, bot sich diese Methode auch zur Untersuchung der Antigenität des Katgut an.

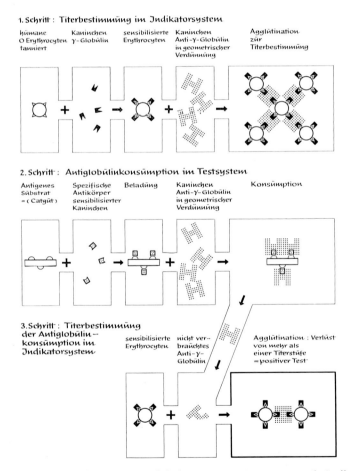

Abb. 1: Schematische Darstellung des Antiglobulin-Konsumptionstestes nach Steffen.

Wir haben 14 weiblichen Kaninchen über 4 Wochen durch intraperitoneale Injektionen von Katgutschleifstaub und komplettem Freudschen Adjuvans sensibilisiert und das Serum dieser sensibilisierten Tiere mit der passiven Hämagglutination in der BOYDEN-Technik überprüft.

Beim Antiglobulinkonsumptionstest (AGKT) wird die Konsumption von Antiglobulin, also eines Coombs-Serums, in Titerstufen gemessen. Dazu ist ein Indikatorsystem notwendig. Durch die Vorbehandlung menschlicher Nullerythrozyten mit Tanninsäure läßt sich auf deren klebriger Oberfläche Kaninchengammaglobulin auflagern, so daß ein zugefügtes Antikaninchen-Gammaglobulin zur passiven Hämagglutination in bestimmter Titerhöhe führt.

Wird Katgut mit dem Serum sensibilisierter Tiere inkubiert, so bindet das Antigen zirkulierende Antikörper ab. Wird ein Antikaninchen-Gammaglobulin hinzugegeben, wird auch dieses am Gammaglobulin fixiert und verbraucht. Nicht konsumiertes Antiglobulin läßt sich abpipettieren und wird im Indikatorsystem erneut geprüft. Tritt gegenüber der Basiskonsumption ein Titersprung von 2 und mehr Titerstufen auf, so mußte Antiglobulin verbraucht worden sein, d. h. es mußten Antikörper vorhanden gewesen sein.

Tab. 1: Ergebnisse des AGK-Testes bei 14 mit Katgut sensibilisierten Kaninchen.

Tier: Kaninchen Hammelkatgut sensibilisiert	Antigen Hammelplain Katgut	Boydentiter humane O-Ery, tann., Kanin.-γ-Glob. sens.	Basiskonsumption ‹unspez. Konsumption›	Antiglob. Konsumption ‹spez. Konsumption›	Ergebnis in Titerstufen	Wertung
Nr. 1	„	1 : 128	1 : 64	1 : 16	2	+
2	„	1 : 128	1 : 64	1 : 8	3	+
3	„	1 : 128	1 : 64	1 : 8	3	+
4	„	1 : 128	1 : 64	1 : 16	2	+
5	„	1 : 128	1 : 32	1 : 16	1	±
6	„	1 : 128	1 : 32	1 : 32	0	−
7	„	1 : 128	1 : 64	1 : 16	2	+
8	„	1 : 128	1 : 64	1 : 64	0	−
9	„	1 : 128	1 : 64	1 : 32	1	±
10	„	1 : 128	1 : 128	1 : 8	4	+
11	„	1 : 128	1 : 128	1 : 32	2	+
12	„	1 : 128	1 : 64	1 : 16	2	+
13	„	1 : 128	1 : 64	1 : 64	0	−
14	„	1 : 128	1 : 64	1 : 64	0	−

8 von 14 Tieren zeigten eine solche positive Konsumption im Antiglobulininkonsumptionstest (AGKT), so daß entsprechend der Leistungsfähigkeit dieser Methode geschlossen werden muß, daß über die Hälfte der sensibilisierten Tiere zirkulierende Antikörper entwickelt hatten (Tab. 1).

Mit dem AGKT läßt sich also die Immunogenität des Katgut belegen.

Eine Spezies-Spezifität besitzt dieser monovalente Antikörper aber nicht, denn er reagierte mit Hammelkatgut, Rinderkatgut und Kalbskollagen und auch die Vorbehandlung des Katgut mit Wasserstoffperoxyd H_2O_2 oder die Sterilisation mit Äthylenoxyd oder Cobalt 60 in einer Dosis von 2,5 mega/rad hatte keinen Einfluß auf die spezifische Konsumption (Tab. 2).

Tab. 2: Kreuzreaktionen des Antikörpers gegen Hammel-Katgut, Rinder-Katgut und reinem Kalbskollagen.

Versuchstier: Kaninchen Hammelplain-Katgut sensibilisiert	Antigen	Boyden-Titer	Basiskonsumption	AGK-Titer	Ergebnis in Titerstufen	Wertung
Nr. 7	Hammelplain-Katgut Äthylenoxyd sterilisiert	1 : 128	1 : 64	1 : 16	2	+
	Rinderplain-Katgut Äthylenoxyd sterilisiert	1 : 128	1 : 64	1 : 16	2	+
	Hammelplain-Katgut CO 60 sterilisiert H_2O_2 vorbehandelt	1 : 128	1 : 64	1 : 16	2	+
	Rinderplain-Katgut CO 60 sterilisiert H_2O_2 vorbehandelt	1 : 128	1 : 64	1 : 16	2	+
	Kalbskollagen rein	1 : 128	1 : 64	1 : 16	2	+
Nr. 8	Hammelplain-Katgut Äthylenoxyd sterilisiert	1 : 128	1 : 64	1 : 64	0	−
	Rinderplain-Katgut Äthylenoxyd sterilisiert	1 : 128	1 : 64	1 : 64	0	−
	Kalbskollagen rein	1 : 128	1 : 64	1 : 64	0	−
Nr. 9	Hammelplain-Katgut	1 : 128	1 : 64	1 : 32	1	±
	Rinderplain-Katgut	1 : 128	1 : 64	1 : 32	1	±
	Kalbskollagen rein	1 : 128	1 : 64	1 : 32	1	±
Nr. 10	Hammelplain-Katgut 25 mg	1 : 128	1 : 128	1 : 8	4	+
	Rinderplain-Katgut 25 mg	1 : 128	1 : 128	1 : 8	4	+
	Kalbskollagen rein 25 mg	1 : 128	1 : 128	1 : 8	4	+
Nr. 11	Hammelplain-Katgut 25 mg	1 : 128	1 : 128	1 : 32	2	+
	Rinderplain-Katgut 25 mg	1 : 128	1 : 128	1 : 32	2	+
	Kalbskollagen rein 25 mg	1 : 128	1 : 128	1 : 32	2	+
Nr. 12	Hammelplain-Katgut Äthylenoxyd sterilisiert 25 mg	1 : 128	1 : 64	1 : 16	2	+
	Hammelplain-Katgut CO 60 sterilisiert H_2O_2 vorbehandelt 25 mg	1 : 128	1 : 64	1 : 16	2	+
	Rinderplain-Katgut Äthylenoxyd sterilisiert 25 mg	1 : 128	1 : 64	1 : 16	2	+
	Rinderplain-Katgut CO 60 sterilisiert H_2O_2 vorbehandelt 25 mg	1 : 128	1 : 64	1 : 16	2	+

Dies bestätigte sich auch in der Immunfluoreszenztechnik. Die Markierung einer Antigen-Antikörperreaktion gelingt mit Tetramethyl-Rhodamin-B-Isothiocyanat, dessen Emissionsspektrum im gelben Bereich liegt, so daß sich die gelbe Rhodaminfarbe deutlich gegenüber der grünen Eigenfluoreszenz des Kollagen und des Katgut abhebt.

Hier ein Hammelpartikel, äthyenoxyd-sterilisiert, das mit dem Serum sensibilisierter Tiere überschichtet wurde und diese typische Rhodaminfarbe zeigt (Abb. 2).

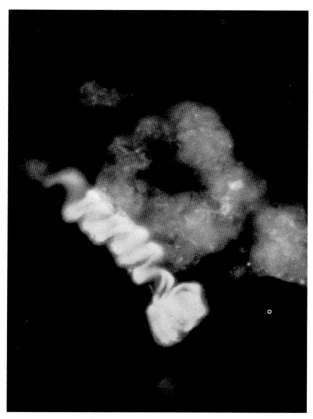

Abb. 2: Tier Nr. 3; AGKT = 3 positive Immunfluoreszenz in der Mehrschichttechnik mit Tetramethyl-Rhodamin-B-Isothiocyanat, Ultrablaulicht, Sperrfilter 530, 125fach vergrößert.

Hier ein Partikel vom Rinderkatgut, Cobalt 60-sterilisiert und H_2O_2-vorbehandelt, das eine spezifische Markierung erkennen läßt, die sich deutlich genug von der Autofluoreszenz des Hintergrundes abhebt (Abb. 3).

Und hier eine spezifische Markierung von Kollagenschwamm, Cobalt 60-sterilisiert, das sich bei der Betrachtung im Fluoreszenzmikroskop unter dem Blaulicht als gelbe Farbe deutlich von der Autofluoreszenz des Kollagen im grünen Spektralbereich abhebt (Abb. 4).

Auch mit der Immunfluoreszenztechnik läßt sich also ein humoraler monovalenter Antikörper gegen Katgut nachweisen, der keine Spezies-Spezifität besitzt und eine Kreuzreaktion mit Hammelkatgut, Rinderkatgut und Kollagen aufweist.

Im Gewebe entwickelt die Katgutallergie nach der intracutanen Injektion von Katgutsuspension beim sensibilisierten Tier und beim Menschen das Phänomen der immunologischen Spätreaktion.

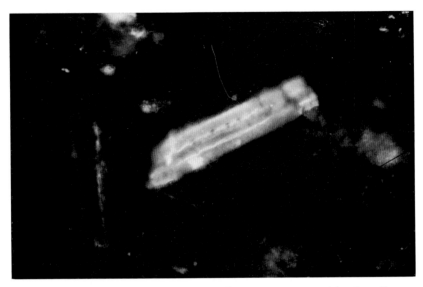

Abb. 3: Tier Nr. 11, AGKT = 2 positive Immunfluoreszenz im UV-Licht, Sperrfilter 530, 125-fach vergrößert.

Alle 14 Tiere entwickelten nach der intracutanen Injektion Spätreaktionen, die sich am Kaninchenohr oder an der enthaarten Rückenhaut, in den ersten 12 Stunden als flüchtiges Erythem, nach 48 Stunden aber als knötchenhafte Induration am Ort der Antigeninjektion zu erkennen gaben. Die Injektion einer Katgutpartikel-Suspension in die vordere Augen-

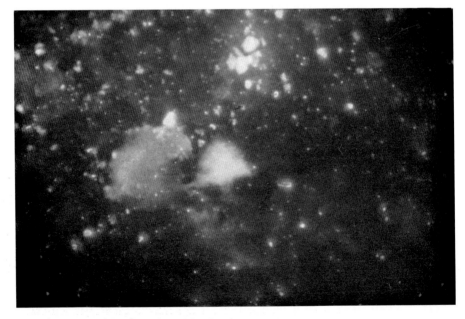

Abb. 4: Tier Nr. 4, AGKT = 2. Kollagenschwamm (Ethicon) Ultrablaulicht, Sperrfilter 530, 78-fach vergrößert.

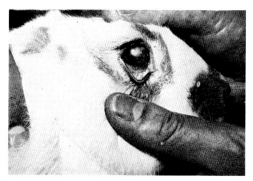

Abb. 5: Ophthalmologisch bestätigte Iritis nach Injektion von sterilen Katgutpartikeln in die vordere Augenkammer eines gegen Katgut sensibilisierten Kaninchens.

kammer sensibilisierter Kaninchen hatte schwerste Iritiden und vordere und hintere Synechien zur Folge (Abb. 5).

Eine Kontrollgruppe von 7 Tieren, die nicht vorsensibilisiert waren, zeigte keine derartigen Reaktionen.

Nach wiederholten Katgutexpositionen ließen sich solche Hautreaktionen auch beim Menschen nachweisen.

Hier ein positiver Intracutantest bei einem 4mal voroperierten Patienten. Sie erkennen die Rötung im Bereich des injizierten Kollagens und des Katgut bei negativen Reaktionen in der Kochsalzkontrolle und der Supramidkontrolle, die wir bewußt als partikuläre Kontrolle mit einsetzen (Abb. 6).

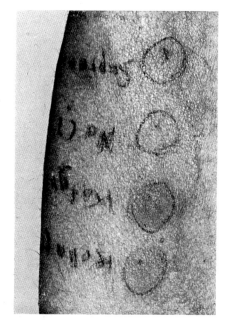

Abb. 6: Positive Erythemreaktion 12 Std. nach intracutaner Injektion von je 0,1 ml Kollagen, Hammelplain-Katgut und Supramit. Kontrolle mit physiologischer Kochsalzlösung.
Pat. W. K., 61jähr. Mann, Kr. Reg. Nr. 8404/68, 1927 Herniotomie rechts, 1939 Appendektomie, 1961 Magenresektion nach Billroth II, 1964 Strumektomie. Positiver Intracutantest 4 Jahre nach der letzten Katgutexposition.

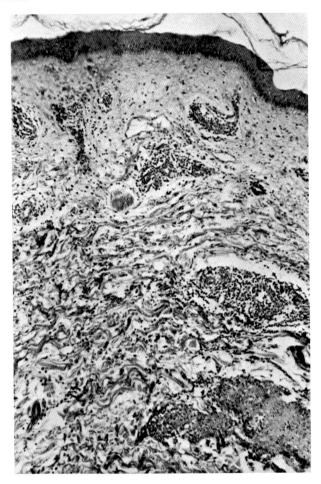

Abb. 7: Invasives Stadium der Immunreaktion 24 Std. nach intracutaner Injektion von Katgutpulver, suspendiert in physiologischer NaCL-Lösung. Färbung: HE, Vergrößerung 10fach.
Pat. G. K., 46jähr. Mann, Kr. Reg. Nr. 6428/68, Abdominaloperation 1931, 1954, 1955, 1968.

5 Patienten boten sich freundlicherweise an, Excisionen solcher Erytheme vorzunehmen lassen, so daß wir tierexperimentelle und menschliche Hautexcisionen histologisch vergleichen konnten.

Nach einer möglicherweise unspezifischen eosinophilen exsudativen Phase in den ersten 12 Stunden kommt es nach 24–28 Stunden zu charakteristischen perivenösen Infiltraten von mononukleären Zellen, unter denen besonders kleine und mittelgroße Lymphozyten, Plasmazellen und Histozyten auffallen, die in das Antigen eindringen (Abb. 7).

Nach einer infiltrativ destruierenden Phase steht nach 72 Stunden eine proliferative Entzündung im Vordergrund des Gewebsgeschehens, und diese histiozytäre Reaktion führt bis zur Entwicklung von Granulomen (Abb. 8).

Auch die kleinen Gefäße beteiligen sich an dieser proliferativen Reaktion, Endothelschwellungen und Adventitiaabsprossungen sind erkennbar und vielleicht sind diese Gefäßwandproliferationen mit Lumeneinengung die Ursache dafür, daß Granulome nach 3–4 Wochen einschmolzen (Abb. 9). So sahen wir bei 5 Tieren Spätabszesse 3 und 4 Wochen nach der intracutanen Injektion, die sich alle bakteriologisch als steril erwiesen.

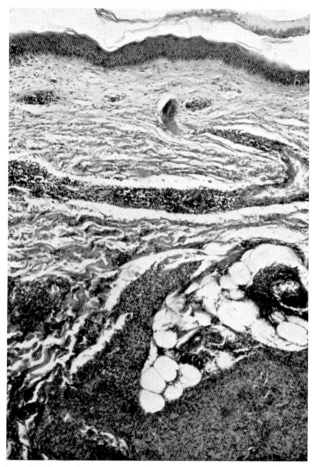

Abb. 8: Proliferatives Stadium der Immunreaktion 72 Stunden nach intracutaner Injektion von Katgutpulver, suspendiert in physiologischer NaCL-Lösung. Färbung: HE, Vergrößerung 10fach. Pat. W. H., 45jähr. Mann, Kr. Reg. Nr. 3814/68, Abdominal-OP 1953 und 1958.

In der Haut sind die Manifestationen der Katgutallergie vergleichsweise harmlos und unbedeutend. Für die praktische Chirurgie kann aber Bedeutung erlangen, daß wir bei Probelaparotomien der Tiere ausgedehnte intraperitonele Adhäsionen nachweisen konnten. Diese Adhäsionen bestanden nicht nur am Ort der intraperitonealen Injektion, sondern auch auf der Gegenseite zwischen Peritoneum parietale und viscerale und waren besonders dort aufzufinden, wo vaskularisierte Briden das Katgut in Granulomform deponiert hatten (Abb. 10 und 11).

Zu einer vorzeitigen Resorption des Katgut im Rahmen der Katgutallergie kommt es also nicht. Es ist vielmehr mit einer verzögerten histiozytären und nicht leukozytären Resorption zu rechnen, die längere Zeit beansprucht als bei nicht senibilisierten Organismen. (Abb. 12). Wunddehiszenzen oder Platzbauchreaktionen haben wir deshalb bei Probelaparotomien sensibilisierter Kaninchen nicht beobachten müssen.

Wenn wir nach gesicherten Überempfindlichkeitsreaktionen gegen chirurgisches Nahtmaterial fragen und die Chrom- oder Jodallergie außer acht lassen, dann muß auch plain-Katgut zu den antigenen Stoffen gezählt werden. Entzündliche oder granulomatöse Überempfindlichkeitsreaktionen sind sicher nur bei besonders disponierten Personen von kli-

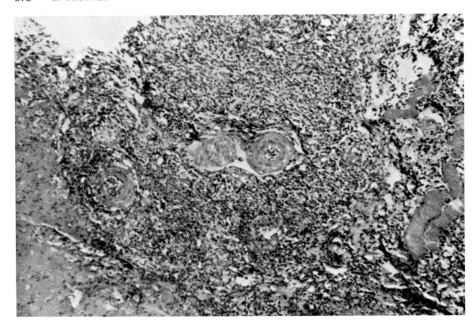

Abb. 9: Gefäßveränderung 72 Std. nach der Antigeninjektion innerhalb einer produktivhistiozytären Reaktion. Färbung: HE, 20fach.

nischer Relevanz, mit der hohen Spezifität des Intracutantestes zu diagnostizieren und gegenüber bakteriellen Spätabszessen immunologisch abzugrenzen.

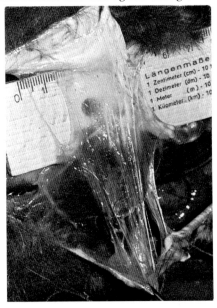

Abb. 10: Intraperitoneale, teilweise vaskularisierte Briden, 1 Jahr nach der Sensibilisierung von Kaninchen mit plain-Hammel-Katgut und Freudschem Adjuvans.

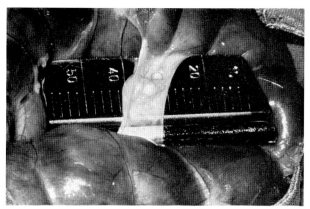

Abb. 11: Vaskularisierte Bride am Dickdarm eines Katgut-sensibilisierten Kaninchens mit zentralem Antigen-Depot.

Die Chirurgie brauchte also zunächst auf die Anwendung von Katgut nicht zu verzichten. Die Industrie hat trotzdem diesen Erkenntnissen Rechnung getragen. Aus Entwicklungen des Cyanamid-Konzerns liegt jetzt ein geflochtener, absorbierbarer, vollsynthetischer Faden aus Polyglykolsäure vor, der hydrolytisch abgebaut wird, ohne leucozytäre Enzyme und beginnend vom 15. Tag an resorbiert wird, endgültig nach 60–90 Tagen absorbiert ist und eine bessere Gewebeverträglichkeit als die von Katgut, Seide oder Zwirn verspricht.

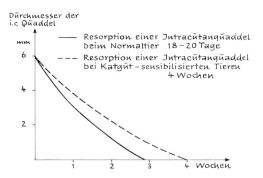

Abb. 12: Resorptionszeit von intracutan injiziertem Katgut beim sensibilisierten Kaninchen im Vergleich zum Normaltier.

Das ist der letzte Stand der Dinge. Das Thema bleibt für alle Chirurgen aktuell, weil die Geschichte und die Möglichkeit der Chirurgie nicht zuletzt von der Entwicklung des Nahtmaterials und seiner Indifferenz geprägt wurden und auch in Zukunft mitbestimmt werden dürften. So ist die Geschichte der Chirurgie eng mit der Geschichte ihrer Nahtmaterialien verbunden und deren Weiterentwicklung bleibt ein ständiges Anliegen aller Chirurgen.

Literatur beim Verfasser.

Versuche zur Isolierung des Roggenpollenallergens

W. Jorde und H. F. Linskens

Innere Abteilung des Krankenhauses Bethanien für die Grafschaft Moers in Moers (Chefarzt Prof. Dr. med. G. Worth) und Botanisches Institut der Universität in Nijmwegen/Holland (Direktor: Prof. Dr. H. F. Linskens)

Untersuchungen an Pollenallergenen werden üblicherweise mit solchen Pollenarten durchgeführt, die für den betreffenden Einzugsbereich der Untersucher eine besondere klinische Aktualität besitzen. Hierbei sind die angewandten Methoden den vorhandenen Fähigkeiten und technischen Gegebenheiten angepaßt. Aus diesen Gründen sind wohl die unterschiedlichen Ergebnisse und die hieraus gezogenen Schlüsse über die Natur von Pollenallergenen zu erklären. Als jüngstes Beispiel sei die Arbeit von Belin und Mitarbeitern (1) erwähnt, welche versuchten, mit Immunofluoreszenz das Allergen im Pollen zu lokalisieren. Sie fanden es an der Außenwand und diskutieren eine Arbeit von Knox und Mitarbeitern (14), die mit der gleichen Methode das Allergen an der Innenwand des Pollens nachwiesen. Jene verwandten Ragweed-, die anderen Birkenpollen.

Jeder Isolierungsversuch eines Allergens ist zunächst ein Suchen nach geeigneten Methoden, allergenaktive von allergen*in*aktiven Substanzgruppen aus einem Stammextrakt zu trennen (11). Die größte Schwierigkeit bereitet hierbei der Nachweis der Allergenaktivität. Erst ab einer z. Z. noch nicht bekannten und noch nicht meßbaren absoluten Konzentration läßt sich ein qualitativer Nachweis erbringen (18). Ob es sich im einzelnen um Hauttestungen, Provokationsproben oder in-vitro-Reaktionen handelt ist gleich.

Der Pollen des Roggen (Secale cereale L.) ist für unser Einzugsgebiet ein klinisch bedeutsames Allergen, da dieses Getreide in großem Umfang angebaut wird (7). Bereits

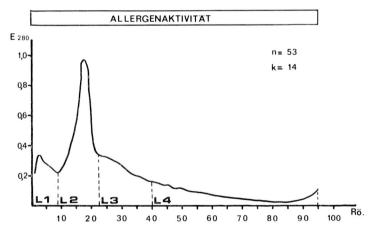

Abb. 1: Elutionsdiagramm eines Roggenpollenextraktes nach Auftrennung mit trägerfreier Elektrophorese im Flüssigkeitsfilm. Verteilung der Allergenaktivität in den Fraktionen L_1–L_4. n = Zahl der getesteten Roggenpollenallergiker, k = Zahl der getesteten Kontrollpersonen.

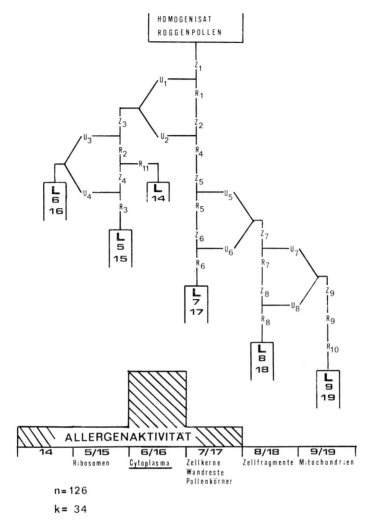

Abb. 2: Diagramm der Ultrazentrifugation eines Roggenpollenextraktes zur Gewinnung der Fraktionen L5-L9 bzw. L14-L19. Verteilung der Allergenaktivität in den gewonnenen Fraktionen (n und k siehe Abb. 1).

DUNBAR (5), PRAUSNITZ (20) und KAMMANN (12) haben ihm besondere Beachtung geschenkt und eine Reihe auch heute noch gültiger chemischer Daten über ihn zusammengetragen. In jüngster Zeit haben SCHEIBE und LOEWE (21) über Untersuchungen zur Dialysierbarkeit seiner Allergene berichtet.

Ziel unserer Untersuchungen war es, die Allergenaktivität im Roggenpollen zu lokalisieren und durch weitere Differenzierung nach einzelnen Organellstrukturen dem Allergen näherzukommen.

Der *Nachweis der Allergenaktivität* in den von uns gewonnenen Fraktionen erfolgte mit der Prick- oder Intrakutantestung bei klinisch gesicherten Roggenpollenallergikern. Die Bewertung der Hautreaktionen wurde mit dem Ergebnis eines kommerziellen Roggenpollenextraktes (Allergopharma, Hamburg) verglichen und in der üblichen Weise mit +, ++, +++ angegeben. Die Zahl der getesteten Probanden ist in den Abbildungen mit n bezeichnet. Um unspezifische Reaktionen auszuschließen, wurden jeweils nichtsensibilisierte Personen mit analogen Konzentrationen getestet, deren Zahl auf den Abbildungen mit k aufgeführt ist. Von Provokationsproben haben wir im jetzigen Stadium der Untersuchung noch abgesehen.

Da es zunächst unser Anliegen war, in den gewonnenen Fraktionen Allergenaktivität und nicht mögliche Einzelallergene nachzuweisen, gehen wir auf die Standardisierung der Fraktionen zum Testen nicht weiter ein. Die Herstellung der Ausgangslösungen für die Fraktionierung erfolgte methodengerecht, im wesentlichen als wäßrige Lösung (19).[1]

Die *Testungen* erfolgten an verschiedenen Institutionen und Kliniken, wodurch schnell größere Kollektive erreicht wurden. Gleichzeitig erhielt die Untersuchung dadurch den Rahmen eines Blindversuches. An den Untersuchungen beteiligten sich freundlicherweise: Frau Dr. GOTTMANN-LÜCKERATH, Univ.-Hautklinik, Köln, und die Herren Dres. BOHLMANN, Univ.-Kinderklinik, Essen, FUCHS und GRONEMEYER, Deutsche Klinik für Diagnostik, Wiesbaden, LEGOWSKI, Ruhrlandklinik, Essen-Heidhausen, RUPPERT, Köln, SCHWARTING, Asthma-Klinik, Bad Lippspringe, und VIRCHOW, Hochgebirgsklinik, Davos.

Als erstes versuchten wir die *Trennung* eines Roggenpollengesamtextraktes mit trägerfreier Elektrophorese im Flüssigkeitsfilm. In den gewonnenen Fraktionen L1–L4 ließ sich überall gleichstarke Allergenaktivität nachweisen (Abb. 1), so daß wir in weiteren Überlegungen zu dem Ergebnis kamen, zunächst das Pollenkorn in seine physiologischen Organellstrukturen zu zerlegen. Möglicherweise ließ sich die Masse der Allergenaktivität einer Organellgruppe zuordnen. (Ausführliche Methodik ist bei 17 beschrieben.)

n=28
k= 7

	L 10 µg/ml	L 11 µg/ml	L 12 µg/ml	L 13 µg/ml
PROTEIN	2250	180	30	13
POLYSACCHARID	1360	220	36	122
LIPIDE	60	23	5,5	8

Abb. 3: Verteilung von Protein, Polysaccharid, Lipiden und Allergenaktivität bei mehrfacher Dialyse der Zytoplasmafraktion L6/L16 in den Fraktionen L10-L13 (n und k siehe Abb. 1).

Mit der präparativen Ultrazentrifuge wurden nun fünf Fraktionen hergestellt, die im einzelnen folgende Strukturen enthielten: Ribosomen (L5 / L15), Zytoplasma (L6 / L16), Wandreste, Zellkerne und Pollenkörner (L7 / L17), Zellfragmente (L8 / L18) und Mitochondrien (L9 / L19). Abb. 2 zeigt schematisch das Fraktionierungsschema und die Fraktionen L5–L9 sowie die Fraktionen L14–L19, welche bei einem Reproduzierungsversuch gewonnen wurden. Während L15–L19 Analoge zu den vorgenannten Fraktionen sind, stellt L14 eine Waschfraktion der Zytoplasmafraktion L16 dar. – Die Testungen ergaben übereinstimmend ein Maximum an Allergenaktivität in der Zytoplasmafraktion L6 bzw. L16.

---

[1]) Herrn Apotheker BOLSDORF, Bad Lippspringe, sei an dieser Stelle für die Überlassung der erforderlichen Roggenpollenmenge gedankt.

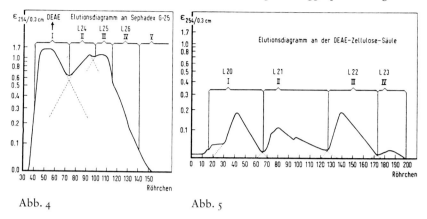

Abb. 4   Abb. 5

Abb. 4: Trennung der cytoplasmatischen Fraktion L 6/L16 an einer Sephadex G-25 (Coarse)-Säule (60 × 2 cm). Elution mit 0,005 M Phosphat-Puffer, pH 8,6.

Abb. 5: Trennung der Fraktion I (Abb. 4) an einer DEAE-Zellulose-Säule (15 × 5 cm). Ausführliche Beschreibung bei Linkens und Schrauwen (17).

Die Zytoplasmafraktion beinhaltet neben einer Vielzahl von Proteinen und Enzymen auch Polysaccharide und Lipide (4, 9, 15, 16). In einer weiteren Versuchsanordnung sind wir der Frage nachgegangen, inwieweit die Allergenaktivität dialysabel ist und mit welcher der genannten Substanzgruppen sie korreliert.

Abb. 3 verdeutlicht, daß sich bei entsprechender Versuchsanordnung Proteine, Polysaccharide, Lipide und Allergenaktivität gleich verhalten. Eine direkte Zuordnung der Allergenaktivität zu einer bestimmten chemischen Substanzgruppe war also nicht möglich. Die Fraktionen L10–L13 zeigen eine Abnahme der Konzentration aller Anteile in gleicher Weise.

Als nächstes erfolgte eine weitere Auftrennung der Zytoplasmafraktion (L6 / L16) an Sephadex- und DEAE-Cellulose-Säulen, womit wir die Fraktionen L20–L26 erhielten (Abb. 4 und 5).

Hier lag die Allergenaktivität in den hochmolekularen Fraktionen L20–L22, wie es Abb. 6 darstellt. Aus diesem Bild ist außerdem ersichtlich, daß die verminderte Allergenaktivität, die noch in den Fraktionen L23 und L24 gefunden wurde, dem Gipfel der ersten Elutionskurve der Sephadextrennung (Abb. 4) zuzuordnen ist und sich als Verschleppungseffekt deuten ließe, wenn man davon ausgeht, daß im Roggenpollen nur *eine* allergene Substanz letztlich vorliegt.

Interessanterweise enthalten die Fraktionen L20–L22 eine hohe Aktivität des Enzyms Pronase, das in der Waschmittelindustrie als sog. «Bio-Zusatz» Verwendung findet. Dieses Enzym ist in vielen Pflanzenzellen enthalten. Inwieweit ein Zusammenhang zwischen diesem Enzym und der Allergenaktivität besteht, haben wir noch nicht überprüft. Inwieweit überhaupt die in den Fraktionen vorliegenden Enzyme zu einer Veränderung von Substanzen während des Trennvorgangs führen und dadurch auch eine engere Umgrenzung der allergenaktiven Anteile verhindern, ist eine noch zu untersuchende Frage.

Eine weitere Auftrennung der Fraktion L21 erfolgte mit der Disc-Elektrophorese (Abb. 7). Es wurde einmal in groß- und kleinmolekulare Proteinanteile getrennt (L27–L31) und in Moleküle nach ihren Ladungen (L32–L36). In allen Fraktionen ließ sich in gleichem Maße Allergenaktivität nachweisen, so daß diese Methode für weitere Trennungen ungeeignet ist.

Wir haben bei der Darstellung unserer Untersuchungsergebnisse bewußt von *Allergenaktivität* gesprochen und die Bezeichnung *Allergen* vermieden. Es schien uns auch noch nicht ergiebig, alle in den bisher gewonnenen Fraktionen ermittelten Protein- bzw. Stickstoffwerte zu nennen und ihre Relation zum Gehalt an Allergenaktivität zu diskutieren.

Die zur Fraktionierung verwandten Methoden lassen Trennungen in chemische Stoffklassen, wie z. B. Proteine unterschiedlichen Sedimentationsverhaltens oder elektrostatischer Beweglichkeit zu. Sie können jedoch nicht allergenaktive von allergen*in*aktiven Gruppen unterscheiden. Dies bleibt dem klinischen Test vorbehalten und ist zunächst unabhängig davon, ob die Testsubstanz z. B. elektrophoretisch oder chromatographisch erhalten wurde. Die Aufteilung eines Extraktes in Testfraktionen richtet sich nach der angewandten Methode, durch welche die Verteilung aller Substanzen der Ausgangslösung vorgegeben ist. Die Zahl der Testfraktionen eines Auftrennvorgangs ist von einer willkürlichen Unterteilung nach Probenröhrchen oder Elutionsdiagrammen abhängig. Mit

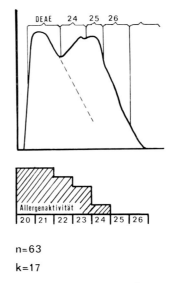

Abb. 6: Verteilung der Allergenaktivität in den Elutionsdiagrammen der Abb. 4 und 5. Der mit DEAE bezeichnete Gipfel entspricht den Fraktionen L20-L23 (n und k siehe Abb. 1).

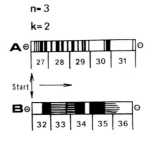

Abb. 7: Halbschematische Wiedergabe der mit Disc-Elektrophorese gewonnenen Fraktionen L27–L36. A = Disc-Elphor auf einem Polyacrylamid-Gel. mit SDS-Harnstoff. B = Disc-Elphor auf einem Polyacrylamid-Gel mit TRIS-Puffer.

dem Hauttest wird entschieden, in welcher der erhaltenen Fraktionen die meiste Allergenaktivität vorhanden ist. Eine Differenzierung in Haupt- und Nebenallergene ist somit gar nicht möglich, auch wenn es von einzelnen Autoren immer wieder behauptet wird. An den diesbezüglichen Arbeiten fällt auf, daß immer nur ein kleinerer Teil der getesteten Probanden gegen die sog. Nebenallergene sensibilisiert war. Inwieweit hierbei durch den unterschiedlichen Sensibilisierungsgrad des einzelnen in der jeweilig getesteten Fraktion noch Allergenaktivität nachgewiesen werden konnte, wird nicht diskutiert (13, 18).

Unser Vorgehen, zunächst das Pollenkorn in seine Organellfraktionen zu zerlegen, ist bisher noch von keinem anderen Untersucher unseres Wissens geübt worden. Aus unseren Ergebnissen läßt sich nunmehr folgern, daß die Allergenaktivität des Roggenpollens in seinem Zytoplasma vorliegt und bei Anwendung bestimmter, von uns benutzter säulenchromatographischer Verfahren mit einer hochmolekularen Fraktion wandert. Die Allergenaktivität ist dialysabel und korreliert nicht ausschließlich mit Protein-, Polysaccharid- oder Lipidgruppen. Sie läßt sich bei Auftrennung der hochmolekularen Fraktion des Zytoplasma mit Disc-Elektrophorese nicht einer der erhaltenen Proteinfraktionen zuordnen.

Erst weitere Untersuchungen der Fraktion L21, die nur wenige Prozent des Ausgangsproduktes «Roggenpollen» darstellt, dürften eine Diskussion über Stickstoff- bzw. Proteingehalt und Allergene sinnvoll gestalten lassen. Auch ist es noch zu früh, ein oder mehrere Allergene im Pollen zu suchen, solange in Fraktionen mit Allergenaktivität noch zu viele Substanzen sind, die sich noch nicht daraus lösen lassen, mit großer Wahrscheinlichkeit aber keinen Anteil an der Allergenaktivität haben.

Obwohl die Isolierung von Pollenallergenen seit Jahrzehnten ein bevorzugtes Forschungsgebiet der Allergologie ist, das mit den unterschiedlichsten und jeweils modernsten biochemischen Methoden bearbeitet wurde, sind die bisherigen Ergebnisse sogar innerhalb einer Pollenart widersprüchlich (3). Die Bestätigung hierfür bietet die kürzlich erschienene Monographie von BERRENS zur Chemie der atopischen Allergene (2).

Solange wir nicht genau wissen, welche exakten physiko-chemischen Charakteristika ein Allergen, wie es z. B. im Pollen vorliegt, aufweist, bewegen sich Diskussionen über den Mechanismus der Desensibilisierung, die Bedeutung des IgE oder ein mögliches Pollengeneralantigen (6) in letzter Konsequenz noch im Hypothetischen. Die Diskrepanz zwischen den Erfolgen der klinischen Allergologie und dem Wissen über die Natur der Allergene läßt sich nur durch eine ständige interdisziplinäre Zusammenarbeit verringern, wie sie beim Zustandekommen dieser Ergebnisse stattgefunden hat.

Literatur

1. BELIN, L., und J. R. ROWLEY: Demonstration of birch pollen allergen from isolated pollen grains using immunofluorescence and single radial immundiffusion. Int. Arch. Allergy 40, 754 (1971).
2. BERRENS, L.: The chemical classification of atopic allergens: An attempt at integration. Int. Arch. Allergy 41, 186 (1971).
3. BERRENS, L.: The chemistry of atopic allergens. Monographs in Allergy, Vol. 7. S. Karger Vlg., Basel 1971.
4. BREWBAKER, J. L.: Pollen enzymes and isoenzymes. In: J. Heslop-Harrison, Pollen: development and physiology. Ed. Butterworth & Co., London 1971.
5. DUNBAR, P.: Zur Ursache und spezifischen Heilung des Heufiebers. R. Oldenburg Vlg., München 1903.
6. EBEL, D.: Antikörper und Antigene in der praktischen Allergie-Forschung. Int. Arch. Allergy 7, 75 (1955).
7. GRONENMEYER, W.: Pollenallergie. In: K. Hansen, M. Werner, Lehrbuch der klinischen Allergie. Thieme Vlg., Stuttgart 1967.

8. HENDERSON, L. L., und H. A. SWEDLUND u. a.: Evaluation of IgE tests in an allergy practice. J. Allergy clin. Immunol. 48, 361 (1971).
9. HESLOP-HARRISON, J.: The cytoplasma and its organelles during meiosis. In: Heslop-Harrison, J., Pollen: development and physiology. Ed. Butterworth & Co., London 1971.
10. JORDE, W.: Zur Analyse des Pollenallergens. Schriftenreihe Allergopharma, Hamburg 1971. Bd. 1.
11. JORDE, W.: Warum muß man zwischen Allergen und Allergenträger unterscheiden? In: Jorde, W., Methoden der Allergenisolierung. Schriftenreihe Allergopharma, Hamburg. Bd. 2, 1972.
12. KING, T. P., und P. S. NORMAN: Isolation studies of allergens from ragweed pollen. Biochemistry 1, 709 (1962).
13. KAMMANN, O.: Zur Kenntnis des Roggenpollens und des darin enthaltenen Heufiebergiftes. Hofm. Beitr. chem. physiol. Pathol. 5, 346 (1904).
14. KNOX, R. B., I. HESLOP-HARRISON, C. REED: Localisation of antigens associated with the pollen wall by immunofluorescence. Nature, Lond. 225, 1066 (1970).
15. LINSKENS, H. F.: Pollen physiology and fertilisation. North Holland Publishing Comp., Amsterdam 1964.
16. LINSKENS, H. F.: Pollen. In: W. Ruhland, Handbuch der Pflanzenphysiologie. Bd. 18. Springer Vlg. Berlin-Heidelberg-Göttingen 1967.
17. LINSKENS, H. F., und J. SCHRAUWEN: Was ist aus botanischer Sicht bei der Pollenallergenisolierung zu beachten? In: W. Jorde, Methoden der Allergenisolierung. Schriftenreihe Allergopharma, Hamburg, Bd. 2, 1972.
18. MARSH, D. G., F. H. MILNER, und P. JOHNSON: The allergenic activity and stability of purified allergens from the pollen of common rye grass (Lolium perrenne). Int. Arch. Allergy 29, 521 (1966).
19. PICK, E. P.: Darstellung der Antigene mit chemischen und physikalischen Methoden. In: R. Kraus und C. Levaditi, Handbuch der Technik und Methodik der Immunitätsforschung. Bd. I. G. Fischer Vlg., Jena 1908.
20. PRAUSNITZ, C.: Die Heufiebergifte. In: R. Kraus und C. Levaditi, Handbuch der Technik und Methodik der Immunitätsforschung. Bd. I. G. Fischer Vlg., Jena 1908.
21. SCHEIBE, F., und G. LOEWE: Zur Extraktion, Dialysierbarkeit und Allergenaktivität von Roggenpollen-Allergenen (Secale cereale). Allergie und Asthma 15, 141 (1969).

Die Weiterentwicklung der inhalativen Provokationsprobe durch Benutzung der Ganzkörperplethysmographie

E. Gonsior, J. Meier-Sydow und C. Thiel

Zentrum der Inneren Medizin, Abteilung für Pneumologie, der J. W. Goethe-Universität, Frankfurt/M.

Ausgehend von der Vorstellung, daß der Begriff «Asthma bronchiale» weniger ein Symptom als vielmehr ein Krankheitsbild darstellt, definieren wir exogen-allergisches Asthma bronchiale als eine rezidivierende oder chronische obstruktive Ventilationsstörung, deren Pathogenese eine Immunreaktion vom Typ I ist, also eine Sofortreaktion. Immunmechanismen vom Typ III, also vom Typ der Arthus-Reaktion, und Sekundärveränderungen können hinzutreten (Gell und Coombs, 1963). Das Antigen für diese Immunreaktion entstammt der Umwelt.

Die Diagnostik des exogen-allergischen Asthma bronchiale erfordert den Nachweis einer solchen Immunreaktion und die Identifikation des krankheitsauslösenden Antigens (Aas, 1969; Colldahl, 1959; Debelic, 1969; Gronemeyer, 1969; Stevens, 1934). Diese Nachweise lassen sich mit Sicherheit in vivo nur durch die *Hauttestung gemeinsam mit*

Tab. 1

Einzelheiten der inhalativen Provokationsprobe
Zeitlicher Ablauf
Kontrollinhalation vor erster Antigenbelastung
Antigenbelastung zwischen 9.00 und 11.00 Uhr
Broncholyse
Spätmessung
Broncholyse
Kontrollinhalation:
1 ml Verdünnungsmittel
(0.9% NaCl-Lösung mit 0.4% Phenol)
Broncholytikum:
0.6 mg Boehringer Th 1165a
(p-hydroxy-phenyl-Derivat des Orciprenalins)
Gonsior, 1972

der Provokationsprobe am Manifestationsorgan erbringen (Herxheimer und Mitarb., 1954). Die von uns benutzte Methodik der inhalativen Provokationsprobe lehnt sich eng an den von Gronemeyer und Fuchs (1956) entwickelten inhalativen Antigen-Pneumometrie-Test an, wobei lediglich die Meßmethode und das atemmechanische Kriterium für den positiven Ausfall von uns geändert worden sind. Zusätzlich kontrollieren wir routinemäßig den Eintritt einer Spätreaktion durch eine Messung mit erneuter Broncholyse am Nachmittag (HERXHEIMER, 1952; FUCHS und GRONEMEYER, 1959).

Eine Übersicht über die Anordnung der inhalativen Provokationsprobe gibt Tab. 1. Wie beim inhalativen Antigen-Pneumometrie-Test inhalieren unsere Patienten mit einem Prallhelmvernebler mit Mundstück. Der im Hauptstrom liegende Vernebler wird jeweils zu Beginn der Inspiration von Hand aktiviert. Die Exspiration erfolgt frei in die Umgebungsluft. Das Tröpfchenspektrum des Verneblers liegt zwischen 0,5 und 10 µ. Es wird in ansteigender Konzentration jeweils 1 ml des Extraktes verabreicht. Der Patient benötigt für eine Inhalation etwa 20 Minuten.

Die Antigendosierung erfolgt aufgrund der Hautreaktion und der Anamnese, aus der auf die bronchiale Reagibilität geschlossen wird. Die inhalative Bestimmung der Histamin-Schwelle halten wir für die Routinediagnostik für zu aufwendig; für Verlaufsuntersuchungen muß jedoch die bronchiale Reagibilität entsprechend der Hautreagibilität bestimmt werden. (BOOIJ-NOORD und Mitarb., 1970; DAUTREBANDE und Mitarb., 1960; HERXHEIMER, 1951; TIFFENEAU, 1959.) Der Verbrauch an Antigen-Extrakt wird durch Auswiegen des Verneblerkopfes vor und nach der Inhalation bestimmt.

Pro Tag wird nur mit einem Antigen belastet, um überlappende, nicht zu deutende Reaktionen zu vermeiden. Der Antigen-Inhalation geht jeweils eine Inhalation mit einer Kochsalz-Phenol-Lösung voraus, die dem Lösungsmittel unserer Antigen-Extrakte entspricht. Wegen der verhältnismäßig langen Inhalationsdauer kann unmittelbar nach dem Inhalationsende die Atemwiderstandsmessung erfolgen. Orientierende Messungen in Zeitabständen von fünf Minuten bis zu 20 Minuten nach Inhalation brachten keine zusätzlichen Informationen. Nach der ersten Inhalation mit signifikantem Anstieg des Atemwiderstandes, bzw. nach Inhalation von 1 ml des unverdünnten Antigen-Extraktes erfolgt die Broncholyse durch Inhalation von 0,6 mg des p-hydroxy-phenyl-Derivates des Orciprenalins (Berotec®) in der Anordnung der Provokationsprobe (NOLTE, 1970).

Die Provokation wird jeweils in der Zeit zwischen 9.00 und 11.00 Uhr durchgeführt, eine weitere Messung erfolgt um 16.00 Uhr zur Erfassung der Spätreaktion. Da die Patienten grundsätzlich stationär aufgenommen werden, kann eine Spätreaktion bis zum Morgen des Folgetages beobachtet werden.

Eine Standardisierung der verabreichten *Antigenmenge* erfolgt nicht. Einerseits können derzeit keine immunologisch standardisierten Antigen-Extrakte industriell hergestellt werden – die Extrakte sind also weder in ihrer Konzentration noch in ihrer Antigenität standardisiert –, andererseits sind Ausmaß und Ort der Antigen-Deposition (LANDAHL, 1951, 1952; SCHINDL, 1965; WALKENHORST, 1971; WILSON, 1948) nur in sehr geringem Maße kontrollierbar.

Die Provokationsprobe dient zur Reproduktion des Symptoms am Manifestationsorgan. Die inhalative Provokationsprobe hat also die Aufgabe, eine reversible Atemnot zu erzeugen. Hieran orientiert sich die Auswertung. Atemnot liegt im allgemeinen vor, wenn der spezifische Atemwiderstand ($R_{tot} \times TGV$) nach Provokation signifikant gegenüber dem Ausgangswert erhöht ist und einen Wert von 20 Einheiten $cm H_2O / (l/sec)$ xl TGV überschreitet (MEIER-SYDOW und Mitarb., 1968).

Wir benutzten zur Auswertung der inhalativen Provokationsproben ausschließlich den spezifischen Atemwiderstand, der das Produkt von Strömungswiderstand (R_{tot}) der Luftwege und endexspiratorischem intrathorakalem Gasvolumen ist. Aus diesen Überlegungen leiten sich die *Auswertekriterien* unseres Vorgehens ab:

Der spezifische Atemwiderstand nach Antigen-Inhalation muß in jedem Falle signifikant gegenüber dem Ausgangswert nach Lösungsmittelinhalation erhöht sein. Je nach Ausgangswert ergeben sich darüber hinaus zwei Alternativen: Bei normalem Ausgangswert muß der spezifische Atemwiderstand einen Wert von 20 Einheiten überschreiten. Bei Atemnot ($R_{spez} > 20$ E) bereits vor der Provokation wird von uns lediglich der signifikante Anstieg des spezifischen Atemwiderstandes gefordert, ohne daß ein Mindestwert für den positiven Ausfall notwendig ist. Bei Aufstellung dieser Kriterien bemühten wir uns, erstmals das Ziel der inhalativen Provokation, nämlich die Erzeugung einer reversiblen Atemnot, in funktionsanalytische Kriterien direkt zu übersetzen. Die bisher geübte Grenzziehung in prozentualer Verschlechterung eines Funktionsparameters wie Abfall der Vitalkapazität, der Sekundenkapazität oder des Peak-flow (Aas, 1969; McAllen und Mitarb., 1970; Citron und Mitarb., 1958; Colldahl, 1952, 1960; Colldahl und Mitarbeiter, 1960, 1964; Debelic, 1968, 1969; Engström und Mitarb., 1958; Gronemeyer und Fuchs, 1956; Gronemeyer, 1962, 1966; Herxheimer, 1951, 1952, 1955; van Lookeren und Mitarb., 1969; Lowell und Mitarb., 1947, 1948) erschien uns deshalb als unbefriedigend.

Die Anwendung unserer Kriterien auf andere Funktionsparameter als den spezifischen Atemwiderstand ist ohne weiteres möglich. Auf die *Sekundenkapazität* angewandt würden sie so lauten:

Die Ein-Sekunden-Kapazität nach Antigen-Inhalation muß in jedem Falle um wenigstens 11% niedriger liegen als der Ausgangswert vor Provokation; denn nach Amrein und Mitarb. (1969) ist bei der Sekundenkapazität ein Abfall von wenigstens 11% notwendig, damit ein signifikanter Unterschied erreicht wird. Je nach Ausgangswert bestehen wiederum zwei Alternativen: Bei normalem Ausgangswert muß die Normgrenze für die Ein-Sekunden-Kapazität für den Patienten überschritten werden; bei pathologischem Ausgangswert wird lediglich ein Abfall um 11% nach Provokation gefordert, ohne daß ein Mindestwert für den positiven Ausfall notwendig ist. Auch eine exspiratorische Deformierung des *Ruhepneumotachogramms* kann für die Auswertung von inhalativen Provokationsproben herangezogen werden, da diese Deformierung obstruktionstypisch ist und bereits bei Werten des spezifischen Atemwiderstandes von 20 Einheiten auftritt (Meier-Sdyow und Mitarb., 1971).

Bei unserem Vorgehen folgt das Ergebnis der Provokationsprobe aus den Mittelwertsdifferenzen von Messungen, die aus je drei Bestimmungen des spezifischen Atemwiderstandes bestehen. Die Signifikanz dieser Stichprobendifferenzen wird im t-Test überprüft.

Folgende Auswertungsschritte sind notwendig:

1. Mittelwertsdifferenz der spezifischen Atemwiderstände vor Provokation und nach Inhalation von 1 ml Lösungsmittel.
   Ist der spezifische Atemwiderstand nach Lösungsinhalation signifikant größer, so ist mit falsch positiven Reaktionen zu rechnen.
2. Mittelwertdifferenz zwischen spezifischem Atemwiderstand nach Lösungsmittel (Ausgangsatemwiderstand) und spezifischem Atemwiderstand nach Inhalation der größten Antigenmenge.
   Ist der spezifische Atemwiderstand nach Antigen signifikant größer und überschreitet er 20 Einheiten, so liegt eine positive Sofortreaktion vor.
3. Mittelwertsdifferenz der spezifischen Atemwiderstände nach Antigen-Inhalation und nach Broncholyse.
   Ist der spezifische Atemwiderstand nach Broncholyse signifikant kleiner als nach Antigeninhalation, so ist dies eine Bestätigung der positiven Sofortreaktion.
4. Mittelwertsdifferenz der spezifischen Atemwiderstände vor Provokation und nach Broncholyse.
   Besteht kein signifikanter Unterschied, so ist die Broncholyse vollständig.
   Ist der Wert signifikant größer als der Ausgangswert, so ist die Broncholyse unvollständig.
   Ist der spezifische Atemwiderstand nach Broncholyse signifikant kleiner als der Ausgangswert, so hat vor Provokation eine Bronchialobstruktion bestanden; es sei denn, daß nach Broncholyse ein vor Provokation normaler Ausgangswert unterschritten wird.

5. Mittelwertsdifferenz des Ausgangsatemwiderstandes und des spezifischen Atemwiderstandes 8 Stunden nach Provokation.
Ist der Wert 8 Stunden nach Provokation signifikant größer als der Ausgangswert und überschreitet er 20 Einheiten, so liegt eine positive Spätreaktion vor.
6. Mittelwertsdifferenz der spezifischen Atemwiderstände 8 Stunden nach Provokation und nach erneuter Broncholyse.
Ist der spezifische Atemwiderstand nach erneuter Broncholyse signifikant kleiner, so ist dies eine Bestätigung der positiven Spätreaktion.

Durch Einsatz eines Tischrechners lassen sich zeichnerische Auswertung der Plethysmogramme (max. 24 pro Antigen und Patient), Berechnung der Meßwerte sowie Statistik innerhalb einer Stunde für jeden Patienten durchführen. Durch die Benutzung eines Prozeßrechnersystems können sofortige Entscheidungshilfen für die Führung der Provokationsprobe gewonnen werden, ohne daß eine manuelle Auswertung noch notwendig ist. Eine derartige Gestaltung des Untersuchungsverfahrens bereitet keine prinzipiellen Schwierigkeiten.

Die folgenden Abbildungen zeigen das von uns benutzte Untersuchungsverfahren an zwei Beispielen.

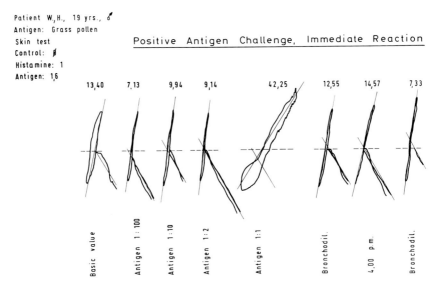

Abb. 1

Abb. 1 stellt eine Provokationsprobe mit Gräserpollen bei einem Patienten mit Verdacht auf Pollenasthma dar. Die Hautreaktion im Pricktest mit Gräserpollen war mit 1,6 oder ++++deutlich positiv. Die Plethysmogramme (Druck-Fluß-Diagramme) sind von links nach rechts dem zeitlichen Ablauf der Provokationsprobe entsprechend dargestellt. Oberhalb der Kurven ist der Wert des spezifischen Atemwiderstandes ($R_{tot} \times TGV$) angegeben, unterhalb der jeweilige Schritt der Provokationsprobe (Ausgangswert, Verdünnungsgrad, Broncholyse, Spätmessung und erneute Broncholyse).

Der Ausgangswert liegt mit 13,4 Einh. unterhalb der Dyspnoeschwelle. Die Antigeninhalationen werden mit einer Verdünnung von 1:100 begonnen. Bis zu einer Verdünnung von 1:2 kommt es zu keinem Anstieg des spezifischen Atemwiderstandes über den

Ausgangswert hinaus. Erst nach einer Inhalation mit unverdünntem Antigenextrakt kommt es neben einem signifikanten Anstieg über den Ausgangswert (p < 0,01) zur Überschreitung der Dyspnoeschwelle. Der Ausfall der inhalativen Provokationsprobe ist somit positiv, die aktuelle Pathogenität des Antigens nachgewiesen. Durch die nachfolgende Broncholyse läßt sich der spezifische Atemwiderstand wieder normalisieren, die Sofortreaktion kann also bestätigt werden. Bei der Messung am Nachmittag besteht ein nicht signifikanter Anstieg gegenüber dem Ausgangswert der Provokationsprobe; ein mäßiger Broncholyseeffekt läßt sich erreichen. Eine positive Spätreaktion liegt also nicht vor.

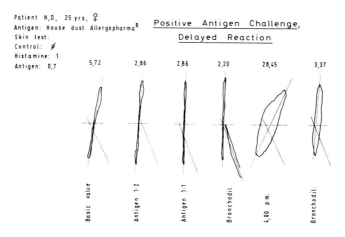

Abb. 2

Abb. 2 zeigt eine Provokationsprobe bei Verdacht auf Hausstaubasthma. Im Pricktest findet sich bei dieser Patientin eine mittelstarke Hautreaktion (0,7 bzw. ++). Bei normalem Ausgangswert führen Antigeninhalationen in Verdünnungen von 1:2 und mit unverdünntem Extrakt zu einem signifikanten Abfall des spez. Atemwiderstandes. Zur Zeit der Nachmittagsmessung klagt die Patientin über deutliche Atemnot. Die Messung zeigt, daß der spez. Atemwiderstand den Schwellenwert bei signifikantem Anstieg über den Ausgangswert vor Provokation (p < 0,01) überschritten hat, und gleichzeitig, daß eine starke Inhomogenität der Obstruktion vorliegt. Durch Broncholyse wird der spezifische Atemwiderstand normalisiert. Bei dieser Provokationsprobe konnte also bei fehlender Sofortreaktion eine Spätreaktion nachgewiesen und damit die aktuelle Pathogenität des Antigens gesichert werden.

Zusammenfassung

Es wird die Anwendung der Ganzkörperplethysmographie bei inhalativen Provokationsproben zur Diagnostik des exogen-allergischen Asthma bronchiale dargestellt. Das angegebene Vorgehen erlaubt die objektive Messung des Atemwiderstandes bei Ruheatmung unabhängig von der Mitarbeit des Patienten. Gleichzeitig werden verbesserte Kriterien für den positiven Ausfall von Provokationsproben angegeben. Eine inhalative Provokationsprobe ist positiv, wenn der spezifische Atemwiderstand nach Provokation den Ausgangswert signifikant übersteigt (statistische Sicherung durch unverbundenen t-Test) und gleichzeitig die Dyspnoeschwelle von 20 Einheiten überschreitet.

Literatur

AAS, K.: Allergic asthma in childhood. Arch. Dis. Childh. 44, 1–9 (1969).
MCALLEN, M. K., E. S. K. ASSEM und K. MAUNSELL: House-dust mite asthma. Results of challenge tests on five criteria with Dermatophagoides pteronyssinus. Brit. Med. J. 1970/II, 501–504.
AMREIN, R., R. KELLER, H. JOOS und H. HERZOG: Neue Normalwerte für die Lungenfunktionsprüfung mit der Ganzkörperplethysmographie. Dtsch. med. Wschr. 94, 1785–1793 (1969).
BOOIJ-NOORD, H., N. G. ORIE, W. CHR. BERG und K. DE VRIES: Results of provocation of human bronchial airways with allergic and non-allergic stimuli and of drug protection tests. In: N. G. Orie und R. van der Lende: Bronchitis III, Assen, Royal van Gorkum, 1970.
CITRON, K. W., A. W. FRANKLAND und J. D. SINCLAIR: Inhalation tests of bronchial hypersensitivity in pollen asthma. Thorax 13, 229–232 (1958).
COLLDAHL, H.: A study of provocation tests on patients with bronchial asthma. Acta allergol. 5, 143 (1952).
COLLDAHL, H.: Provocation tests for the etiological diagnosis of bronchial asthma. Acta allergol. 14, 42–50 (1959).
COLLDAHL, H., A. HOLMGREN, K.-O. PEGELOW und N. SVANBORG: Variations of airway resistance in provocation tests on asthmatic patients, measured with different methods. Acta allergol. 19, 325–335 (1964).
COLLDAHL, H., C. NISSEL, E. RISPE und N. SVANBORG: Studies of the registration of provocation tests for the etiological diagnosis of bronchial asthma. Acta allergol. 15, 395 (1960).
DAUTREBANDE, L., F. LOVEJOY und H. CONSTANTINE: Comparative study of some methods for determing constriction and dilation of the airways after administering pharmacological or dust aerosols. Sensitivity of the plethysmographic method. Arch. Int. Pharmacodyn 129, 469–491 (1960).
DEBELIC, M.: Ein einfacher und registrierbarer inhalativer Provokationstest. Acta allergol. 23, 103 (1968).
DEBELIC, M.: Diagnostische Bedeutung inhalativer Bronchialteste bei Asthma bronchiale und asthmoider Bronchitis. Verhandlungberichte der deutschen Tuberkulose-Tagung 1968, Berlin–Heidelberg–New York, Springer, 1969.
DEBELIC, M.: Results of bronchial tests obtained by means of a simple clinical method. Respiration, Suppl. ad 26, 167–169 (1969).
ENGSTRÖM, I., P. KARLBERG, G. KOCH und S. KRAEPELIN: Use of analysis in mechanics of breathing in provocation tests in bronchial asthma. Acta paed. 47, 441–445 (1958).
FUCHS, E., und W. GRONENMEYER: Zur Frage der verspäteten bzw. verzögerten Reaktion an der Bronchialschleimhaut bei Provokationstesten mit Antigen-Extrakten. Allergie und Asthma 5, 214–216 (1959).
GELL, P. G. H., und R. R. A. COOMBS: Clinical aspects of immunology. Oxford und Edinburgh, 1963, Blackwell.
GRONENMEYER, W.: Das allergisch bedingte Berufsasthma. Öff. Gesundheits-Dienst 24: 63–70 (1962).
GRONENMEYER, W.: Diagnostische Methoden zur Erkennung allergischer Berufskrankheiten des Respirationstraktes. Arbeitsmedizin 16, 130–133 (1966).
GRONENMEYER, W.: Die Allergiediagnostik beim Asthma bronchiale. Dtsch. med. Wschr. 91, 902–904 (1966).
GRONENMEYER, W., und E. FUCHS: Aerosol-Forschg. 6, 441–449 (1956).
HARRIS, L. H.: Experimental reproduction of respiratory mould allergy. J. Allergy 12, 279 (1941).
HERXHEIMER, H.: The late bronchial reaction in induced asthma. Int. Arch. Allergy 3, 323 (1952).
HERXHEIMER, H.: Bronchial obstruction induced by allergens, histamine and acetyl-beta-methylcholinchlorid. Int. Arch. Allergy 2, 26 (1951).
HERXHEIMER, H.: Induced asthma in man. Lancet 1951/I, 1337.
HERXHEIMER, H.: Inhalationstest für Allergene. Allergie und Asthma I, 175 (1955).
HERXHEIMER, H., P. MCINROY, K. H. SUTTON, H. L. UTIDJIAN und H. M. UTIDJIAN: The evaluation of skin tests respiratory allergy. Acta. Allergol. 1954/VII, 380–396.
HOIGNE, R., und M. SCHERRER: An attack of bronchial asthma produced by eggwhite and studied by means of lung function tests. Int. Arch. Allergy 17, 152 (1960).

ITKIN, I. H., S. ANAND, M. YAU und G. MIDDLEBROOK: Quantitative inhalation challenge in allergic asthma. J. Allergy *34*, 97–106 (1963).

JORDE, W., G. v. NIEDING, H. KREKELER und G. WORTH: Inhalativer Provokationstest und protektive Wirkung von Orciprenalin bei allergischem Asthma bronchiale. Respiration *28*, 360–365 (1971).

LANDAHL, H. D., T. N. TRACEWELL und W. H. LASSEN: On the retention of air-borne particulates in the human lung. II. A. M. A. Industr. Hyg. and Occup. Med. *3*, 359 (1951).

LANDAHL, H. D., T. N. TRACEWELL und W. H. LASSEN: On the retention of air-borne particulates in the human lung III. A.M. A. Industr. Hyg. and Occup. Med. *6*, 508 (1952).

VAN LOOKEREN, J. G., K. KNOL und K. DE VRIES: House dust provocation in children. Scand. J. resp. Dis. *50*, 76–85 (1969).

LOWELL, F. C., und I. W. SCHILLER: Reduction in the vital capacity of asthmatic subjects following exposure to aerosolized pollen extracts. Science *105*, 317 (1947).

LOWELL, F. C., und I. W. SCHILLER: Measurements of changes in vital capacity as a mean of detecting pulmonary reactions to inhaled aerosolized allergenic extracts in asthmatic subjects. J. Allergy *19*, 100–107 (1948).

MEIER-SYDOW, J., W. BECK, H. EHRENFORT und E. GONSIOR: Klinischer Schweregrad und Funktionsbefund bei chronischer Bronchitis. In: BOPP, H., und W. HERTLE: Chronische Bronchitis, Stuttgart-New York, Schattauer, 1968.

MEIER-SYDOW, J., U. CEGLA, R. DIERKESMANN, E. HÜGEL, U. KLINKHARDT, B. TRIEMER und R. ZIEGERT: Conditions of deformation of the expiratory flow curve in obstructive lung disease. Bull. Physio-path. resp. *7*, 525-538 (1971).

NOLTE, D.: Das Verhalten von Atemwegs-Resistance und intrathorakalem Gasvolumen nach Inhalation eines Hydroxyphenyl-Derivates des Orciprenalins (Th 1165a). Respiration *27*, 369-405 (1970).

POPA, V., D. TECULESCU, D. STANESCU und M. GAVRILESCU: The value of inhalation tests in perennial bronchial asthma. J. Allergy *42*, 130–139 (1968).

SCHERRER, M., A. KOSTYAL, H. WIERZEJEWSKY, F. SCHMIDT und H. A. v. GEUNS: Zur Pathophysiologie des provozierten bronchialasthmatischen Anfalls. Int. Arch. Allergy *9*, 65–92 (1956).

SCHINDL, R.: Methode eines exakt dosierbaren inhalativen Allergie-Testes. Wien. klin. Wschr. *56*, 890–893 (1965).

STENIUS, B., und L. WIDE: Reaginic antibody (IgE), skin and provocation tests to Dermatophagoides culinae and house dust in respiratory allergy. Lancet 1969/II, 455–458.

STEVENS, F. A.: A comparison of pulmonary and dermal sensitivity to inhaled substances. J. Allergy *5*, 285 (1934).

TIFFENEAU, R.: Hypersensibilité cholinergohistaminique pulmonaire de l'asthmatique. Acta allergol. 1958, Suppl. V, 187–221.

URBACH, P., und E. M. GOTTLIEB: Allergy. New York, Grune & Stratton, 1943.

WALKENHORST, W.: Grundlagen der Deposition kleiner Teilchen im Bronchial- und Alveolarraum. Med. Klin. *66*, 303–307 (1971).

WILSON, H. B., und V. K. LA MER: The retention of aerosol particles in the human respiratory tract as a function of particle radius. J. Industr. Hyg. and Toxicol. *30*, 265–280 (1948).

WOITOWITZ, H.-J.: Berufsbedingtes allergisches Asthma bronchiale. Fortschritte der inhalativen Testmethodik. Münch. med. Wschr. *112*, 874–879 (1970).

ZUIDEMA, P.: Value of inhalation tests in bronchial asthma. Respiration, *Suppl. ad 26*, 141–150 (1969).

ß-adrenerge Hemmstoffe beim Asthma bronchiale

R. SCHINDL

Lungenabteilung im allgem. öffentl. Krankenhaus der Elisabethinen in Linz-Donau.
Vorstand: Prim. Dr. R. SCHINDL

Nach der Empfehlung von LANDS und M. (7) wird die Ahlquistsche Einteilung der adrenorezeptiven Rezeptoren durch eine Unterteilung in β_1- und β_2- ergänzt. Die Schwierigkeit der Unterscheidung zeigt sich auch im Versuch der therapeutischen Nutzanwendung selektiv auf diese Rezeptoren gerichteter Pharmaka. Die kompetitiven Hemmstoffe des adrenergen Systems finden längst in der Therapie u. a. der Angina pectoris und der Herzrhythmusstörung ihre Verwendung. Von pneumologischer Seite interessiert hier besonders die Wirkung dieser Substanzen auf das respiratorische System; die Kontraktion der Bronchialmuskulatur mit Erhöhung des endobronchialen Strömungswiderstandes und die dadurch bedingte Indikationseinschränkung beim Formenkreis des Asthma bronchiale (6). Mit einem bereits in der cardiologischen Therapie eingeführten, derartigen adrenergen Hemmstoff – wir verwendeten ihn unter der Versuchsbezeichnung Kö 592 (Kö)[1] – sollte bei intravenöser Applikation folgender Fragestellung nachgegangen werden:

Beeinflussung des endobronchialen Strömungswiderstandes, Präzisierung der relativen Kontraindikation beim Asthma, Korrelation zwischen Histamin- und adrenergem Hemmstoff-Effekt,

Beeinflussung der respiratorischen Gesamtsituation, Wirkung des Hemmstoffes auf die Obstruktion unter Belastung,

Bronchomuskuläre Adrenolyse im Vergleich zu Practolol.

Patientengut und Methodik

Versuchsreihe I:

1. Untersucht werden 10 Patienten des asthmatischen Formenkreises im Alter von 23 bis 58 a.
2. Nach Feststellung der bodyplethysmographischen Ausgangs-Resistance (Rt)[2], des intrathorakalen Gasvolumens (IGV) und der Pulsfrequenz (P) Zufuhr eines 0,3%igen Histamin-Aerosols. Die Anzahl der Atemzüge wird so bemessen, daß hiedurch eine eben klinisch wahrnehmbare Obstruktion erreicht wird.
3. Wiederholung der Bodyplethysmographie unmittelbar nach erfolgter Histaminprovokation und 15 Minuten danach.
4. Palpatorische Messung der Pulsfrequenz und Zufuhr von 5 mg Kö intravenös innerhalb von 1–2 Minuten etwa 20 Minuten nach erfolgter Histaminprovokation.

---

[1] als Doberol® im Handel, Hersteller: Boehringer, Ingelheim.

[2] Verwendet wurde der volumenkonstante Bodyplethysmograph der Fa. E. Jaeger, Würzburg, unter Verwendung von Meßprinzip und Methodik von Dubois und Mitarb. (2), Nolte und Mitarb. (11), Ulmer und Mitarb. (14).

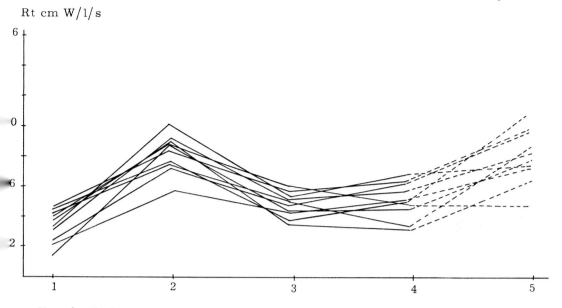

Versuchsreihe 1:
Ausgangsresistance bei einer Anzahl (n = 10) Patienten des asthmatischen Formenkreises mit latenter bis gering manifester Obstruktion (1), ihre Veränderung nach Histaminprovokation (2), 15 Minuten danach (3), nach Zufuhr von 5 mg Doberol® i.v. (4) und weitere Veränderung nach neuerlicher Histaminprovokation (5).

5. Kontrolle der Bodyplethysmographie und der Pulsfrequenz 10 Minuten nach Kö-Zufuhr.
6. Anschließend neuerliche Histaminprovokation bei gleicher Dosierung mit Wiederholung der Bodyplethysmographie.

Ergebnis

Der durchschnittliche Ausgangs-Rt-Wert der 10 Patienten liegt bei 3,3 cm W/l/s (Abb. 1), im Einzelfall gering erhöht im Sinne einer eben manifesten Obstruktion, keinesfalls jedoch über 5,0 cm. Bei einer verschiedenen Anzahl von Atemzügen (5 bis maximal 60) kommt es unter Zufuhr einer 0,3%igen Histaminlösung zum deutlichen Anstieg auf einen Mittelwert von 7,9 cm W/l/s, einer mittelschweren Obstruktion entsprechend. Nach 15 Minuten zeigt sich wieder ein Mittelwert von 4,6 cm. Der Ausgangswert ist in den meisten Fällen somit noch nicht erreicht. Die nunmehr zugeführten 5 mg Kö i.v. steigern die Rt auf 5,1 cm. Wenn man die Einzelwerte betrachtet, ergibt sich, daß die Rt in der Hälfte der Fälle nach Kö vermindert, bzw. nicht über die methodische Streubreite erhöht wird. Bei der anderen Hälfte beträgt die Zunahme nicht mehr als 2,4 cm. Sie bleibt somit insgesamt statistisch ungesichert. Das Ausmaß der bronchomotorischen Reagibilität gegenüber Histamin ist bei den 10 Patienten verschieden. Die Rt-Zunahme unter Histamin stimmt nicht mit jener unter Kö überein. Die neuerliche Histaminzufuhr nach Kö-Applikation erhöt die Rt im Mittel nur auf 7,7 cm. Der bronchomotorische Effekt der Histaminprovokation wird somit durch Kö keinesfalls gesteigert.

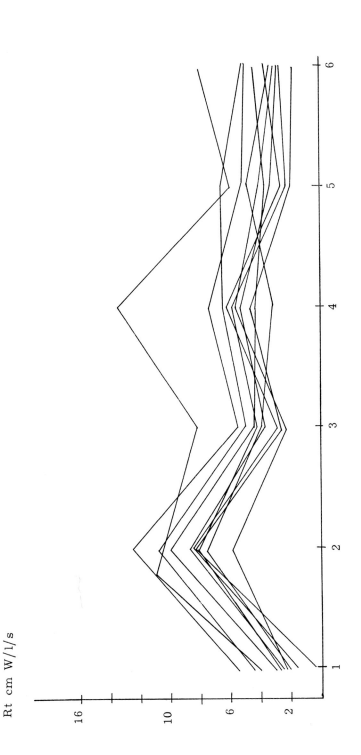

Versuchsreihe II:

Verhalten der Ausgangsresistance (1) bei einer Anzahl von Patienten (n = 10) des asthmatischen Formenkreises mit latenter bis gering manifester Obstruktion, nach Zufuhr von Histamin (2), 15 Minuten nachher (3), nach Zufuhr von 5 mg Doberol® i.v. (4), 10 Min. nach 0,08 mg Berotec i.v. (5), 20Min. danach (6).

Die IGV-Ausgangswerte sind gegenüber den Sollwerten deutlich erhöht. Unter Histamin kommt es zur geringen Zunahme. 15 Minuten danach stellt sich wieder ein Abfall ein, der auch nach Kö weiter anhält und bei wiederholter Histaminzufuhr nicht mehr jenen Wert nach der ersten Provokation erreichen läßt.

Die Pulsfrequenz fällt im Mittel von 90 auf 84/Min. ab. Subjektiv klagen 3 Patienten über Hustenreiz, einer über Atemnot.

Versuchsreihe II:

1. Das Untersuchungsgut besteht aus 10 Patienten im Alter von 24–57 a, die ebenfalls dem Formenkreis des Asthma bronchiale angehören.
2. – 5. gleicht völlig der Untersuchungsreihe I.
6. Kontrolle der Bodyplethysmographie 10 und 20 Minuten nach i.v. Zufuhr von 0,08 mg eines Orciprenalin-Derivates (Berotec®).

Ergebnis

Die Veränderung der bodyplethysmographischen Parameter unter Histaminprovokation – die bronchomotorische Reagibilität verhält sich (Abb. 2) so wie in der Versuchsreihe I. Ähnliches gilt für diesen Wert nach Kö-Zufuhr. Es handelt sich um ein identisches Patientengut, das die Aussage der vorhergegangenen Untersuchung auch hinsichtlich der Pulsfrequenz annähernd bekräftigt.

Nach Zufuhr des Orciprenalin-Derivates fällt die Rt unter den Ausgangswert ohne weitere Veränderung 20 Minuten danach. Die Pulsfrequenz zeigt hierbei keine gesicherte Veränderung. Subjektiv klagen 2 Patienten über Hustenreiz, 3 über mäßige Atemnot, bei einem Patienten bessert sie sich unter Kö.

Versuchsreihe III:

1. Untersucht werden 18 Asthmatiker im Alter von 37–81 a mit eher mittelschwerer manifester Obstruktion.
2. Nach Feststellung der Body-Werte und der Pulsfrequenz Zufuhr von 5 mg Kö intravenös und Kontrolle der Meßwerte 10 Minuten danach.
3. Applikation von 0,08 mg eines Orciprenalin-Derivates intravenös (Berotec®), Kontrolle der Meßwerte 10 und 20 Minuten danach.
4. Untersuchung der Blutgase vor und 10 Minuten nach Kö-Zufuhr mit dem Blutgasanalysegerät nach Eschweiler mit Mikroelektrode bei 10 Patienten dieser Gruppe. Blutabnahme mit heparinisierten Kapillarröhrchen aus hyperämisierten Ohrläppchen.

Ergebnis

Die Ausgangs-Rt beträgt im Mittel 8,9 cm W/l/s (Abb. 3). Sie entspricht einer mittelschweren Obstruktion. Unter Kö steigt sie durchschnittlich auf 11,5 cm an. Im einzelnen betrachtet fällt sie bei 5 Patienten, bei 4 weiteren steigt sie nur im Bereich der methodischen Streubreite an. Nur bei der Hälfte des Kollektives steigt die Rt effektiv an, jedoch ohne Bedrohlichkeit.

10 Minuten nach Berotec®-Zufuhr ist die Resistance wieder beim Ausgangswert und bleibt im Mittel annähernd auch 20 Minuten danach unverändert.

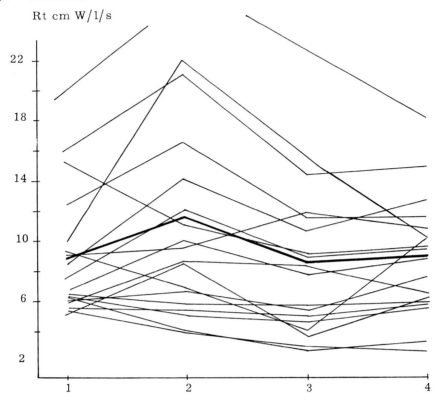

Versuchsreihe III:
Veränderung der Ausgangsresistance (1) bei leichter bis mittelschwerer Obstruktion bei Asthmatikern (n = 18), ihre Veränderung unter Doberol® 5 mg i.v. (2), 10 Min. (3) und 20 Min. (4) nach 0,08 mg Berotec® i.v.

Das IGV ist gegenüber dem Soll-Wert wie fast immer bei diesem Patientengut stärker erhöht. Der Anstieg nach Kö liegt knapp über der Streubreite. 20 Minuten nach Berotec®-Zufuhr ist das IGV wieder beim Ausgangswert.

Der pO_2 liegt mit 65,3 im Durchschnitt gegenüber dem Soll-Wert von 77,0 mm Hg deutlich niedriger (Abb. 4). Nach Kö kommt es zu einem geringen Anstieg, der allerdings innerhalb der methodischen Streubreite liegt. Der pCO_2 fällt etwas, der pH-Wert bleibt annähernd unverändert.

Die Pulsfrequenz fällt im Mittel von 84 auf 76 und verändert sich nicht weiter unter Berotec®.

Subjektiv klagen nach Kö 5 Patienten über stärkere Atemnot. Drei Patienten haben nach Kö wieder geringen Hustenreiz. Nach Berotec® klagen zwei Patienten über Herzklopfen.

Versuchsreihe IV

1. Untersucht werden 10 Asthmatiker im Alter von 24 bis 61 a mit einer leichteren manifesten Obstruktion.
2. Feststellung der Ausgangs-Body-Werte.

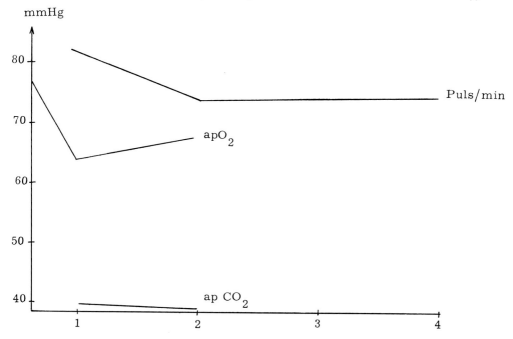

Versuchsreihe IV:
Veränderung der blutgasanalytischen Werte (apO_2, apCO_2) bei Asthmatikern (n = 10), 10 Min. nach Doberol® 5 mg i.v. (2) Verhalten der Pulsfrequenz darüber hinaus 10 Min. (3) und 20 Min. (4) nach Zufuhr von 0,08 mg Berotec® i.v.

3. Ergometrische Belastung mit 90 Watt im Liegen durch 5 Minuten. Verwendet wird ein drehzahlunabhängiges Ergometer (Modell-Jaeger-Würzburg).
4. Wiederholung der Body-Untersuchung unmittelbar nach Ende der Belastung.
5. Wiederholung der gleichen Belastung mit Body-Kontrolle nach Zufuhr von 0,08 mg Berotec® i.v.

Ergebnis

Eine im Mittel mäßig manifeste Rt-Erhöhung zeigt unter Belastung keine nennenswerte Veränderung, im Einzelfall ein geringer Anstieg. Nach Kö-Zufuhr steigt die Rt im Mittel von ursprünglich 4,3 auf 6,1 cm W/l/s, somit nicht nennenswert an, überwiegend auf einen Ausreißer zurückzuführen. Nach Kö stellt sich unter gleicher Belastung ein Rückgang auf eine Rt von 5,2 im Mittel ein. Berotec® läßt hier deutlicher als im Vorversuch die Rt unter den Ausgangswert zur Norm abfallen.

Versuchsreihe V

1. Untersucht werden 10 Asthmatiker mit leichter bis mittelschwerer manifester Obstruktion.
2. Feststellung der Body-Werte.
3. Zufuhr von 10 mg Practolol (Eraldin®).
4. Kontrolle der Body-Werte unmittelbar danach.

Ergebnis

Die Ausgangs-Rt steht im Mittel bei 8,8 cm W/l/s und erhöht sich nach 10 mg Practolol auf 10,1 cm. Nach 0,08 mg Berotec® i.v. Abfall unter den Ausgangswert.

Diskussion

Zentrales Anliegen dieser klinisch experimentellen Untersuchung von Kö, eines kompetitiven Hemmstoffes des adrenergen Systems, ist die Stellungnahme zur Frage, wieweit es bei Patienten des Formenkreises des Asthma bronchiale bei cardiologischer Indikation angewendet werden kann, ohne eine Obstruktion zu manifestieren bzw. maßgeblich zu verstärken.

Bereits andere Autoren (3, 4) verfolgten die gleiche Fragestellung bei oraler und auch intravenöser Zufuhr. Sie erfaßten die Beeinflussung der Atemfunktion zum Teil mit anderen Parametern. Wie wählten hiefür die weitgehend patientenunabhängige, feindiagnostisch in ihren Vorzügen bekannte Bodyplethysmographie und ergänzten sie durch blutgasanalytische und auch ergometrische Untersuchungen.

Die beiden ersten Versuchsreihen zeigen bei dieser i.v.-Applikation von Kö bei Patienten mit latenten bis gering manifestem Asthma bronchiale keinen gesicherten Anstieg der Resistance. Auch die Erhöhung der Obstruktion im Einzelfall erreicht kein wesentliches Ausmaß. Subjektiv gibt einer unter 20 Patienten Atemnot an. Der adrenerge Hemmeffekt erreicht somit kein Ausmaß, daß eine maßgebliche Sympathikolyse von bedeutsamer Obstruktion annehmen ließe. Aufgrund dieser Erfahrung bei unserem Patientengut mit latenter bis gering manifester Obstruktion würde sich somit keine Kontraindikation für Kö bei obiger Applikation ergeben. Es erscheint aber auch keine Notwendigkeit, feindiagnostisch-atemphysiologische Untersuchungsmethoden zum Ausschluß dieser latenten bzw. gering manifesten Obstruktion als Voraussetzung des Einsatzes eines derartigen adrenergen Hemmstoffes einzusetzen. Die klinische Beurteilung genügt durchaus. Da ein gewisser Begleitspasmus bei Emphysem- und Stauungsbronchitiden vielfach anzutreffen ist, kommt dieser Feststellung eine maßgebliche Bedeutung zu. Derartige Patienten scheinen ohne bronchokonstriktorisches Risiko für diese Behandlung mit adrenergen Hemmstoffen geeignet.

Aufgrund unserer Ergebnisse müssen wir uns somit nicht den Empfehlungen von HAMM anschließen, auch im freien Intervall auf Adrenolytica zu verzichten.

Die weiteren Untersuchungen bei Asthmatikern selbst mit mittelschwerer Obstruktion zeigen in der Hälfte der 18 Patienten keinen Rt-Anstieg, in der übrigen Hälfte einen geringen, keinesfalls bedrohlichen Anstieg. Diese Erfahrung deckt sich nicht mit jener von HAMM und M. (4). Sie berichten über sehr eindrucksvolle Reaktionen bei ihren Asthmatikern bei gleicher Dosierung und Applikation. Die verschiedenen Atemfunktionsparameter lassen jedoch keinen unmittelbaren Vergleich zu. Es dürfte sich um stärkere Obstruktionen gehandelt haben, von denen wir aufgrund unserer Ergebnisse durchaus ein ähnliches Verhalten erwarten würden. Wir stimmen somit überein, daß Kö 5 mg intravenös bei mittelschwer Obstruktiven entsprechend, bereits klinisch aspektiv wahrnehmbar, den Strömungswiderstand auch entscheidend erhöhen kann und daher besser nicht gegeben werden soll. Die Anzahl der Patienten, die subjektiv über Zunahme der Atemnot klagen oder bei denen eine Steigerung zum Asthmaanfall eintritt, ist bei unserem Kollektiv weit geringer. Auch das dürfte am differenten Ausgangsbefund liegen. Eine Verminderung der Resistance nach Kö, «paradoxe Effekte», sind jedoch auch feststellbar.

Auch McNeill (9) verwendet bei seinen Untersuchungen zur Erfassung des Propranolol-Effektes die Bodyplethysmographie. Er appliziert 10 mg und stellte eine 50–100%ige Erhöhung der Resistance fest. Soweit vergleichbar, steht dies ebenfalls im Gegensatz zu unseren Ergebnissen. Er hebt den Kontrast zwischen subjektiv vielfach fehlender Empfindung von Atemnot trotz erhöhter Resistance hervor. Diese Diskrepanz zwischen subjektiver Empfindung und Resistance-Höhe ist jedoch gewiß keine spezifische Medikamentwirkung. Sie fordert aber doch, besonders im Falle eines applizierten Sympathikolytikums, besondere Beachtung.

In den ersten drei Versuchsreihen wird ein Orciprenalin-Derivat verwendet. Es normalisiert die erhöhte Resistance über den Ausgangswert hinaus, ohne die erniedrigte Pulsfrequenz anzuheben. Das deckt sich mit der Feststellung von Meier (10), wonach die Bronchialwirkung von Kö mit niedrigeren Orciprenalindosen zu antagonisieren ist als der Einfluß auf die Herzfrequenz. Es muß jedoch eingeschränkt werden, daß bei der verwendeten Dosierung die Eigenwirkung des Orciprenalin-Derivates vermindert scheint. Dies ist insofern wichtig, als es auf eine mögliche Kombination der adrenolytischen Substanzen mit der adrenergen hinweist.

Die Veränderung der Rt nach Zufuhr eines Histamin- oder Acetylcholinaerosols kann ganz allgemein als Ausdruck der bronchomotorischen Reagibilität ähnlich wie jene spezifische Veränderung nach Zufuhr eines inhalativen Allergens aufgefaßt werden. In den ersten beiden Versuchsreihen zeigte sich, daß der Hestamin-Provokationseffekt nach Kö im Mittel eher geringer ist. Er korreliert auch keinesfalls mit der Rt-Veränderung unter Kö. Die Empfindlichkeit gegenüber Histamin läßt somit nicht auf jene gegenüber Kö schließen, es kann nicht als Indikator für eine zu erwartende Reaktion durch die adrenergene Hemmung herangezogen werden. Es ist jedoch möglich, daß eine höhere Dosierung die tierexperimentellen Erfahrungen von Stern und M. (13) und jene von Zaid und Beall (15) bestätigt, wonach sich mit Histamin oder Acetylcholin experimentell provozierte Bronchialobstruktionen mit Propranolol verstärken.

Vielleicht aber zeigen weitere Untersuchungen der gewiß eigenartigen und nicht immer vorhersehbaren Reaktionsweise eines Asthmatikers ab mittelschwerer Obstruktion gegenüber adrenolytischen Substanzen eine bessere Analyse und Differenzierung des allgemeinen Asthma- bzw. Obstruktionsbegriffes. Wir sind der berechtigten Empfehlung von Hamm und M. gefolgt und haben die Frage nach einer Atemdepression blutgasanalytisch untersucht. Der apO_2 ebenso wie der $apCO_2$ ändern sich nicht. Im Gegenteil, sie zeigen eine Tendenz zur Verbesserung, wenn auch im Streubereich gelegen. Aufgrund dieses Ergebnisses kann eine komplexe, depressive Beeinflussung der Atemfunktion abgelehnt werden.

McNeill und M. (9) heben auch hervor, Propranolol würde bei Asthmatikern Asthmaanfälle begünstigen und eine ergometrische Untersuchung daher ein Risiko darstellen. Wir haben in früheren Untersuchungen (12) auf die Belastbarkeit bei abstruktiver Funktionsminderung hingewiesen. Es zeigte sich, daß die Resistance bei mittelschwerer Obstruktion im Einzelfall einem differenten Verhalten folgte. Im Gesamten war eher eine Tendenz zum Abfall des Strömungswiderstandes feststellbar. Im Hinblick auf eine Verschlechterung der Blutgaswerte unter Belastung bei den gleichen obstruktiven Arbeitern über 40 a schien diese Gruppe eine differenzierte Beurteilung der Belastbarkeit zumindest im Einzelfall zu erfordern. Wir untersuchen, von dieser Erfahrung ausgehend, nunmehr auch das Verhalten Obstruktiver unter Belastung und nach Kö-Zufuhr. Es kann keinerlei zusätzliche Veränderung der Beeinflußbarkeit festgestellt werden. Das ist maßgeblich, da doch bei der Rehabilitation von Herzpatienten bei gleichzeitig laufender adrenolytischer Medikation eine latente oder mäßig manifeste Obstruktion selbst unter dosierter Belastung nicht gesteigert werden dürfte. Eine Belastung dürfte auch kein Risiko darstellen.

Beim Vergleich kompetitiv adrenerg hemmender Wirkstoffe muß auch die gleiche Applikationsform berücksichtigt werden. Dies um so mehr, als nach intravenöser Zufuhr die bronchiale Rezeptoraffinität stärker zum Tragen kommt (5). Zu diesem Vergleich wählten wir Practolol, das von BARRETT und M. (1) entwickelt wurde und selektiv die β-Rezeptoren am Myokard ohne hemmende Wirkung auf jene der peripheren Gefäße oder der Bronchialmuskulatur blockieren soll. Wir haben 10 Patienten des asthmatischen Formenkreises untersucht und können feststellen, daß auch Practolol bei einer Dosis von 10 mg und intravenöser Applikation eine Erhöhung der Resistance ähnlichen Ausmaßes zur Folge hat. Daß bei Practolol über keine subjektive Verschlechterung der Atemfunktion berichtet wird (8), ist, wie schon erwähnt, kein verbindliches Kriterium.

Zusammenfassung

Ein kompetitiver Hemmstoff des adrenergen Systems, Doberol® – bereits in die cardiologische Therapie eingeführt – wurde in Fortsetzung der Dosis-Wirkungsstudien bei intravenöser Applikation von 5 mg hinsichtlich seiner Beeinflussung des respiratorischen Systems untersucht. Dabei konnte bodyplethysmographisch eine signifikante Zunahme des endobronchialen Strömungswiderstandes bei latenter wie bei mäßig manifester, klinisch eben wahrnehmbarer Obstruktion ausgeschlossen werden. Erst ab einer mittelschweren Obstruktion wird bei der Hälfte der Patienten die Resistance ohne Bedrohlichkeit erhöht. Berotec®, ein Orciprenalin-Derivat, normalisiert unverzüglich ohne Veränderung der Pulsfrequenz. Doberol® ist daher bei leichten Asthmaformen und im Intervall ohne Kontraindikation. Blutgasanalytisch zeigt sich keine respiratorische Gesamtminderung. Unter Belastung folgert es keine andere Rt-Beeinflussung als in Ruhe, was für die Rehabilitation sehr wesentlich ist. Auch Practolol ist nicht rein cardioselektiv, sondern führt zu einer ähnlichen Rt-Erhöhung. Der Wunsch nach wirklich selektiv $β_1$-hemmenden wie $β_2$-stimulierenden Pharmaka bleibt offen.

Schlüsselwörter
Adrenerge Hemmstoffe, Asthma bronchiale, β-Rezeptoren-Blocker, Bronchomotorik, Histaminprovokation, Obstruktion

Summary

A competitive inhibitor of the adrenergic system – Doberol – already introduced in the cardiologic therapy, was examined in regard to its influence on the respiratory system, following the study of dose-relations during intravenous application of 5 mg. As a result a significant increase of the endobronchial resistance could be excluded in cases with latent and moderate obstruction which was just detectable clinically. Only in patients suffering from medium or more serious obstruction half of the cases showed an increased resistance but never reached threatening levels.

With BEROTEC – an orciprenaline-derivative-obstruction is relieved immediately without change of the heart-rate. Doberol therefore has no contraindication in moderate cases of bronchial asthma and during the interval. Regarding the measurement of the total respiratory capacity could be seen. During physical strain there is no other influence on the resistance than during rest, a very important result for rehabilitation.

Practolol also is not completely cardioselective as it shows a similar increase of the resistance. The wish remains for real selective $β_1$-inhibitory or $β_2$-stimulating drugs.

key-words
adrenergic inhibitors, β-receptor blocking agents, bronchial asthma, bronchial motoricity, bronchial obstruction, provocation with histamine

Literatur

1. BARRET, A., M., und M.: Naunyn-Schmiedebergs Arch. Pharmak. exp. Path. 259, 152 (1968).
2. DUBOIS, A. B., und M.: J. clin. Invest. 35, 322 (1956).
3. GÜNTHER, W.: Bronchiale Rezeptoraffinität von Doberol®-Tabletten. Im Druck.

4. Hamm, J. und M.: Klin. Wschr. *48*, 457 (1970).
5. Kubicek, F. und M.: Int. Symposium. β-Rezeptorenblockade. Wien (1967).
6. Kuemmerle, H. und M.: Klinische Pharmakologie und Pharmakotherapie. Urban-Schwarzenberg 548 (1971).
7. Lands, A. M. und M.: Life Sci. *6*, 2241 (1967).
8. Macdonald, A. G. und M..: Brit. J. Anaesth. *40*, 506 (1968).
9. McNeill, R. S. und M.: Amer. J. Physiol. *18*, 473 (1966).
10. Meier, J. und M.: Dtsch. med. Wschr. *91*, 145 (1966).
11. Nolte, D.: Med. thorac. *24*, 371 (1967).
12. Schindl, R.: Prax. Pneumologie, *26*, 169–178. Thieme (1972).
13. Stern, P., und E. Basagic: Lancet II, 870 (1968).
14. Ulmer, W. T., und E. Reif: Dtsch. med. Wschr. *90*, 1803 (1965).
15. Zaid und Beall.: Zit. nach Herxheimer, H.: Kin.

Diagnostik von Arzneiallergien an der Haut

G. K. Steigleder und I. Gottmann-Lückerath
Universitäts-Hautklinik Köln

Unser Vortrag ist so angekündigt, daß hinter dem Titel das Wort «Referat» in Klammern erscheint. Wir geben aber nicht, wie diese Anmerkung vermuten läßt, eine Übersicht über das gesamte Gebiet; auf Wunsch des Herrn Vorsitzenden erläutern wir vielmehr einige uns wichtige Gesichtspunkte anhand eigener Beobachtungen. Als Übersicht verweisen wir auf unsere Beiträge im Taschenbuch «Praktische Allergiediagnostik» (7) und im Buch «Erkrankungen durch Arzneimittel» (10, s. auch 1, 12, 13).

Wir wollen im folgenden die Voraussetzungen für Hauttests und ihre praktische Bedeutung hervorheben. Eine Reihe von *In-vitro-Verfahren* sind angegeben worden. In Köln haben wir uns mit dem Basophilen-Degranulationstest beschäftigt, der allerdings

Tab. 1: Lymphocyten-Transformationstest bei Patienten nach Gabe von Penicillin

	positiv	negativ
a) mit unerwünschten Reaktionen	8	10
b) ohne unerwünschte Reaktionen	8	7
c) Kontrollen	0	12

(Lischka und Gottmann-Lückerath, Archiv für dermatolog. Forschung, 243, S. 101, 1972.)

für die Routine ungeeignet ist. Auch bei dem Lymphozytentransformationstest fragen wir uns, ob dieser Test hält, was man sich noch von ihm verspricht: Lischka und Frau Gottmann-Lückerath (6) haben in Köln bei 18 Patienten mit unerwünschten Reaktionen nach Penicillin, bei 15 Patienten, die Penicillin ohne unerwünschte Reaktionen erhalten hatten, und bei 12 Kontrollpersonen den Lymphozyten-Transformationstest mit Penicillin-G-Natrium vorgenommen (Tabelle 1): Er fiel bei 8 Penicillin-Allergikern positiv aus, aber auch bei 8 Personen, die Penicillin erhalten und vertragen hatten. Ein signifikanter Unterschied bestand also nicht. Dieser Befund überrascht nur scheinbar: Frühere Untersuchungen lassen bereits vermuten, daß gegen Penicillin auch Antikörper gebildet werden, wenn es vertragen wird. Es liegt sogar nahe, daß die Wirkungsminderung des Penicillins, wie sie z. B. bei der Behandlung der Gonorrhoe beobachtet wird, zum Teil auf eine Inaktivierung des Penicillins durch Antikörper zurückzuführen ist.

In unserer Sicht haben eine Reihe von In-vitro-Tests Wertvolles zur Aufklärung des Pathomechanismus der Allergien beigetragen, in der Praxis dagegen ist der Wert der Hauttests für die Aufklärung von Allergien von keinem Verfahren bisher erreicht. Der Erfolg hängt allerdings bei den Hauttests entscheidend vom Untersucher ab, von seiner Erfahrung, seinen klinischen Kenntnissen und *besonders seiner Fähigkeit, auf der Haut zu lesen.* Eine schematische Anwendung von Hauttesten schränkt ihren Wert sehr ein. Die Tabelle 2 gibt eine Übersicht über unser Vorgehen bei Arzneiallergien und symbolisiert die Gesichtspunkte, die wir für entscheidend halten.

Tab. 2: Aufklärung von Arzneiallergien – Immer daran denken!

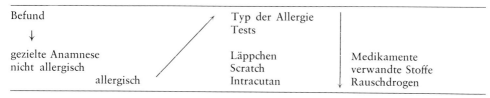

Befund ↓	Typ der Allergie Tests	
gezielte Anamnese nicht allergisch allergisch	Läppchen Scratch Intracutan	Medikamente verwandte Stoffe ↓ Rauschdrogen

Das Auffinden von Arzneiallergien hängt wesentlich davon ab, daß man an diese Möglichkeit denkt. Arzneiunverträglichkeiten, besonders allergische, imitieren andere Krankheitsbilder. Zu welchen verhänignisvollen Fehlschlüssen und Folgen die Verkennung für den Patienten führen könnte, ist in einmaliger Weise an einem konstruierten Krankheitsverlauf in dem von Spain (9) herausgegebenen Buch, Iatrogene Krankheiten, wiedergegeben. Die Vielgestaltigkeit der unerwünschten Arzneiwirkungen wird verständlich, da eine Arznei das Auftreten sehr verschiedener Antikörper provozieren kann mit sehr un-

Tab. 3: Nebenwirkungen hormoneller Antikonzipientien (nach JELINEK, aus STEIGLEDER 1971 [12]).

Chloasma   Photosensibilität (selten)
Akne (bei Beginn der Einnahme)
Lupus-erythematodes-Syndrom
Teleangiektasien   Purpura
Alopezie (bei Einnahme, nach Absetzen)
hypertrophische Gingivitis
Herpes gestationis, Erythema nodosum, Candidiasis (Fluor)
verstärkte Varikosis

terschiedlichen Folgen. Es ist deshalb auch keineswegs verwunderlich, daß manchmal Sofort- und Spätreaktionen auf den gleichen Stoff und beim gleichen Test bei ein- und demselben Patienten auftreten. Man sieht dies an Hauttests, aber auch an anderen Testverfahren, wie dem Lymphozyten-Transformationstest.

Wir stellen die *Befundaufnahme an den Anfang der Untersuchung*. Gerade weil Arzneien sehr verschiedenartige unerwünschte Nebenwirkungen allergischer und nichtallergischer Art hervorrufen (Beispiel: Tabelle 3, hormonelle Antikonzipientien), ermöglicht der Befund erst die gezielte Befragung. Manchmal wird bei entsprechendem Befund durch eine Frage das auslösende Agens gefunden. Die phototoxische Reaktion etwa nach Einnahme von Demethylchlortetracyclin mit schwerer Dermatitis der lichtexponierten Stellen und manchmal sogar Onycholyse ist so charakteristisch, daß man gezielt nach der Einnahme dieses Medikamentes fragt.

Ein weiteres Beispiel ist die Unverträglichkeit barbituratfreier Schlafmittel, im besonderen Carbromal-(Adalin-)haltiger, mit Hautveränderungen im Sinne der Pigmentpurpura. Es ist uns wiederholt vorgekommen, daß der Patient zunächst hartnäckig darauf bestand, kein solches Medikament eingenommen zu haben und erst das ständige Insistieren dazu führte, daß sich der Patient dann an die Einnahme erinnerte.

Eine weitere Frage, die sich der Untersucher stellen muß, ist in den drei Worten «nichtallergisch oder allergisch?» zusammengefaßt. Die schlechte Gewohnheit, unerwünschte oder nicht einzuordnende Reaktionen an der Haut einfach als «allergisches Geschehen»

Tab. 4: Ursachen von Schäden der Haut durch Arzneien (nach BAER und MEYER-ROHN aus STEIGLEDER [10]).

Unerwünschte Reaktionen an der Haut nach Arzneien treten auf
1. durch die übliche pharmakologische Wirkung (Beispiel: Atrophie der Epidermis durch Kortikosteroide);
2. toxisch bedingt (Beispiele: Kumulation, Argyrie, Chrysiasis, multiple Basaliome nach Arsen, Intoleranz, Überdosierung);
3. veränderte Ökologie (Überwuchern von Hefen nach Gabe von Antibiotika und Steroiden, «Pille»);
4. als Sanarelli-Shwartzman-Phänomen (beim Menschen zur Erklärung hämorrhagisch nekrotischer Phänomene herangezogen);
5. als Jarisch-Herxheimer Reaktion (Beispiel: Aufflammen eines Exanthems bei Syphilis II unter Gabe von Penizillin, Erythromyzin);
6. als allergische Reaktionen (Beispiel: fixes Arzneimittelexanthem nach Antipyretika, Antihistaminika usw.; Urtikaria nach ACTH oder Penicillinase).

Tab. 5: Unterschiede zwischen nichtallergisch und allergisch bedingten Arzneiexanthemen (nach BAER aus STEIGLEDER [10]).

Unterschied	nicht-allergisch	allergisch
klinisches Bild	ziemlich uniform	verschiedenartige Effloreszenztypen
nötige Menge, um die Reaktion auszulösen	relativ groß	gewöhnlich gering bis minimal
Kumulationswirkung	oft nötig	gewöhnlich keine
Beziehung zwischen Effekt an der Haut und charakteristischer pharmakologischer Wirkung	oft vorhanden	keine Beziehung
der gleiche Effekt wird durch pharmakologisch verschiedene Substanzen ausgelöst	selten	sehr oft
Auftreten der Veränderung bei Menschen, die das Medikament einnehmen	tritt häufig oder bei allen auf	gewöhnlich nur bei wenigen

zusammenzufassen, verdeckt die Tatsache, daß es eine Reihe von unerwünschten Arzneiwirkungen gibt, die nicht als Antigen-Antikörper-Reaktion verlaufen, und die auch nicht immer als toxisch angesehen werden müssen (Tabelle 4/5).

Wenn sich der Verdacht verstärkt, daß es sich um eine allergische, d. h. nach unserer Auffassung durch eine Antigen-Antikörper-Reaktion bedingte Veränderung handelt, erst dann wirft sich die Frage der Testung auf. Grundsätzlich führen wir bei Unverträglichkeiten vom Ekzemtyp, vor allem nach äußerer Anwendung von Arzneien, den Läppchentest, bei urtikariellen, bullösen, nodulären Reaktionen hingegen den Scratchtest und gegebenenfalls den Intrakutantest aus. Unserer Ansicht nach sollte man unabhängig vom Typ der Allergie möglichst mit dem Läppchentest beginnen, wenn es sich um besonders potente Allergene handelt oder wenn eine hochgradige Allergie mit lebensbedrohlichen Veränderungen sich aus der Anamnese ergibt. Hier bedarf es der sorgfältigen Abwägung der Vor- (höhere Sicherheit) und Nachteile (Zeitverlust, mögliche Sensibilisierung). Manche Testreaktionen entwickeln sich auch spät, etwa der Läppchentest nach Neomycin, so daß es hier gilt, die genügende Zeit abzuwarten, ehe man urteilt. Auf den von uns an anderer Stelle beschriebenen Patienten, bei dem nach Anlage eines Läppchentests mit einem Pyrazolon-Präparat ein allergisch bedingter Schock auftrat (7), genügt dieser Hinweis.

Bei Penicillinallergie halten wir den Beginn der Testung mit Läppchentest für besonders angebracht. Ein Beispiel:

Ein Kollege bemerkte seit einem halben Jahr bei Gabe von Penicillin-Injektionen Rötung und Juckreiz der Hände und des Gesichts. Zehn Jahre und sieben Jahre zuvor waren Penicillin-Injektionen vertragen worden. Beim Zahnarzt wurde ein Zahn unter Xylocain-Betäubung gezogen und eine blutstillende Einlage gemacht. Auf dem Weg in die Praxis bemerkte der Kollege, daß Gesicht und dann der Körper hochrot wurden, in der Praxis angekommen, fiel er bewußtlos hin und wurde ins Krankenhaus eingeliefert. Dort dachte man zunächst an einen Herzinfarkt. Der Patient hatte aber eine Gelastypt-Einlage beim Zahnarzt bekommen. Gelastypt = Gelatineschwamm damals noch mit 5000 iE Procain-Penicillin + Surfen. Wir testeten epikutan:

	Reaktion nach 20 Min.
Penicillin-G-Na	++
Penicillin-G-K	++
Binotal	++
Amblosin	++
Megacillin	++
Gelastypt-Watte	++
Xylocain	ø
Novocain	ø
Scandicain	ø
Kontrolle NaCl	ø

Nach 10 Min. begann ein Juckreiz, nach 20 Min. mußten wir die Pflaster abnehmen, da um die Testpflaster sich eine Rötung ausbreitete. Im Bereich der Penicillin-Testpflaster und des Gelastypts bildeten sich in einem Bezirk von 14–25 mm Durchmesser kleine Quaddeln mit einer umgebenden Rötung bis 30 mm Durchmesser aus. Gleichzeitig war ein leichtes Gesichtserythem bemerkbar. Wir wuschen den Testbezirk mit Wasser ab und rieben die Teststellen mit Celestan-V-Creme ein. Der Juckreiz und eine Rötung an den Teststellen klangen erst völlig nach 10 Stunden ab. Keine weiteren Reaktionen mehr. Diagnose: Positive Sofortreaktion im Epikutantest auf Penicillin.

Ich möchte Ihnen ferner über ein 14 Jahre altes Mädchen berichten; dieser Vorfall rechtfertigt ebenfalls unsere Ansicht über die epikutane Vortestung bei Arzneiallergien.

Mit 7 Jahren schon wurde das Mädchen getestet, nachdem unter verschiedenen Arzneien, darunter Penicillin, eine Rötung und Schälung der Haut aufgetreten war. Der Scratchtest mit Penicillin war schwach positiv. 6 Jahre später, am 8. 12. 1971, nahm die Patientin wegen eines Infekts abends eine Tablette eines zusammengesetzten Analgetikums; sie wachte nachts auf und mußte erbrechen. Am nächsten Tag war die Haut insgesamt erythematös, sie schälte sich beim Abheilen. Zur Klärung der Überempfindlichkeit wurde die Patientin mit unserer Standard-Medikamenten-Reihe im Scratch-Verfahren getestet und zusätzlich mit einem Kinder-Suppositorium des Analgetikums (halbe Wirkstoffmenge der Tablette), gelöst in 1 ml Glycerin. Nach 20 Minuten waren alle Reaktionen negativ, 24 Stunden später fand man bei dem Scratchtest mit dem kombinierten Analgetikum eine Blase auf gerötetem urtikariell verändertem Grund. Das Analgetikum bestand aus verschiedenen Komponenten, die bis auf Codeinum phosphoricum bereits in der Standard-Medikamenten-Testung aufgelegt waren. Zur Sicherung, daß es sich nicht um einen Bestandteil der Trägergrundlage oder Kapsel des Medikamentes handelte, wurde ein weiterer Scratchtest mit einer Tablette Codeinum phosphoricum à 0,03 g in 1 ml Glycerin vorgenommen. Nach 24 Stunden bildete sich ebenfalls eine Blase auf gerötetem urtikariellem Grund, wie bereits im vorigen Präparat bei Auflage der Gesamtsubstanz des Analgetikums. Nunmehr aber folgte, so wie von der Patientin nach Einnahme der Tablette beschrieben, ein ausgedehntes Erythem mit urtikarieller Komponente. Stationäre Aufnahme und hochdosierte Gabe von Kortikosteroiden wurden notwendig. Hinterher schälte sich die Haut in Art bullöser Arzneiexantheme, die man früher als akuten febrilen Pemphigus mit extensiven Blasenschüben bezeichnet hat und heute meistens Lyell-Syndrom nennt.

Beim *Lyell-Syndrom* (3, 10) handelt es sich um ein Phänomen, das eine Prädisposition voraussetzt und offenbar nicht nur durch Medikamente allein, sondern auch durch andere Komponenten, wie den Einfluß von Staphylokokken, ausgelöst wird. Wahrscheinlich verläuft es unter Einschaltung von Autoantikörper-Phänomenen. Jüngste Beobachtungen (8), auch eigene noch nicht abgeschlossene Untersuchungen, sprechen dafür, daß ähnlich wie bei blasenbildenden Erkrankungen (Pemphigus, Parapemphigus) auch beim Arzneiexanthem es zur Bildung von Autoantikörpern kommt, die an verschiedenen Stellen der Haut angreifen.

Noch andere Beispiele könnten wir anführen, wo es bei Patienten ohne vorausgehenden Läppchentest bei der Scratch- und Intrakutantestung zu unangenehmen Lokal- und Allgemeinsymptomen gekommen ist. Den *Konjunktivaltest* haben wir weitgehend verlassen, da uns die Sicherheit dieses Testes gering erscheint, aber sehr unangenehme Wirkungen durch stärkere Reizung der Konjunktiven auftreten können. Dafür ein Beispiel:

Bei einer 41 Jahre alten Patientin sollte wegen einer Sklerodermie eine Penicillinbehandlung durchgeführt werden. Nach Angaben der Patientin wurde bisher Penicillin vertragen. 1. bei einer Gallenoperation 1950, 2. im Juli 1956 10 Mega Aquacillin und 3. im Oktober 1956 nochmals 10 Mega Aquacillin wegen der Sklerodermie (laut Krankenblatt). Zur Vorsicht wurde ein Konjunktivaltest mit Penicillin-G-Na gemacht, der negativ ausfiel. Zwei Tage später gab der Stationsarzt um 10.15 Uhr 1 Mega Aquacillin i.m. Um 10.30 ging die Patientin zur Toilette, weil sie sich nicht wohl fühlte: Erbrechen, Juckreiz, Atemnot, Kreislaufkollaps. Epikutantest am 19. 4. 1971:

		Reaktion nach:	20 Minuten	24 Stunden	48 Stunden
	Penicillin-G-Na			++	++

		Reaktion nach:	20 Minuten	24 Stunden	48 Stunden
Scratchtest:	Penicillin-G-Na		⌀	⌀	⌀
	Penicilloyl-Polylysin de Weck		⌀	⌀	⌀
	Penicilloyl-Polylysin-6		⌀	⌀	⌀

		Reaktion nach:	20 Minuten	24 Stunden	48 Stunden
Intrakutantest:	Penicilloyl-Polylysin de Weck 10% in NaCl		+++	++	++

Die Initialquaddel von 8 mm Durchmesser vergrößerte sich auf 25 mm Durchmesser mit umgebender Rötung von 30 mm Durchmesser. Infiltrat und Rötung hatten nach 24 Stunden und 48 Stunden 30 mm Durchmesser.

Daß der Intrakutantest, im besonderen mit Stoffen wie Penicillin, Gefahren birgt, darauf sind wir an anderer Stelle eingegangen (7, 12).

Ein anderes Problem ist das *Persistieren von Arzneiexanthemen*, im besonderen urtikariellen. Manche Medikamente verweilen lange im Organismus, bei anderen kommt es zur Aufnahme von Stoffen aus der Umwelt, die chemisch verwandt sind, eventuell nur eine gleiche Nebengruppe haben (10, 11). Eine akute und besonders auch eine chronische Urtikaria nach Tetanol-Impfungen haben wir häufiger beobachtet, als nach den wenigen veröffentlichten Patienten zu erwarten.

Kontakt mit Arzneimitteln kann zur Sensibilisierung im Sinne der Kontaktdermatitis sierung gegen Stoffe, die nur über Nebengruppen verwandt sind. Einen eindrucksvollen und gleichzeitig eines Arzneiexanthems führen, unter Umständen durch Gruppensensibili-

Fall dieser Art haben am Beispiel des Isonikotinsäurehydrazids aus unserer Klinik HERR-
MANN und Mitarbeiter veröffentlicht (5).

Photoallergische Reaktionen an der Haut entstehen durch die Aufnahme von Substanzen in den Organismus und durch Kontaktsensibilisierung. Ihre Persistenz, oft durch Zufuhr minimaler Mengen von Sensibilisatoren, ist gefürchtet (11). Als Fälle von seborrhoischem Ekzem sind Patienten abgebildet, die klinisch alle Anzeichen einer durch Photoallergie bedingten Hautveränderung aufweisen. Läppchentest + Bestrahlung mit einer dem Sonnenlicht angenäherten Lichtquelle ist notwendig.

Papulonekrotische Effloreszenzen vom Typ der Purpura Schönlein-Henoch oder Vaskulitis allergica möchte ich hier noch erwähnen, häufig Folge der Unverträglichkeit von Analgetika. Derartige Arzneiexantheme sind Warnzeichen:

Bei einer Krankenschwester waren an den Beinen solche Effloreszenzen sichtbar. Obwohl die Ärzte diese Veränderungen bemerkten, hielten sie sich aus Taktgefühl zurück, die Schwester zu befragen, warum sie denn die Analgetika einnähme. Schließlich aber entschloß sich der Stationsarzt doch dazu, nachdem die Effloreszenzen persistierten. Es stellte sich heraus, daß Unterleibsbeschwerden bestanden, die in höchstem Maße verdächtig auf ein Karzinom waren. Die Untersuchung durch den Gynäkologen ergab ein bereits inoperables Karzinom.

Oft ist die Zahl der eingenommenen Medikamente so groß, daß es kaum möglich ist, sie alle zu testen, zumal einzelne wiederum zahlreiche Bestandteile enthalten. Bei der Einnahme mehrerer Medikamente gleichzeitig ist es möglich, daß sich die Wirkung abschwächt, potenziert oder völlig ändert; die gleichzeitige Einnahme mehrerer Medikamente kann auch den Ablauf der Antigen-Antikörper-Reaktion im Organismus beeinflussen, zumal wenn Abbauprodukte das eigentliche Allergen darstellen. Das Allergen tritt nur in bestimmten Situationen des Stoffwechsels auf.

Es ist immer wieder darauf hinzuweisen, daß oft nicht die lebensnotwendigen und stark wirkenden, sondern überflüssige oder in der Wirkung fragliche Arzneien schwere, ja manchmal lebensbedrohliche Hautveränderungen hervorrufen. Dafür ein Beispiel:

Vor 9 Jahren wurde eine damals 53jährige Frau stationär behandelt mit der Vorgeschichte einer Lungenembolie, eines hohen Blutdruckes und eines Diabetes. Knoten, Blasen und Veränderungen im Sinne eines fixen Arzneiexanthems nebeneinander fanden sich weit ausgedehnt bei hohem Fieber. Die Patientin hatte Rastinon, Invenol, Presinol, Novalgin-Chinin, Doroma, Miscomycin, Penicillin, Chininsulfat, Gelonida antineuralgica und Leo-Pillen bekommen. Alle Tests mit diesen Stoffen verliefen scheinbar negativ. 9 Jahre später kam die Patientin mit ausgedehnten Hautveränderungen in unsere Klinik. Der Vergleich von Photos bei der früheren Aufnahme und heute zeigte, daß die Hautveränderungen einander entsprachen. Die Patientin hatte wieder zahlreiche Medikamente zur Behandlung ihrer Beschwerden erhalten. Sie zeigte aber nur einen positiven Test auf ein Abführmittel, das den gleichen Wirkstoff enthält, wie dasjenige, das sie auch vor 9 Jahren eingenommen hatte. Bei der ersten Aufnahme war das Abführmittel nicht im Scratchtest getestet worden. Es wurde vielmehr im Expositionstest peroral gegeben. Als am nächsten Morgen keine Knötchen vorhanden waren, wurde angenommen, daß es vertragen werde. Erst 7 Tage später traten Knötchen auf, die aber auf ein Analgetikum zurückgeführt wurden, das der Patientin am Vortage gegeben worden war.

Kürzlich wurde die Frage der Sensibilisierung durch äußere Anwendung von *Chloramphenicol* wieder aufgeworfen. Bekanntlich hat das Chloramphenicol eine Strukturverwandtschaft zum Anilin (12), woraus sich unerwünschte Wirkungen erklären. Die äußerliche Anwendung eines Antibiotikums darf nicht allein unter dem Gesichtspunkt beurteilt werden, ob Allergien dagegen in einem Testlabor zunehmen oder abnehmen: Zufälligkeiten, wie die häufige Anwendung aufgrund intensiver Werbung oder Nachbarschaft einer pharmazeutischen Firma, können in einer Gegend zu einer ganz anderen Häufigkeitsverteilung führen als in einer anderen. Ferner sind bei der Verordnung eines Antibiotikums Virulenzsteigerung und -vermehrung resistenter Keime zu berücksichtigen. Schließlich erscheint mir als wichtiger Gesichtspunkt, ob ein Medikament vitale Indikationen hat, bei denen man es nicht oder kaum ersetzen kann. In seiner Dissertation aus der Universitäts-Hautklinik Köln fand BAUST (2) im Zeitraum vom 1. 1. 1962 bis 31. 12. 1967, daß 2439 Patienten mit 2prozentigem Chloramphenicol routinemäßig epikutan getestet worden waren. 67 Patienten, also rund 2,7%, waren positiv. Im gleichen Zeitraum reagierten von 2386 Patienten 164 auf Neomycin. Eine neue Analyse (13) zeigt, daß die Quote der Sensibilisierten auf etwa 1% zurückgegangen ist (Gentamycin jetzt 1%, Neomycin 10%). Einer der Gründe liegt vielleicht darin, daß ein Chloramphenicol-haltiges Aknemittel im Raume Köln nach unserem Eindruck früher häufiger verordnet wurde als heute. Insgesamt aber erscheint uns bei der genannten Sensibilisierungsquote die äußere Anwendung von Chloramphenicol nicht vertretbar, da es an der Haut keine spezielle Indikation hat und ersetzt werden kann, innerlich angewendet aber unter Umständen lebensrettend sein kann.[1]

Medikamentenähnliche Stoffe sind in Nahrungs- und Genußmitteln enthalten. Leider hat die Verarbeitung eines chininhaltigen Tonic-Waters auch in der Bundesrepublik zugenommen, ja Limonaden enthalten inzwischen Chinin. Auf die Chininüberempfindlichkeit möchten wir anhand von zwei Beispielen hinweisen:

Bei einem 53jährigen Patienten wurden mit einem chininhaltigen Präparat nach dem Blondschen Verfahren die Hämorrhoiden verödet. Nach der letzten Behandlung traten um Mitternacht Erbrechen, Diarrhoe, Hautjucken und Schmerzen in beiden Füßen auf. Die Testung ergab eine deutliche Überempfindlichkeit gegen Chininsulfat und Chininhydrochlorid im Scratchtest; der Test wurde aber erst nach 24 Stunden positiv. Auch das Hämorrhoidenverödungsmittel zeigte das gleiche Testverhalten. Leichtere unerwünschte Reaktionen nach Medikamentengabe werden oft übersehen, wenn sie erst Stunden, vielleicht sogar Tage nach der Gabe des Medikamentes einsetzen.

Arzneimittelüberempfindlichkeit schließt andere Diagnosen nicht aus, selbst wenn das klinische Bild zu passen scheint:

Ein Patient hatte seit 1952 eine Urtikaria mit Erbrechen nach verschiedenen Medikamenten, er glaubte, besonders nach chininhaltigen. 1966 zeigte eine Scratchtestung bereits eine fraglich positive Reaktion auf Chinin und Phenazetin. Klinisch bot sich das Bild einer Pigmentpurpura wie nach chininhaltigen Präparaten: differentialdiagnostisch wurde an eine Urticaria pigmentosa gedacht und feingeweblich die Diagnose bestätigt. 1972 erschien er mit dem Bild der Mastzellretikulose bei Knochenbefall. Der Scratchtest war nur auf Chinin, nicht auf Phenazetin nach 24 Stunden positiv, der Intrakutantest mit einer 10prozentigen Chininlösung war nach 20 Minuten und 24 Stunden positiv.

Bei einigen wenigen Patienten beobachteten wir auch im Scratchtest eine Überempfindlichkeit gegen bestimmte Biersorten, offenbar bedingt durch Zusatzstoffe. Schließlich ist auf Arzneiexantheme im Rahmen des Drogenmißbrauches, im besonderen von Rauschmitteln, hinzuweisen, deren Mißbrauch sich durch Analyse des Urins, etwa in einem Institut für Rechtsmedizin, nachweisen läßt.

Zusammenfassung

Die subtile Analyse von arzneibedingten Veränderungen, im besonderen ein sorgfältig erhobener und klassifizierter Befund, führt zur richtigen Testmethode an der Haut. Ihr praktischer Wert erscheint uns bisher von keiner anderen Methode übertroffen.

---

[1] Zur Überempfindlichkeit gegen Chloramphenicol siehe den wichtigen Beitrag von P. BEHRBOHM und M. LENZNER, Z. f. d. gesamte Hygiene u. ihre Grenzgebiet *17*, 846–853 (1971).

Schlußwort

Auf die Überempfindlichkeit gegen Chloramphenicol habe ich in meinem Vortrag hingewiesen, sie liegt bei 2,7% der routinemäßig getesteten Patienten. Bei Patienten mit entsprechender Anamnese ist sie natürlich deutlich höher.

Die starke Reaktion auf Codein als Histaminliberator hätte uns an der Teststelle nicht beunruhigt, die schwere Allgemeinreaktion, die erst mit entsprechender Verzögerung einsetzte, und vor allen Dingen die Art der Abschuppung aber zeigte uns, daß das Codein als Allergen und nicht einfach als Histaminliberator gewirkt hatte.

Auf die Frage von Herrn Gronemeyer kann ich antworten, daß wir bei *unserem* Verfahren der Scratchtestung – das heißt also, daß bei negativem Ausfall das Allergen noch in Art eines Läppchentests aufgelegt wird – häufiger bei sehr verschiedenen Substanzen das *kombinierte Auftreten von Sofort- und Spätreaktion* beobachten. Eine genaue Analyse, welche Substanzen sich besonders auszeichnen und wie häufig diese Reaktion auftritt, steht noch aus, sie ist aber vorgesehen.

Literatur

1. BANDMANN, H. J., und W. DOHN: Die Epicutantestung. J. F. Bergmann Verlag, München, 1967.
2. BAUST, H. J.: Hauttests bei Arzneiallergien. Inaugural-Dissertation, Köln, 1971.
3. BRAUN-FALCO, O., und H. J. BANDMANN (Hrsg.): Das Lyell-Syndrom. Verlag Hans Huber, Bern - Stuttgart - Wien, 1970.
4. HELLENBROICH, H., und I. LÜCKERATH: Hautteste bei Penicillin-Allergie. Hautarzt 22, 18–24 (1971).
5. HERRMANN, W. P., G. LISCHKA und I. LÜCKERATH: Kontaktdermatitis und Arzneiexanthem bei beruflich erworbener Überempfindlichkeit gegen Isonikotinsäure-Hydrazid. Berufsdermatosen 17, 13–20 (1969).
6. LISCHKA, G., und I. GOTTMANN-LÜCKERATH: Positiver Lymphozytentransformationstest mit Penicillin = Penicillinallergie? Archiv f. dermatologische Forschung, 243, 101–, 1972.
7. GOTTMANN-LÜCKERATH, J., und G. K. STEIGLEDER: Nachweis von Allergien gegen Arzneien durch Hauttests. In: Praktische Allergiediagnostik, S. 115, hrsg. von M. Werner und V. Ruppert, Thieme Verlag, Stuttgart, 2. Auflage, 1974.
8. SHELLEY, W. B., O. L. A. SCHLAPPNER und H. B. HEISS: Demonstration of intercellular immunofluorescence and epidermal hysteresis in bullous fixed drug eruption due to phenolphthalein. Br. J. Derm. 86, 118–125 (1972).
9. SPAIN, D. M. (Hrsg.): Iatrogene Krankheiten. Georg Thieme Verlag, Stuttgart, 1967.
10. STEIGLEDER, G. K.: Haut. In: Erkrankungen durch Arzneimittel, hrsg. von R. Heintz, Thieme Thieme Verlag, Stuttgart, 1966. 2. Auflage in Vorbereitung.
11. STEIGLEDER, G. K.: Entzündliche Hautveränderungen im Gesicht. Dtsch. med. Wschr. 96, 1688–1694 (1971).
12. STEIGLEDER, G. K.: Unerwünschte und unerwartete Wirkungen von Arzneien an der Haut. Hautarzt 24, 261–271 (1973).
13. STEIGLEDER, G. K., und I. GOTTMANN-LÜCKERATH: Arzneibedingte Ekzeme. Z. Hautkrankh., im Druck.
14. THIERS, H.: Manuel d'allergologie. Masson & Cie., Paris, 1964.

Die Diagnostik der Arzneimittelallergie durch Hautfenster

Per Wolf-Jürgensen und Knud Wilken-Jensen

Rigshospitalet, Kopenhagen

In den meisten Fällen von Arzneimittelallergie wird die Diagnose aufgrund der Anamnese gemacht. Die einzige sichere Methode, die ätiologische Diagnose zu finden, ist durch Provokationsversuch, aber das ist ganz oft gefährlich und in dem besten Fall für den Patienten unangenehm, wenn es positiv ist, so will man das so weit wie möglich vermeiden.

Leider haben wir noch keine anderen pathologischen Kriterien für Arzneimittelallergie. Viele Arzneimittel können verschiedene Symptome auslösen, und die sind so uncharakteristisch, daß man von den Krankheitsbildern nicht die Ursache der Reaktion sehen kann.

In der Hoffnung eine neue Diagnostik für Arzneimittelallergie zu entwickeln, haben wir die Hautfenstertechnik benutzt, die früher bei einem von uns (P. W.-J.) gründlich ausprobiert war. Wir haben keine Vergleichung mit den anderen beschriebenen, diagnostischen Methoden gemacht, weil wir sie nicht für zuverlässig halten. Die Hautproben geben nicht genügend Sicherheit, was man im Journal of Allergy vom Dezember 1971 sehen kann, wo die amerikanische Penicillin-Studiengruppe einen Rapport gegeben hat. Basophil-Degranulationsprobe ist oft unzuverlässig und nimmt viel Zeit. Macrophagemigrationsprobe ist oft unsicher und mag unmittelbar verhindert werden wegen der Toxizität der Arzneimittel. Mit der Agglutinationsprobe können wir Antikörper demonstrieren, die keine direkte Verbindung mit den Reaginen, die wir suchen, haben. In Schweden hat man eine neue Methode: Radio-Allergosorbent-Test (RAST genannt) entwickelt, mit welcher man Inhalationsantikörper nachweisen kann, und gute Resultate mit nur kleinen Serummengen sind demonstriert worden, aber bis jetzt ist es nicht mit Arzneimittel ausprobiert. Zufolge Pedersen-Bjergaard ist es noch keine sichere serologische Methode für die Diagnose Penicillinallergie gefunden, und dasselbe gilt wahrscheinlich für die anderen Arzneimittel. Es ist wohl bekannt, daß das zelluläre Exudat von Sofort-Typus sich von dem unspezifischen entzündungsartigen Exudat durch seinen Gehalt an eosinophilen Leucozyten unterscheidet, besonders in den ersten Stunden des Reaktionsverlaufes.

Dadurch unterscheidet es sich auch von Exudat bei den verzögerten Immunreaktionen, das besonders basophile und weniger eosinophile Leucozyten enthält, und hauptsächlich am zweiten Tag. Es ist ferner nachgewiesen worden, daß gewisse Mediatoren, die bei dem inflammatorischen Prozeß mitwirken, wie zum Beispiel Histamin und Bradykinin, Eosinophilie im zellulären Exudat hervorrufen können. Dagegen ist es nicht aufgeklärt worden, ob die medikamentösen Exanthemen, die man nach interner Verwendung von einer langen Reihe pharmakologischer Präparate sieht, von immunologischer Natur sind und dann, ob es sich um einen Sofort-Typus oder Spätreaktion handelt.

Deshalb haben wir die Einwirkung verschiedener Pharmaca auf das zelluläre Exudat bei eventuell allergischen Patienten untersucht, und die Resultate von den Hautfenstern sind mit den Krankheitgeschichten verglichen worden.

Dieselbe Methode ist in einem Artikel in Revue française d'Allergologie und von denselben Verfassern in Acta allergologica beschrieben, und es gibt einige positive Resultate, aber leider ist es nicht erwähnt, wie oft Positivität oder Negativität erwartet war.

Wir haben 19 Patienten untersucht. Sie waren zwischen 4 Monate und 63 Jahre alt. Es waren 11 Kinder und 8 Erwachsene. Von diesen Patienten sind 13 mit Natriumpenicillin untersucht worden, und von diesen haben wir in 8 Fällen ein positives Resultat erwartet, aber haben es nur in 7 Fällen bekommen. In 5 Fällen haben wir nicht eine Penicillinallergie im Verdacht gehabt und haben auch keine Eosinophilie gefunden. Mit Penicillin war also die Probe in 12 von 13 Fällen wie erwartet. 2 Patienten sind mit Ampicillin und 2 mit Antiepilepticum Phenytoin probiert, 1 mit Tetracyclin und 1 mit Kaliumjodid. Wir haben Eosinophilie in allen Fällen erwartet, aber einer mit Ampicillin und der eine mit Kaliumjodid fiel negativ aus.

Die Methode ist ganz einfach. Eine kleine Fläche vom superfiziellen Epithel wird mit einem sterilen Messer abgeschabt, im allgemeinen auf der Vorderseite des Unterarms. An der Kontrollstelle wird ein Tropfen von 1/10 ml physiologischen Salzwassers untergebracht und mit einem sterilen Deckglas zugedeckt, das mit Tape fixiert wird. Auf der anderen Seite wird 1/10 ml von der Lösung des Arzneimittels untergebracht. Die Deckgläser werden mit steigenden Zeitintervallen innerhalb 48 Stunden gewechselt und werden gefärbt, so daß die eosinophilen Zellen gerade beobachtet werden können. Die Testlösungen haben pro ml ein Gehalt von 100 000 i.E. Natriumpenicillin oder Ampicillin, 1 mg Phenytoin, 25 mg Tetracyclin und 50% Kaliumjodid gehabt.

Ergebnisse

In den positiven Hautfenstern haben wir bis 43% Eosinophile beobachtet, die Kontrollen haben maximal 2% gezeigt, was wir für negativ halten. Wir haben bei 16 von 19 Patienten Übereinstimmung mit dem klinischen Bild gefunden, aber wir hoffen, daß wir mit Änderungen in den Lösungen mehr Sicherheit erreichen werden.

Wir haben niemals unangenehme Nebenwirkungen beobachtet.

Literatur

PEDERSEN-BJERGAARD, J.: The Serological Diagnosis of Penicillin Allergy. Acta Allergologica, 25, 131–158 (1970).
DIKEAKOU, TH. et P. GERVAIS: Etat Actuel de la Signification du Test-Fenêtre dans les Differents Systems Allergeniques. Rev. franç. Allergologica, 10, 117–124 (1970).

Diskussion

G. K. STEIGLEDER, Köln

In Köln haben wir uns ebenfalls mit der Untersuchung der Zellauswanderung im Rebuck-Test beschäftigt (s. M. PIROTH, Vergleich der Zellauswanderung im Rebuck-Test bei Gesunden und bei Kontaktekzematikern vor und während der epikutanen Läppchentestung, Hautarzt 23, 75–78, 1972). Es handelt sich sicher um ein sehr aufschlußreiches Verfahren, doch halte ich es im Gegensatz zu Herrn WILKEN-JENSEN für nicht einfach. Wegen der Gefahr einer Verletzung haben wir nicht Deckgläschen, sondern Objektträger-Teile auf der Haut fixiert. Aber auch dann waren die Patienten in ihrer Beweglichkeit eingeschränkt.

M. WERNER, Pinneberg

Gemeinsam mit W. WEHNERT haben wir mit der *Rebuck*schen Hautfenstermethode bei elf Probanden, die allergische Manifestationen vom Soforttyp (Typ I n. GELL und COOMBS) boten, cytologische Untersuchungen des entzündlichen «Fenster-Exsudates» nach Applikation der pathogenen wäßrigen Allergene durchgeführt; entsprechende Kontrollen werden sowohl bei den allergischen Probanden mit allergenfreier Lösung als auch bei Nichtallergikern mit Allergenlösungen angestellt. Von der zweiten Stunde der Allergenauflage ab ist bei allen Allergikern eine markante Hautfenstereosinophilie zu beobachten, die um die zwanzigste Stunde der Allergenapplikation ihre Maxima zwischen 10 und 24% erreicht. Bei Berücksichtigung der Standardabweichungen korreliert die Höhe der Eosinophilenzahl mit der Stärke der Intrakutanreaktion und der aufgelegten Allergendosis. Neutrophile Granulozyten, deren Anteil sich während der 36stündigen Untersuchungsdauer nicht ändert, treten in großer Zahl schon 2 Stunden nach Allergengabe auf dem Deckglas auf. Eine absolute Monozyten- oder Makrophagendepression, die nicht mit der Eosinophilie in Beziehung zu setzen ist, ist nicht durch das angebotene spezifische Allergen, sondern durch das den Allergenlösungen zugesetzte bakterizide Phenol bedingt; schwache Phenollösungen hemmen die Beweglichkeit der Monozyten.

Diese Rebucksche Untersuchungsmethode hat sich trotz ihrer relativ präzisen cytologischen Ergebnisse wegen der methodisch bedingten nicht unerheblichen Beeinträchtigung der Probanden in unserer klinischen diagnostischen Routine nicht durchsetzen können.

Diagnostische Erfahrungen bei der Penicillinallergie

I. PALEČEK und B. ČVORIŠČEC

Opća Bolnica, «Dr. J. KAJFEŠ», Zagreb

Kurz möchten wir Ihnen berichten über unsere diagnostischen Erfahrungen bei der Penicillinallergie. Von 1964 bis 1969 haben wir alle auf eine Penicillinallergie verdächtigen Patienten nach Erhebung einer ausführlichen Anamnese mit Penicillin G getestet. Zuerst Skarifikation oder epikutan und, falls negativ, auch intrakutan. Während dieser Zeit war es uns – wie auch vielen anderen Autoren – nur möglich, den Prozentsatz von positiven Hautreaktionen bei Patienten mit Verdacht auf eine Penicillinallergie zu ermitteln (1).

Tab. 1:

Jahr	Autoren	Angabe der getesteten Patienten	Positive Hautreaktionen in Prozent
1965	FINKE und Mitarb.	120	15%
1962–65	DE WECK und BLUM	90	25%
1966	LEVINE und Mitarb.	49	67%
1967	NILSEN und Mitarb.	32	53%
1964–69	PALECEK und CVORISCEC	46	67%

Die zweite Tabelle zeigt unsere Ergebnisse in bezug zur klinischen Reaktionssymptomatik nach der Anamnese (Frühtyp, Intermediärtyp).

Tab. 2:

Klinische Reaktion	Anzahl der Getesteten	stark posit.	schwach posit.	negat.
Frühtyp:				
Schock-Schockfragmente	3	3	./.	./.
Urticaria-Quincke-Ödem	13	5	6	2
Intermediärtyp:				
Urticaria nach 48 Uhr	6	2	1	3
Serumkrankheitstyp	24	3	12	9

Bei Intermediärtyp hatten wir die meisten negativen Testergebnisse (12 negative bei 30 Patienten).

Unser Ziel ist, die Penicillinallergie möglichst sicher nachzuweisen oder auszuschließen. Wenn unsere Testuntersuchungen negativ ausfielen, wurde von uns, falls notwendig, die Penicillintherapie durchgeführt. Seit 1969 konnten wir mit Hilfe von Penicilloil-Polylysin ein besseres diagnostisches Ergebnis erreichen (2), (3), (4). Dank Prof. DE WECK hatten wir die Möglichkeit, mit PPL zu testen.

Wir haben in den meisten Fällen nur mit 25 mikroeq/l von PPL getestet. PPL entdeckt die meisten, aber nicht alle Determinanten des Penicillin-Antigens. Deshalb wurde zusätzlich noch mit Penicillin G 20 000 IE/ccm getestet. Mit beiden Lösungen wurde zuerst skarifiziert und, falls negativ noch intrakutan getestet.

Seit Ende 1969 haben wir bei der neuen Gruppe von 65 Patienten (W. 46, M. 19) bei einer positiven Anamnese, bei den meisten Patienten bis 4 Jahre nach der medikamentösen Reaktion, praktisch keine Versager mehr gehabt.

Tab. 3:

Patienten-Gruppe nach der Anamnese	Insgesamt	Hauttest Posit.	Negat.	Anzahl der durchgeführten Provokationsteste
Frühtyp:				
Schockfragmente	2	2	0	–
Urticaria-Quincke-Ödem	14	13	1	–
Intermediärtyp				
Arthus/2/Urticaria nach 48 Uhr/1/, Serumkrankheitstyp/14/Frühurticaria und Serumkrankheitstyp/1/	18	18	0	–
Erlöschene Reaktion	5	1	4	5
Ohne typischen anamnestischen Angaben	26	2	24	16
Insgesamt	65	36	29	21

Wir konnten in 5 Fällen ein Erlöschen der Penicillinallergie nachweisen (5). Bei dreien von diesen Patienten wurde zufällig ein Provokationstest durchgeführt. Ein Patient bekam Extencyllin, ein anderer Ampycillin und eine Patientin intraoperativ Penicillin G in Choledochus. Bei zwei weiteren haben wir Provokationsteste durchgeführt. Zuerst gaben wir 20 000 IE Penicillin V (Fenoxymethylpenicillin) per os und den nächsten Tag 10 000 IE Penicillin G im. In der Gruppe ohne typische anamnestische Angaben handelt es sich meistens um einen zirkulatorischen Kollaps nach der Injektion. Wir beobachteten zwei «psychogene» Reaktionen (wahrscheinlich durch intravasale Procain-Injektion), auch eine Herxheimmersche Reaktion bei Lues, andere Reaktionen waren ganz problematisch, wie schmerzhafte Injektion oder Übelkeit, alle ohne Exanthem. In dieser Gruppe haben wir in 16 Fällen Provokationsteste durchgeführt, sowie auch die Penicillintherapie. Der Hauttest war in dieser Gruppe nur in 2 Fällen schwach positiv.

Bei der Gruppe mit typischen anamnetischen Angaben war nur bei einer Patientin der Hauttest negativ, da eine Anomalie des Hautorgans vorlag, auch die Rubrimentprobe war negativ.

Bemerkenswert ist die Tatsache, daß wir mit PPL auch bei Intermediärtyp meistens eine deutlich positive Hautreaktion beobachteten, bei Testung mit Penicillin G hatten wir viele Versager.

Schlußfolgerung

Wegen der großen Gruppe von halbsyntetischen Penicillinen steht in der letzten Zeit die Penicillinallergie wieder im Brennpunkt des Interesses (6).

Es wird oft ein Patient unberechtigt als ein Penicillin-Allergiker beurteilt, und eine notwendige Behandlung mit einem wichtigen Antibiotikum unterlassen. Unsere Resultate ermutigen in der Praxis dieses Problem zu lösen. PPL ist als Diagnostikum eine wertvolle Hilfe.

Literatur

1. IDSÖE, O., T. GUTHE, R. R. WILLCOX und A. L. DE WECK: Nature and extent of Penicillin side-reactions, with particular reference to fatalities from anaphylactic shock. Bull. Wld. Hlth. Org. *38*, 159 (1968).
2. LEVINE, B. B.: Studies on the mechanism of the formation of penicillin antigen. J. exp. Med. *112*, 1131 (1960).
3. PARKER, C. W., J. SHAPIRO, M. KERN and H. N. EISEN: Hypersensitivity to penicillenic acid derivatives in human beings with penicillin allergy. J. Exp. Med. *115*, 821 (1962).
4. DE WECK, A. L., and G. BLUM: Recent clinical and immunological aspects of penicillin allergy. Int. Arch. Allergy *27*, 221 (1965).
5. VOSS, H. E., C. D. REDMOND and B. B. LEVINE: Clinical detection of the potential allergic reactor to penicillin by immunologic tests. J. Amer. med. Ass. *196*, 679 (1966).
6. IBISTER, J. R.: Penicillin allergy. Review of Allergy *25*, 1201 (1971).

Die Bedeutung humoraler und zellulärer Immunphänomene für die Diagnostik von Arzneimittelallergien

Dr. H. Warnatz
Abteilung für klinische Immunologie des Univ.-Krankenhauses Erlangen-Nürnberg,
Vorstand Prof. Dr. F. Scheiffarth

Die Allergiediagnostik ist nach wie vor weitgehend eine in vivo-Diagnostik, d. h. Kutanteste, Expositions- und Karenzteste sind die in der Klinik am weitesten angewandten Methoden zum Nachweis einer Allergie. Andererseits sind in vivo-Methoden mit einer Reihe von Unsicherheiten belastet, die es wünschenswert machen, daß geeignete in vivo-Methoden erarbeitet werden, die die Ergebnisse der Kutandiagnostik ergänzen bzw. ersetzen, dies insbesondere auch deshalb, da Kutan- und insbesondere Expositionsteste nicht ungefährlich und die Ergebnisse der Kutantestungen nicht immer zuverlässig sind. Im Kutantest nachgewiesene Überempfindlichkeitsphänomene müssen durchaus nicht einer Allergie am Erfolgsorgan entsprechen; andererseits schließt eine negative Kutanreaktion eine Allergie nicht aus. Schließlich können die vivo-Reaktionen nur beschränkt Antwort über das in Frage kommende Allergen, die Natur des Antikörpers und die Mediatormechanismen geben, die zur allergischen Reaktion führen. Hier sind zusätzliche in vitro-Methoden einzusetzen.

In den jüngsten Jahren sind unsere Kenntnisse auf dem Gebiet der allergischen Reaktion sprunghaft gewachsen und damit haben sich neue Möglichkeiten und Methoden des in vitro-Nachweises allergischer Reaktionsmechanismen ergeben. Wie sie wissen, unterscheidet man drei verschiedene Mechanismen allergischer Reaktionen:

1. *die allergische Reaktion vom Reagintyp;* sie ist dadurch gekennzeichnet, daß sie durch homozytotrope Antikörper vom IgE-Typ ausgelöst wird, wobei entsprechend der besonderen Eigenschaft der IgE-Antikörper, die sich an Zellrezeptoren von Mastzellen, Leukozyten und Thrombozyten zu binden vermögen, durch Mediatoren, wie Histamin, Bradykinin und SRS-A aus diesen Zellen freigesetzt werden, und damit die anaphylaktische Reaktion ausgelöst wird. Komplement spielt bei dieser Reaktion keine Rolle. Allergische Rhinitis vasomotorica, Asthma bronchiale, urtikarielle Exantheme sind bekannte Beispiele.

2a. *Die allergische Reaktion vom Arthustyp.* Hierbei reagieren Antikörper vom IgG- oder IgM-Typ mit zirkulierenden oder zellständigen Antigenen, wobei es unter Komplementvermittlung zur Anlockung von Granulozyten kommt, deren freigesetzte proteolytische Enzyme für den Gefäß- bzw. Gewebsschaden verantwortlich sind. Zusätzlich können durch IgG-Antikörper auch die o. g. Mediatorsysteme in Gang gesetzt werden. Klassische Beispiele für diesen Allergietyp sind Arzneimittelüberempfindlichkeit vom Typ der Serumkrankheit, der penicillinbedingten allergischen Vaskulitis. Zytotoxische bzw. zellschädigende Antikörper werden bei arzneimittelbedingter hämolytischer Anämie, Thrombozytopenie u. a. nachgewiesen, wobei die Medikamente Affinität für Zelloberflächenantigene bieten.

3. *Die allergische Reaktion vom Spättyp* oder die *zellbedingte Immunreaktion.* Hierbei kommt zirkulierenden Antikörpern und Komplement keine Bedeutung zu. Die Reaktion wird von spezifisch sensibilisierten Lymphozyten in Gang gesetzt, wobei diese Zellen eine Reihe humoraler Faktoren, etwa den MIF (Makrophagen migrationsinhibitionsfaktor), Lymphotoxin, oder mitogene Faktoren abgeben, die den Mechanismus der verzögerten Reaktion mit Ansammlung von Makrophagen und Lymphozyten, zytotoxischer Wirkung auf Gewebszellen etc. bewirken.

Bei allen Untersuchungen allergischer Reaktionen stellt sich zunächst die Frage nach dem Antigen. Bei Arzneimittelallergien ist dabei die Zahl der infrage kommenden Allergene in der Regel beschränkt und die Klärung im Expositions- und Karenztest relativ einfach zu erreichen. Arzneimittelallergene gehen in der Regel chemische Verbindungen mit Gewebe- oder Plasmaeiweißen ein, so daß antigene Proteine entstehen, deren Spezifität nicht nur durch das Arzneimittel-Hapten, sondern auch durch die angekuppelten Proteine bestimmt wird.

Für den in vitro Versuch ist daher die richtige Antigen-Präparation eine wichtige Voraussetzung. Dies möge am Beispiel der Penicillinallergie erläutert werden (22). Reagine sowie Antikörper vom IgG-Typ vermögen in der Regel mit dem Antigen Penicillin G zu reagieren; Penicillin G führt auch zu positiven Ergebnissen bei Nachweisverfahren, mit denen zellbedingte Immunreaktionen in vitro geprüft werden.

Die Frage, welche Komponente des Penicillinmoleküls zu reagieren vermag, ist demgegenüber schwieriger zu entscheiden. Aus Penicillin G wird im sauren Milieu Benzylpenicillinsäure freigesetzt, die sich mit den endständigen Aminogruppen des Lysins verbinden kann. Gleiches trifft auch für weitere Abbaustufen des Penicillins, z. B. das Penicillamin zu, das mit SH-Gruppen von Proteinen reagiert. Diese neugebildeten Antigene können sowohl IgE als auch IgG und IgM-Antikörper bilden. Der in vitro-Nachweis solcher Antikörper ist wegen der Gefahr anaphylaktischer Reaktionen bei der Kutantestung wünschenswert. In vitro-Methoden wie Agglutinationsmethoden, aber auch IgE-Nachweis mit radioaktiv markierten Penicillinderivaten *helfen hier weiter*. Die nachweisbaren zirkulierenden Antikörper zeigen häufig positive *Reaktionen mit Bausteinen des Penicillinmoleküls*, etwa *Penicillin-Polylysin* oder der *Benzylpenicillinsäure*; zelluläre Immunreaktionen fallen demgegenüber mit diesen Substanzen in der Regel *negativ* aus. Diesen Fragen kommt deshalb Bedeutung zu, da sie eine Selektion der Penicillinpräparate ermöglicht, denen gegenüber eine Allergie besteht. Gleiches gilt auch für eine Reihe von anderen Arzneimittelantigenen, die ihre *Antigenität erst durch Kopplung an körpereigene Proteine* erwerben. Die Kenntnis dieser Koppelungsreaktionen ist aber für den in vitro-Nachweis der Immunphänomene von größter Bedeutung.

Zum Nachweis zirkulierender Antikörper, die für die Auslösung allergischer Reaktionen verantwortlich sind, stehen heute Methoden zur Verfügung, die gut reproduzierbare Ergebnisse liefern. Seit langem eingeführt und klinisch von großer Bedeutung sind die *Methoden zum Nachweis arzneimittelbedingter Formen der hämolytischen Anämie*, der Agranulozytose und der *thrombozytopenischen Purpura* (8).

Allergische Reaktionen können bekanntlich zu peripherer Zerstörung bzw. Lyse der entsprechenden Zellen führen: entsprechend dem *erhöhten Verbrauch* ist dabei im allgemeinen die *Nachbildung* der entsprechenden Zellen im Knochenmark *aktiviert*. Diese Allergien treten meist *erst nach Langzeittherapie mit* dem entsprechenden *Medikament* auf. Es ist nicht möglich, die Empfindlichkeit eines Patienten für ein bestimmtes Medikament vorherzusagen, da meist nur wenige Menschen überhaupt eine solche allergische Reaktion zeigen und der Zusammenhang mit anderen allergischen Reaktionen in der Regel fehlt.

Bestimmte Medikamente zeigen eine Bevorzugung einzelner Blutzellsysteme, z. B. *Sedormid oder Chinidin für Thrombozyten, Stibophen für Erythrozyten* und *Sulfonamide und Pyramidon für Granulozyten* (13). In der Regel führt die Einnahme des Medikamentes bereits wenige Stunden danach zur Lyse der entsprechenden Blutzellen. Absetzen des Medikamentes beendet den Vorgang, obwohl noch Antikörper gegen das Medikament nachweisbar sind. Der Nachweis erfolgt so, daß die entsprechenden *Blutzellen des Patienten* oder einer Normalperson *mit dem Patientenserum und dem Medikament zur Lyse bei Komplementzusatz kommen*. Weglassen des Medikamentes oder des Patientenserum verhindert die Lyse der Zellen. Daraus wird geschlossen, daß die *Antikörper* nicht gegen die Blutzellen selbst, sondern *gegen das auslösende Arzneimittel* gerichtet sind. Neuere Untersuchungen machen es wahrscheinlich, daß Arzneimittel und Antikörper *lösliche Immunkomplexe* in der Blutbahn bilden und die *Zellschädigung durch Immunadhärenz*, d. h. durch sekundäre Anlagerung der Immunkomplexe an die Zellen *erfolgt*. Es ist notwendig, *allergisch bedingte Zytopenien gegenüber* anderen Formen *abzugren-*

zen, etwa gegenüber der genetisch bedingten hämolytischen Anämie bei Glukose-6-phosphatdehydrogenasemangel der Erythrozyten oder gegenüber toxisch bedingten Granulozytopenien.

Einfach gelingt der *Nachweis spezifischer Antikörper vom IgG- und IgM-Typ,* wie sie für die Allergie vom Artustyp verantwortlich sind. Handelt es sich um *proteine Antigene,* wie etwa therapeutisch verabreichte Fremdseren, so gelingt der Nachweis durch Präzipitationsmethoden. Für den Nachweis von Antikörpern gegen Arzneimittel werden in der Regel die *Agglutinationsteste* oder *Methoden unter Verwendung von Antiglobulinseren* verwendet. Diese Methoden erlauben den Nachweis von *Arzneimittelantikörpern,* die *Bestimmung von Antikörpern* und die *Charakterisierung von IgG- und IgM-Antikörpern.* In seltenen Fällen wird auch die *Immunfluoreszenztechnik* eingesetzt werden können, wenn der Nachweis einer *Immunkomplexvaskulitis* (5) *auf dem Boden einer Arzneimittelallergie* geführt werden soll, etwa bei einer penicillinbedingten Vaskulitis oder bei einer durch therapeutische Serumgaben ausgelösten Nephritis.

Von besonderer Aktualität sind Nachweismethoden für *Antikörper vom Reagintyp* (3). Der Reaginnachweis ist heute jedem Labor, das über einen Gammacounter verfügt, möglich. Es steht ein Radioimmunosorbenttest kommerziell zur Verfügung, der leicht zu handhaben ist und gut reproduzierbare Ergebnisse liefert. Das Prinzip dieses Testes besteht darin, daß an *Kunststoffpartikel Anti-IgE-Serum* absorbiert ist, das eine *Standardmenge radioaktiv markierten IgE zu binden vermag.* Ist in einer zu untersuchenden Serumprobe gleichfalls *IgE* vorhanden, so *konkurriert das kalte mit dem heißen IgE.* Durch Aufstellen entsprechender Inhibitionskurven läßt sich dann die in einem Serum vorhandene IgE-Menge quantitativ erfassen. Ähnlich funktioniert auch der einfache radiale Radioimmunodiffusionstest (18), der auf dem Prinzip der Mancinitechnik beruht und mit autoradiographischer Technik ausgewertet wird.

Aufgrund umfangreicher Untersuchungen insbesondere der schwedischen Arbeitsgruppe um JOHANNSON und BENNICH (3) *wissen wir,* daß *IgE-Spiegel* altersabhängig sind und beim normalen Erwachsenen bei etwa 110 ng/ml liegen. Bei Heuschnupfen sind die IgE-Spiegel geringgradig, bei Bronchialasthma und atopischem Ekzem deutlich erhöht. Besonders hohe Werte werden bei parasitärem Befall (140 mg/ml) und gelegentlich bei IgM-Myelomen und A-IgA-Globulinämie beobachtet. Über das Verhalten des IgE-Spiegels bei Arzneimittelallergien liegen bislang nur wenige Informationen vor; sie scheinen sich abgesehen von geringgradigen und vorübergehenden IgE-Spiegelerhöhungen nicht wesentlich auf die Reaginspiegel auszuwirken. Im übrigen führt auch Behandlung mit Corticoiden oder Na2-chromoglykat keine signifikante Änderung der IgE-Spiegel herbei. Insgesamt sind IgE-Bestimmungen derzeit nur insofern von Wert für den Kliniker, als sie einen Hinweis auf die allergische Gesamtsituation des Patienten geben. Von besonderem Interesse sind demgegenüber Untersuchungen, mit denen der *qualitative* und *quantitative Nachweis spezifischer IgE-Antikörper gelingt.* Voraussetzung hierfür ist es, daß eine *radioaktive Markierung des Antigens* gelingt. Derartige Verfahren sind sehr aufwendig und daher im Routinebetrieb noch nicht einsetzbar. Immerhin liegen zwischenzeitlich eine Reihe vergleichender Studien über den *Nachweis spezifischer IgE-Antikörper* gegenüber Proteinantigenen mit den Ergebnissen *der Kutanprobe* vor. In der Untersuchung von WIDE et al (23) fand sich eine *Übereinstimmung in 68% der Fälle;* eine bessere Korrelation wurde mit Expositionstesten gefunden, d. h. wenn die in vivo-Exposition am erkrankten Organ erfolgte. Ähnliche Ergebnisse für die IgE-Antikörperbestimmung wurde mit Allergenen wie Penicillin und parasitären Antigenen gefunden.

Für die Entwicklung der allergischen Reaktion durch Reagine, aber auch durch IgE-Antikörper, ist die Bindung *der Antikörper an Targetzellen* und die *Freisetzung von Mediatoren* (1, 10, 15, 16) wichtig. Die Reagine zirkulieren nur zu einem geringen Prozentsatz, der größere Teil dieser Antikörper ist an entsprechende Targetzellen, Gewebsmastzellen, Leukozyten oder Thrombozyten gebunden. Während IgG-Antikörper mit Targetzellen fremder Spezies reagieren, ist es die besondere Eigenart der Reagine, daß sie nur mit spezieseigenen, nicht aber mit speziesfremden Zellen zu reagieren vermögen, wobei die Bindung über das Fc-Fragment des IgE-Moleküls an entsprechende Rezeptoren der Targetzellen erfolgt. Da in der Regel homologe oder autologe Targetzellen schwer zu präparieren sind und in vielen Allergieformen darüber hinaus die Allergie besonders, etwa im Bronchialapparat, lokalisiert ist, ist das Studium der *Bindung und Liberierung des Mediatorsystems zu klinischen Zwecken* wesentlich erschwert.

Abhängig von der Natur der Antikörper ergeben sich Unterschiede bei der Freisetzung der Mediatorensysteme. Eine Reihe von in vitro Reaktionen sind in den vergangenen Jahren erarbeitet worden, mit denen auch beim Menschen der Ablauf der allergischen Reaktion studiert werden kann. Da die Mehrzahl dieser Methoden für die Routinediagnostik wenig geeignet sind, aufwendig, oft schlecht reproduzierbar und schwer überschaubar sind, sollen hier nur die bewährten Methoden angeführt werden:

1. der Basophilen-Degranulationstest nach SHELLEY (19), Modifikation nach HADDAD und KOROTZER (7).
2. Messung der Histaminfreisetzung aus menschlichen Leukozyten nach LICHTENSTEIN und OSLER (11).
   Messung der Histaminfreisetzung aus menschlichen Thrombozyten nach HUMPHREY und JAQUES.
3. Messung der SRS-A-Freisetzung aus perfundierter Lunge nach Austin et al. (15).
4. Messung der Bradykininfreisetzung sowie Untersuchung der Kinin-Aktivierung nach COCHRANE (4).

Durch die Beobachtung von SHELLEY konnte nachgewiesen werden, daß es bei Allergikern zu einer Entladung der im Blut vorhandenen Basophilen kommt. Blutbasophile der Allergiker zeigen nach Inkubierung mit dem Antigen eine Degranulation, wie sie von sensibilisierten Rattentestzellen her bekannt ist. Wegen der Schwierigkeiten beim Anreichern der Blutbasophilen und der geringen Reproduzierbarkeit der Methode erarbeiteten HADDAD und KROTZER eine modifizierende Technik unter Verwendung von Rattenperitonealbasophilen; diese Methode ist aber wegen der Homozytotropie der IgE-Antikörper von fraglichem Wert.

Wichtigste Mediatorsubstanz ist das Histamin (1), das in höchsten Mengen in den Blut- und Gewebsbasophilen gebunden an ein saures Mukopolysaccharid vorkommt. Der Histamingehalt beträgt für Mastzellen $1-4 \times 10^{-5}$ µg/Zelle, für Thrombozyten nur 10^{-10} µg/Zelle, Gewebe mit hohen Histaminspiegeln (10 µg/g Gewebe) sind Lunge, Haut und Gastrointestinaltrakt; die Blutspiegel liegen im allgemeinen um eine Zehnerpotenz niedriger, zeigen allerdings große Schwankungen während anaphylaktischer Reaktionen, bei denen einem kurzfristigen Anstieg durch enzymatischen Abbau des Histamins sehr rasch ein Abfall auf subnormale Werte folgt.

Aus den Versuchen von LICHTENSTEIN und OSLER (11) ist bekannt, daß aus Granulozyten von Allergikern bei Inkubation mit dem entsprechenden Pollenantigen Histamin freigesetzt wird. Für diesen Vorgang ist das Vorhandensein von Ca^{++} und Mg^{++} erforderlich. Die Rate der Histaminfreisetzung ist eine Funktion der Antigenkonzentration und der Inkubationszeit. Die Histaminfreisetzung infolge einer allergischen Reaktion ist ein Vielschrittprozeß, der an die lebende Targetzelle gebunden ist. Nach dem Verfahren von HUMPHREY und JAQUES (9) haben sich zum Nachweis allergischer Reaktionen auch Thrombozyten als Targetzellen bewährt. Thrombozyten von Allergikern oder auch homologe Thrombozyten, die mit dem Serum des Allergikers inkubiert wurden, setzen nach Zugabe von Antigen Histamin und Serotonin frei. Die Frage, inwieweit mit diesem in vitro System die Rolle der Thrombozyten bei allergischen Reaktionen korreliert ist, ist aber nicht sicher bekannt. Jedenfalls spielen die Thrombozyten bei der IgE-bedingten anaphylaktischen Reaktion eine untergeordnete Rolle, da diese Reaktion im Tierexperiment auch nach Entfernung der Thrombozyten auslösbar ist.

Von Inhibitionsversuchen mit verschiedenen Pharmaka wissen wir, daß bei Reaktionen des oberen Respirationstraktes, etwa Heuschnupfen und Konjunktivitis und bei verschiedenen Urtikariaformen Histamin die wesentliche Mediatorsubstanz ist. Antihistaminika sind jedoch weitgehend wirkungslos bei allen Formen des Bronchialtraktes. Hier scheint SRS-A die bedeutsame Rolle zuzukommen (15). Deshalb wurde in jüngster Zeit nach Methoden gesucht, um SRS-A nachzuweisen. Die chemische Natur dieser Substanz ist bis jetzt nicht bekannt. Es handelt sich wahrscheinlich um an Peptidkomponenten gebundene Hydroxyfettsäuren, die als Ergebnis einer Reaktionskette, ähnlich den Prostaglandinen entsteht. SRS-A kann aus Lungengewebe von Allergikern mit antigenhaltiger Spülflüssigkeit eluiert werden und zeigt im Bioassay die charakteristische verzögerte und protrahierte Kontraktion des unteren Meerschweinchenileums. Quantitative Studien über SRS-A liegen kaum vor.

Eine ähnliche verzögerte Wirkung besitzt auch das Bradykinin (4), bei dem es sich um Nonapeptid handelt, das durch proteolytische Fermente aus einem α-Globulin des Serums freigesetzt wird. Es wird ähnlich den Gerinnungsfaktoren aus Kininogen durch eine Reihe von Präkursorn, wie Hagemann-Faktor und Kallikrein, freigesetzt. Für die Bestimmung des Kininspiegels wird im allgemeinen Rattenuterus verwendet. Er spielt bei allergischen, entzündlichen Reaktionen und dem Dumping-Syndrom eine Rolle.

Die beschriebenen Methoden haben derzeit noch vorwiegend wissenschaftlichen Wert. Die Tatsache jedoch, daß die Mediatoren durch spezifische Pharmaka inhibierbar sind, läßt es wünschenswert erscheinen, daß eine Identifizierung des für eine allergische Reaktion verantwortlichen Mediatorsystems erfolgt, um eine gezielte Therapie einleiten zu können.

Allergische Spätreaktionen auf Arzneimittel finden sich insbesonders in Form des allergischen Kontaktekzems und der allergischen Kontaktdermatitis. Sie sind dadurch gekennzeichnet, daß humorale Antikörper offensichtlich keine Rolle spielen, sondern im wesentlichen mononukleäre Zellen für die Reaktion verantwortlich sind. Reaktionen vom verzögerten Typ konnten bis vor 10 Jahren nur in vivo nachgewiesen werden. Zwei Teste wurden in der Zwischenzeit entwickelt, die eine zellbedingte Immunreaktion auch in vitro ermöglichen.

1. Der Lymphozytentransformationstest (12, 14, 17, 20), der auf der Tatsache beruht, daß Lymphozyten sensibilisierter Personen bei Kontakt mit dem entsprechenden Antigen eine Umwandlung in Blastzellen durchmachen und sich mitotisch zu teilen beginnen. Die Reaktion wird heute in der Regel durch die Messung des Einbaues radioaktiv markierter Nukleinsäurepräkursor in die Zellkerne der Lymphozyten gemessen. Umfangreiche Unterhaltung in den vergangenen Jahren haben es ermöglicht, den Wert der Reaktion genauer einzuschätzen. Es zeigt sich, daß neben der klassischen Spättypallergie vom Tuberkulintyp, bei der eine gute Korrelation zwischen dem Ausfall der Kutanreaktion und den Ergebnissen des Lymphozytentransformationstestes besteht, auch positive Reaktionen bei bestimmten humoral vermittelten Allergiereaktionen zu beobachten sind. Dies beruht einerseits darauf, daß neben den für die Spättypreaktion verantwortlichen T-Zellen auch B-Zellen durch Antigen stimulierbar sind. Andererseits fand man, daß auch die Gegenwart von Antigen-Antikörper-Immunkomplexen stimulierend auf Lymphozyten wirkt, wie dies z. B. in unseren Versuchen mit Rheumafaktor-Immunkomplexen nachgewiesen werden konnte.

Im Falle der Arzneimittelallergien darf nicht verschwiegen werden, daß die Ergebnisse des LTT nicht immer zufriedenstellend mit den Kutanreaktionen korrelieren (21). Dies hängt einerseits vom Allergietyp, von der Antigenpräparation, den der Antigenkonzentration (Dosis-Effektkurve) und auch von der häufig zu beobachtenden Toxizität der Pharmaka auf Lymphozyten ab.

Eine zweite in vitro-Methode zum Nachweis einer zellbedingten Allergie ist der sog. Makrophagenmigrationsinhibitionstest (6), bei dem die Auswanderung von Makrophagen aus Kapillaren durch Zugabe von sensibilisierten Lymphozyten und dem entsprechenden Antigen gehemmt wird. Der Migrationsinhibitionsindex zeigt dabei eine sehr gute Korrelation zur Kutanreaktion vom verzögerten Typ. Das Phänomen beruht auf der Tatsache, daß Lymphozyten sensibilisierter Individuen bei Kontakt mit dem Antigen den MIF freisetzen, der auf die Makrophagenmigration hemmend einwirkt. Daraus ergibt sich die Möglichkeit, den Test in zwei Schritte einzuteilen, einen ersten, in dem der Faktor von Lymphozyten produziert wird und eine zweite, in dem MIF homologe oder heterologe Makrophagen an der Wanderung hemmt. Bendixen (2) schließlich zeigte, daß auch periphere Blutleukozyten an der Wanderung gehemmt werden können. Der Bendixentest ist allerdings für den Nachweis von Arzneimittelallergien weniger geeignet, da besondere Anforderungen an das Antigen gestellt werden müssen; d. h. niedermolekulare Antigene wie z. B. Tuberkulin und Penicillin liefern in diesem Test aus noch unbekannten Gründen auch bei sicherer kutaner Allergie vom verzögerten Test in der Regel negative Resultate.

Zusammenfassend läßt sich feststellen, daß auch heute noch die in vivo-Methoden, insbesondere die Kutanproben, die Karenz- und Expositionsteste klinisch die bedeutsamere Rolle beim Nachweis allergischer Reaktionen spielen. Die in der Zwischenzeit entwickelten in vitro-Teste sind derzeit noch zu kompliziert, um in der klinischen Routinediagnostik angewendet zu werden. Sie ermöglichen jedoch Aussagen, die über die Resultate der in vivo-Teste hinausgehen und haben darüber hinaus den Vorteil der Ungefährlichkeit für den Patienten.

Literatur

1. BECKER, E. L., and K. F. AUSTEN: Textbook of Immunology, P. Miescher und H. Müller-Eberhard Eds., Grune und Stratton, New York 1969 p. 69.
2. BENDIXEN: Danish Med. Bull. *16*, 1 (1969).
3. BENNICH, H., und S. G. O. JOHANSSON: Adv. Immunology *8*, 183 (1968).
4. COCHRANE, CH. G., und K. D. WUEPPER: Immunopathology *6*, 220 (1971).
5. COCHRANE, CH. G., und F. J. DIXON: Textbook of Immunopathology, P. Miescher und H. Müller-Eberhard, Eds. Grune und Stratton, New York 1969 p. 94.
6. DAVID, J.: Textbook of Immunopathology, P. Miescher und H. Müller-Eberhard, Eds., Grune und Stratton, New York 1969, p. 111.
7. HADDAD, Z. H., und J. L. KOROTZER: Int. Arch. Allergy *41*, 72 (1971).
8. HUBER, H., W. R. MAYR und F. SCHMALZL: Laboratoriumsdiagnose hämatologischer und immunologischer Erkrankungen, Springer 1972, p. 30.
9. HUMPHREY, J. H., and R. JAQUES: J. Physiol. *128*, 9 (1955).
10. LEVINE, B. B.: Textbook of Immunopathology, P. Miescher und H. Müller-Eberhard Eds., Grune und Stratton, New York 1969, p. 260.
11. LICHTENSTEIN, L. M., and A. G. OSLER: J. exper. Med. *120*, 507 (1965).
12. LING, N. R.: Lymphocyte stimulation, North Holland, Amsterdam 1968.
13. MIESCHER, P. A., and J. J. PEPPER: Testbook of Immunopathology, P. Miescher und H. Müller-Eberhard Eds. Grune und Stratton, New York 1969, p. 277.
14. OPPENHEIM, J., R. A. WOLSTENCROFT und P. G. H. GELL: Immunology *12*, 89 (1967).
15. ORANGE, R. P., and K. F. AUSTEN: Adv. Immunology *10*, 106 (1969).
16. OSLER, A. G., L. M. LICHTENSTEIN and A. D. LEVY: Adv. Immunology *8*, 183 (1968).
17. PEARMAIN, G., R. R. LYCETTE und P. H. FITZGERALD: Lancet i., 637 (1963).
18. ROWE, D. S.: Bull W. H. O. *40*, 613 (1969).
19. SHELLEY, W. B., and L. JUHLIN: Nature *191*, 1056 (1961).
20. WARNATZ, H.: Z. ges. exper. Med. *149*, 64 (1969).
21. WARNATZ, H.: Allergie und Immunitätsforschung. Gronemeyer und Letterer Hrsg., Schattauer, Stuttgart 1969, p. 129.
22. DE WECK, A. L.: D. med. J. *21*, 1156 (1970).
23. WIDE, L., H. BENNICH and S. G. O. JOHANSSON: Lancet *ii*, 1105 (1967).

Immunglobulin-E bei Arzneimittelallergien

Chr. Virchow und M. Debelic
Asthma- und Allergieklinik, Hochgebirgsklinik Davos-Wolfgang,
Chefarzt: Dr. med. Chr. Virchow

Wie bei anderen immunologisch-klinischen Phänomenen erscheint es auch bei den Arzneimittelreaktionen ratsam, die Ergebnisse und Vermutungen früherer Untersuchungen mit den zur Zeit gültigen Systematisierungen in Einklang zu bringen. Man sollte versuchen, die in der Klinik zu beobachtenden allergischen Reaktionen in das von Gell und Coombs entwickelte Schema einzuordnen. Ferner sollte man prüfen, welche Immunglobulinklassen in die Reaktionen bei Arzneimittelallergien involviert sind.

Es gilt also zunächst festzulegen, ob
1. eine anaphylaktische Reaktion (Typ I),
2. eine zytologische oder zytotoxische Reaktion (Typ II),
3. ein toxisches Komplexsyndrom unter Komplementvermittlung (Typ III) oder
4. eine Reaktion vom verzögerten Typ (Typ IV)

vorliegen und ob humorale Immunglobuline A, D, E, G oder M oder zelluläre Antikörper an den Pathomechanismen beteiligt sind. Dabei muß vorausgesetzt werden, daß nicht nur eine Kombination der verschiedenen Reaktionstypen, sondern auch ein gemeinsames Vorkommen der verschiedenen Immunglobuline gefunden werden kann.

Bei unseren Untersuchungen interessierte allein die Beteiligung der Antikörper der Immunglobulin E-Klasse (IgE) an den wichtigsten allergischen Arzneimittelreaktionen.

Insgesamt konnten 104 Kranke mit anamnestisch oder mit Hilfe von Tests weitgehend gesicherter Medikamentreaktion in dieser Hinsicht geprüft werden. Allerdings sei gleich eingangs darauf hingewiesen, daß wir lediglich eine Bestimmung des Immunglobulins E *im Serum* durchführen können. Die eigentliche allergische Reaktion vom IgE-Typ spielt sich aber *im Gewebe* ab. Dort kann das IgE noch nicht quantitativ gemessen werden. Darüber hinaus bestimmen wir auch *nur die Gesamtmenge* IgE und nicht den jeweils verdächtigen *spezifischen* Antikörper, den gegen ein bestimmtes Allergen, hier also den gegen ein Arzneimittel gerichteten IgE-Antikörper, der mit Hilfe des «radio-allergo-sorbenttests», wie er von Wide et al. (12) angegeben wurde, gemessen werden kann. In die Prüfung einbezogen wurden zumeist Kranke mit obstruktiven Atemwegsleiden; gelegentlich war es schwer zu unterscheiden, worauf die IgE-Erhöhung zu beziehen war.

Um eine Übersicht zu gewinnen, haben wir folgende Einteilung vorgenommen:
1. Arzneimittelreaktionen durch *Kontaktnoxen*,
2. Arzneimittelreaktionen auf *Analgetika und Antipyretika*,
3. Reaktionen auf *Seren*,
4. *Penicillin*-Reaktionen.

Kontaktnoxen

Bei den geprüften Patienten lagen entweder Kontaktekzeme vor oder wir hatten Kontaktsensibilisierungen gegen Substanzen wie Quecksilber, Paragruppenstoffe (Sulfonamide, Anästhetika etc.), Kobalt, Chrom, Nickel, Jod etc. nachweisen können. Bei den 28 Kranken mit derartigen Veränderungen fand sich keinerlei Hinweis, daß neben der Reaktion vom verzögerten Typ (IV) zusätzlich humorale Antikörper vom anaphylaktischen Typ (I) von Bedeutung sind. Das galt auch für die hier mitabgehandelte Gruppe von Jodüberempfindlichkeit, von Jododerm über Jodakne, flüchtigen Ödemen im Mundbereich, Schwellung der Halslymphknoten, die wir nach Gabe von Jodiden sahen. Nie konnten wir bei diesen Kranken eine Erhöhung von Immunglobulin E im Serum feststellen, die eindeutig auf diese Medikamentenüberempfindlichkeit zurückgeführt werden durfte.

Analgetika, Antipyretika

Einbezogen wurden alle Kranken, die anamnestisch angaben, gegen Acetylsalizylsäure (ASS), Aminopyrin, Pyrazolonderivate oder Phenazetin empfindlich zu sein. Uns schien dies eine besonders wesentliche Frage, da es nach Einnahme dieser Medikamente zu heftigsten asthmatischen Reaktionen kommen kann, deren Mechanismen unklar bleiben. Früher glaubte man, daß durch ASS die Cholinesterase gehemmt wird (10); durch die daraus entstehende anhaltende Bremsung der Adenylzyklase ergäbe sich eine antagonistische Wirkung zu den Katecholaminen; damit wiederum würde die Umsetzung von ATP zu AMP unmöglich. In letzter Zeit mehren sich die Stimmen, die für Sensibilisierungsvorgänge durch Abbauprodukte oder immunogene unerwünschte Beimischungen der ASS sprechen (5). Weitere Aufklärung über die pathophysiologischen Vorgänge darf erhofft werden. Eine Übertragbarkeit dieser «allergischen» Reaktion ist nur nach entsprechender «Schienung» möglich. Doch gibt es gerade über den Wert «geschienter» Testreaktionen recht widersprüchliche Mitteilungen. Es schien nicht unmöglich, daß bei den genannten Erkrankungsbildern eine Vermittlung von Antikörpern vom Reagintyp, also von IgE vorliegt (7). Die von uns geprüften 16 Patienten mit Unverträglichkeitserscheinungen gegen Analgetika zeigten mit einer Ausnahme als Erkrankungsbild eine chronischasthmoide Bronchitis oder ein intrinsic-Asthma. Nur ein Patient wies ein Atemwegsleiden mit einer allergischen Pathogenese (Rhinitis pollinosa) auf. Klare Ergebnisse hinsichtlich der IgE-Antikörper ließen sich nicht gewinnen. Nur 3 Patienten zeigten deutlich erhöhte Werte.

Wie wir nachweisen konnten, findet man beim intrinsic-Asthma leicht aber doch signifikant erhöhte IgE-Serumspiegel (3, 11). Bei den Kranken mit Sensibilisierungen gegen Antipyretika lagen die IgE-Durchschnittswerte noch etwas höher. In diesem Zusammenhang sei auf die Untersuchungsergebnisse von ASSEM und Mitarbeiter (2) verwiesen, die bei 60% ihrer geprüften Kranken mit intrinsic-Asthma durch Anti-IgE in den Leukozytenkulturen eine Histaminfreisetzung bewirken konnten. Unsere Resultate sind zu unsicher, um bindende Schlüsse oder Vermutungen daraus ableiten zu können. Weitere Abklärung dieser wichtigen Fragestellung dürfte notwendig sein.

Seren

In der Nomenklatur ergibt sich hier eine besondere Schwierigkeit, da die Reaktion von Seren mit dem *anaphylaktischen Schock* in Verbindung gebracht werden. Andererseits führen Seren zur *Serumkrankheit*, die wiederum im Kutantest häufig eine verzögerte Sofortreaktion (III), also eine «Arthus-ähnliche» Reaktion erkennen läßt. Man darf annehmen, daß die meisten allergischen Reaktionen nach Serumgabe nicht durch die Immunglobuline E, sondern durch Immunglobuline G vermittelt und ausgelöst werden (4).

Nur fünf unserer Patienten wiesen positive Testreaktionen gegen verschiedene Seren auf. Sämtliche ließen darüber hinaus ein allergisches Atemwegsleiden erkennen. Alle

Kranken zeigten deutlich erhöhte Werte, die aber auch auf das allergische Bronchialleiden zurückgeführt werden könnten. Die krankhafte Reaktion auf Serumgabe lag in allen Fällen bereits längere Zeit zurück.

Penicillin

Nach Angaben zahlreicher Autoren (6, 8) sind das Penicillin und Penicillinderivate die Medikamente, die am häufigsten für Nebenwirkungen verantwortlich gemacht werden müssen. Natürlich ist das auch darauf zurückzuführen, daß sie eine sehr breite Anwendung finden. Wir selber konnten 38 Kranke prüfen, bei denen sich anamnestisch weitgehend sichern ließ, daß eine Penicillinunverträglichkeit vorliegt. 16 davon zeigten ein Asthma bronchiale allergicum, zumeist mit zusätzlicher intrinsic-Komponente; 22 Kranke wiesen eine chronisch-asthmoide Bronchitis oder ein intrinsic-Asthma auf.

Unterteilt man die Patienten nach den erzielten Reaktionsformen, dann waren 17 Patienten eindeutig von einer allergischen Reaktion vom Typ I betroffen, zeigten also Urticaria, Quinckeödeme oder Asthma, während 14 eine Reaktion vom verzögerten Typ (IV), d. h. Exantheme erkennen ließen. Bei 7 Patienten fanden wir Kombinationsformen.

Über die anamnestischen Angaben hinaus versuchten wir in den genannten 38 Fällen die Penicillinallergie zu sichern und verwandten hierzu Epikutan-, Scratch-, Prick- und Intrakutantests; letztere unter Verwendung von PPL (Penicilloyl-Polylysin). In 2 Fällen wurde auch die serologisch-nephelometrische Methode nach HOIGNE angewandt. Nur in wenigen Fällen fand sich mit Hilfe dieser Tests eine eindeutige Bestätigung der anamnestisch gesicherten Penicillinallergie.

Die meisten penicillin-allergischen Reaktionen lagen längere Zeit zurück. Trotz manchmal schwerster Reaktionen vom Typ I fanden sich bei den meisten Kranken normale oder niedrige IgE-Serumspiegel. 5 Patienten mit *positiven* Epikutantests und bei uns beobachtetem *Arzneimittelexanthem* zeigten keine Erhöhung des IgE. Hingegen ließen 4 Patienten mit vorangegangener Typ-I-Reaktion, die nicht *zu lange* zurücklag, deutlich erhöhte IgE-Werte erkennen. Hier sei auch an die Arbeit von WIDE und JUHLIN (12) erinnert, die mit Hilfe des «radio-allergo-sorbent-tests» (R.A.S.T.) *spezifische Antikörper* vom *IgE-Typ* bei *Penicillinallergikern* nachweisen konnten. Der gleiche Nachweis gelang mit anderer Methodik ASSEM und SCHILD (1). Großes Interesse erweckten auch die Untersuchungen von KRAFT et al. (9), die mit Hilfe von Immunfluoreszenz in der Gewebsprobe der penicillin-allergischen Urticaria vermehrt IgE nachweisen konnten.

Sieben unserer Patienten ließen Kombinationsformen erkennen; bei zwei dieser Kranken waren anamnestisch sowohl starke anaphylaktische Reaktionen als auch solche vom verzögerten Typ (IV) angegeben worden. Diese beiden Patientinnen wiesen sehr hohe IgE-Werte auf (3400 und 6500 ng/ml); eine von ihnen war eine Krankenschwester, die ein chronisches Ekzem entwickelt hatte; sie bot den höchsten IgE-Wert von 6500 ng/ml.

Eine Patientin mit schweren urticariellen Reaktionen und Ödemen am ganzen Körper, die nach Einnahme von 1000 mg Ampicillin aufgetreten waren, hatte nur eine geringfügige Erhöhung der IgE-Serumspiegel (250 und 305 ng/ml). Auffällig war allerdings, daß die IgE-Serumwerte etliche Wochen nach diesem Ereignis wieder abgefallen waren (165 ng/ml).

Schlußfolgerungen

Niedermolekulare Substanzen wie die meisten Arzneimittel führen nur in seltenen Fällen zu allergischen Reaktionen vom Reagintyp. Gesichert scheint, daß Penicillin in einem gewissen Prozentsatz zur Produktion von IgE-Antikörpern führen kann. In diesen Fällen sind die *schwereren* Reaktionen zu befürchten. Wenn bei Penicillinallergie teilweise das IgE involviert ist, scheint es uns nicht günstig, vom Serumkrankheitstyp zu sprechen. Wie oben entwickelt, wird die sogenannte Serumkrankheit wahrscheinlich vorwiegend durch IgG vermittelt.

Weitere Abklärung aller allergischen Arzneimittelreaktionen auf diese wichtigen Zusammenhänge ist erforderlich. Am bedeutsamsten erscheint der spezifische Antikörpernachweis. Vorab sei aber darauf hingewiesen, daß sich bei diesem methodische Schwierigkeiten schon alleine deswegen ergeben, da in der Medikamentenlösung selten das Vollantigen gesehen werden darf.

Literatur

1. Assem, E. S. K., and H. O. Schild: Detection of allergy to penicillin and other antigens by in-vitro passive sensitization and histamine release from human and monkey lung. Brit. med. J. *3*, 272 (1968).
2. Assem, E. S. K., M. Turner Warwick, P. Cole and K. M. Shaw: Reversed anaphylactic reaction of leucocytes in intrinsic asthma. Clin. Allergy *1*, 353 (1971).
3. Debelic, M., Chr. Virchow, E. Möller und Chr. Lipinski: Immunglobulin E – Diagnostische Bedeutung der Serumspiegelbestimmung bei unspezifischen Atemwegserkrankungen. Schweiz. med. Wschr. *102*, 1442 (1972).
4. De Weck, A. L.: Immunochemical mechanisms of hypersensitivity to antibiotics. Solutions to the penicillin allergy problem? In: New concepts in allergy. Proc. of the VII international congress of allergology, Florence 1970, p. 208. Excerpta medica, Amsterdam, 1971.
5. De Weck, A. L.: Acetylsalizylsäure: ein altes Arzneimittel in neuerem Blickwinkel. Dtsch. med. Wschr. *96*, 1109 (1971).
6. Girard, J. P.: Allergic reactions to antibiotics. Helv. med. Acta *36*, 3 (1971).
7. Girard, J. P., F. Hildebrandt and H. Favre: Hypersensitivity to aspirin: clinical and immunological studies. Helv. med. Acta *35*, 86 (1969).
8. Idsøe, O., T. Güthe, R. R. Willcox und A. L. De Weck: Art und Ausmaß der Penicillinnebenwirkungen unter besonderer Berücksichtigung von 151 Todesfällen nach anaphylaktischem Schock. Schweiz. med. Wschr. *99*, 1190 (1969).
9. Kraft, D., H.-P. Werner, H. Stemberger und G. Wiedemann: Immunglobulin E – Nachweis mittels Immunfluoreszenztechnik bei Penicillinallergie vom Typ der Serumkrankheit. Wien. klin. Wschr. *83*, 758 (1971).
10. Samter, M.: The pathogenesis of reactions to drugs. In: New concepts in allergy. Proc. of the VII international congress of allergology, Florence 1970, p. 191. Excerpta medica, Amsterdam, 1971.
11. Virchow, Chr., E. Möller und M. Debelic: IgE-Serumspiegelbestimmungen bei chronischobstruktiven Atemwegsleiden. Pneumonologie *145*, 428 (1971).
12. Wide, L., and L. Juhlin: Detection of penicillin allergy of immediate type by radioimmunoassay of reagins (IgE) to penicilloyl conjugates. Clin. Allergy *1*, 171 (1971).

Die Bedeutung der Zweistufen-Nephelometrie bei der Diagnostik der Arzneimittel-Allergie

A. OEHLING und MARIA-L. SUBIRA
Universidad de Navarra, Facultad de Medicina, Departemento de Alergologia,
Chefarzt: Prof. A. OEHLING

Aufgrund der in den letzten Jahrzehnten stark zunehmenden hyperergischen Reaktionen auf verschiedene Arzneimittel wurden zahlreiche Methoden geprüft mit dem Ziel, sowohl «in vivo» als auch «in vitro» die speziellen Antikörper gegen das jeweils verdächtige Medikament zu identifizieren. Bei Anwendung der gebräuchlichsten Kutan-Techniken ist die Diagnosewahrscheinlichkeit im Hinblick auf die verschiedenen Medikamente entschieden geringer als die, welche mit anderen Allergenarten erzielt wird. Dies ist teilweise auf die Hapten-Eigenschaften der meisten Arzneimittel-Antigene zurückzuführen.

Ganz abgesehen von den nicht unbedeutenden Gefahren der Hauttestungen sind diese in den meisten Fällen keine entscheidende Hilfe wegen der Unbeständigkeit der Ergebnisse. Von diesen sind für den Allergologen die *Intrakutanreaktionen* bei der Diagnostik am wertvollsten, aufgrund ihrer einfachen und leichten Durchführung. Dieser Typ des diagnostischen Tests, welcher auf anderen Gebieten der Allergologie eine bedeutende Rolle spielt, wird jedoch auf dem speziellen Gebiet der Arzneimittel-Allergopathien immer weniger angewandt, und zwar aus zwei wichtigen Gründen:

Einerseits wegen der niedrigen Diagnose-Zuverlässigkeit, denn in der Mehrzahl der Fälle erzielt man nur positive Reaktionen bei großer Empfindlichkeit des Patienten, die oft mit schweren anaphylaktischen Reaktionen einhergehen. Andererseits wirkt sich auch der hohe Prozentsatz der ungenauen positiven Reaktionen als negativer Grund aus. Da der Arzt bei der Diagnose meistens auf die im Handel gebräuchlichen Medikamente angewiesen ist, muß er mit einer Vielzahl von undefinierbaren Reaktionen rechnen, die als positiv gelten. Es handelt sich hierbei nur um ein toxisches Reiz-Phänomen der Haut, verursacht durch pharmakologisch inaktive Substanzen der Arzneimittel, so z. B. Stimulanzien, Süß-Stoffe, analgetische Mittel und dergleichen. Das gleiche trifft zu auf die komplizierten Zusammensetzungen einiger in der heute üblichen Arzneimittel-Ordnung sehr häufig vorkommenden Pharmaka, denn aufgrund dessen wird es schwierig, um nicht zu sagen unmöglich, den verantwortlichen Faktor für eine bestimmte Sensibilisierung zu diagnostizieren. Was die Epikutantestungen angeht, so sind diese, wenn auch harmloser so doch kaum zuverlässiger, außer bei sehr schweren Allergosen oder bei Vorherrschen einer kutanen Symptomatologie. Auch die restlichen diagnostischen Testungen der passiven direkten oder indirekten Übertragung erweisen sich als nicht sehr zuverlässig. RUDZKI (12) stellte bei 101 Fällen von Arzneimittel-Allergosen eine Zuverlässigkeits-Rate von 36,7% für den Kennedy-Test (7), 32,5% für den von RAJKA (11) und 22,5% für den von LEFTWICH (8) fest.

Nach gründlicher Auswertung und Überprüfung der vorher genannten Schwierigkeiten und Nachteile ging man schon seit einiger Zeit dazu über, die Existenz von bestimmten Antikörpern gegenüber speziellen Arzneimitteln im Serum von allergischen Patienten durch in vitro-Versuche zu fixieren. Jedoch fielen diese im Labor durchgeführten Versuche nicht so zufriedenstellend aus wie erwartet. Einige Autoren glaubten, durch indirekte Methoden zum Ziel zu kommen, aber früher oder später konnte man beweisen, daß auf diese Weise nicht das allergische Reagin, sondern irgendein anderer Antikörpertyp gefunden worden war, welcher eine in der allergischen Reaktion mehr oder weniger sekundäre Rolle spielt. Also sind auch die Ergebnisse der bisher angewandten «in vitro»-Verfahren wie Komplementbildung, Präzipitation, Hämagglutination usw. nicht immer zufriedenstellend genug ausgefallen, um ihnen einen hohen Zuverlässigkeitsgrad zuzugestehen.

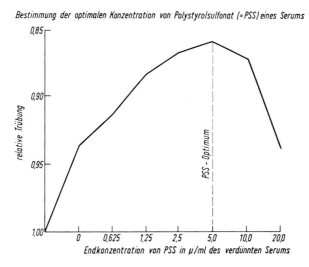

Abb. 1

Eine präzise Diagnose ist jedoch für den zukünftigen Zustand des Patienten und somit auch für die Verantwortung des behandelnden Arztes von größter Wichtigkeit, und dies hat uns seit einigen Jahren dazu bewogen, nach der oder den Methoden zu forschen, die eine genauere Diagnose erlaubt. Wir haben in diesem Sinn die meisten in den letzten Jahren von diversen Autoren angewandten Techniken überprüft. Dabei wurde unsere Aufmerksamkeit auf die von HOIGNE (5) entwickelte nephelometrische 2-Stufen-Methode gelenkt, deren ausgezeichnete Resultate er in verschiedenen Arbeiten darlegt (1, 2, 3, 4).

Auch die zuletzt von MÜLLER (9) erzielten Ergebnisse weckten unser Interesse sowie die unsrigen aus früheren Arbeiten (10).

Diese Technik beruht auf einer Zweistufen-Reaktion: Bei der ersten Stufe wird die optimale Konzentration des in höheren Verdünnungen eiweißfällenden Stoffes definiert; die zweite Stufe dient zur Durchführung der Reaktion zwischen Serum und Medikament im Bereich dieser gewonnenen Optimalkonzentration des eiweißfällenden Stoffes. Es handelt sich bei dieser Substanz um das von SIGNER, DEMAGISTRY und MÜLLER (13) zur Fällung von Serumeiweißen entwickelten Polystyrol-Sulfonat (PSS). Seine Vorteile liegen vor allem in seiner Wasserlöslich- und Farblosigkeit und in seiner Eigenschaft, selbst in hohen Verdünnungen das Serumeiweiß zu fällen. Diese Methode beruht also auf den Abweichungen, die sich in der Höchstkonzentration des Serums eines gegen ein bestimmtes Arzneimittel allergischen Patienten zeigen, nachdem man dieses Medikament in ansteigender Konzentration und zu gleichen Teilen mit PSS vermischt dem Serum hinzufügt.

Methodik

Für die objektive Bestimmung der Resultate dieser Technik in der Praxis folgten wir bei unseren anfänglichen Versuchen genau den Ausführungen von HOIGNE (6), später jedoch nahmen wir einige Änderungen vor, die unseres Erachtens die Technik erleichtern.

Insgesamt untersuchten wir Seren von 299 Patienten, von welchen 246 (Gruppe A) eine sehr schwere Arzneimittel-Sensibilisierung aufwiesen, welche in enger Verbindung mit der Anamnese standen. Die Patienten dieser Gruppe hatten alle nach Einnahme des entsprechenden Medikamentes einen anaphylaktischen Schock mit schweren Veränderungen erlitten (hämorrhagische Diathese, Nekrose usw.) sowie Hautschäden, die zeitlich mit der Einnahme eines Medikamentes zusammenfielen. Die zweite Gruppe (B) bestand aus den restlichen 53 Patienten, bei welchen keine eindeutige Verbindung zwischen Einnahme des Medikamentes und den klinischen Manifestationen festgestellt werden konnte. In ihrem Fall könnte man höchstens von einer «Unverträglichkeit» gegenüber einem bestimmten Medikament sprechen, sie jedoch nur mit großen Einschränkungen der allergischen Ätiologie zuschreiben.

Die Durchführung der genannten Technik beschränkte sich auf die Hoigné-Methode, unter Zuhilfenahme eines Spektrofotometers P.M.Q. III (Zeiss), wobei mit einer Wellenlänge von 540 Millimikra und einem Ausgangspunkt Äquivalent einer Meßblendenöffnung von 80%. Wie schon zuvor erwähnt, wird bei der *ersten Stufe* die optimale Konzentration der PSS (Abb. 1) definiert. Dabei erhält man ein Diagramm, bei welchem die Ordinate die Trübung und die Abszisse die PSS-Konzentration darstellt. Das PSS-Optimum für die Untersuchung des betreffenden Serums entspricht der Konzentration im Scheitelpunkt der Nephelometerkurve oder die Hälfte der PSS-Konzentration, welche die

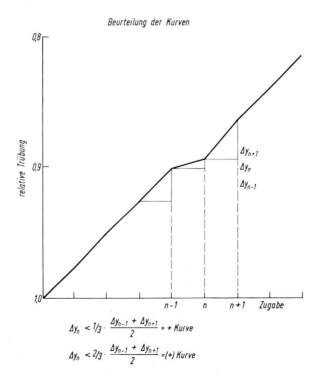

Abb. 2

Tab. 1: Stark positive Anamnese

Medikament	Nr. Fälle	Positiv	Negativ	%
Chloramphenicol	21	15	6	71,4
Erythromycin	4	4	0	100
Streptomycin	32	27	5	84,3
Kanamycin	5	3	2	60
Penicillin	46	38	8	82,6
Tetracyclin	28	24	4	85,7
Sulfa Methoxypridaz	4	3	1	75
Sulfisoxazol	9	9	0	100
Aspirin	30	27	3	90
Optalidon	24	21	3	87,5
Butazolidin	4	4	0	100
Cedilanid	4	3	1	75
Cibalgin	6	5	1	83,3
Procain	10	9	1	90
Tanderil	3	2	1	66,6
Thiobarbital	5	4	1	80
Vit. B_1	4	3	1	75
Vit. B_6	4	4	0	100
Vit. B_{12}	3	2	1	66,6
Total	246	207	39	84,4

Tab. 2: Zweifelhafte Anamnese.

Medikament	Nr. Fälle	Positiv	Negativ	%
Streptomycin	5	2	3	40
Kanamycin	2	0	2	0
Penicillin	7	3	4	42,8
Tetracyclin	3	2	1	66,6
Sulfisoxadol	1	0	1	0
Aspirin	13	4	9	30,9
Optalidon	8	3	5	37,5
Butazolidin	2	1	1	50
Procain	2	1	1	50
Tanderil	2	1	1	50
Thiobarbital	3	0	3	0
Vit. B_1	2	1	1	50
Vit. B_6	3	1	2	33,3
Total	53	19	34	35,8

erste Trübungszunahme bewirkt hat; sie dient als konstante Optimalkonzentration zur Untersuchung der Medikamente der zweiten Stufe. –
Die Meßwerte der *zweiten Stufe*, deren Zeit- und Volumenverhältnisse der ersten entsprechen, sind ebenfalls in einem Diagramm aufgezeichnet (Abb. 2), mit der relativen Trübung als Ordinate und der Konzentration des Medikamentes als Abszisse. So erhält man eine Kurve, die dann als positiv bewertet wird, wenn im Verlauf derselben nach einer Zugabe eine Abflachung oder Abstufung erfolgt, vorausgesetzt jedoch, daß diese zwischen der dritten und der achten Zugabe liegt. Die Ablesungen jeder Zugabe werden jeweils nach 90 Sekunden vorgenommen. Die Reaktion darf nur dann als positiv ange-

sehen werden, wenn die positive Kurve reproduzierbar ist und die Kontrollkurven mit anderen Medikamenten oder auch ohne Medikament eindeutig ausfallen. Ich brauche hier wohl nicht näher auf die Details dieser Technik eingehen, die genauestens in der Beschreibung von HOIGNE und in dessen Buch (1) vorliegen.

Was die Patientenseren angeht, die wir durch Sedimentation bei Raumtemperatur und anschließender Zentrifugation gewonnen hatten, so wurden diese sofort bei −28° C tiefgekühlt, kurz darauf lyophilisiert und erst unmittelbar vor Durchführung des Versuches

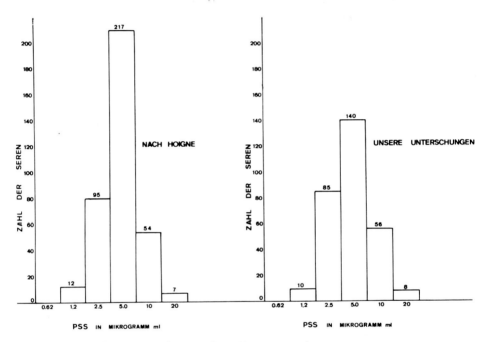

Abb. 3: Verteilung der Seren nach optimalen PSS-Konzentrationen.

wieder aufgelöst. Die Mehrzahl dieser Seren wurden gleichzeitig mit verschiedenen Medikamenten geprüft. All diese Medikamente wurden nach den Lösungsvorschlägen von HOIGNE vorbereitet, nachdem jedes für sich einer entsprechenden Kontrolluntersuchung mit dem Serum von nicht-arzneimittelallergischen Patienten unterzogen worden war. Die Ergebnisse verliefen wie auch die von HOIGNE bisher negativ.

Wie bereits erwähnt, wurden die Ergebnisse bei dieser ersten Serie in zwei Gruppen unterteilt (10): Bei den 246 Patienten der Gruppe A, die eine stark positive Anamnese aufwiesen, verlief die Kurve in 207 Fällen positiv und in den verbleibenden 39 negativ, was einem positiven Verlauf von 84,4% entspricht (Tab. 1).

Bei Gruppe B (Tab. 2), die sich aus Patienten mit zweifelhafter Anamnese zusammensetzte, konnten wir nur 19 typisch positive Fälle beobachten, alle anderen waren negativ. Bei keinem dieser Seren konnten Sensibilisierungen gegenüber anderen Medikamenten als den verdächtigen nachgewiesen werden. Als Kontrolle verwandten wir eine PSS-Lö-

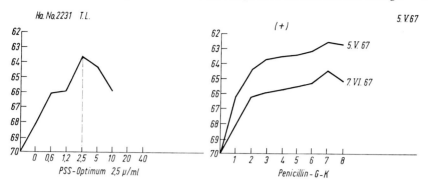

Abb. 4

sung im physiologischen Serum. Die Verteilung der optimalen PSS-Konzentration möchten wir an Hand der von uns untersuchten Fälle etwas näher erläutern. In der Abb. 3 sind die Resultate von HOIGNE den unseren gegenübergestellt. Acht Fälle zeigen eine PSS-Konzentration von 20 Mikrogramm/ml (3%) und weitere 56 eine solche von 10 Mikrogramm/ml (22,1%). Dieses Ergebnis scheint mit den Befunden HOIGNEs parallel zu verlaufen, da in den von ihm untersuchten Fällen 5 Mikrogramm/ml deutlich vorherrscht, wie dies bei unseren jetzigen Ergebnissen der Fall ist. In unseren früheren Arbeiten – sicher wegen der niedrigeren Patientenzahl – war diese Äquivalenz nicht vorhanden. Wir nehmen an, daß die Konservierung des Serums hier eine Rolle spielt, da wir nachweisen konnten, daß sich bei längerer Lagerungszeit auch die optimale PSS-Konzentration erhöht.

Abbildungen 4, 5 und 6 geben einige von uns aufgenommene Kurven wieder. Die Abbildung 4 zeigt das Ergebnis ein und desselben Serums zu zwei verschiedenen Zeitpunkten. Es ist deutlich sichtbar, daß sich der spezifische Faktor während mehrerer Wochen im

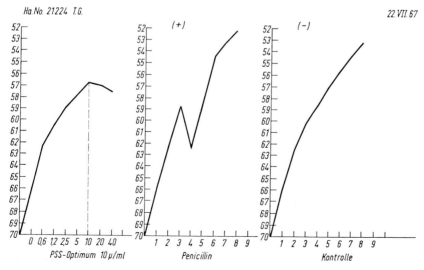

Abb. 5

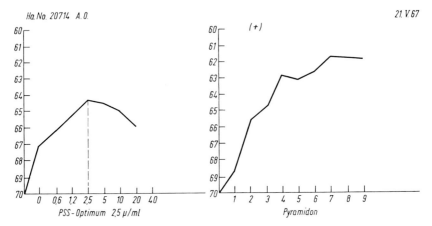

Abb. 6

Serum hält, was auch aus den letzten Ergebnissen HOIGNES (6) hervorgeht und im Gegensatz zu seinen anfänglichen Angaben steht.

Wir möchten abschließend noch kurz auf die unseres Erachtens notwendigen Methode bei der Blutentnahme eingehen. Dieser sollten mindestens 12 Stunden Nüchternheit des Patienten vorausgehen. Wird der Test nicht innerhalb der nächsten 2 Stunden durchgeführt, so ist es ratsam, das Serum zu lyophilisieren. Die besten Ergebnisse werden mit den Seren erzielt, die in der ersten Stunde untersucht werden. Die lyophilisierten Seren müssen innerhalb der ersten Stunde nach Auflösung in destilliertem und desionisiertem Wasser verwendet werden.

Schlußfolgerungen

Wir glauben, daß unsere hier geschilderte Erfahrung mit der nephelometrischen Zweistufen-Methode weitreichend und sicher genug ist, um dieser Methode gegenüber den anfänglich genannten Testungen die weitaus höhere diagnostische Zuverlässigkeit zuzugestehen. Aufgrund der erzielten Ergebnisse können wir es durchaus wagen, diese Technik vor allem bei der Arzneimittelallergie zu empfehlen. Die ihr gegenüber vorgebrachten Kritiken sind nicht begründet, da ihnen nicht die nötige Erfahrung zugrundeliegt und auch das verwandte PSS nicht den genügend hohen Sulfonierungsgrad aufwies. Mit 84,4% der positiven Kurven aus Gruppe A ist die Diagnosewahrscheinlichkeit also entschieden höher als bei anderen Methoden.

Diese Methode ist uns außerdem sehr nützlich in den Fällen von medikamentösen Allergosen, wo die Medikation vielfältig und das wirklich kausale Arzneimittel schwer herauszufinden war. Dasselbe gilt auch für Sensibilisierungen gegenüber Medikamenten mit chemischer Affinität.

Trotz allem ist diese Methode aufgrund ihrer Komplizität nur beschränkt anwendbar, da man bei ihrem Gebrauch nicht nur die geeignete Installation, sondern auch ein erfahrenes und mit diesen in vitro-Techniken vertrautes Personal benötigt. Die Anwendung der Methode liegt also nicht im Bereich des Allergologen im allgemeinen, sondern kommt lediglich für spezialisierte Zentren in Betracht.

Wir wollen also hoffen, daß uns die moderne Immunologie in der Zukunft eine sowohl praktische als auch wirksame Methode bringt, die uns eine medikamentöse Sensibilisierung mit größerer Zuverlässigkeit als die bisher üblichen demonstrieren kann.

Literatur

1. HOIGNE, R.: Arzeimittelallergien. Hans Huber, Bern und Stuttgart, 1965.
2. HOIGNE, R., W. GROSSMAN und H. STORK: Neue serologische Methode zum Nachweis von Sensibilisierungen auf Allergene. Schweiz. med. Wschr. *85*, 578 (1955).
3. HOIGNE, R.: Die Kombination von serologisch-nephelometrischer Methode und Polystyrol-Latex-Technik bei Arzneimittelallergien. Helv. med. Acta *25*, 422 (1958).
4. HOIGNE, R., E. HUBER-STOLLER, G. COLEY, F. RODRIGUEZ und H. ISLIKER: Vergleichende nephelometrische Untersuchungen von präzipitierenden Antiseren und Seren von Patienten mit medikamentöser Allergie. Schweiz. med. Wschr. *88*, 331 (1958).
5. HOIGNE, R.: Die serologisch-nephelometrische Untersuchungen von präzipitierenden Antiseren und Seren von Patienten mit medikamentöser Allergie. Schweiz. med. Wschr. *88*, 331 (1958).
5. HOIGNE, R.: Die serologisch-nephelometrische Methode zur Untersuchung medikamentöser Allergien (2-Stufenreaktion). Schweiz. med. Wschr. *91*, 1148 (1961).
6. HOIGNE, R., H. P. BIEDERMANN und U. MÜLLER: Acerca del mecanismo de la reacción serologico-nefelometrica en dos etapas para la determinación de anticuerpos contra medicamentos con caracter haptenico. IV Coloquio de Alergología, Pamplona, S. 143 (1968).
7. KENEDY, D.: Sulla ipersensibilità alla fenolftaleina. G. ital. Derm. Sif. *2*, 965 (1934).
8. LEFTWICH, W.: An intradermal test for the recignition of hypersensitivity to the sulfonamide drugs. Bull. Johns Hopk. Hosp. *74*, 26 (1944).
9. MÜLLER, U.: Vergleich von Streulicht- und Trübungsmessung an frischen und lyophilisierten Seren sowie Immunglobulinen zur Identifizierung des Allergens (Haptens) bei Patienten mit einer Sensibilisierung gegen Niedermolekulare Arzneimittel. Arnaud-Druck Bern (1970).
10. OEHLING, A., und J. M. SANCHEZ-CUENCA: Problematik bei der Diagnostik der Arzneimittelallergien unter besonderer Berücksichtigung der 2-Stufen-Methode nach Hoigné. Allergie und Asthma *14*, 12 (1950).
11. RAJKA, E., und E. HEGYI: On the question of drug allergy Int. Arch. Allergy *1*, 243 (1950).
12. RUDZKI, E.: Die Diagnostik der Arzneimittelallergie. Der Hautarzt *14*, 407 (1963).
13. SIGNER, R. A., A. DEMAGISTRY und C. MÜLLER: Über die Sulfonierung von Polystyrol mit der Anlagerungsverbindung von Schwefeltrioxyd an Dioxan. Makromol. Chem. *18*, 138 (1956).

Diskussion

HOIGNÉ, R.

1. Unsere eigenen Ergebnisse mit der serologisch-nephelometrischen 2-Stufenmethode sind nicht ebensogut.
So fanden wir in der Gruppe A der Patienten mit anamnestisch und klinisch wahrscheinlicher Arzneimittelallergie (s. Tab. 1) 51% positive Ergebnisse (reproduzierbar) und 15% für eine Sensibilisierung verdächtiger Ergebnisse.

Kriterien für die Einteilung der Patienten in die anamnestischen Gruppen A, B und C

Gruppe A: – Zusammenhang zwischen Medikamentenverabreichung und klinischer Reaktion auf Grund von anamnestischen Erhebungen und Symptomatologie sehr wahrscheinlich.
– Schwerwiegende klinische Erscheinungen.
– Blutentnahme zwischen dem 1. und 7. Tag nach Absetzen des in Frage kommenden Medikamentes.

Gruppe B: – Zusammenhang zwischen Medikamentenverabreichung und Krankheitsbild auf Grund von Anamnese und Symptomatologie unsicher.
– Weniger ausgeprägtes Krankheitsbild.
– Blutentnahme später als 7 Tage nach Absetzen des in Frage kommenden Medikamentes.

Tab. 1: Serologisch-nephemometrische Resultate («positive» / «verdächtige») der Jahre 1967–71 in den anamnestischen Gruppen A, B und C.

Jahre	Gruppe A			Gruppe B			Gruppe C		
	Total	pos.	verd.	Total	pos.	verd.	Total	pos.	verd.
1967–1968	52	33	8	42	5	11	2	–	–
1969	18	4	5	57	18	13	5	1	–
1970	31	19	3	53	15	16	1	–	–
1971	36	14	5	34	6	3	11	–	1
	137	70	21	186	44	43	19	1	1
		51%	15%		24%	23%		5%	5%
	66%			47%			10%		

Gruppe C: – Krankheitsbild nachträglich durch andere Ursache erklärt.
– Allergien, welche mit Sicherheit (Reexposition, andere allergologische Untersuchungen) auf einem Medikament beruhen, das wir aus technischen oder anderen Gründen nicht untersucht haben.

Zur Einteilung in Gruppe A wird die Erfüllung aller drei Kriterien, zur Aufnahme in eine der beiden anderen Gruppen lediglich eines der erwähnten Kriterien gefordert.

Interessant ist auch die Verteilung der positiven Ergebnisse auf die verschiedenen Syndrome der Arzneimittelallergie, obschon die Anzahl der hier ausgewerteten Untersuchungen leider noch klein ist (s. Tabelle 2).

Tab. 2: Serologisch-nephelometrische Resultate der Jahre 1969–71 in der anamnestischen Gruppe A, aufgeteilt nach Syndromen.

Syndrom	Anzahl Untersuchungen	Serologische Reaktionen		
		positiv	verdächtig	negativ
Thrombopenie	5	5 (100%)	–	–
Leukopenie	7	5 (71%)	–	2 (29%)
Gen. mp. Exanthem	30	13 (43%)	5 (17%)	14 (40%)
Urticaria	11	5 (45%)	1 (10%)	5 (45%)
Drugfever +/– Exanthem	10	1 (10%)	2 (20%)	7 (70%)
A. Schock	5	3 (60%)	–	2 (40%)
Lyell-Syndrom	1	1 (100%)	–	–

2. Die Unterschiede zwischen A. Oehlings und unseren Ergebnissen könnten auf verschiedenen Tatsachen beruhen, wie
2.1. schwerere allergische Reaktionen bei den Patienten von A. Oehling.
2.2. Art der Modifikation unserer Methode durch A. Oehling und J. M. Sanchez-Cuenca.
2.3. Empfindlicheres Meßinstrument A. Oehlings.
2.4. Verschiedene Auswertung der Kurven.
Zu 2.2. In den letzten Jahren haben wir regelmäßig die Gesamtimmunglobuline der Patientenseren untersucht, zusammen mit frisch entnommenen Normalseren oder mit Normalseren, die 1 Stunde nach der Blutentnahme im Kältebad tiefgefroren, bei –27° C aufbewahrt und innerhalb von 14 Tagen nach raschem Auftauen zur Nephelometrie verwendet wurden. Die Gewinnung der Immunglobuline erfolgte nach der Methode von Horejsi und Smetana, 1956 (1; 2). Bei der Messung der Reaktion handelte es sich wie früher um eine

Streulichtmessung mit dem Elektrophotometer Elko II der Firma C. Zeiss mit Trübungsmeßeinrichtung, wobei U. MÜLLER 1970 das speziell für Streulichtmessungen entwickelte Grünfilter VG 9 (Filterschwerpunkt bei 530 nm) durch das Rotfilter RG 1 (Filterschwerpunkt bei 710) ersetzte (3). Eigene Änderungen der Methode siehe Tab. 3.

A. OEHLING und J. M. SANCHEZ-CUENCA arbeiteten eine Modifikation unserer Methode aus und untersuchten Patientenserum, das kurz nach der Entnahme lyophilisiert, in diesem Zustand aufbewahrt und wieder aufgelöst zur Untersuchung verwendet wurde (4). Die Messung der Reaktion erfolgte im durchgehenden Licht als Trübungsmessung bei 660 nm. OEHLING und SANCHEZ-CUENCA verwendeten als erste ein Rotfilter zur Ausschaltung von Störungen durch den Hämoglobin- und Bilirubingehalt der Seren. Mit dieser Modifikation der Methode erhielt U. MÜLLER, im Gegensatz zu den Ergebnissen von A. OEHLING, in unserem Labor seltener positive Reaktionen, die Kurven fielen dafür etwas stabiler aus.

Zu 2.3. In den letzten Jahren ersetzte A. OEHLING das Elektrophotometer Elko II durch ein bedeutend empfindlicheres Meßinstrument, das Einstrahl-Spektrofluorometer PMQ II mit M_4 Q III und Zusatz ZFM_4 der Firma C. Zeiss, das uns nicht zur Verfügung steht. Es wäre denkbar, daß mit diesem Gerät auch noch schwächere Reaktionen erfaßt werden.

Zu 2.4. Ich bin nicht sicher, ob A. OEHLING die Kurven nach genau denselben Kriterien auswertet wie wir und für die Annahme einer positiven Reaktion verlangt, daß das Ergebnis wenigstens durch eine zweite positive Kurve mit dem gleichen Medikament bestätigt wird (1).

Wir können immer wieder beobachten, daß die erste Kurve der Untersuchung mit einem Medikament positiv, die anschließenden Untersuchungen mit dem gleichen Medikament jedoch negativ ausfallen. In solchen Fällen wird die Reaktion von uns nicht als positiv anerkannt. Beträgt das Verhältnis der Zahl positiver zur Zahl negativer Kurven mit ein und demselben Medikament 1:1, so lautet unsere Beurteilung der Reaktion verdächtig (= fraglich).

3. Es kann kein Zweifel darüber bestehen, daß es sich um eine heikle, aufwendige und auch relativ störungsanfällige Methode handelt, die nicht nur einer sehr sorgfältigen Ausführung, sondern auch einer kritischen Beurteilung bedarf.

Tab. 3: Serologisch-nephelometrische Zweistufenreaktion (Modifizierung der Methode seit 1965).

Frisches Patientenserum	⟶ Patienten-Immunglobuline nach Horejsi und Smetana
Frisches Normalserum (Unspezifischer Serumfaktor)	⟶ Tiefgefrorenes Normalserum
Grünfilter VG 9, Elko II (Filterschwerpunkt bei 530 nm)	⟶ Rotfilter RG 1, Elko II (Filterschwerpunkt bei 710 nm)

Literatur

1. HOIGNÉ, R., H. P. BIEDERMANN und U. MÜLLER: Über den Mechanismus der serologisch-nephelometrischen Zweistufenreaktion zum Nachweis von Allergien gegen Medikamente mit Haptencharakter. Schweiz. med. Wschr. 99, Nr. 26, 942–949 (1969).
2. HOREJSI, J., und R. SMETANA: The isolation of gammaglobulin from blood serum by Rivanol. Acta med. Scand. 155, 65–70 (1956).
3. MÜLLER, U.: Vergleich von Streulicht- und Trübungsmessung an frischen und lyophilisierten Seren sowie Immunglobulinen zur Identifizierung des Allergens (Haptens) bei Patienten mit einer Sensibilisierung gegen niedermolekulare Arzneimittel. Dissertation, Bern (1970).
4. OEHLING, A., und J. M. SANCHEZ-CUENCA: Die nephelometrische Zweistufenmethode zur Diagnostik von Arzneimittelallergien. Schweiz. med. Wschr. 99, Nr. 26, 949–952 (1969).

Diskussion

Prof. Dr. med. OEHLING, Pamplona

Die Arbeitsgruppe von G. Zucker in Bad Saarow erhielt mit der serologisch-nephelometrischen Zweistufenmethode in 67% der Beobachtungen von wahrscheinlicher Arzneimittelallergie positive Ergebnisse. [G. ZUCKER, E. WULF und D. KESLER: Erfahrungen mit der serologisch-nephelometrischen Zweistufenmethode nach Hoigné bei der Diagnostik von Arzneimittelallergien Dermatomogische Monatsschrift 158, 103–109 (1972)].

Pharmakologische Beeinflußbarkeit arzneimittelallergischer Reaktionen

W. Schmutzler

Abteilung Pharmakologie der Medizinischen Fakultät der Technischen Hochschule, Aachen

Die Pharmakologie hat eine dreifache Aufgabe:
1. Sie untersucht mit Hilfe chemischer Substanzen, die bestimmte biologische Vorgänge stimulieren, hemmen oder verändern, die Funktionsweise biologischer Systeme,
2. sie studiert die Eigenschaften und biologischen Wirkungen körpereigener Substanzen,
3. sie selektiert Substanzen, mit deren Hilfe physiologische oder pathologische Prozesse gezielt verändert werden können und erarbeitet Vorstellungen, auf welche Weise und unter welchen Umständen diese Substanzen therapeutisch als Arzneimittel eingesetzt werden können.

Jede therapeutische Anwendung chemischer Substanzen ist bekanntlich mit mehreren Risiken belastet:
1. der jeder Substanz innewohnenden Giftigkeit (Toxizität),
2. der im individuellen Fall gegebenen Möglichkeit eines qualitativ veränderten Wirkungsmechanismus (Idiosynkrasie),
3. der in fast allen Fällen mangelhaften Spezifität der Wirkungen (Nebenwirkungen),
4. der Fähigkeit sehr vieler Substanzen, soweit sie nicht selbst bereits alle Eigenschaften eines Antigens besitzen, durch Kopplung an makromolekulare Stoffe antigene Eigenschaften anzunehmen und bei wiederholter Anwendung zur Allergie zu führen.

Bisweilen kann es sehr schwierig sein, die genannten Risiken aufgrund ihres klinischen Erscheinungsbildes voneinander abzugrenzen. Überdies sind solche Risiken nicht nur an die als Arzneimittel eingesetzten Substanzen selbst geknüpft, sondern auch an u. U. unvermeidbare Verunreinigungen und Begleitstoffe oder Reaktionsprodukte und Metaboliten solcher Substanzen.

Die einfachste pharmakologische Maßnahme zur Beeinflussung einer Arzneimittelallergie besteht in einem Entzug des Arzneimittels. Dieser ist jedoch nur erfolgreich, wenn I. eine Sensibilität für den betreffenden Stoff bekannt ist, II. die Arzneitherapie mit einem, dem als Antigen wirksamen Arzneistoff nicht chemisch verwandten bzw. nicht kreuzreagierenden Stoff vorgenommen werden kann, III. der Kontakt mit dem Antigen überhaupt vermieden werden kann (was z. B. beim gewerblichen Umgang mit Arzneimitteln oder anderen chemischen Stoffen mit Hapteneigenschaften häufig nicht möglich ist).

In den beiden letztgenannten Fällen wird man eventuell versuchen müssen, eine Toleranz zu erzeugen, sei es durch De- bzw. Hyposensibilisierung, sei es durch Antigen- bzw. Haptenkompetition (DE WECK 1971) oder durch Antikörperkompetition (HOFFMAN et al., 1972; FELDMANN und DIENER, 1972). Solche Maßnahmen galten bis in jüngste Zeit als unsicher und potentiell gefährlich (ACKROYD and ROOCK, 1968), doch könnten die neuesten Erkenntnisse über die Beeinflussung von allergischen Reaktionen vom Soforttyp zur Entwicklung sicherer, rascher und vor allem praktikabler Methoden der Desensibilisierung auch bei Arzneimittelallergien führen (STECHSCHULTE et al., 1971).

Insbesondere scheinen die antiallergischen Wirkungen von Catecholaminen, Theophyllin, Calcium und Glucocorticoiden einer einheitlichen Erklärung und damit einer rationaleren therapeutischen Nutzbarkeit zugänglich zu werden (vgl. REED, 1971).

SCHILD (1936) beobachtete als erster eine Hemmung der anaphylaktischen Histaminfreisetzung aus Lungengewebe aktiv sensibilisierter Meerschweinchen durch Adrenalin.

Die Bestätigung dieses Befundes am aktiv sensibilisierten Meerschweinchenherzen (GIOTTI et al., 1966) und der Bericht über eine spezifische Hemmung der Freisetzung pharmakologisch aktiver Mediatoren bei reaginbedingten allergischen Reaktionen durch Dinatriumcromoglycat (COX, 1967) gaben Anstoß zur experimentellen Überprüfung der antiallergischen Wirkung der sympathomimetischen Amine.

LICHTENSTEIN und MARGOLIS (1968) fanden eine Hemmung der allergischen Histaminfreisetzung aus menschlichen Leukozyten durch Catecholamine und Methylxanthine. In zahlreichen Systemen – passiv sensibilisierte menschliche Lunge, aktiv und passiv sensibilisierte Meerschweinchenlunge, aktiv sensibilisierte menschliche Leukozyten, Prausnitz-Küstner-Test, passiv sensibilisierte Rattenmastzellen, und auch bei der anaphylactoiden Histaminfreisetzung durch Dextran oder Compound 48/80 – fand sich ein um so stärkerer Hemmeffekt der Catecholamine auf die Freisetzung von Histamin (und auch von slow reacting substance of anaphylaxis: SRS-A) je ausgeprägter die β-Rezeptoren stimulierenden Eigenschaften des getesteten Catecholamines waren. Ferner ergab sich, daß durch IgE bedingte Reaktionen durch wesentlich geringere Konzentrationen von Isoprenalin (10^{-8} bis 10^{-11} M) hemmbar sind als durch andere Antikörpertypen bedingte Reaktionen (ASSEM und SCHILD, 1969; 1971; ASSEM, PICKUP und SCHILD, 1970; ASSEM und RICHTER, 1971; KOOPMAN, ORANGE und AUSTEN, 1970).

Einen qualitativ gleichartigen bzw. synergistischen Effekt hatten Dibutyryl-cyclo-AMP und Methylxanthine, speziell Theophyllin; der β-Rezeptorenblocker Propranolol hob die durch die genannten Substanzen bedingte allergische Histaminfreisetzung auf oder kehrte sie (quantitativ deutlicher die SRA-A-Freisetzung) sogar um (ORANGE, AUSTEN und AUSTEN, 1971). Es bestätigte sich also die Vermutung von LICHTENSTEIN und MARGOLIS (1968), daß alle Maßnahmen, die zu einer intrazellulären Steigerung der Konzentration an cyclischem 3′,5′-Adenosinmonophosphat (cAMP) führen, die allergische Histaminfreisetzung hemmen.

Nach den von SUTHERLAND und Mitarbeitern (Übersicht s. SUTHERLAND und ROBISON, 1966) erarbeiteten Erkenntnissen führt die Bindung eines β-Adrenergicums an seinen Rezeptor zur Aktivierung einer in den Membranen aller kernhaltigen Säugerzellen vorkommenden Adenylcyclase, die unter Verbrauch von Adenosintriphosphat cAMP bildet. Ein cytoplasmatisches Enzym, die Phosphodiesterase, spaltet cAMP zu 5′-Adenosinmonophosphat, ein Vorgang, der – abgesehen von wenigen Ausnahmen – durch Methylxanthine gehemmt werden kann. Eine intrazelluläre Anhäufung von cAMP kann also durch gesteigerte Synthese, verminderten Abbau oder beide Mechanismen gleichzeitig zustande kommen. Die intrazelluläre Anhäufung von cAMP führt entweder zur Aktivierung (z. B. Phosphorylase) oder zur Hemmung (z. B. UDPG-Glucan Transglucosylase) intrazellulärer Enzymsysteme.

AUSTEN und Mitarbeiter (ORANGE et al., 1971) haben kürzlich berichtet, daß sich unter dem Einfluß verschiedener Konzentrationen von Isoproterenol Gehalt an cAMP und Hemmung der Freisetzung von Histamin und SRS-A durch Antigen bei passiv mit Pollenallergikerserum sensibilisiertem Lungengewebe umgekehrt proportional verhalten. Die Kombination von Isoproterenol mit Theophyllin ergab erwartungsgemäß einen Synergismus in bezug auf cAMP sowie Hemmung der Histamin- und SRS-A-Freisetzung. Blockade der β-Rezeptoren mit Propranolol hob die Adrenalinwirkung auf cAMP und Histamin-Freisetzung auf und verstärkte die SRS-A-Freisetzung, während Noradrenalin bei gleichzeitiger Anwesenheit von Propranolol den Lungengehalt an cAMP senkte und sowohl die Histamin- als auch die SRS-A-Freisetzung verstärkte.

Damit scheint das Problem zunächst lediglich in die subcelluläre Ebene verlegt zu sein. Hier führen möglicherweise die Befunde von WEISSMANN und Mitarbeitern (1971) weiter.

Sie beobachteten an isolierten menschlichen Granulocyten bei Aufnahme von Zymosan-Partikeln oder Immunkomplexen (Rheumatoidfaktor + aggregiertes Gammaglobulin: RFaIgG) eine selektive Freisetzung lysomaler Hydrolasen ohne Verlust an cytoplasmatischer Lactatdehydrogenase oder Einbuße an Überlebensfähigkeit. Substanzen, welche die intrazelluläre Konzentration an cAMP steigern (in diesem Falle wurden Prostaglandin E_1, Theophyllin und 2-Chloradenosin benutzt) sowie cAMP selbst hemmten die Ausstoßung der Hydrolasen, ohne daß hierdurch die Lebensfähigkeit der Zellen beeinträchtigt wurde. Der demnach durch cAMP gehemmte Aufschluß der Membran für makromolekulare Stoffe scheint nach WOODIN und WIENECKE (1964, 1970) von Calcium und ATP abhängig zu sein, und zwar von bestimmten optimalen Konzentrationen beider Stoffe.

In diesem Zusammenhang ist die Hypothese von RASMUSSEN und TENENHOUSE (1968) bzw. RASMUSSEN und NAGATA (1970) von Interesse, nach der eine Korrelation zwischen Aktivität der Adenylcyclase und der Permeabilität der Zellmembran für Calcium-Ionen besteht und eine Veränderung der Calcium-Konzentration innerhalb eines oder mehrerer Zellkompartmente eine wichtige regulative Rolle bei den Leistungen der Zelle spielt. Bisher ist aber nicht bekannt, ob Änderungen der Adenylcylase-Aktivität und der Calciumpermeabilität gleichzeitige Folgen der Hormon-Rezeptor-Interaktion sind oder erst der Anstieg der cAMP-Konzentration im Zellinneren die Veränderung der Calcium-Permeabilität bewirkt.

Sollte sich die Hypothese von RASMUSSEN als richtig erweisen, müßte wohl die antiallergische Wirkung von Calciumsalzen neu überprüft werden: Sie wurde in der Vergangenheit – ähnlich wie die antiallergische Wirkung der β-Adrenergica – vorwiegend unspezifisch spasmolytisch und kapillarabdichtend gedeutet (LECOMTE, 1964).

Es ist zu fragen, ob vielleicht auch die antiallergische Wirksamkeit der Glucocorticoide wenigstens teilweise in die neuen Vorstellungen über den Wirkungsmechanismus der β-Adrenergica paßt.

ZWEIFACH und Mitarbeiter (1953) und GINSBURG und DUFF (1958) beschrieben eine verstärkte Catecholaminwirkung an Hautgefäßen nach Glucocorticoidvorbehandlung. In der Leber scheinen Glucocorticoide durch Repression der Phosphodiesterase zum intrazellulären Anstieg der cAMP-Konzentration beitragen zu können (SENFT, 1968) und machen die Leber für die Wirkung von cAMP empfindlicher (FRIEDMAN und Mitarbeiter, 1967).

Zwar stabilisieren Glucocorticoide isolierte Lysosomen (WEISSMANN, 1965), doch scheint eine, der cAMP-Wirkung vergleichbare Hemmung der Freisetzung lysomaler Hydrolasen aus peritonealen Makrophagen und menschlichen Granulozyten zumindest fraglich zu sein (WEISSMANN und Mitarbeiter, 1971). Über den Einfluß von Glucocorticoiden auf zelluläre Calciumfluxe ist so gut wie nichts bekannt.

Immerhin fanden DIETRICH und Mitarbeiter (1971) kürzlich bei der Maus neben zahlreichen Glucocorticoiden auch das Ouabain gut antianaphylaktisch wirksam. Vom Ouabain aber ist bekannt, daß es indirekt die Permeabilität von Zellmembranen für Calciumionen steigert.

Ein Synergismus von Glucocorticoiden und β-Adrenergica könnte natürlich allenfalls die Hemmung allergischer Reaktionen vom Soforttyp erklären. Für die leichte Unterdrückbarkeit allergischer Reaktionen vom verzögerten Typ durch Glucocorticoide sind sicher verschiedene Mechanismen verantwortlich (MEDAWAR, 1969). Es sei hier nur auf die allgemein suppressive Wirkung auf das lymphatische System sowie auf die Proteinsynthese verwiesen. So ist es vorerst nicht möglich zu unterscheiden, ob die durch Glucocorticoid gehemmte Abgabe des Makrophagenmigrationshemmenden Faktors aus Lymphozyten (CASEY und MCCALL, 1971) auf einer Hemmung der Proteinsynthese in den Lymphozyten oder auf einer Hemmung der Sekretion beruht.

Literatur

ACKROYD, J. F. and A. J. ROOK: Allergic drug reactions. In: P. G. H. GELL, R. R. A. COOMBS «Clinical aspects of immunology.» Blackwell Scientific Publications, Oxford and Edinburgh, pp. 693–755, 1968.
ASSEM, E. S. K., P. M. PICKUP and H. O. SCHILD: The inhibition of allergic reactions by sympathomimetic amines and methylxanthines. Brit. J. Pharmacol., 39, 212–213 P (1970).
ASSEM, E. S. K., and A. W. RICHTER: Comparison of in vivo and in vitro inhibition of the anaphylactic mechanism by β-adrenergic stimulants and disodium cromoglycate. Immunology, 21, 729–739 (1971).
ASSEM, E. S. K., and H. O. SCHILD: Inhibition by sympathomimetic amines of histamine release induced by antigen in passively sensitized human lung. Nature (Lond.) 224, 1028–1029 (1969).
ASSEM, E. S. K., and H. O. SCHILD: Inhibition of the anaphylactic mechanism by sympathomimetic amines. Int. Arch. Allergy 40, 576–589 (1971).
CASEY, W. J., and C. E. McCALL: Suppression of the cellular interactions of delayed hypersensitivity by corticosteroid. Immunology, 21, 225–231 (1971).
COX, J. S. G.: Disodium cromoglycate (FPL 670) («Intal»): a specific inhibitor of reaginic antibody-antigen mechanisms. Nature (Lond.) 216, 1328–1329 (1967).
DE WECK, A. L.: Immunochemical mechanisms of hypersensitivity to antibiotics. Solutions to the penicillin allergy problem: In: U. SERAFINI, A. W. FRANKLAND, C. MASALA, J. M. JAMAR «New concepts in allergy and clinical immunology». Excerpta Medica, Amsterdam, pp. 208–215, 1971.
FELDMANN, M., and E. DIENER: Antibody-mediated suppression of the immune response in vitro. J. Immunol., 108, 93–101 (1972).
FRIEDMAN, N., J. H. EXTON and C. R. PARK: Interaction of adrenal steroids and glucagon on gluconeogenesis in perfused rat liver. Biochem. Biophys. Res. Commun., 29, 113–119 (1967).
GINSBURG, J., and R. S. DUFF: Influence of intra-arterial hydrocortisone on adrenergic responses in the hand. Brit. med. J., 1958 II, 424–427.
GIOTTI, A., A. GUIDOTTI, P. F. MANNAIONI, L. ZILETTI: The influence of adrenotropic drugs and noradrenaline on the histamine release in cardiac anaphylaxis in vitro. J. Physiol. (Lond.) 184, 924–941 (1966).
HOFFMAN, D. R., A. L. GROSSBERG and D. PRESSMAN: Anti-hapten antibodies of restricted heterogeneity: studies on binding properties and component chains. J. Immunol., 108, 18–25 (1972).
KOOPMAN, W. J., R. P. ORANGE and K. F. AUSTEN: Immunochemical and biological properties of rat IgE. III. Modulation of the IgE-mediated release of slow-reacting substance of anaphylaxis by agents influencing the level of cyclic 3′, 5′-adenosine monophosphate. J. Immunol., 105, 1096–1102 (1970).
LECOMTE, J.: Action des ions alcalino-terreux sur les réactions allergiques. In: Handb. exp. Pharmakol. 17/2, 861–872 (1964).
LICHTENSTEIN, L. M., and S. MARGOLIS: Histamine release in vitro: inhibition by catecholamines and methylxanthines. Science (Washington) 161, 902–903 (1968).
ORANGE, R. P., W. G. AUSTEN and K. F. AUSTEN: Immunological release of histamine and slow-reacting substance of anaphylaxis from human lung. I. Modulation by agents influencing cellular levels of cyclic 3′, 5′-adenosine monophosphate. J. exp. Med., 134, 136s–148s (1971).
ORANGE, R. P., M. A. KALINER, P. J. LARAIA and K. F. AUSTEN: Immunological release of histamine and slow-reacting substance of anaphylaxis from human lung. II. Influence of cellular levels of cyclic AMP. Fed. Proc., 30, 1725–1729 (1971).
RASMUSSEN, H., and N. NAGATA: Hormones, cell calcium and cyclic AMP. In: A. W. Cuthbert «Calcium and cellular function». Macmillan, London, 1970, pp. 198–213.
RASMUSSEN, H., and A. TENENHOUSE: Cyclic adenosine monophosphate, Ca^{++} and membranes. Proc. Nat. Acad. Sci., 59, 1364–1370 (1968).
REED, C. E.: Beta-blockade and allergy. In: U. Serafini, A. W. Frankland, C. Masala, J. M. Jamar «New concepts in allergy and clinical immunology.» Excerpta Medica, Amsterdam 1971, pp. 104–112.
SCHILD, H. O.: Histamine release and anaphylactic shock in isolated lungs of guinea pigs. Quart. J. Exp. Physiol., 26, 165–179 (1936).

SENFT, G.: Hormonal control of carbohydrate and lipid metabolisms and drug induced alterations. Arch. Pharmak. exp. Path., *259*, 117–148 (1968).
STECHSCHULTE, D. J., R. P. ORANGE and K. F. AUSTEN: Two immunochemical distinct homologous antibodies capable of mediating immediate hypersensitivity reactions in the rat, mouse and guinea-pig. In: U. Serafini, A. W. Frankland, C. Masala, J. M. Jamar «New concepts in allergy and clinical immunology». Excerpta Medica, Amsterdam 1971, pp. 245–254.
SUTHERLAND, E. W., and G. A. ROBISON: The role of cyclic 3′, 5′-AMP in responses to catecholamines and other hormones. Pharmacol. Rev., *18*, 145–161 (1966).
WEISSMANN, G.: Studies of lysosomes. VI. Effect of neutral steroids and bile acids on lysosomes in vitro. Biochem. Pharmacol., *14*, 525–535 (1965).
WEISSMANN, G., P. DUKOR and G. SESSA: Studies on lysosomes: Mechanisms of enzyme release from endocytic cells and a model for latency in vitro. In: B. K. Forscher, J. C. Honck «Immunopathology of inflammation». Excerpta Medica, Amsterdam 1971, pp. 107–117.
WEISSMANN, G., R. B. ZURIER, P. J. SPIELER and J. M. GOLDSTEIN: Mechanisms of lysosomal enzyme release from leucocytes exposed to immuno complexes and other particles. J. exp. Med., *134*, 149s–165s (1971).
WOODIN, A. M. and A. A. WIENEKE: The participation of calcium, adenosine triphosphate and adenosine triphosphatase in the extrusion of the granule proteins from the polymorphonuclear leucocyte. Biochem. J., *90*, 498–509 (1964).
WOODIN, A. M., and A. A. WIENEKE: Site of protein secretion and calcium accumulation in the polymorphnuclear leucocyte treated with leucocidin. In: A. W. Cuthbert «Calcium and cellular function». Macmillan, London, 1970, pp. 183–197.
ZWEIFACH, B. W., E. SHORR and M. M. BLACK: The influence of the adrenal cortex on behavior of terminal vascular bed. Ann. N. Y. Acad. Sci., *56*, 626–633 (1953).

Einfluß von Polymyxin E, Ampicillin und Chloramphenicol auf das humorale Immunsystem

P. S. Tata und E. Werner

Kinderklinik des Städtischen Rudolf-Virchow-Krankenhauses, Berlin

Eine Vielzahl von Substanzen steht uns heute zur wirksamen Behandlung von Infektionen verschiedener Genese zur Verfügung. Leider ist aber mit der Zahl der entdeckten Antibiotica und Sulfonamide auch die Zahl der resistenten Erreger gewachsen, so daß eine mehrfache Behandlung erforderlich ist. Ob und wieweit Antibiotica eine hemmende Nebenwirkung auf körpereigene Antikörper ausüben können, ist bisher nicht bekannt. Wir untersuchten den Einfluß von Polymyxin E, Ampicillin und Chloramphenicol auf das humorale Immunsystem im Blutplasma.

Die Untersuchungen wurden an Kindern durchgeführt, die an infektiöser Enteritis erkrankt waren. Das Krankengut umfaßt insgesamt 40 Kinder im Alter von 1,6 bis 4,6 Jahren. Aus therapeutischer Indikation wurden die Kinder mit Antibiotica behandelt.

Eine Gruppe von 10 Kindern bekam 10 Tage lang Polymyxin E in der Dosierung von 3 000 000 E/Tag per os.

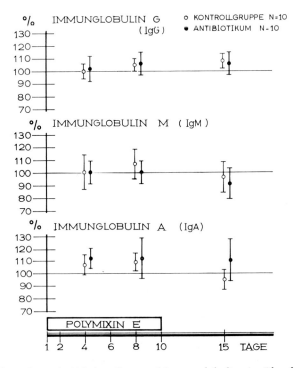

Abb. 1: Einfluß der Polymyxin-E-Behandlung auf Immunglobuline im Blutplasma.

Die zweite Gruppe von Kindern wurde 10 Tage lang mit Ampicillin in der Dosierung von 100 mg/kg/Tag oral behandelt.

Die dritte Gruppe von 10 Kindern erhielt 10 Tage lang Chloramphenicol in der Dosierung von 40 mg/kg/Tag per os.

Die Kontrollgruppe von 10 Kindern bekam keine Antibiotica und wurde nur diätetisch behandelt.

Jedem Kranken wurde während des Krankenhausaufenthaltes 4mal Blut entnommen, und zwar am 1., 4., 8. und am 15. Krankheitstag. Die Blutproben wurden erstens auf Gesamteiweiß und zweitens auf Immunglobuline A, M und G untersucht.

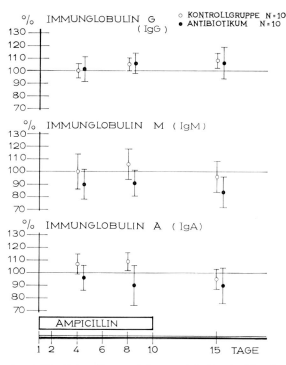

Abb. 2: Einfluß der Ampicillin Behandlung auf Immunglobuline im Blutplasma.

Die Gesamteiweißserumkonzentration wurde mit der Biuret-Methode bestimmt. Die quantitative Bestimmung von IgG, IgA und IgM im Plasma wurde nach den methodischen Angaben von MANCINI und Mitarbeitern mit Hilfe der Tri-Partigen-Immundiffusions-Platten durchgeführt.

Abbildung 1 zeigt den Einfluß von Polymyxin E auf Immunglobulinkonzentrationen im Blutplasma. Auf der Abszisse sind die Krankheitstage der behandelten Kinder angegeben. Auf der Ordinate sind die Konzentrationen der einzelnen Immunglobuline im Plasma angegeben. Da die untersuchte Kindergruppe unterschiedlichen Alters war und die Kinder in verschiedenem Alter einen individuellen Serumspiegel aller drei Ig-Klassen aufweisen, wurde der Immunglobulingehalt nicht in Absolutwerten, sondern prozentual ausgewertet, d. h., es wurde der Anfangswert der Immunglobuline am 1. Krankheitstag als 100% gesetzt und ihre Konzentrationsänderungen in bezug auf die einzelnen Anfangswerte in

Prozente umgerechnet. Im Vergleich mit der Kontrollgruppe findet man hier bei den mit Polymyxin E behandelten Kindern keine wesentlichen Änderungen der Immunglobuline IgA, IgM und IgG.

Abbildung 2 zeigt den Verlauf der Immunglobuline im Blutplasma der Kinder unter 10tägiger Ampicillin-Behandlung.

Dabei wurde folgendes festgestellt:
1. Gegenüber der Kontrollgruppe findet man keinen wesentlichen Unterschied im IgG-Verlauf.
2. Die Plasma-Konzentrationen von IgM am 4. und 8. Krankheitstag waren erniedrigt und am 15. Krankheitstag war der Abfall signifikant gegenüber der Kontrollgruppe.
3. Für IgA ergibt sich am 4. und 8. Tag während der Behandlung eine fallende Tendenz. Am 15. Tag besteht nur noch eine geringe Abweichung von der Kontrollgruppe.

Abbildung 3 zeigt nun den Verlauf der Immunglobuline unter 10tägiger Chloramphenicol-Behandlung.

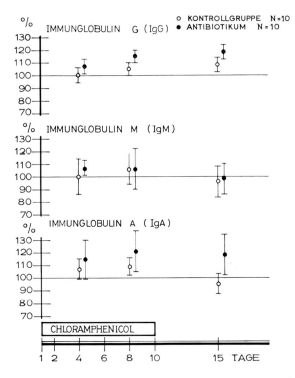

Abb. 3: Einfluß der Chloramphenicol-Behandlung am Immunglobuline im Blutplasma.

Hier sieht man:
1. Eine signifikante Zunahme im IgG-Gehalt des Plasmas in der ersten und zweiten Krankheitswoche.
2. Es ergeben sich keine Änderungen im IgM-Verlauf gegenüber der Kontrollgruppe.
3. Es zeigt sich ein signifikanter Anstieg der IgA-Konzentration in der zweiten Krankheitswoche.

Zusammenfassung

Wir untersuchten den Einfluß von Polymyxin E, Ampicillin und Chloramphenicol auf die Konzentrationen der Immunglobuline IgA, IgM und IgG im Blutplasma bei an infektiöser Enteritis erkrankten Kindern. Die Behandlungsdauer betrug 10 Tage. Die Kinder der Kontrollgruppe bekamen keine Antibiotica; sie wurden nur diätetisch behandelt.

Ergebnisse

1. Man findet keine Änderung der Immunoglobulin-Gehalte der diätetisch behandelten Kinder in den ersten zwei Krankheitswochen.
2. Im Vergleich zu den diätetisch behandelten Kindern der Kontrollgruppe findet man bei den mit Polymyxin E behandelten Kindern ebenfalls keine wesentlichen Änderungen im Immunglobulin-Gehalt.
3. Bei den mit Ampicillin behandelten Kindern wurde ein deutlicher Abfall der IgM-Konzentration im Plasma am 8. Krankheitstag sowie eine signifikante Abnahme des IgM-Gehalts am 15. Krankheitstag festgestellt. Bei IgG und IgA bestehen keine wesentlichen Unterschiede.
4. Ein signifikanter Anstieg der IgG- und IgA-Konzentrationen bei unverändertem IgM-Verlauf wurde bei mit Chloramphenicol behandelten Kindern festgestellt.

Wir betrachten diese Ergebnisse wegen der noch relativ geringen Fallzahlen zunächst als vorläufig.

Untersuchungen zum Wirkungsmechanismus sogenannter Immunsuppressiva

W. Wirth, U. St. Müller und F. Thöne

Medizinische Klinik und Poliklinik der Westfälischen Wilhelms-Universität Münster (Westf.)
(Direktor: Prof. Dr. W. H. Hauss)

Der Indikationskatalog der Immunsuppressiva hat sich in den letzten Jahren erheblich erweitert. Bei einer Vielzahl von Krankheiten sind immunologische und autoimmunologische Reaktionen in den Vordergrund der pathogenetischen Vorstellung getreten. Entsprechend stark ist das therapeutische Bedürfnis nach einer immunsuppressiven Behandlung geworden, z. B. bei der rheumatoiden Arthritis, der lupoiden Hepatitis, dem Lupus Erythematodes oder der Colitis ulcerosa, um nur einige Krankheiten zu nennen.

Wir wissen, daß eine spezifische Immunsuppression bisher nicht möglich ist. Alle, als sog. Immunsuppressiva eingesetzten Substanzen, vom Antilymphozytenglobulin über die

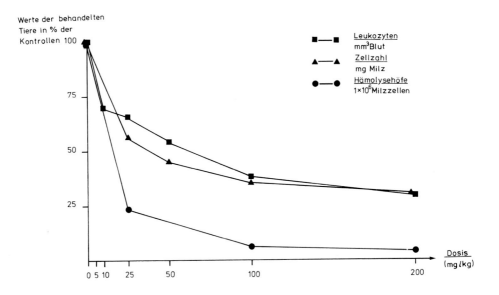

Abb. 1: Einfluß von Azathioprin auf die periphere Leukozytenzahl, die Milzzellzahl und auf die Zahl hämolsehofbildender Milzzellen der Maus. Gabe von Azathioprin jeweils 4 Tage vor der Sensibilisierung der Mäuse mit Hammelbluterythrozyten. Bestimmung der Zellzahlen am 4. Tag nach der Sensibilisierung.

---

[1] Mit dankenswerter Unterstützung der Bergbauberufsgenossenschaft Bochum und der Landesversicherungsanstalt Westfalen.

Cytostatica bis zu den Corticoiden besitzen sehr komplexe, zum Teil erwünschte, zum Teil unerwünschte unspezifische Wirkungen. In vielen Fällen stellt die Immunsuppression nur eine Nebenwirkung dieser Substanzen dar.

Wir sind in unseren Untersuchungen der Frage nachgegangen, ob einem der in den letzten Jahren in der Klinik eingesetzten Immunsuppressiva tatsächlich eine bevorzugte immunsuppressive Wirkung zukommt. Die von uns verwandten Parameter zur Erfassung der antiproliferativen, antiphlogistischen und der immunsuppressiven Wirkung erstreckten sich auf die Bestimmung der peripheren Leukozytenzahl und der Milzzellzahl bzw. des Milzgewichts, auf die Beeinflussung der toxinbedingten Entzündung (Staphylokokken-Toxin) und der granulomatösen Entzündung (Cotten-pellet) gemessen am Einbau von $^{35}SO_4$ in Chondroitinsulfat und von ^{14}C-Hydroxyprolin in Kollagen sowie am Granulomfrischgewicht und an der Suppression der hämolysehofbildenden Zellen im Jerne-Test und der humoralen Antikörper im Serum (1, 2, 3, 4). Auf alle Parameter zeigten Azathioprin, Cyclophosphamid und die Cyclophosphamidderivate Trofosfamid und Ifosfamid eine gleichartige hemmende Wirkung.

In einem zweiten Schritt versuchten wir anhand von Dosis-Wirkungskurven Unterschiede in der allgemeincytostatischen und in der spezifischen immunsuppressiven Wirkung der getesteten Substanzen zu erfassen. Bei einem Vergleich der peripheren Leukozytenzahl und der Gesamtmilzzellzahl einerseits und der Zahl der hämolysehofbildenden Zellen der Milz andererseits kann man feststellen, daß z. B. für Azathioprin besonders in niederen Dosen die Hemmung der antikörperbildenden Zellen offenbar deutlich stärker ist als die Hemmung anderer Zellen (Abb. 1). Der gleiche Effekt läßt sich beim Cylophosphamid (Abb. 2) und bei den Cyclophosphamidderivaten Trofosfamid und Ifosfamid (Abb. 3) beobachten. Bei den letztgenannten Substanzen treten die Unterschiede zwischen spezifischer immunsuppressiver Wirkung und allgemeincytostatischer antiproliferativer

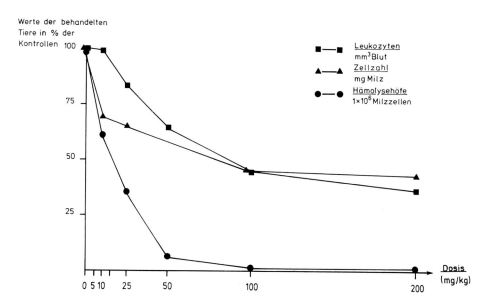

Abb. 2: Einfluß von Cylophosphamid auf periphere Leukozytenzahl, Milzzellzahl und Zahl hämolysehofbildender Zellen der Maus. Einmalige Gabe des Cytostatikums 4 Tage vor Sensibilisierung.

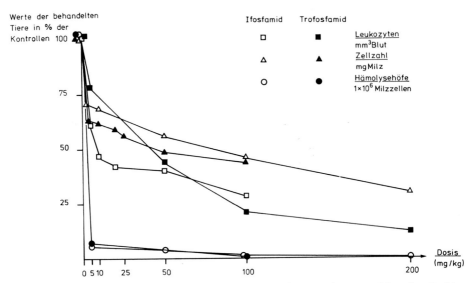

Abb. 3: Einfluß von Ifosfamid und Trofosfamid auf periphere Leukozytenzahl, Milzzellzahl und Zahl hämolsehofbildender Milzzellen. Einmalige Gabe der Cytostatika 4 Tage vor Sensibilisierung.

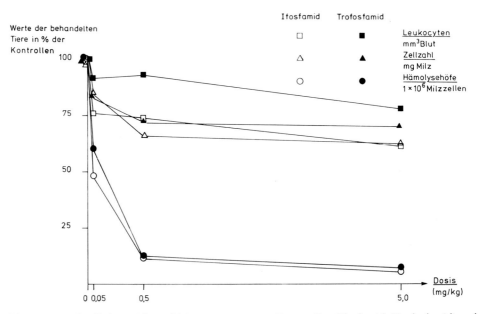

Abb. 4: Unterschiedliche Wirkung kleinster Dosen von Cytostatika (Ifosfamid, Trofosfamid) auf periphere Leukozyten und Milzzellen einerseits und spezifisch sensibilisierter Milzzellen andererseits. Versuchsbedingungen wie oben.

Wirkung besonders deutlich hervor. Das zeigen vor allen Dingen Versuche, in denen kleinste Dosen dieser Substanzen gegeben wurden. Die Abb. 4 zeigt, daß in diesen Dosisbereichen kaum eine Beeinflussung der hämatogenen und der nicht sensibilisierten Milzzellen stattfindet, während die immunkompetenten Zellen fast vollständig gehemmt werden.

Das gleiche Verhalten läßt sich in jeder Phase einer Immunantwort nachweisen. Prüft man die Zahl der hämolysehofbildenden Zellen nach einem einmaligen Antigenreiz über 2 Wochen, so findet man bei gleichzeitiger einmaliger Vorbehandlung mit einem der Cyclophosphamidderivate über den gesamten Zeitraum eine starke Hemmung bei spezifischen sensibilisierten Zellen (Abb. 5). Die Milzzellzahl und die periphere Leukozytenzahl, als Parameter der unspezifischen Wirkung, werden dagegen unter den gleichen Versuchsbedingungen deutlich weniger in den verschiedenen Phasen der Immunisierung beeinflußt.

Versucht man anhand der geprüften Parameter die cytostatische Wirkung und die immunsuppressive Wirkung bei den einzelnen Substanzen in Beziehung zu bringen, so läßt

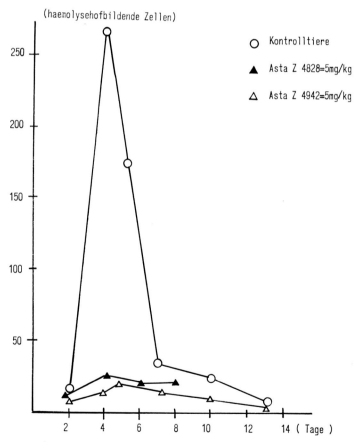

Abb. 5: Hemmung der primären Immunantwort durch Cytostatika, gemessen an der Hemmung hämolysehofbildender Milzzellen nach einmaliger Gabe (5 mg/kg) von Ifosfamid (Asta Z 4942) und Trofosfamid (Asta Z 4828) 4 Tage vor Sensibilisierung.

sich das folgende Diagramm aufstellen (Abb. 6). Auf der Ordinate ist die Depression der peripheren Leukozyten (Cytostase) eingetragen und auf der Abszisse die Hemmung der hämolysehofbildenden Milzzellen (Immunsuppression). Es wird in dem Diagramm deutlich, daß bei allen Substanzen in den niedrigen Dosen die immunsuppressive Wirkung überwiegt, wobei vor allem die Cyclophosphamidderivate in ihrer immunsuppressiven Wirkung hervorragen.

Die Frage, ob der Teilungsstoffwechsel oder der Leistungsstoffwechsel der immunkompetenten Zellen stärker beeinflußt wird, läßt sich nur indirekt aus unserer Versuchsanordnung beantworten. Sicher besitzen die sensibilisierten Immunzellen der Milz eine hohe

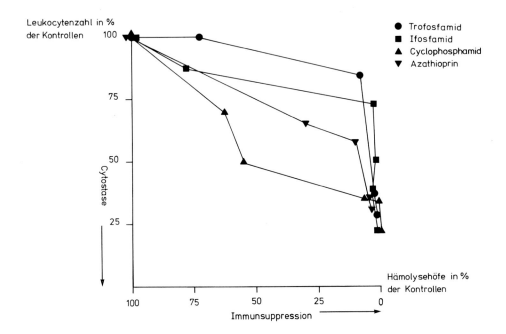

Abb. 6: Vergleich der cytostatischen und der immunsuppressiven Wirkung von verschiedenen Dosen Trofosfamid, Ifosfamid, Cyclophosphamid und Azathioprin.

Proliferationsrate und sind deshalb besonders empfindlich gegenüber antiproliferativ wirkenden Substanzen. Die Diskrepanz der überwiegenden Immunsuppression gegenüber der Cytostase gerade in den Dosisbereichen, die auf die übrigen Zellsysteme kaum eine cytostatische Wirkung erkennen lassen, läßt den Schluß zu, daß auch der Arbeitsstoffwechsel, d. h. die Antikörperproduktion der Immunzellen direkt beeinflußt wird.

In der Klinik stehen wir immer vor den schweren Fragen, welche Patienten sollen einer immunsuppressiven Behandlung zugeführt werden, in welcher Phase der Erkrankung sollen wir behandeln und welche Dosen sollen wir geben. Unsere Untersuchungen lassen mit allem Vorbehalt den Schluß zu, daß durch eine Behandlung mit kleinen Dosen über einen längeren Zeitraum ein genügend starker immunsuppressiver Effekt erreicht werden kann, ohne daß die Nachteile der allgemeinen Cytostase therapiehemmend ins Gewicht fallen.

Literatur

1. GERLACH, U.: Verh. dtsch. Ges. inn. Med. *74*, 1098 (1968).
2. JUNGE-HÜLSING, G., H. WAGNER, U. ST. MÜLLER, H. MÜLLER, TH. BÜCHNER und W. H. HAUSS: Arzneim.-Forschg. (Drug Res.) *20*, 777 (1970).
3. JUNGE-HÜLSING, G., U. ST. MÜLLER, H. WAGNER, TH. BÜCHNER, W. OBERWITTLER und W. H. HAUSS: Arzneim.-Forschg. (Drug Res.) *21*, 841 (1971).
4. WIRTH, W., U. ST. MÜLLER, F. THÖNE und G. JUNGE-HÜLSING: Z. Rheumaforschg. *31*, 378 (1972), Suppl. 2.

Nachrufe

M. Werner

Seit unserer XI. Tagung im Oktober 1969 hat unsere Gesellschaft eine Reihe von Mitgliedern, Freunden und wissenschaftlichen Förderern durch den Tod verloren; ihren Verlust empfinden wir schmerzlich. Diese sind:
Prof. Hendrik Adrianus Ewout van Dishoeck, der korrespondierendes Mitglied der Gesellschaft war,
die Mitglieder:
Prof. Wolfgang Riehm,
Prof. Georg-Alexander Rost,
Prof. Paul Zierz,
Dr. Walter Riebl
und die uns durch ihre wissenschaftlichen oder menschlichen Verbindungen besonders nahestehenden Nichtmitglieder:
Prof. Ernest Witebsky,
Prof. Piero Sangiori
und Dr. Pierre Zerbib.
Ich bitte Sie, sich zu Ehren der Verstorbenen zu erheben.
Ich danke Ihnen.
Gestatten Sie mir, zum ehrenden Gedächtnis einige persönliche Gedenkworte:
Prof. Dr. Hendrik Adrianus Ewout van Dishoeck war von 1951 bis 1967 ordentlicher Professor und Direktor der Klinik für Hals-, Nasen- und Ohrenkrankheiten an der Universität in Leiden. Er hatte vielfältige wissenschaftliche und geistige Interessen; seine wissenschaftlichen Forschungsgebiete waren vor allem Audiologie, Rhinologie und Allergie. Sein geistiges Denken prägten Georg Wilhelm Hegel und Johann Bollandus. Mit Zielstrebigkeit und vitaler Aktivität initiierte er in seiner Klinik die Allergologie seines Fachgebietes, die später dann durch Herrn Voorhorst im medizinisch umfassenden Rahmen und in lebendiger Tradition zu Storm van Leeuwen in einer selbständigen Allergie-Abteilung ihre organisatorische und wissenschaftliche Vollkommenheit erreichte. Durch seinen Beitrag «Überempfindlichkeit bei Hals-, Nasen- und Ohrenkrankheiten» in der 3. Auflage des Hansenschen Lehrbuches ist er in Deutschland bekannt geworden. Er war ein weitgereister Mann, der in Japan ebenso wie in Amerika und in Europa wissenschaftliche Kontakte suchte und pflegte; er war geistig sehr betriebsam und anregend; im persönlichen Umgang habe ich ihn von konzilianter und nobler kollegialer Gesinnung kennengelernt.

Nach langem Krankenlager starb am 29. 3. 1971 Prof. Dr. Wolfgang Riehm, emeritierter ordentlicher Professor der Augenheilkunde. Als Schüler von Geheimrat Schieck in Würzburg erhielt er mit 39 Jahren schon einen Ruf auf den Lehrstuhl in Gießen und dann in Bonn; von 1953 bis zu seiner Emeritierung 1964 war er ordentlicher Professor und Direktor der Universitätsaugenklinik in Münster. Seit 1928 beschäftigte er sich als einer der ersten Ophthalmologen in subtilen experimentellen Untersuchungen, deren Ergebnisse er auf klinische Fragestellungen kritisch zu übertragen verstand, mit allergischen und immunologischen Problemen seines Fachgebietes. Bei seiner unbestechlichen Beobachtungsgabe und abwägenden Kritik hat er originelle Beiträge zum Prinzip der elektiven Gewebesensibilisierung, zur Fixierung von zirkulierenden Allergenen, zu Fragen der fokalen Augenerkrankungen und der sympathischen Ophthalmie geliefert. Für den Aufschwung, den die Erkenntnisse über die Bedeutung der Allergie im Bereich des Auges genommen haben, ist Prof. RIEHM einer der wesentlichen Wegbereiter; viele Tagungen unserer Gesellschaft – ich erinnere mich vor allem an die in Frankfurt und die mit den Ophthalmologen gemeinsame in Heidelberg – hat er durch sein klares und sachliches Urteil angeregt und bereichert. Seine wissenschaftlichen Intentionen, gepaart mit kritischem Denken, hat er einem großen Kreis seiner Schüler vermittelt. Hans Pau als einer seiner früheren Oberärzte hat seine Persönlichkeit als Kliniker und Chef gewürdigt: «Wolfgang Riehm war ein ausgezeichneter Kliniker, der klar dachte; er war stets ausgeglichen und väterlich um seine Klinik und seine Mitarbeiter bemüht. In der Klinik blieb er bis zuletzt aufrecht, gerade und vorbildlich».

Der Altmeister der Dermatologie, GEORG ALEXANDER ROST, verstarb am 1. 7. 1970 in Berlin im 93sten Lebensjahr. Er war emeritierter ordentlicher Professor an der Universität Freiburg, der er von 1915 bis 1933 angehörte, und seit 1950 Honorarprofessor der Freien Universität Berlin. Rost hat sich schon durch seine frühen Arbeiten einen festen Platz unter den allergologisch engagierten Dermatologen geschaffen. Als Ergebnis seiner Forschungen erschien schon 1930 gemeinsam mit Hansen und Dekker das «Praktikum der allergischen Krankheiten», das er 1958 gemeinsam mit Findeisen und Niemand-Andersson völlig neu konzipierte. In dem 1958 erschienenen «Praktikum» setzte er sich noch einmal für die pathogenetische Einheit des in der Literatur seinen Namen tragenden «Ekzematoid Rost» ausführlich begründend ein. Diese klug abwägende und subtile Darstellung des exsudativen Ekzematoids ist auch für den heutigen Allergologen und Dermatologen noch lesenswert. Noch im 9. Dezenium seines Lebens entfaltete er eine bewundernswerte geistige Produktivität über medizinhistorische Themen; 1968 erschien von ihm das schön ausgestattete Werk «Vom Seewesen und Seehandel in der Antike», ein Thema, das ihn als ehemaligen Marinearzt noch der Kaiserlichen Marine, besonders faszinierte. Rost gehörte noch einer Generation an, die Maßstäbe setzte, die heutzutage fast unerfüllbar scheinen.

Als tragisch und besonders schmerzlich empfinden wir den zu frühen Tod von PAUL ZIERZ, außerplanmäßiger Professor an der Universität Heidelberg, Chefarzt der Hautklinik und Ärztlicher Direktor der Städtischen Krankenanstalten in Ludwigshafen. Er starb auf der Höhe seines Lebens und seines Schaffens im 58sten Lebensjahr. Herr SCHNYDER hat soeben im «Hautarzt» eine Würdigung seiner Persönlichkeit gegeben. Seine wissenschaftlichen Arbeiten, wie z. B. über die Sulfonamid-Cyanose, über «Leberfunktionsstörungen und Hautkrankheiten» oder über Blutzuckerhöhe und Hautzuckerwerte tragen ausgesprochen analytischen Charakter. Bei dieser gedanklichen Konzeption konnte ein enger Kontakt zur Allergologie nicht ausbleiben. Zierz praktizierte sie für sein Fachgebiet kenntnisreich und souverän.

WALTER RIEBL, praktischer Arzt in Passau-Ilzstadt, nahm als Mitglied unserer Gesellschaft an allen Kongressen teil. Von 1939 bis 1946 war er Assistent bei KARL HANSEN, durch den er in Lübeck seine umfassende medizinische und auch menschliche Ausbildung erhielt. In Walter Riebl verband sich das Idealbild des wissenschaftlich interessierten und medizinisch verantwortungsbewußten Arztes. Die Hansen-Schüler trauern sehr um ihren charaktervollen und aufrechten Freund und Kollegen.

Im 70sten Lebensjahr starb Prof. Dr. Dr. med. h. c. ERNEST WITEBSKY, Direktor des Center of Immunology der Universität Buffalo, Ehrenmitglied der Leopoldina, der Deutschen Gesellschaft für Hygiene und Mikrobiologie und der British Society of Immunologists. Durch seine immunologischen Studien und ideenreichen Konzeptionen über die Autoimmunvorgänge und Autoimmunerkrankungen wurde er weltbekannt. Seine 1957 aufgestellten streng naturwissenschaftlichen Kriterien, um den autoimmunologischen Charakter einer menschlichen Erkrankung anzuerkennen, haben heute noch ihre unumstößliche Gültigkeit. Als Privatdozent in Heidelberg begann er seine erfolgreichen Forschungen, die er dann in Amerika fortsetzen mußte. Nach dem Kriege ist er den immunologisch interessierten deutschen Wissenschaftlern durch seine aktive Teilnahme an deutschen Fachkongressen, wie in Wiesbaden 1962 und zuletzt in Bonn 1968 bekannt geworden; viele deutsche Immunologen haben an seinem Institut in Amerika, das er in den letzten Jahren gemeinsam mit Milgrom leitete, gearbeitet und studiert. Er wird uns allen als eine in Wissenschaftsfragen unerbittliche, begeisternde und aufgeschlossene Forscherpersönlichkeit von warmer Menschlichkeit in Erinnerung bleiben.

Den deutschen Allergologen und Asthmologen besonders freundschaftlich und menschlich verbunden waren Prof. Dr. Piero Sangiorgi, Bordighera, Ehrenpräsident, und Dr. Pierre Zerbib, Toulouse, Generalsekretär der Internationalen Gesellschaft für Asthmologie. Auch wegen ihres unermüdlichen Einsatzes um viele praktische und soziale Probleme der Asthma-Krankheit haben sie vor unserem Gremium ehrenvolle Erwähnung verdient.

Schlußwort

M. WERNER

Meine Damen und Herren,
es ist mir ein besonderes Anliegen, Ihnen für Ihr großes Interesse und für Ihre unermüdliche Beteiligung bis zum Schlusse unserer Verhandlungen zu danken. Ich hoffe, daß sich aus Referaten, Vorträgen und Diskussionen ergeben hat, wie bedeutsam klinische, immunologische, pharmakologische und theoretische Interpretationen für das Verständnis von Arzneimittelallergien sind, wie eng sich dabei praktische und wissenschaftliche Probleme und Fragestellungen berühren und sich dadurch gegenseitig anregen; ich glaube, daß gerade bei unserer diesmaligen Thematik, die gegenwärtig von erheblicher Aktualität und Brisanz ist, die wissenschaftlichen und praktischen Belange unserer Gesellschaft besonders evident geworden sind.

Entsprechend den in diesem Jahr stattfindenden Kongressen anderer großer deutscher Fachgesellschaften, wie der Deutschen Gesellschaft für innere Medizin und der Deutschen Gesellschaft für Pathologie, sind auch wir dem zeitgemäß berechtigten Trend der modernen Struktur wissenschaftlicher Tagungen gefolgt, indem wir neben inhaltlich anspruchsvolle, terminlich präzisierte und dezidierte Übersichtsreferate kurze Vorträge über zum Thema gehörende eigene aktuelle Untersuchungsergebnisse halten ließen. Dadurch sollten neben dem augenblicklich gesicherten Wissensstand noch in der Entwicklung befindliche Forschungen zur Darstellung kommen; wir dachten, damit einen Einblick in die «Werkstatt» der wissenschaftlich Tätigen zu vermitteln. Ich hoffe, daß uns dies gelungen ist; großen Dank dafür schulden wir sowohl unseren Referenten, die sich zur kompendiösen Darstellung bereit fanden als auch den Vortragenden, die uns einen Einblick in ihre wissenschaftlichen Untersuchungen gewährten. Dank gilt auch den Diskussionsrednern, die durch Kommentare und klärende Fragen zum Verständnis der angesprochenen Probleme beigetragen haben.

Daß dieser XII. Kongreß in Wiesbaden einen freundschaftlichen und so harmonischen Verlauf genommen hat, danken wir Herrn GRONEMEYER, Herrn FUCHS, Frau KRAUSE, Frau STEINER und ihren vielen ungenannten Helfern. Es fällt mir schwer, den nächsten Kongreß ohne die bewährte ordnende und dabei unaufdringliche Organisation unseres langjährigen und uneigennützigen Schriftführers, unseres Freundes, Herrn GRONEMEYER, und der stets einsatzbereiten Frau KRAUSE vorzustellen. Wir bedauern es sehr, in kommender Zeit auf ihre Aktivitäten in der Kongreßorganisation verzichten zu müssen; wir hoffen auch in der Zukunft auf ihren erfahrenen Rat und ihre Mithilfe. Herrn GRONEMEYER und Frau KRAUSE gilt unser besonderer Dank für alles, was sie seit 1960 für die Deutsche Gesellschaft für Allergie- und Immunitätsforschung uneigennützig geleistet haben.

Damit schließe ich den XII. Kongreß der Deutschen Gesellschaft für Allergie- und Immunitätsforschung und wünsche Ihnen allen eine gute Heimreise.

Sachverzeichnis

Acetylierungs-Polymorphismus 98
Acetylsalicylsäure 41, 45
Adalin (Carbromal) 181
«adverse reactions» 11
Agglutinationstest 254
Agranulozytose 169 ff., 253
– Differentialdiagnose 171
– Expositionsversuch 170
– Häufigkeit 170
– Ikterus 170
– leukämoide Reaktion 171
– Sterblichkeit 171
– Ursachen, auslösende 170
Akrodynie 121
Alkylierungsmittel 22
Allergenaktivität 215
Allergenexposition, enterale 151 f.
Allergenlokalisation 214
«Allergische Kinder» 145
Amalgame 199, 201
Amantadin 45
Amidopyrin 31
p-Aminoarylverbindungen 45
Ampicillin 3, 40, 62, 178 f., 278
Ampicillin-Exanthem 48
Analgetika 170, 182
– Kreislaufwirkung, depressorische 83
Anämie, hämolytische 174 ff., 253
–, – medikamentös induzierte immunologische 174
–, – medikamentös induzierte autoimmunologische 174
–, – Therapie 175
anaphylaktische Reaktion 39, 92
anaphylaktischer Schock 134
Anaphylatoxin 55, 62
Anaphylaxie 117, 127
Angiitis, allergische 136
Anilin 23, 243
antiallergische Wirkung 273
Antibiotika 145, 170
Antidiabetika 170
Antiepileptika 182
Antigen-Antikörper-IgG-Komplexe 62
Antigen-Antikörperkomplexe 3
Antigene, monovalente 39
Antihistaminika 82, 135, 170
Antihydralazinkörper 66
Antihypertensiva 64

Antikonvulsiva 64
Antikonzipientien, hormonelle 239
Antikörper, homozytotrope 56
–, insulinbindende 78
–, insulinspezifische 71
–, proinsulinspezifische 71
Antikörper gegen arteigenes Insulin 73
Antikörperbildung bei Insulintherapie 68
«Antipathia» 117
Antiprocainantikörper 66
Antistin 174
Arenoxide 31
Argininsulin 70
Arsen 170
Arsphenamine 137
Arthritis, rheumatoide, Wassermann 64
Arthus-Phänomen 136
– Hinweissymptome 137
Arthustyp 252
Arylamine 27
«Arzneiexanthem» 124
Arzneiexanthem, fixes 83 f.
– persistierendes 242
Arzneifieber 135
Arzneimittel, Deklaration 18
–, –, mangelhafte 19
– Inhaltstoffe, nicht deklarierte 19 f.
– «International-Drugmonitoring» 14
– Namenszusätze 21
– Nebenwirkungen 10 ff.
– –, allergische an der Haut 193 f.
– –, histaminbedingte 81 ff., 85
– – klinische Pharmakologen 15
– –, psychische 13
– Rezeptpflicht 14
– Synonyma 19 ff.
– Toxologie 14
– Zusammensetzung 18
Arzneimittel als Immunogene 61
Arzneimittelallergie 37 ff., 118, 126
– Diagnostik 268
– immunologische Mechanismen 61
–, larvierte 165
– Magen – Darm 150
– Manifestationen, häufige 147
– mit purpurischem Einschlag 62
– prophylaktische Maßnahmen 148
– Ursachen 22
– urtikarieller Typ 61

Arzneimittelexanthem
–, Erythema exsudativum multiforme – ähnlich 62
–, Erythema nodosum-ähnlich 62
–, generalisiertes 193
– IgE-Spiegel 190 f.
–, lokalisiertes 193
–, – retikulo-histiozytäre Reaktion 193 ff.
–, papulös-squamöses 62
Arzneimittelidiosynkrasie 118
Arzneimittelkommission 15
Arzneimittelreaktionen der Haut 177 ff.
– pathogenetische Mechanismen 177
Arzneimittelsicherheit 14
Arzneimittelverunreinigungen 39
Aspergillus glaucus-Gruppe 50
Aspirin 137, 172
Aspirinanhydrid 41
Aspirin-Überempfindlichkeit 12
Asthma bronchiale 137, 221
«atopic dermatitis» 103
Atropin 85
Azathioprin 283

Bakterientoxine 200
Bakteriophagenhemmungstest 42
Barbiturate 182
Barbitursäure, IgE-Spiegel 191
Basophilen-Degranulationstest 238, 255
Benzylpenizillin 3
Beta-Blockade-Theorie 108
Biotransformation 23
Blutdrucksenkung 83
Bradykinin 256
Bradykininfreisetzung, Messung 255
Bromural 181

Calcium 273
Candida albicans 200 f.
Carbamazepin 182
Carbutamid 16
carcinomähnliche Veränderungen am allergischen Magen 151, 156, 158
Catecholamine 273
Cephalosporine 46, 146
Chemotaxis 62
Chinidin 172, 174
Chinin 45, 172, 174
Chininallergie 122 ff.
Chloramphenicol 243, 278
Chlorbutol-Chlorbutanon 19
Chlorothiacid 172
Chlorpromazin 174
Chrom-Nickel-Stahl 199
Coma, asthmatisches 165
covalente Bindungen 22, 33
Cyclophosphamid 283

Cyclophosphamidderivate 283
Cyproheptadin 45
Cytochrom P-450 24
Cytostase 286

DDT 20
«Demaskierung» von Wirkstoffen 25
Dermatophagoides pteronyssinus 49, 53
Desamidoinsulin 70
Desensibilisierung 147
Dextran 82
– anaphylaktische Reaktion 92
Diagnostikschäden 16
Diamidine 85
Diäthanolamin 19
Diäthylkarbonat 19
Dimethylazetamid 19
Dipyron 174
Disulfiram 16
Diuretika 170
Dünndarm, allergische Veränderungen 152
Dünndarmatonie 153, 162
Dünndarm-Ileus 155
Dünndarmpassagezeiten 153
Dünndarmwandoedem 154, 161

Edelmetall-Legierungen 198, 201
Ekzem, konstitutionelles
  s. Neurodermitis diss.
Ekzematogene 46
Endourtikaria 160
Enteritis regionalis 151
Enzympolymorphismen 91
Epoxide 33
Exanthem, ekzematoides 141
–, fixes 48
Expositionsversuch am Magen und Duodenum 153

Faktor B des Properdin-Systems 57
F.A.S.S. 18
Favismus 118
Feersche Neurose 121
Fibroplasie 16
Fluphenazin 45
Fremdstoffe s. Allergene
Frischzellen 146
Fungizide 52 f.
Furazolidon 28
Ganzkörperplethysmographie 221 ff.
Gewebemastzelle 81
Glucocorticoide 273
– pharmakologische Nebenwirkung 91
Glukose-6-Phosphatdehydrogenasemangel 98
Gold 5, 198
Goldpräparate 170

Gruppenreaktionen 44 ff.
– «falsche» 45

Hagemann-Faktor 256
Halothan 33
Hapten 134, 169
–, hemmendes 42
Haptentheorie 128
Hausstaub 49
Hausstauballergen 49 f., 53
Hausstaub-Ökosystem 51, 53
Hautausschläge 147 f.
– urtikarielle 83
Hautfenstertechnik 246 f.
– Methode 247
Heilserum 145
Hemmstoffe, adrenerge 228 ff.
–, – Asthmaanfall 234
–, – Atemdepression 235
–, – Histamin-Provokationseffekt 235
–, – Strömungswiderstand, endobronchialer 228
–, – Sympatholyse 234
Hepatopathie 138
Heufieber 126
Heuschnupfen 124
Hexachlorzyklohexan 20
Histamin 255
Histaminfreisetzung 55, 61
– durch Antihistaminika 85
– Hemmung 274
– Messung 255
–, spezifische 81
–, unspezifische 81
Histaminliberation s. Histaminfreisetzung
Histaminliberator 81 f.
–, basischer 82
–, makromolekularer 83
Hoignésche Reaktion 12
Hydantoinpräparate 140, 146
Hydralazin 64, 99
Hydralazin-Syndrom 66, 139
Hydrazin 46
N-Hydroxyäthyllactamid 19
Hydroxylamine 27

Idiosynkrasie 117 ff., 150
IgA 279
IgE 61, 103
– Analgetikaunverträglichkeit 259
– Antipyretikaunverträglichkeit 259
– Arzneimittelallergie 250
– Kontaktekzem 250
– Kontaktsensibilisierung 250
– Penizillinallergie 260
IgE-Spiegel 254
– Bestimmung in der Dermatologie 109
– bei Arzneimittelexanthem 189 ff.

IgE-Titer bei Neurodermitis 108
IgG 62, 279
– Serumkrankheit 260
IgG-Antikörper, insulinbindende 70
IgM 62, 279
Immunadhärenz 62, 253
Immunefloreszenztechnik 254
Immunglobuline 150
Immunkomplexe, lösliche 253
Immunkomplexvaskulitis 254
Immunsuppressiva 282 ff.
Immunsystem, humorales 278
Immuntoleranz 68
Impfallergie 146
Impfstoffe 146
Index Pharmacorum 18
Indomethacin 137
INH 98 f., 174
– Kur 140
Inkubationszeit bei arzneimittelallergischen Reaktionen 140
Insektizide 51
Insulin 40
– Antigenität 69
– Antigenstruktur 78
– Antikörper der IgG-Klasse 69
– Immunreaktionen 69
– Resistenz 69
Insulin, dimeres 70 ff., 78
Insulinallergie 128, 147
Insulinmolekül, Antikörperbindungsstellen 74 ff.
– determinante Bezirke 73 f.
«International Drugmonitoring» 14
Ipecacuanha 137
– Asthma 118
Isoniazid 64
Interspecies-Variabilität der Arzneimittelwirkung 91

Jerne-Test 283
Jodoformidiosynkrasie 127
Jodpräparate 138

Kallikrein 256
Kalomelkrankheit 121
Karboxymethylzellulose 39
Kardiopathie 139
Katgutallergie 203 ff.
– Spätreaktion, immunologische 207
– – Adhäsionen, peritoneale 211
– – Granulomentwicklung 210
Kindesalter 145
Komplementaktivierung 62
Komplementsystem 55
– Aktivierungsphase 58
– «alternate pathway» 56

Komplementsystem, Angriffsphase 58
– «bypass activation» 56
– Entzündungsvermittlung 55
– IgG 55
– IgM 55
– Komponenten und Fragmente 55
– Leistungsreaktion 58
– Nebenschluß-Aktivierung von C_3 56
– C_3-Proaktivator 56
– Zytolyse 58
Konjugat 38
Konjunktivaltest 242
Kontaktallergen 150
Kontaktdermatitis 256
Kontaktekzem 185, 256
Kreuzallergie 12, 146
Kreuzreaktionen s. Gruppenreaktionen
Kunststoffe 200 f.
Kurznarkotika 84

Läppchentest 240 f.
Lathyrismus 118
LE-Zellen-Test, positiver 64
– – durch Medikamente 64
Leukopenie, toxische 169
Lokalanästhetika 46, 135
Luminalkrankheit 121
Lupinenkrankheit 118
Lupus-erythematodes, medikamenten-
  induzierter 66
–, systemischer 64
– viszeralis generalisatus 139
Lupus-erythematodes-ähnliches-Syndrom 139
Lyell–Syndrom 184 f., 242
Lymphokine 62
T-Lymphozyten 62
Lymphozyten, sensibilisierte 39
Lymphozytenstimulation durch Allergene 3
– durch Metallverbindungen 6
–, unspezifische 3, 5
Lymphozytentransformationstest 3, 238, 256
– bei Arzneimittelallergien 3

Mafenid 5
Magen, allergische Reaktionen 152 f.
Magenatonie 156, 162
Magenentleerung, verzögerte 157
Maillard-Reaktion 50
Makrophagenmigrationsinhibitionstest 257
Mastzelldegranulation 81
Matratzen aus Schaumgummi 52
– ökologisches System 50
Mediatorenfreisetzung 255
– Hemmung 274
medikamentenähnliche Stoffe 244
Medikamentenfieber 147
Medikamentenkonsum 145

Mefenaminsäure 175
Meprobamat 182
Metabolite von Arznei- und Fremdstoffen 22
Methämoglobinbildung 27
Methyldopa 64
Methyltetradecylpyridin 19
Mikroklima 52
Mikrosomensystem 24
Milbenallergen 49
Milbenfamilien 49
– Insektizide 51, 53
– Staubsauger 52 f.
molekulargenetische Unterscheidung 96
Morphin 83
«Morphinurtikaria» 125
Muskelrelaxantien 83

Neomycin 244
nephelometrische 2-Stufen-Methode 263, 269
Nephropathie 138
Nervensystem, Erkrankungen 138
Neurodermitis disseminata 103
– – Pathogenese 108
Nipagin 52
Nirvanolkrankheit 121, 129
Nitrofurantoin 28, 138, 153

Onycholyse 239
Opsonisation 62

Parabene 20
Parotitis 138
PAS 138, 174
PDR 18
Penizillin 45 ff., 61 f., 137 f., 172, 174
– halbsynthetisches 145
Penizillinallergie 128, 146, 178 ff., 190, 241,
  249 f.
– Hauttest mit Penizillin G 249
– IgE-Spiegel 191
–, larvierte 167
– Manifestationen, klinische 178 f.
– Provokationstest 250
– Unterschied zu Ampicillinallergie 179
Penizilloyl-formyllysine 42
Penizilloyl-Polylysin 42, 249
Peptidhormonmoleküle, determinante
  Gruppen 68
Pferdeserum 137
Phagozytose 62
Pharmakaresistenz 91
Pharmakasensivität 91 f.
Pharmakogenetik 89
pharmazeutische Stoffliste 18
Phenazetin 21, 29 f., 172, 174
p-Phenetidin 29
Phenobarbital 172

Phenolphthalein 18
Phenolrot 18 f.
Phenylbutazonpräparate 138
Phenytoin 45
Photoallergie 46, 186, 243
– persistierende Lichtreaktion 187
– sensibilisierende Arzneimittel 186
Phytohämagglutinin 3
Pigmentfarbstoffe 200
Pigmentpurpura 239
plain-Katgut 211
Plasmaexpander 82
Plasmafaktor 170
Plasmahistaminspiegel 82
Pleuritis exsudativa 138
Pneumopathie 138
Pokeweed-Mitogen 3
Pollenallergene 214
– Aktivitätsnachweis 215
– Lokalisation im Pollen 214
– physikochemische Charakteristika 219
Polymyxin E 278
Polystyrol-Sulfonat 263
Polyvinylpyrrolidon 82
Practolol 233
Procainamid 64, 140
Proinsulin 70 ff., 78
Propiolactam 23
Propiolacton 22
Propylenglycol 19
Proteinverunreinigungen, immunogene 40
Provokationsprobe, inhalative 221 ff.
Pseudocholinesterase-Polymorphismus 92 ff.
– Familienuntersuchungen 95
Psychopharmaka-Metabolismus 100
Purpura, thrombozytopenische 253
Purpura-pigmentosa-progressiva 180
– Epikutantests 181
– Expositionstests 182
Purpura Schönlein-Henoch 155, 243
Pyramidon 170, 174
Pyrazolonderivate 170
Pyrazolone 135, 137, 191

Quecksilberkrankheit 120
Quecksilbersalben 119
Quecksilberverbindungen 5
–, organische 20
Quincke-Ödem der Magenschleimhaut
  156, 159, 161

Radikale 31
Radioallergosorbenttest (RAST) 42
Radioimmunsorbent assay (RISA) 189
Radioimmunsorbenttest 254
Reagin 61, 103, 150, 157

Reagintyp 252
– Antikörpernachweis-Methoden 254
Reaktionsform, akute 141
– Latenztyp 141
–, subakute 141
Reaktionszeit 140
Rebuck-Test 247
Reduktone 31
Retikulum der Leber, endoplasmatisches 24
Risikokartei 147
Roggenpollengesamtextrakt, Trennung durch
  Elektrophorese 216
– Zytoplasmafraktion 217
Röntgenexpositionstest 161

Salicylate 135
Schlafmittel 170
Schlafmittel der Carbamidreihe 181
«Schlepper»-Molekül 39
Sedativa 170
Sedormid 62, 253
Sensibilisierung 25
Serotonin 99
Serumkrankheit 62, 136, 145
Serumkrankheit-Syndrom 136
«side effects» 11
Spätreaktion, allergische 256
SRS-A 256
SRS-A-Freisetzung, Messung 255
Staphylokokken-Exotoxin 3
Stibophen 253
Stoffwechselprodukte, reaktionsfähige 25
Streptolysin S 3
Streptomycin 137
Substanz 48/80 82
Succinyldicholin-Empfindlichkeit 92 ff.
Sulfonamide 137 f., 170, 172, 174
Suxamethonium 84
Suxamethonium-Apnoe, Therapie 97
«Sympathia» 117
Syndrom der verbrühten Haut 184

Tachyphylaxie 82
Test für antinukleäre Faktoren 64
Testsubstanzen 146
Tetrachlorkohlenstoff 32
Tetracosactid 135
Theophyllin 273
Therapieschäden 16
Thrombopenie, akute 171 f.
– Anamnese 173
– auslösendes Agens 172
– Blutungstyp 172
– Entstehungsmöglichkeiten 172
– Häufigkeit 173
–, symptomatische 172
– Testverfahren 173

Thyreostatika 138, 140, 170
Tolbutamid 174
toxische epidermale Nekrolyse 184
Triäthylenglycol 19
Trikresol 19
Trimetaphan 84
triple response 82
Tuberkuline 5, 146
Tuberkulostatika 170
d-Tubocurarin 83

Überempfindlichkeitsreaktionen 61
– anaphylaktischer Typ 61, 63
– Arthus-Typ 62, 63
– – Gewebsschäden 62
– Effektualphase 62, 63
– Initialphase 62, 63
– zellvermittelter Spättyp 62, 63
– Zweiphasen-Reaktion 62
– zytotoxischer Typ 61
– – – Lyse 62
– – – Phagozytose 62
Urtikaria 126
–, gastroenterale 160 f.

Vasculitis allergica 243
vegetatives Nervensystem 111 ff.
– P_2 Agens 115
– N-dimethylcolaminazetat 114
– Makromolekül als Grundstoff 114
– Rezeptoren 116
Vollantigen 134

WHO-Zentrale 15

zahnärztliche Prothesenmaterialien 200 f.
Zahnmedizin
– Allergene, pathogene 197 ff.
– Epikutantest 198 f.
– Eliminationsversuch 201
– Expositionsversuch 201
– Feingoldfolientestung 201
– Identifizierung pathogener Allergene 200 f.
– Therapie allergischer Reaktionen 201
Zahnwurzelfüllsubstanzen 197 ff., 201
Zell-Drogenkomplex 62
Zweiphasen-Reaktion 62
Zytopenie, allergisch bedingte 253

Mitgliederverzeichnis
der Deutschen Gesellschaft für Allergie- und Immunitätsforschung
(Stand: Januar 1974)

Die Gesellschaft wurde am 17. 6. 1951 in Frankfurt a. M. gegründet durch

Prof. Dr. med. F. Hahn, Freiburg
Prof. Dr. med. K. Hansen †, Lübeck
Prof. Dr. med. H. Kämmerer †, München
Prof. Dr. med. F. Kikuth †, Düsseldorf
Prof. Dr. med. R. Thiel †, Frankfurt

Vorstand

1. Vorsitzender	Prof. Dr. med. M. Werner, Pinneberg
2. Vorsitzender	Prof. Dr. med. Dr. rer. nat. G. Gillissen, Aachen
Schriftführer	Prof. Dr. med. J. Meier-Sydow, Frankfurt
Kassenwart	Priv.-Doz. Dr. med. habil. E. Fuchs, Wiesbaden
1. Beisitzer	Prof. Dr. med. F. Scheiffarth, Erlangen
2. Beisitzer	Prof. Dr. med. K. Rother, Heidelberg

Wissenschaftlicher Beirat

Arbeitsmedizin:	Prof. Dr. med. G. Worth, Moers
Dermatologie:	Prof. Dr. med. C. Carrié, Dortmund (zugleich Verbindung zum Allergiker- und Asthmatikerbund)
Geschichte der Medizin:	Prof. Dr. med. H. Schadewaldt, Düsseldorf
Immunhämatologie und Transfusionswesen:	Prof. Dr. med. W. Spielmann, Frankfurt
Innere Medizin (Klinik):	Prof. Dr. med. A. Heymer, Bonn
Innere Medizin (klinische Immunologie):	Prof. Dr. med. F. Scheiffarth, Erlangen
Mikrobiologie:	Prof. Dr. med., Dr. rer. nat. G. Gillissen, Aachen
Ophthalmologie:	Prof. Dr. med. W. Böke, Kiel
Oto-Rhino-Laryngologie:	Prof. Dr. med. H. H. Naumann, München
Pädiatrie:	Prof. Dr. med. E. Grundler, Stuttgart
Parasitologie:	Prof. Dr. med. H. Brandis, Bonn
Pathologie:	Prof. Dr. med., Dr. med. h. c. E. Letterer, Tübingen
Pharmakologie (experimentelle):	Prof. Dr. med. H. Giertz, Ludwigshafen
Pharmakologie (klinische):	Prof. Dr. med. H. Kleinsorge, Ludwigshafen
Serologie:	Prof. Dr. med., Dr. phil. h. c. H. Schmidt, Bern
	Prof. Dr. med. D. Ricken, Bochum
Transplantations-Immunologie:	Prof. Dr. med. H. Warnatz, Erlangen
Zahnmedizin:	Prof. Dr. med., Dr. med. dent. F. Gasser, Basel

Ehrenmitglieder

HALPERN, B. N., Prof. Dr. med., Dr. agr., 197 Bd. St. Germain, Paris/Frankreich
KÄMMERER, H., Prof. Dr. med. †, München (Ehrenpräsident)
KIKUTH, F., Prof. Dr. med. †, Düsseldorf
LETTERER, E., Prof. Dr. med., Dr. med. h. c., Dr. cienc. nat. h. c., Dir. (emerit.) d. Pathol. Anatomie u. Allgem. Pathologie, 74 Tübingen, Obere Heulandsteige 17, Tel. 2 28 44
SCHMIDT, H., Prof. Dr. med., Dr. phil. h. c., Wabern-Bern/Schweiz, Selhofenstraße 23
VALLERY-RADOT, P., Prof. Dr. med. †, Paris/Frankreich

Korrespondierende Mitglieder

BRUUN, E., Doz. med. Gersonsvey 8, DK 2900 Hellerup Dänemark
CORONINI-CRONBERG, C., Frau Prof. Dr. med., Alserstraße 32, Wien IX/71/Österreich
DAMAS-MORA, M., Prof. Dr. med., Rua Passos Manoel 5, Lisboa/Portugal
DUCHAINE, J., Dr. med., 102 Av. Emile de Béco, Brüssel/Belgien
FEINBERG, S. M., Prof. Dr. med. †, 221 Franklin Road, Glencoe (Illinois)/USA
FRANKLAND, A. W., Prof. Dr. med., Wright-Fleming-Inst., St. Mary's Hospital, Med. School, London W/England
HAJÓS, K., Prof. Dr. med., Muzeum krt. 39, Budapest/Ungarn
KALLÓS, P., Prof. Dr. med., Sundstorget 3, Helsingborg/Schweden
KRAEPELIN, S., Doz. Dr. med., Sachseka Barnsjukhuset, Stockholm/Schweden
LISKA, J., Prof. Dr. med., 38 Srabarova, Prag 12/CSSR
SAMTER, M., Prof. Dr. med., 645 Sheridan Road, Evanston (Illinois) 60202/USA
SARVAN, M., Prof. Dr. med., Akademik Prof., Cara Dusana 68, Belgrad/Jugoslawien
SERAFINI, U., Prof. Dr. med., Largo della Gancia 5, Rom/Italien
STORCK, H., Prof. Dr. med., Dir. d. Dermatol. Univ. Klinik, Gloriastraße 31, CH 8066 Zürich/Schweiz
SURINYACH, R., Dr. med., Balmes 183, Pral, Barcelona/Spanien
VOORHORST, R., Dr. med., Lector, Academisch Ziekenhuis, Leiden/Niederlande
DE WECK, A. L., Prof. Dr. med., Leiter des Instituts für klinische Immunologie, Dermatologische Klinik, Inselspital, CH 3008 Bern/Schweiz

Korporative Mitglieder

ALLERGOPHARMA JOACHIM GANZER KG, 2057 Reinbek, Völckers Park 10
BAYER, Farbenfabriken, Fa. Bayer AG, 509 Leverkusen-Bayerwerke
BEHRINGWERKE, Fa. Behringwerke AG, 355 Marburg/L. 1, Postfach 1130
CIBA, Fa. Ciba AG, 7867 Wehr/Baden
DEUTSCHE MEDIZINISCHE ARBEITSGEMEINSCHAFT FÜR HERDFORSCHUNG UND HERDERKRANKUNG e.V., 48 Bielefeld, Herforder Straße 7
HOECHST Farbwerke, Fa. Hoechst AG, 6230 Frankfurt/M., Brüningstraße 45
MADAUS, Fa. Madaus & Co., 5 Köln-Merheim, Ostheimer Straße 196
MERCK, Fa. Merck AG, 61 Darmstadt, Frankfurter Straße 250

Mitglieder

ACKERMANN, G., Dr. med., Arzt f. Allgemeinmedizin, Praxis u. Priv. 71 Heilbronn, Wollhausstraße 97, Tel. 34 83
AKINSAL, Bühlent Fahri, Dr. med., Facharzt für Lungenkrankheiten, Ltd. Arzt Asthmaklinik/ Atatürk Sanatoryomo, Keciören – Ankara/Türkei, Priv. Kenedi cad. Yalim sok. 9/7, Ankara/ Türkei
ALBRECHT, R., Frau Prof. Dr. med. habil., Dir. der Univ. HNO-Klinik, X 69 Jena, Priv. Prof.-Ibrahim-Straße 47

ALBUS, G., Dr. med., Wiss. Mitarbeiter der Fa. Dr. Madaus & Co., 5 Köln 91, Wiehler Straße 30, Tel. 84 11 11
BABEL, E., Dr. med., Werksarzt der Fa. Farbwerke Hoechst AG, 605 Offenbach a. M., Priv. Eduard-Oehler-Straße 32, Tel. 86 21 30
BANDILLA, K., Dr. med., Deutsche Klinik f. Diagnostik, 62 Wiesbaden, Aukammallee 33, Priv. 6204 Taunusstein 2, Hammermühle
BAUMEISTER, K., Dr. med., prakt. Arzt und Badearzt, 6232 Bad Soden/Ts., Königsteiner Str. 85
BECK, W., Dr. med., Facharzt f. Innere Medizin, 3504 Kaufungen, Postf. 29, Tel. 20 63 / 20 64
BEICKERT, P., Prof. Dr. med., Dir. d. HNO-Klinik d. Städt. Krankenanstalten 75 Karlsruhe, Moltkestraße 14, Priv. Ortelsburger Straße 11
BENDE, H., Dr. phil. nat., Dipl.-Chem., Leiter d. Biochemisch. Abt. d. Deutschen Pharmacia GmbH, 6 Frankfurt/M. 50, Kurhessenstr. 95, Priv. Frankfurt/M. 60, Atzelbergstraße 103
BERDEL, W., Dr. med., Facharzt f. Lungenkrankheiten, 2 Hamburg 20, Curschmannstraße 4
DE BEULE, R., Dr. med., Jan Van Rijswijcklaan 123, 2000 Antwerpen/Holland
BOCK, H. E., Prof. Dr. med., Dr. med. h. c., Dir. (emerit.) d. Med. Univ.-Klinik 74 Tübingen, Auf dem Schnarrenberg, Priv. Spemannstraße 18.
BOCK, S., Frau Dr. med., Fachärztin f. Dermatologie, 509 Leverkusen, Weiherstraße 13, Tel. 4 23 33
BÖHLAU, V., Prof. Dr. med., Facharzt f. Innere Medizin, Chefarzt d. Taunus-Sanatoriums 6232 Bad Soden und des Max-Bürger-Instituts für Altersmedizin, 6 Frankfurt/M., Priv. 6232 Bad Soden, Dachbergstraße 66
BÖHM, K. H., Dr. med., Wiss. Ass., Tierärztl. Hochschule, Institut f. Mikrobiologie u. Tierseuchen, Bischofshofer Damm 15
BÖKE, W., Prof. Dr. med., Dir. d. Univ.-Augenklinik, 23 Kiel, Hegewischstraße 2, Priv. Niemannsweg 55
BÖSEL, B., Dr. med., 6 Frankfurt/M., Carl-von-Weinberg-Straße 16
BOHLMANN, H.-G., Dr. med., Wiss. Ass. u. Oberarzt an d. Kinderklinik des Klinikum Essen, 43 Essen, Hufelandstraße 55, Priv. Huyssenallee 93
BOLSDORF, W., Apotheker, 62 Wiesbaden, Bingerstraße 21
BOTTKE, H., Dr. med., Facharzt f. Innere Medizin, Ltd. Arzt d. Sanat. Harzburger Hof, 3388 Bad Harzburg, Tel. 35 69
BRANDIS, H., Prof. Dr. med., Dir. d. Inst. f. Med. Mikrobiologie u. Immunologie d. Univ. 53 Bonn-Venusberg, Priv. 53 Bonn-Röttgen, Ahornweg 3
BRAUN, W., Prof. Dr. med., Dr. rer. nat., Leiter d. Abt. f. Allergie u. Berufskrankheiten d. Haut, Univ.-Hautklinik, 69 Heidelberg, Voßstraße 2, Priv. 6901 Leutershausen, Am Schloßgarten 5
BRAUN, W., Dr. med., Beratender Arzt f. Berufskrankheiten d. Landesverbandes d. gewerbl. Berufsgenossenschaften, 1 Berlin 15, Konstanzer Straße 1
BREHM, G., Prof. Dr. med., Dir. d. Hautklinik d. Städt. Krankenanstalten 67 Ludwigshafen
BRUCHHAUSEN, D., Dr. med., Facharzt f. Innere Medizin, 56 Wuppertal, Friedrich-Engel-Allee 282
BRÜGMANN, E., Dr. med., Dr. rer. pol., Priv. 495 Minden, Nibelungenweg 2
BRÜMMER, Th., Dr. med., 6232 Neuenhain/Ts., Fuchshohl 9
CARRIÉ, C., Prof. Dr. med. (Dermatologie), Priv. 46 Dortmund, Grabbeplatz 15
CROCE, J., Dr. med., Hospital das Clinicas da Faculdade de Medicina da Universidade, Sao Paulo/Brasilien, Caixa Postal 8091
DEBELIĆ, M., Dr. med., Oberarzt d. Asthma- u. Allergie-Klinik Davos-Wolfgang, CH 7299 Wolfgang/Schweiz, Tel. 0 83 / 3 50 44, Priv. Haus Wiesenrain, CH 7270 Davos-Platz, Tel. 0 83 / 3 46 49
DINU, I., Priv.-Doz. Dr. med., Spitalul Clinic Judetean Nr. 1, Serviciul de Alergologie-Imunol., Timisoara/Rumänien, Pta. 23. August Nr. 2, Priv. Pta Plevnei Nr. 4
DOHN, W., Dr. med., Facharzt f. Dermatologie, 8 München 2, Residenzstraße 18, Tel. 29 27 30, Priv. 8 München 71, Forstenrieder Allee 17, Tel. 75 01 32
DRABE, J., Prof. Dr. med., Chefarzt der HNO-Klinik, Kreiskrankenhaus 588 Lüdenscheid-Hellersen.
DÜNGEMANN, H., Priv.-Doz. Dr. med., Facharzt f. Lungenkrankheiten, Ltd. Oberarzt d. Hautklinik d. Techn. Hochschule 8 München, Biedersteiner Str. 21, Priv. 8 München 13, Clemensstraße 90

DÜSTER, H., Dr. med., Facharzt f. Innere Medizin, Chefarzt d. Asthmakrankenhauses d. Kamillianer, 405 Mönchengladbach, Lüpertzenderstraße 31, Tel. 2 25 65
DUNKER, H., Frau Dr. med., Fachärztin f. Hautkrankheiten, 6 Frankfurt, Meisengasse 8, Priv. Justianstraße 2, Telefon 28 04 43
EBRUSTER, H., Frau Dr. med., Fachärztin f. Hautkrankheiten, A 2500 Baden bei Wien/Österreich, Am Fischtor 2, Priv. Grabengasse 6
EMRICH, H., Dr. med., Facharzt f. Innere Krankheiten, 8 München 19, Romanplatz 10a, Telefon 17 03 95
ENIGK, K., Prof. Dr. med. vet., Dir. d. Inst. f. Parasitologie d. Tierärztl. Hochschule 3 Hannover-Kirchrode, Bünteweg 17 (Westfalenhof), Priv. Rutenbergstraße 7
ERDEMIR, M., Dr. med., Facharzt f. Dermatologie, Oberarzt an der Asthma-Klinik 4792 Bad Lippspringe, Im Kurpark
ERDMANN, G., Prof. Dr. med., Kommiss. Leiter d. Univ.-Kinderklinik, 65 Mainz, Langenbeckstraße 1, Priv. Augustusstraße 11
FASSBENDER, H.-G., Prof. Dr. med., Leiter d. Inst. f. allgem. u. experim. Pathologie d. Bundeswehr, 65 Mainz, Friedrich-Schneider-Straße 14
FEGELER, F., Prof. Dr. med., Facharzt f. Haut- u. Geschlechtskrankheiten, 44 Münster, Harsewinkelgasse 21, Tel. 5 54 66
FILGUEIRA, J., Dr. med., Facharzt f. Innere Medizin, G. Beseda 13 2º, Pontevadra/Spanien
FILIPP, G., Prof. Dr. med., Facharzt f. Innere Medizin, Klinik Rotes Kreuz, 66 Saarbrücken, Stengelstraße 8, Priv. 6604 Fechingen, Hochstraße 18, Tel. 5 70 14
FLORES, W., Dr. med., 5921 Aue-Wingeshausen
FREERKSEN, E. Prof. Dr. med., Dr. phil., Dir. d. Forschungsinst. f. experimentelle Biologie u. Medizin, 2061 Borstel, Priv. Parkallee 1
FRIEDRICH, H., Dr. med., Ass.-Arzt an d. Kinderklinik, 332 Salzgitter-Lebenstedt
FUCHS, E., Priv.-Doz. Dr. med. habil., Facharzt f. Innere Medizin, Deutsche Klinik für Diagnostik, Fachbereich Allergologie, 62 Wiesbaden, Aukammallee 33, Tel. 57 72 37, Priv. Pfitznerstraße 5, Tel. 52 99 09
FÜRSTE, W., Frau Dr. med., Fachärztin f. Haut- u. Geschlechtskrankheiten, 1 Berlin 31, Kurfürstendamm 139
GASSER, F., Prof. Dr. med., Dr. med. dent., Abt.-Leiter d. Zahnärztl. Inst. d. Univ., CH 4000 Basel/Schweiz, Petersplatz 14, Priv. Gundeldingerstraße 34
GASTEIGER, H., Prof. Dr. med., ö. o. Prof. Ophthalmologie (emerit.), 1 Berlin 33, Hohenzollerndamm 123
GEMÄHLICH, M., Dr. med., B. Sc., Facharzt f. Chirurgie, Städt. Krankenhaus 857 Pegnitz, Priv. Langer Berg 14
GERBER-HOBL, E., Frau Dr. med., CH 9000 St. Gallen/Schweiz, Schützengasse 2, Priv. Stauffacherstraße 7, Tel. 27 50 36
GHEORGHIU, Dr. med., Med. Univ.-Klinik 5 Köln 41, Priv. 5 Köln-Bayenthal, Cäsarstraße 19
GIERTZ, H., Prof. Dr. med., Med. Biologische Forschungslaboratorien d. BASF, 67 Ludwigshafen, Brunckstraße 80, Priv. 6703 Limburgerhof, Woogstraße 59, Tel. 80 22
GILLISSEN, G., Prof. Dr. med., Dr. rer. nat., Vorstand d. Inst. f. Med. Mikrobiologie d. Med. Fakultät d. RWTH Aachen, 51 Aachen, Goethestraße 27/29, Priv. Ronheiderweg 42, Tel. 3 78 77
GÖTZ, H. Ch., Frau Prof. Dr. med., Fachärztin f. Innere Medizin, Wiss. Rat., Klinikum Westend, 1 Berlin 19, Spandauer Damm 130, Priv. 1 Berlin 48, Marienfelder Allee 199a, Tel. 7 75 65 09
GONSIOR, E., Dr. med., Wiss. Ass. d. ZIM, Abt, Pneumologie, 6 Frankfurt, Theodor-Stern-Kai 7, Priv. 6382 Friedrichsdorf, Im Dammwald 18
GOTTMANN-LÜCKERATH, I., Frau Dr. med., Akad.-Oberrätin, Leiterin d. Allergie-Labors d. Universitäts-Hautklinik, 5 Köln-Lindenburg, Priv. 5 Köln 1, Ursulagartenstraße 12–14
GREITHER, A., Prof. Dr. med., Dr. phil., Dir d. Univ.- Hautklinik, 4 Düsseldorf, Moorenstraße 5, Priv. Kaiserswerther Straße 164
GRIMMER, H., Prof. Dr. med., Chefarzt d. Dermatol. Klinik d. Kliniken d. Landeshauptstadt 62 Wiesbaden, Schwalbacher Straße 81, Priv. Bierstädter Straße 82
GRONEMEYER, W., Prof. Dr. med., Facharzt f. Innere Medizin, Deutsche Klinik f. Diagnostik Fachbereich Allergologie, 62 Wiesbaden, Aukammallee 33, Tel. 577–236, Priv. Pfitznerstraße 3, Tel. 52 91 71

GRUNDLER, E., Prof. Dr. med., Chefarzt d. Städt. Kinderklinik, Stuttgart 1, Türlenstraße 22, Priv. 73 Esslingen, Urbanstraße 139, Tel. 35 61 04
GRZAN, C.-J., Dr. med., Facharzt f. Innere Medizin, 24 Lübeck, Artlenburger Straße 27, Priv. Tondernstraße 15
GÜNTHER, O., Prof. Dr. med., Dir. am Paul-Ehrlich-Institut, 6 Frankfurt/M., Paul-Ehrlich-Str. 44, Tel. 6 02 51, Priv. Bindingstraße 7, Tel. 61 53 15
GUTMAN, S.-U., Dr. med., 4792 Bad Lippspringe, Karl-Hansen-Klinik
HAAS, R., Prof. Dr. med., Dipl.-Chem., Dir. d. Hygiene-Inst. d. Univ. 78 Freiburg, Hermann-Herder-Straße 11, Priv. Harbuckweg 1, Tel. 5 34 14
HAFERKAMP, O., Prof. Dr. med., Leiter d. Abt. Pathologie d. Univ. 79 Ulm, Steinhövelstraße 9, Priv. Hirschstraße 4
HAHN, F., Prof. Dr. med., ö. o. Prof. Pharmakologie (emerit.), Priv. 7801 Wittnau, Stollenweg 12 B
HARDERS, H., Prof. Dr. med., Ärztl. Dir. d. Allgem. Krankenhauses Hamburg-Heidberg u. Chefarzt d. I. Med. Abt., 2 Hamburg 62, Tangstedter Landstraße 400, Priv. Hamburg 13, Harvestehuder Weg 80.
HARSCH, W., Dr. med., Facharzt f. Lungenkrankheiten, 6123 Bad König, Nordring 10
HARTH, V., Dr. med., Facharzt f. Innere Medizin, 86 Bamberg, Hainstraße 9
HARTL, P.-W., Prof. med., 61 Aachen, Landesbad Rheumaklinik
HAUPT, K.-A., Dr. med., Facharzt f. Innere Medizin, 6232 Bad Soden/Ts., Königsteiner Straße 47
HEITE, H.-J., Prof. Dr. med., Univ.-Hautklinik 78 Freiburg, Hauptstraße 7
HERXHEIMER, H. G. J., Prof. Dr. med., Dir. (emerit.) d. Abt. f. klin. Immunologie u. d. Asthma-Poliklinik d. Freien Univ., Städt Rudolf-Virchow-Krankenhaus, 1 Berlin 65, Augustenburger Platz 1, Priv. 9, Park Crescent, London N 3/England
HEUCHEL, G., Prof. Dr. med., Chefarzt des Agricola-Krankenhauses, X 68 Saalfeld/Saale
HEYER, N., Dr. med., Facharzt f. Innere Medizin, 405 Mönchengladbach, Kaiserstraße 164, Tel. 2 29 70
HEYMER, A., Prof. Dr. med. ö. o. Prof. Innere Medizin (emerit.), 53 Bonn-Röttgen, Am Kottenforst 47
HIRRLE, W., Dr. med., 24 Lübeck 14, Hochofenstr. 23/25, Priv. Kücknitzer Hauptstraße 53, Tel. 30 60 41
HOFFMANN, H., Prof. Dr. med., Dr. phil., Dipl.-Psych., Chefarzt d. Med. Klinik d. St.-Johannes-Hospitals, 46 Dortmund, Johannesstraße 9–15, Priv. 46 Dortmund-Aplerbeck, Apelbachstraße 11
HOFMANN, D., Prof. Dr. med., Univ.-Kinderklinik, 6 Frankfurt/M., Theodor-Stern-Kai 7
HOSS, M., Frau Dr. med., Fachärztin f. Innere Medizin, 404 Neuß, Oberstraße 121
HÜNING, I.-E., Frau Dr. med., Fachärztin f. Hautkrankheiten, 468 Wanne-Eikel, Heinestraße 6
JAHRMÄRKER, H., Prof. Dr. med., Facharzt f. Innere Medizin, Oberarzt d. I. Med. Univ.-Klinik, 8 München 15, Ziemsenstr. 1
JECKELN, E., Prof. Dr. med., Dir. d. Pathol. Inst. d. Med. Akademie (emerit.), 24 Lübeck, Kronsforder Allee 69, Priv. Finkenberg 44
JORDE, W., Dr. med., Facharzt f. Innere Medizin, Asthma-Krankenhaus d. Kamillianer, 405 Mönchengladbach
JUNGEBLODT, F., Dr. med., Badearzt, 6232 Bad Soden/Ts., Königsteiner Str. 53
KALKHOFF, K. W., Prof. Dr. med., Dir. d. Univ.-Hautklinik, 78 Freiburg, Hauptstraße 7
KASEMIR, H. D., Priv.-Doz. Dr. med., Facharzt f. Innere Medizin, Oberarzt an d. Med. Univ.-Klinik, 78 Freiburg, Hugstetter Str. 55, Priv. 78 Kappel b. Freiburg, Mattenstraße 6, Tel. 6 56 18
KERP, L., Prof. Dr. med., Oberarzt d. Med. Univ.-Klinik, 78 Freiburg, Hugstetter Str. 55, Priv. Im Oberfeld 12
KIMMIG, J., Prof. Dr. med., Dr. phil., Dir. d. Univ.-Hautklinik, 2 Hamburg-Eppendorf, Martinistraße 52
KINDLER, W., Prof. Dr. med., ö. o. Prof., Hals-Nasen-Ohrenkrankheiten (emerit.), 69 Heidelberg, Bergstraße 119
KITTSTEINER, W., Dr. med., Oberreg.-Med.-Rat, Facharzt f. Haut- u. Geschlechtskrankheiten, Staatl. Gesundheitsamt, 875 Aschaffenburg, Priv. 8752 Johannesberg-Sternberg, Tel. 82 35
KLEIN, P., Prof. Dr. med., Dir. d. Inst. f. Mediz. Mikrobiologie d. Univ. 65 Mainz, Hochhaus Augustusplatz, Priv. 65 Mainz-Gonsenheim, Luisenstraße 11

KLEINSORGE, H., Prof. Dr. med., Dir. d. Med. Forschung d. Knoll-AG, 67 Ludwigshafen, Chem. Fabriken Knoll AG, Postf. 210 805, Priv. Von-Weber-Straße 9

KOCHEM, H. G., Priv.-Doz. Dr. med., Dir. d. Inst. f. Pathologie u. Cytologie d. Klinikum Essen, 43 Essen, Henricistraße 92, Priv. Am Vogelherd 30

KOSSEL, A., Prof. Dr. med., Oberarzt d. Univ.-Kinderklinik 74 Tübingen, Rümelinstraße 23, Priv. Apfelberg 14

KOTHNY, J., Dr. med., Luis Pradera No. 4, Alto de Miracruz, San Sebastian (Spanien).

KRAHL, P., Prof. Dr. med., Chefarzt der HNO-Klinik d. Städt. Krankenanstalten 563 Remscheid, Burger Straße 211

KREIBIG, W., Prof. Dr. med., ö. o. Prof. Ophthalmologie (emerit.), 6656 Einöd Nr. 484

KRÜGER, H.-G., Dr. med., Facharzt f. Haut- u. Geschlechtskrankheiten, 1 Berlin 12, Bismarckstraße 24, Priv. 1 Berlin 21, Bartningallee 7

KUNKEL, G., Prof. Dr. med., Facharzt f. Innere Medizin, Ltd. Arzt d. Abt. f. Klin. Immunologie u. Asthma-Poliklinik der FU Berlin, 1 Berlin 65, Augustenburger Platz 1, Priv. 1 Berlin 49, Schillerstraße 103

LANG, G., Dr. med., Badearzt, 6232 Bad Soden/Ts., Mendelssohn-Bartholdy-Straße 7

LANGE, A., Prof. Dr. med., Fa. Lindopharm KG, 401 Hilden, Priv. 4005 Meerbusch II, Osterrath, Brahmsweg 9

LEGLER, U., Prof. Dr. med., Dir. d. HNO-Klinik d. Klinikum Mannheim d. Univ. Heidelberg, 68 Mannheim, Spinozastraße 21

LEMBECK, F., Prof. Dr. med., Vorst. d. Pharmakol. Inst. d. Univ., A 8010 Graz/Österreich, Univ.-Platz 4

LINCKE, G., Dr. rer. nat., Kurdirektor, 4792 Bad Lippspringe, Kurverwaltung, Tel. 68 41, Priv. Birken-Allee 2, Tel. 6 84–1 34

LÜBBERS, P., Dr. med., Facharzt f. Innere Medizin, Chefarzt d. Städt. Krankenhauses Priwall, 24 Lübeck-Travemünde, Priv. Norwegenstraße 7

MARKOWETZ, B., Dr. med., Wiss. Ass. Asthma-Poliklinik, 1 Berlin 65, Priv. 1 Berlin 12, Bismarckstraße 25, Tel. 3 41 16 71

MEIER-SYDOW, J., Prof. Dr. med., Facharzt f. Innere Med., Leiter der Abtlg. f. Pneumologie, ZIM 6 Frankfurt/M. 70, Theodor-Stern-Kai 7, Tel. 63 01 – 1 und 63 01 – 73 88. Priv. 6380 Bad Homburg v. d. H., Friedrichsdorfer Straße 11

MEINDL, K., Dr. med., Facharzt f. Innere Medizin u. f. Röntgen- u. Strahlenheilkunde, Chefarzt d. Internen Abteilung d. Kreiskrankenhauses 809 Wasserburg, Priv. 8091 Penzing 21/6, Tel. 22 84, 30 55

MICHEL, H., Prof. Dr. med., Facharzt f. Innere Medizin, Wiss. Rat Klinikum Steglitz d. FU Berlin, 1 Berlin 45, Hindenburgdamm 30, Priv. 1 Berlin 19, Bretschneiderstraße 13, Postfach 429

MILOSEVIĆ, D., Dr. med., Primarius, Facharzt f. Innere Medizin, Krankenhaus Bezanijaks Kosa/Belgrad, Priv. Majke Andjelije 30, Y 11050 Belgrad/Jugoslawien, Tel. 6 57 – 3 16

MÖCKEL, D., Dr. med., Facharzt f. Innere Medizin, Ärztl. Direktor u. Chefarzt d. Mediz. u. Röntgenabteilung d. Krankenhauses Tabea 2 Hamburg 55, Kösterbergstraße 32

MOHR, W., Prof. Dr. med., Facharzt f. Innere Medizin u. Tropenkrankheiten, Chefarzt d. Tropenkrankenhauses, 2 Hamburg 4, Bernhard-Nocht-Straße 74, Priv. 2 Hamburg 39, Bebelallee 133

MULERT, L., von, Dr. med., Facharzt f. Hautkrankheiten, 755 Konstanz, Hussenstraße 20, Priv. Schubertstraße 5

NAPORRA, H., Frau Dr. med., Badeärztin u. prakt. Ärztin, 6232 Bad Soden/Ts., Alleestraße 21

NAUMANN, H. H., Prof. Dr. med., Dir. d. Univ.-HNO-Klinik München, 8 München 15, Pettenkoferstraße 4a, Tel. 55 28 25, Priv. 8032 Gräfelfing, Steinkirchner Straße 12

NOWAK, T., Doz. Dr. med. habil., Facharzt f. Pädiatrie, Ass. d. Allergologischen Klinik d. Med. Akademie Kraków/Polen, Priv. Smolenká, ul. 3/12

OEHLING, A., Prof. Dr. med., Dir. d. Abt. f. Allergologie, Cliníca Universitaria, Departamento de Alergologia, Universidad de Navarra, Pamplona/Spanien, Priv. Calle Yanguas y Miranda 15-3° izq.

OPRÉE, W., Dr. med., Wiss. Ass. Abt. Mediz. Mikrobiologie d. Med. Fakultät d. Techn. Hochschule, 51 Aachen, Klinische Anstalten

OSSENBACH, N., Dr. med., Facharzt f. Kinderkrankheiten, 6 Frankfurt/M. 70, Passavantstraße 28, Tel. 62 22 22

Petzold, K., Prof. Dr. med. vet., Abt.-Vorsteher, Tierärztl. Hochschule, 3 Hannover, Bischofsholer Damm 15
Pevny, I., Frau Dr. med., Fachärztin f. Dermatologie, Akadem. Oberrätin d. Univ. Hautklinik, 87 Würzburg, Luitpoldkrankenhaus, Priv. Friedrichstr. 20a
Potel, J., Prof. Dr. med., Leiter d. Forschungsabt. d. Chem. Fabrik Asta-Werke, 4812 Brackwede, Priv. 4813 Gadderbaum, Wörthstraße 26
Preyss, J. A. von, Dr. med., Facharzt f. Dermatologie, 2 Hamburg 90, Wilstorfer Str. 24, Priv. Eissendorfergrenzweg 10a
Pürschel, R., Dr. med., Facharzt f. HNO-Krankheiten, 2 Hamburg 15, Neuer Wall 15, Priv. 204 Hamburg 52, Sohrhof 50
Pürschel, W., Priv.-Doz. Dr. med., Facharzt f. Dermatologie u. Innere Krankheiten, Chefarzt d. Allergie- u. Hautklinik 2982 Norderney, Lippestraße 9–11, Priv. Benekestraße 24, Tel. 4 93
Rauls, R., Dr. med., Facharzt f. Lungenkrankheiten, 285 Bremerhaven, Bgm.-Smidt-Straße 16, Tel. 4 54 92, Priv. 2851 Stotel, Rosenstraße 1, Tel. 54 82
Redies, R., Frau Dr. med., Fachärztin f. Dermatologie, 4 Düsseldorf, Im Rottfeld 17
Reich, H., Prof. Dr. med., Facharzt f. Dermatologie, Univ.-Hautklinik, 44 Münster, Priv. Twente-Weg 15, Tel. 49 85 47
Reisegger, W., Dr. med., Medizinalrat, Facharzt f. Chirurgie, A 4600 Wels/Österreich, Hans-Sachs-Straße 4, Priv. Wels-Thalheim, Angerstraße 10
Ricken, D., Prof. Dr. med., Chefarzt d. Med. Abtlg. des St.-Joseph-Hospitals, 463 Bochum, Gudrunstraße 56, Priv. Girondelle 27, Tel. 0 23 21 / 7 60 10
Riemann, F., Dr. med., Facharzt f. Lungenkrankheiten, 338 Goslar, Bäckerstraße 108, Priv. Karlsbader Straße 14
Romatowski, W. von, Dr. med., Facharzt f. Innere Medizin, 24 Lübeck, Königstraße 81, Priv. Goerdelerstraße 34
Rother, K., Prof. Dr. med., Dir. d. Inst. f. Immunologie u. Serologie d. Univ. Heidelberg, 69 Heidelberg, Voßstraße 2
Rubner, O., Dr. med., Facharzt f. Neurologie u. Psychiatrie, 534 Bad Honnef, Rommersdorfer Straße 14
Rudolph, R., Dr. med., Wiss. Ass. Asthma Poliklinik d. FU im Rudolf-Virchow-Krankenhaus, 1 Berlin 65, Augustenburger Platz 1, Priv. 1 Berlin 12, Sybelstraße 30, Tel. 8 85 17 37
Rüdiger, W., Dr. med., Facharzt f. HNO-Krankheiten, Ltd. Arzt a. d. Karl-Hansen-Klinik (HNO-Abt.), 4792 Bad Lippspringe, Priv. Karlstraße 6, Tel. 66 47
Ruppert, V., Dr. med., Facharzt f. Innere Medizin, 5 Köln-Lindenthal (41), Immermannstraße 26, Priv. Klosterstraße 63–65
Sack, H., Prof. Dr. med. habil., Chefarzt d. Med. Klinik d. Städt. Krankenanstalten 415 Krefeld, Marianne-Rhodius-Straße 20
Sarvan, B., Dr. med., Facharzt f. Innere Medizin, 4044 Kaarst, Martinusstraße 42, Tel. 6 56 88, Priv. Blumenstraße 27
Sauer, H., Dr. med., Facharzt f. Kinderheilkunde, Ass.-Arzt am Olga-Hospital 7 Stuttgart 1, Bismarckstracke 8, Priv. Gebelsbergstraße 56, Tel. 60 75 56
Schadewaldt, H., Prof. Dr. med., Dir. d. Inst. f. Geschichte d. Medizin, Univ. Düsseldorf, 4 Düsseldorf, Moorenstraße 5, Priv. Brehmstraße 82, Tel. 62 31 63
Schäfer, E., Oberfeldarzt Dr. med., Leiter d. Laborabt. d. Ernst-Rodenwald-Inst., Inst. f. Wehrmedizin u. Hygiene, 54 Koblenz, Viktoriastraße 11–13, Priv. Roonstraße 15
Scharpff, W., Prof. Dr. med., Facharzt f. Innere Krankheiten, 7 Stuttgart N, Lenzhalde 51 A
Schayan, R., Dr. med., Leiter d. HNO-Abt. im Friedrich-Zimmer-Krankenhaus 6348 Herborn, Bahnhofstraße 7–9
Scheiffarth, F., Prof. Dr. med., Facharzt f. Innere Medizin u. Lungenkrankheiten, Vorst. d. Abt. f. Klin. Immunologie d. Univ.-Krankenhauses, 852 Erlangen, Priv. Am Meilwald 19
Scheuermann, H.-E., Dr. med., Med.-Dir. u. Oberarzt, Sanat. Lautergrund, 6821 Schwabthal
Scheven, H., Dr. med., Facharzt f. Innere Medizin, 714 Ludwigsburg, Leonberger Str. 15, Tel. 2 11 88, Priv. 7141 Aldingen, Goldbergweg 8/1, Tel. 66 58
Schimpf, A., Prof. Dr. med., Ltd. Oberarzt d. Univ.-Hautklinik, 665 Homburg, Priv. Emilienstraße 36
Schmengler, F. E., Prof. Dr. med., Facharzt für Innere Medizin und Lungenkrankheiten, Dir. d. Klinischen Sanatorium Staffelsberg, 8730 Bad Kissingen, Tel. 5008

SCHMIDT, W., Prof. Dr. med., Dir. d. Hautklinik d. Fakultät f. Klin. Medizin Mannheim d. Univ. Heidelberg, 68 Mannheim 1, Theodor-Kutzer-Ufer 1, Priv. 68 Mannheim 42, Pommernstr. 73, Tel. 70 15 70
SCHMUTZLER, W., Prof. Dr. med., Pharmakol. Inst. d. Med. Fakultät d. Techn. Hochschule 51 Aachen, Alter Maastrichter Weg 1
SCHNYDER, U. W., Prof. Dr. med., Dir. d. Univ. Hautklinik Heidelberg, 69 Heidelberg, Voss-Straße 2, Priv. Bergstraße 158, Tel. 53 25 52
SCHÖPF, E., Prof. Dr. med., Oberarzt an d. Univ.-Hautklinik 69 Heidelberg, Voss-Straße 2
SCHOLLE, E., Dr. med., Facharzt f. Kinderkrankheiten, 7 Stuttgart 80, Vaihinger Straße 49, Priv. 7 Stuttgart-Sonnenberg, Grundlerstraße 12, Tel. 71 31 21
SCHRÖPL, F., Prof. Dr. med., Facharzt f. Dermatologie, Deutsche Klinik f. Diagnostik 62 Wiesbaden, Aukammallee 33, Priv. 62 Wiesbaden-Biebrich, Varusstraße 5
SCHUBERT, R., Prof. Dr. med. habil., Chefarzt d. II. Med. Klinik d. Univ. Erlangen-Nürnberg, 85 Nürnberg, Flurstraße 17
SCHÜBBE, H.-W., Dr. med., Facharzt f. Innere Medizin, 2082 Uetersen, Marktstraße 7, Priv. Eichendorffstraße 14
SCHULZ, K. H., Prof. Dr. med., Abt.-Leiter a. d. Univ.-Hautklinik 2 Hamburg 20, Martinistraße 52
SCHWAB, W., Prof. Dr. med., Dir. d. HNO-Klinik d. FU Berlin, Klinikum Westend, 1 Berlin 19, Spandauer Damm 130, Priv. Am Rupenhorn 12
SCHWARTING, H.-H., Dr. med., Facharzt f. Innere Medizin. Ltd. Arzt a. d. Karl-Hansen-Klinik, 4792 Bad Lippspringe, Priv. Lindenstraße 10a, Tel. 2 30
SIEBELS, H., Dr. med., Facharzt f. Innere Medizin, 208 Pinneberg, Am Rathaus 2c, Tel. 2 53 00, Priv. Quellenweg 4
SIEHOFF, F., Dr. med., Facharzt f. Innere Medizin, Chefarzt d. St.-Bonifatius-Hosp, 445 Lingen/Ems, Priv. Hermann-Koke-Straße 5
SINZ, D., Dr. med., Facharzt f. Augenheilkunde, 1 Berlin 42, M.-v.-Richthofen-Straße 8
SOYINKA, O., Dr. med., Facharzt f. Haut- und Geschlechtskrankheiten, University of Ife, Faculty of Health-Science, Ile-Ife/Nigeria
SPIELMANN, W., Prof. Dr. med., Dir. d. Blutspendedienstes Hessen des Deutschen Roten Kreuzes, 6 Frankfurt/M., Ludwig-Rehn-Straße 14, Priv. 605 Offenbach, Feldbergweg 1
STAUPENDAHL, D., Dr. med., Facharzt f. Innere Medizin, Ltd. Arzt des Westsanatoriums, Klinik f. Verdauungs- u. Stoffwechselkrankheiten, 4792 Bad Lippspringe, Lindenstraße 26, Tel. 56 06, Priv. An der Thune 37, Tel. 60 27
STEINBERG, R., Frau Dr. med., Fachärztin f. Dermatologie, 48 Bielefeld, Niederstraße 3, Tel. 6 87 31, Priv. Lakemannstraße 11, Tel. 8 60 00
STRESEMANN, E., Prof. Dr. med., Facharzt f. Innere Medizin, Ltd. Arzt a. d. Karl-Hansen-Klinik 4792 Bad Lippspringe
STÜTTGEN, G., Prof. Dr. med., Dir. d. Univ.-Hautklinik d. Städt. Rudolf-Virchow-Krankenhauses 1 Berlin 65, Augustenburger Platz 1
SWOBODA, B., Dr. med., Ass. d. Dermatol. Univ.-Klinik Graz, A 8010 Graz/Österreich, Franckstraße 31, Priv. Auenbruggerplatz
TAO, D., Dr. med., Facharzt f. Kinderheilkunde, 2982 Norderney, Seehospiz
THIEL, C., Frau Dr. med., Wiss. Ass. ZIM, Abt. f. Pneumologie d. Univ. Frankfurt, 6 Frankfurt/M. 70, Theodor-Stern-Kai 7, Priv. Dannecker Str. 30
THIELEMANN, K., Prof. Dr. med. dent., 6 Frankfurt/M., Rubensstraße 28
THOMSEN, R., Dr. med., 208 Pinneberg, Oberarzt d. Med. Abt. d. Kreiskrankenhauses, Priv. 208 Pinneberg, Hindenburgdamm 98
TIMM, C. J., Prof. Dr. med. habil., Chefarzt d. HNO-Klinik Süd, Med. Akademie 24 Lübeck, Kronsforder Allee 71/73
TRONNIER, H., Prof. Dr. med., Dir. d. Hautklinik d. Städt. Krankenanstalten 46 Dortmund, Beurhausstraße 40, Priv. 46 Dortmund-Brackel, Elchweg 18, Tel. 25 85 34
ULRICH, W., Dr. med., Arzt f. Allgemeinmedizin, 8212 Übersee (Chiemsee), Feldwieserstraße 25, Tel. 66 33, Priv. Westerbuchberg 26
VELTMAN, P. G. G., Prof. Dr. med., Wiss. Rat, Oberarzt d. Univ.-Hautklinik, 53 Bonn-Venusberg
VIRCHOW, Ch., Dr. med., Facharzt f. Innere Medizin, Chefarzt d. Hochgebirgsklinik Davos-Wolfgang, CH 7299 Wolfgang/Schweiz
VLOUCHAKIS, St., Dr. med., Facharzt f. Innere Medizin, Egnatia 90, Thessaloniki/Griechenland

VORLAENDER, K.-O., Prof. Dr. med., Leiter d. Immunolog. Laboratorien, 1 Berlin 30, Keithstraße 9, Priv. 1 Berlin 39, Otto-Erich-Straße 12, Tel. 8 05 18 22
WACHHOLZ, P., Dr. med., Facharzt f. Innere Medizin, 2 Hamburg-Wandsbeck 1, Berliner Platz 13
WAGENER, K., Prof. Dr. med., Dr. med. h. c., ö. o. Prof. Mikrobiologie u. Tierseuchen (emerit.), 3 Hannover, Haeckelstraße 1
WARNATZ, H., Prof. Dr. med., Konservator, Abt. f. klin. Immunologie d. Univ.-Krankenhauses Erlangen-Nürnberg, 852 Erlangen, Krankenhausstraße 12, Priv. 8512 Frauenaurach, Richard-Wagner-Straße 12
WEBER, I., Frau Dr. med., Fachärztin für Hals-Nasen- und Ohrenkrankheiten, 683 Schwetzingen, Carl-Theodor-Str. 27, Priv. 69 Heidelberg, Bergstr. 128, Tel. 2 14 47
WEIDNER, W., Dr. med., Facharzt f. Ophthalmologie, 28 Bremen 41, In der Vahr 65
WEILER, K.-J., Dr. med., Gewerbemedizinalrat, 3 Hannover-Bothfeld, Prießweg 8, Priv. Bertastraße 4
WEISENBERG, G., Dr. med., Facharzt f. Dermatologie u. prakt. Arzt, 24 Lübeck, Klingenberg 5, Priv. 24 Lübeck 1, Pirolweg 3, Tel. 59 97 50
WEITZEL, H., Dr. med., Wiss. Ass. a. d. Univ.-Frauenklinik, 53 Bonn-Venusberg, Priv. 53 Bonn, Luisenstraße 31
WERNER, M., Prof. Dr. med., Chefarzt d. Med. u. Allergolog. Abtlg. d. Kreiskrankenhauses 208 Pinneberg, Tel. 2 17 71 u. 2 17 – 2 11, Priv. 2084 Rellingen, Oberer Ehmschen 101, Tel. 2 29 75
WESTPHAL, O., Prof. Dr. rer. nat., Dir. d. Max-Planck-Inst. f. Immunbiologie, 78 Freiburg-Zähringen, Stübeweg 51
WIESNER, J., Dr. med., prakt. Arzt u. Badearzt, 6232 Bad Soden/Ts., Parkstraße 38
WINKELMANN, H., Dr. med., Facharzt f. Lungen- u. Bronchialleiden, 235 Neumünster, Großflecken 41, Priv. 2351 Mühlbrock, Schanze
WIRTH, W., Prof. Dr. med., Wiss. Rat a. d. Mediz. Univ.-Klinik, 44 Münster, Westring 3
WOEBER, K.-H., Prof. Dr. med., Chefarzt d. Dermat. Klinik d. Luisen-Hospitals, 51 Aachen, Priv. Im Johannistal 41
WORTH, G., Prof. Dr. med., Chefarzt d. Inneren Abt. d. Krankenhauses Bethanien, 413 Moers, Priv. 4135 Kapellen, Holderberger Str. 202, Tel. 2 52 74
WÜST, J., Frau Dr. med., Fachärztin f. HNO-Krankheiten, 6 Frankfurt/M., Schwindstr. 9, Tel. 75 12 13 – 75 15 56
WÜTHRICH, B., Dr. med., Oberarzt a. d. Allergiestation d. Dermatol. Univ.-Klinik d. Kantonspitals CH 8006 Zürich/Schweiz, Gloriastr. 31, Priv. CH 8125 Zollikerberg, Im Ahorn 18, Tel. 01 63 70 78
WYLICIL, P., Dr. med., Facharzt f. Innere Medizin, Oberarzt am Krankenhaus Nordwest, 6 Frankfurt/M. 90, Priv. Steinbacher Hohl, Ärztehaus
ZAPATERO, J., Prof. Dr. med., Servicio Aparator Respiratorio, Hospital General, Alcala 96, Madrid/Spanien
ZELGER, J., Prof. Dr. med., Oberarzt an d. Univ.-Klinik f. Dermatologie u. Syphilidologie d. Univ. Innsbruck, A 6020 Innsbruck/Österreich, Anichstraße 35, Priv. Schneeburggasse 153, Tel. 3 10 95
ZERYKIER, D., Dr. med., prakt. Arzt, 5 Köln 1, Habsburgerring 1, Priv. Schaafenstr. 63